D1727992

Verlag Hans Huber
Programmbereich Pflege

Bücher aus verwandten Sachgebieten

Pflege-Grundausbildung

Arets/Obex/Vaessen/Wagner
Professionelle Pflege 1
Theoretische und praktische Grundlagen
3. Auflage
1999. ISBN 3-456-83292-3

Holoch/Gehrke/Knigge-Demal/Zoller (Hrsg.)
Lehrbuch Kinderkrankenpflege
1999. ISBN 3-456-83179-X

Pflegepraxis

Aguilera
Krisenintervention
2000. ISBN 3-456-83255-9

Benner
Stufen zur Pflegekompetenz
3. Nachdruck 2000. ISBN 3-456-82305-3

Buckley-Viertel
Studieren und pflegen in den USA
2001. ISBN 3-456-83297-4

Domenig
Migration, Drogen, Transkulturelle Kompetenz
2001. ISBN 3-456-83644-9

Salter
Körperbild und Körperbildstörungen
1998. ISBN 3-456-83274-5

Pflegetheorie

Benner/Wrubel
Pflege, Stress und Bewältigung
1997. ISBN 3-456-82772-5

Dennis
Dorothea Orem
2001. ISBN 3-456-83300-8

Fawcett
Konzeptuelle Modelle der Pflege im Überblick
2., überarb. Auflage
1998. ISBN 3-456-83109-9

Fawcett
Spezifische Theorien der Pflege im Überblick
1999. ISBN 3-456-82882-9

Friedemann
Familien- und umweltbezogene Pflege
1996. ISBN 3-456-82716-4

Meleis
Pflegetheorie
1999. ISBN 3-456-82964-7

Peplau
Zwischenmenschliche Beziehungen in der Pflege
1997. ISBN 3-456-82711-3

Watson
Pflege: Wissenschaft und menschliche Zuwendung
1996. ISBN 3-456-82713-X

Hebammenpraxis

Enkin/Keirse/Renfrew/Neilson
Effektive Betreuung während Schwangerschaft und Geburt
Handbuch für Hebammen und Geburtshelfer
1998. ISBN 3-456-83273-7

Dittrich
Freie Hebamme
2001. ISBN 3-456-83301-6

Nolan
Professionelle Geburtsvorbereitung
Geburtsvorbereitungskurse erfolgreich planen, durchführen und bewerten
2001. ISBN 3-456-83401-2

Simkin/Ancheta
Schwierige Geburten – leicht gemacht
2001. ISBN 3-456-83529-9

Weitere Informationen über unsere Neuerscheinungen finden Sie im Internet unter:
http://verlag.hanshuber.com oder per E-Mail an: verlag@hanshuber.com.

Dagmar Domenig

(Herausgeberin)

Professionelle Transkulturelle Pflege

Handbuch für Lehre und Praxis in Pflege und Geburtshilfe

Unter Mitarbeit von

Andreas Altorfer
Judith Baumgartner Biçer
Dominique Béguin Stöckli
Renate Bühlmann
Jutta Dornheim
Christa Hüper
Marie-Louise Käsermann
Rosemarie Kerkow-Weil
Ursula Koch-Straube
Liselotte Kuntner
Andrea Lanfranchi
Maja Loncarevic

Iris Ludwig Gysin
Catherine Moser
Ramazan Salman
Christine Sieber
Karl Stanjek
Yvonne Stauffer
Rahel Stuker
Elisabeth Stucki
Soner Tuna
Charlotte Uzarewicz
Hans-Rudolf Wicker
Andrea Zielke-Nadkarni

Verlag Hans Huber
Bern · Göttingen · Toronto · Seattle

Dagmar Domenig (Hrsg.), Dr. phil., lic.iur., Juristin, Krankenschwester, Ethnologin

Anschrift:
Schweizerisches Rotes Kreuz
Departement Migration
Fachstelle Migration und Gesundheit
Rainmattstrasse 10
Postfach
CH-3001 Bern
dagmar.domenig@redcross.ch

Die Deutsche Bibliothek – CIP-Einheitsaufnahme

Professionelle Transkulturelle Pflege : Handbuch für Lehre und Praxis in Pflege und Geburtshilfe /
Dagmar Domenig (Hrsg.). Unter Mitarb. von Andreas Altorfer .... – 1. Aufl. –
Bern ; Göttingen ; Toronto ; Seattle : Huber, 2001
  (Verlag Hans Huber, Programmbereich Pflege)
  ISBN 3-456-83525-6

1. Auflage 2001
© 2001 by Verlag Hans Huber, Bern

Anregungen und Zuschriften an:
Verlag Hans Huber
Lektorat: Pflege
Länggass-Strasse 76
CH-3000 Bern 9
Tel: 0041 (0)31 300 4500
Fax: 0041 (0)31 300 4593
E-Mail: georg@hanshuber.com

Lektorat: Jürgen Georg, Michael Herrmann
Fotos: Irmi Long, Frankfurt; Schweizerisches Rotes Kreuz, Alexandra Schürch, Bern;
Ethnobotanischer Garten, Lausanne
Herstellung: Peter E. Wüthrich
Titelillustration: pinx. Winterwerb und Partner, Design-Büro, Wiesbaden
Satz, Druck und buchbinderische Verarbeitung: KONKORDIA GmbH, Bühl, Das Medienunternehmen
Printed in Germany

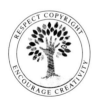

Für Niolyne

Inhaltsverzeichnis

Geleitwort

Pflege und Kultur gehören in einen gemeinsamen Bedeutungskontext im Sinne von «Bekümmern», «Sorge tragen für ...», «gewohnt sein zu tun» – auf geistiger wie auch auf körperlicher Ebene. Es sind aktivische und dynamische Begriffe, die eine Tätigkeit oder Handlung bzw. eine bestimmte innere Haltung implizieren. Diese beziehen sich auf das menschliche Leben schlechthin, auf das Verstehen der Arten und Weisen des menschlichen Lebens. Durch das Zusammenrücken der Menschen dieses Planeten, der uns immer kleiner erscheint, scheint das Leben in mehreren Welten oft eine Grundstimmung und ein Grundproblem zu sein, da Migration heutzutage eher den Regelfall denn die Ausnahme darstellt. Es migrieren nicht nur Menschen als Angehörige von Ethnien und Nationen, von Geschlechtern und Religionen, sondern auch als solche von unterschiedlichen (sozialen) Milieus *innerhalb* einer (nationalen) Gesellschaft. Sie sind alle gleichermaßen kulturell zu verstehen (jenseits einer nationalstaatlichen Klassifikation). Für das Pflegethema ist dementsprechend das Nebeneinander ganz unterschiedlicher Menschen(gruppen), die es mit Institutionen und Organisationen des Gesundheitswesens zu tun bekommen, von Belang. Dabei geht es nicht nur um Migration auf individueller Ebene, sei es die Abenteuerlust, die Einzelne in andere Länder treibt, oder seien es ökonomische oder politische Krisensituationen, die zur Migration zwingen. Ganz allgemein sind hier auch Veränderungen auf staatspolitischer Seite zu verorten, denkt man an die Auflösung von und die Ziehung neuer nationalstaatlicher Grenzen in jüngster Geschichte. Migration hat immer zwei Gesichter: Das eine zeigt die Prozesse der permanenten Grenzüberschreitungen im Lebensalltag jedes Einzelnen; das andere die Unbeschränktheit der Gestaltungsmöglichkeiten von Lebensentwürfen und Lebensstilen. Statische Kulturkonzepte, die auf Vorstellungen von *einer* kulturellen Identität, von Heimat, Ortsverbundenheit und Entwurzelung beruhen, bieten für eine Welt, die von permanenten Prozessen wie Auflösung, Wandlung, und Übergängen gekennzeichnet ist, keine Erklärungs- und Verstehenshilfe mehr. Konzepte, wie z. B. das einer multikulturellen Gesellschaft, das einen vermeintlich emanzipatorischen Anspruch beinhaltet, implizieren immer auch ein regressives theoretisches Moment, den Nationalismus, welches sehr schnell zu einem repressiv-praktischen Werkzeug werden kann. Als kollektivistisches Konzept subsumiert und nivelliert eine so verstandene Kultur individuelle Eigenarten.

Bei einer derartig komplexen Thematik wird die Dringlichkeit und Aktualität eines Handbuches für Transkulturelle Pflege, wie es nun erstmals vorliegt, evident. Kaum eine andere Profession ist mit einer solchen Vielfalt an Lebenswelten und Wirklichkeiten konfrontiert wie die Pflege. Ihr hoher Anspruch besteht darin, im professionellen Handlungsablauf situationsangemessen zu agieren. Wie kann das Kulturthema in diesem Sinne praktisch gehandhabt werden, ohne in krude Stereotypisierungen zu verfallen und Diskriminierungen Vorschub zu leisten? Im Versuch der Bestimmung dessen, was die eine oder die andere Kultur ausmachen soll, liegt die Gefahr der Festschreibung des Andersartigen als grundsätzlich (kulturell) Verschiedenes. Die einseitige Betonung von Kultur in der Praxis führt dann regelmäßig zu einer «Kulturalisierung» (oder «Ethnisierung») sozialer oder ökonomischer Probleme. Bestimmtes Verhalten und Handeln wird kulturell begründet, so dass scheinbar keine weitere Notwendigkeit besteht, nach eventuellen anderen Ursachen zu forschen. Auch eine moralisch und ethisch wohlmeinende, aber epistemologisch falsche Auseinandersetzung mit dem Kultur*thema* kann also leicht zur Kultur*falle* werden.

Die transkulturelle Perspektive hingegen ist nicht lediglich praktische Handlungsanleitung oder Tätigkeit, sondern sie kann und sollte zu einem Denkmodell und einer verstehenden Grundhaltung werden. Das transkulturelle Wissen zielt auf die Erweiterung des eigenen Erkenntnishorizontes ab. Bleibt eine Themenstellung jedoch dem normativen Alltagsverstand, dem Commonsense, verhaftet, der lediglich einteilt in ein «Wir» und «die Anderen», bleiben kulturelle Dissonanzen innerhalb der eigenen Gesellschaft unerkannt. Themen wie «die türkische Kultur», oder «der Islam» bringen vielleicht einige neue Fakten, aber sie verführen dadurch geradezu zur Etablierung von Vorurteilsstrukturen, die einem unvoreingenommenen Erkenntnisgewinn im Wege stehen. Wissenschaft kann jedoch nicht darin bestehen, Vorurteile und Klischees zu bestätigen, sondern sie muss sich kritisch mit ihnen auseinandersetzen.

Die Herausgeberin hat sich zusammen mit den AutorInnen dieser komplexen Aufgabe und Pionierarbeit in der Pflegewissenschaft gestellt, und mit dem Konzept der Transkulturalität ist es ihnen gelungen, die normativen und kognitiven Probleme diskursiv zu bewältigen. Im Unterschied zu anderen Kulturkonzepten geht es hier nämlich genau darum, den Prozesscharakter des Lebens in seinen Dimensionen der permanenten Veränderungen und Verschmelzungen ernst zu nehmen. Die Unterschiede *und* Gemeinsamkeiten von Menschen, ganz unabhängig von ihren kategorialen Zu- und Einordnungen, sind gleich relevant. Nur wenn berücksichtigt wird, dass Menschen, so verschieden sie

auch sein mögen, immer ein signifikantes Kontingent an Gemeinsamkeiten aufweisen, können adäquate Handlungsstrategien entwickelt, gelernt und vermittelt werden. Andernfalls wäre Inter-Aktion nicht nur nicht möglich, sondern wir könnten Andere als Menschen gar nicht (an-) erkennen.

Dabei sind die biographischen Methoden ein hilfreiches Instrument, nicht zuletzt auch, um die Kulturtheorien an der Praxis zu überprüfen und, wenn nötig, zu korrigieren. Biographische Methoden heißt aber nicht, sich ausschließlich mit den Lebensentwürfen der KlientInnen zu befassen. Eine ernst genommene transkulturelle Perspektive muss zunächst am je Eigenen ansetzen: Das Hinterfragen des Eigenen gilt als Voraussetzung für das Verstehen des Anderen. Eine transkulturelle Pflegekompetenz beinhaltet dementsprechend eine wohlwollende Neugier für das Erkennen des Eigenen, das Verstehen des Anderen bzw. Fremden und die Bereitschaft zur Um- und Neuorientierung pflegerischer Handlungen und Verhaltensmuster. Transkulturelle Kompetenz bezieht sich nicht in erster Linie auf ein Mehr an Faktenwissen; sie ist keine Quantität. Sie bezieht sich auf eine bestimmte Form, das aktuelle Wissen zu interpretieren, zu hinterfragen und nötigenfalls neu zu ordnen, auf eine spezifische Sensibilität, mit Faktenwissen, von dem man weiß, dass es «gemachtes» Wissen (facere = machen) ist, umzugehen. Transkulturelle Kompetenz beschreibt eine neue Qualität, die das eigene Tun und Denken mitreflektiert.

Im vorliegenden Handbuch ist der Versuch gelungen, der Kulturfalle zu entkommen. Es beseitigt somit ein Forschungsdesiderat. Transkulturalität, die sowohl soziokulturelle Differenzen nicht leugnet als auch gleichermaßen den Blick auf Gemeinsames betont, bildet das grundlegende Konzept aller Artikel in diesem Band. Die permanenten Synergieeffekte und Amalgamierungsprozesse, die im Alltag stattfinden, werden mit diesem Terminus ausgedrückt und fokussiert. Ein konsequent biographischer Ansatz aus einer derartigen Perspektive heraus erlaubt es, den oben formulierten Anspruch umzusetzen und gibt den Pflegenden die Chance, in einen selbstreflexiven Prozess zu treten, der für einen qualitativen Lernprozess notwendig ist. Nur so kann das klassisch naturwissenschaftliche, kausalanalytische Denkschema durchbrochen werden.

Ich hoffe, dass dieses Buch in Lehre und Praxis der Pflege zur allgemein akzeptierten Grundlage wird, und bin sicher, dass es für den wissenschaftlichen Diskurs äußerst anregend und weiterführend wirken wird. Verständigung und Verständnis sind nur möglich, wenn Klarheit in der Begrifflichkeit erreicht ist. Dann wird auch eine konsequente Verbindung zwischen Theorie und Praxis auf einem hohen Niveau möglich.

München, im April 2001,
Charlotte Uzarewicz, Professorin

Einleitendes Vorwort

Angehörige von Pflege- und Gesundheitsberufen werden in ihrem beruflichen Alltag zunehmend mit MigrantInnen und somit mit der Anforderung konfrontiert, auf deren spezifische Bedürfnisse zu reagieren. Die Notwendigkeit, migrationsspezifische Anpassungen vorzunehmen, um bestehende Zugangsbarrieren abzubauen und auf Lebenswelten von MigrantInnen angepasster, situations- und kontextgerechter eingehen zu können, erfordert jedoch eine entsprechende Professionalisierung bzw. die Erhöhung transkultureller Kompetenz im Pflegebereich. Dazu will das vorliegende Handbuch einen Beitrag leisten.

Das Handbuch «Professionelle Transkulturelle Pflege» hat sich dem Konzept der *Transkulturalität* verschrieben, welches das über Kulturelles Hinausgehende betont und die gegenseitige transkulturelle Interaktion ins Zentrum stellt. Dadurch soll der weitverbreiteten Kulturalisierung jeglicher Interaktionsschwierigkeiten im Migrationskontext – und somit der häufigen Zuschiebung der Verantwortung auf die MigrantInnen selbst – das Konzept der transkulturellen Kompetenz als Teil des professionellen Handelns entgegengesetzt werden. Transkulturelle Kompetenz beinhaltet demnach einerseits die Aneignung soziokulturellen und migrationsspezifischen Hintergrundwissens, andererseits jedoch gleichermaßen die Auseinandersetzung mit eigenen Wertvorstellungen und soziokulturellen Hintergründen, welche die transkulturelle Begegnung prägen. Bestehende Ansätze, die den Umgang mit sogenannten «fremden Kulturen» ins Zentrum rücken, erzielen in der Praxis nicht

den gewünschten Erfolg, da sie die Lebenswelten von MigrantInnen meist auf kulturelle Kategorien und Stereotype reduzieren und der individuellen Biographie, der persönlichen Migrationsgeschichte, den Strategien und Ressourcen sowie der konkreten sozialen Praxis von MigrantInnen zuwenig Rechnung tragen.

So liefert dieses Handbuch keine «Guidelines» oder «Kulturrezepte» für die Pflege von MigrantInnen, sondern beleuchtet das Thema von verschiedenen Seiten, immer mit dem Ziel, sowohl Hintergrundwissen als auch Selbstreflexion zu fördern. Die Betonung der Individualität jedes Migranten und jeder Migrantin einerseits sowie der Dynamik und des Wandels jeglicher die Lebenswelt prägenden Konzepte und Handlungsstrategien andererseits soll verhindern, dass MigrantInnen kulturalisiert und stereotypisiert werden. Stattdessen soll das Einnehmen einer empathischen, offenen und interessierten Haltung, sowie die Fähigkeit, eine individuelle, migrationsspezifische Anamnese zu erstellen, gefördert werden.

Das Handbuch richtet sich an Lehrende, Leitende und PraktikerInnen mit dem Ziel, einerseits in der Ausbildung die entsprechenden Lerninhalte fachkompetent zu implementieren, andererseits auch in der Praxis notwendige strukturelle Anpassungen und eine entsprechende Professionalisierung im konkreten Handlungskontext zu fördern. Ziel des vorliegenden Buches ist es somit, einerseits der Praxis, dem Management und der Lehre ein nicht-kulturalisierendes Handbuch mit einer thematisch möglichst umfassenden inhaltlichen Breite zur Verfügung zu stellen. Andererseits soll durch Übungen, die in allen Kapiteln eingefügt wurden, die Selbstreflexion der Lesenden, aber auch der Lernenden in den Bildungseinrichtungen sowie der in der Praxis tätigen Pflegenden gefördert werden, denn theoretisches Wissen allein genügt nicht, um eine Haltung der Empathie, des gegenseitigen Respekts, aber auch Verstehens im Migrationskontext zu fördern. So sollen diese Übungen anregen, die Inhalte der einzelnen Kapitel auf konkrete Situationen und eigene Erfahrungen zu transferieren und dadurch selbstreflektive Prozesse auszulösen. Durch die Zusammenfassungen am Schluss jedes Kapitels soll zudem ermöglicht werden, sich jeweils einen raschen Überblick über die wichtigsten Inhalte der einzelnen Kapitel zu verschaffen.

Auch wenn das vorliegende Werk sich primär an Angehörige des Pflegebereiches und der Geburtshilfe richtet, soll es auch in anderen Bereichen des Gesundheits- und Sozialwesens einen Beitrag zur Förderung der transkulturellen Kompetenz leisten. Denn auch wenn hier das Hauptaugenmerk auf die Pflege gerichtet wurde, unterscheiden sich die Fragestellungen für andere Angehörige von Gesundheits- und Sozialberufen kaum. Die Forderung nach einer erhöhten transkulturellen Kompetenz und nach einem angemesseneren Umgang mit MigrantInnen stellt sich auch in diesen Bereichen.

Das vorliegende Buch ist zwar ein MehrautorInnenwerk, jedoch nicht ein Reader mit einer Sammlung unterschiedlicher Beiträge zum Thema «Transkulturelle Pflege». Vielmehr ist das Buch von einem in sich kohärenten Konzept geprägt, das einem klaren Aufbau folgt, Wiederholungen möglichst vermeidet, einheitliche Begrifflichkeiten fördert, und in welchem jedes Kapitel gleich einem weiteren Baustein auf dem vorherigen Kapitel aufbaut. Aus diesem Grunde empfiehlt es sich, nicht nur einzelne Beiträge herauszupicken, sondern das Buch als gesamtes Werk zu bearbeiten.

Im ersten Teil des Buches werden theoretische Konzeptionen zu den Begriffen Kultur, Integration und Migration hergeleitet sowie der Zusammenhang zwischen Migration und Gesundheit näher beleuchtet. Die Erläuterungen

medizinethnologischer Konzepte bzw. des Einflusses unterschiedlicher Krankheits- und Gesundheitsvorstellungen auf die Interaktion im Migrationskontext zeigen weiter auf, welch unterschiedliche Einflussfaktoren die transkulturelle Interaktion prägen. Ein besonderes Augenmerk wird anschließend auf die Lebenswelt von Migrationskindern gerichtet.

Im zweiten Teil des Buches werden Grundlagen einer transkulturellen Pflege erläutert. Nach einer generellen Einführung in die Konzepte der transkulturellen Pflege werden sowohl die nonverbale als auch die verbale Kommunikation im transkulturellen Kontext aus verschiedenen Blickwinkeln beleuchtet. Ein weiterer Schwerpunkt in diesem Teil liegt auf der unterschiedlichen Gestaltung sozialer Lebenswelten, indem Konzepte familien- und individuumzentrierter Gesellschaften aufgezeigt werden. Als konkretes Handlungsinstrument wird anschließend die transkulturelle Pflegeanamnese vorgestellt, welche im Pflegealltag wichtige Hinweise für eine vollständige Pflegeanamnese im Migrationskontext geben soll. Abgeschlossen wird dieser Teil des Buches mit fachdidaktischen Ausführungen zur Vermittlung der transkulturellen Pflege im Unterricht.

Der dritte Teil des Buches soll anhand spezifischer Themenbereiche die Ausführungen des ersten und zweiten Teils weiter vertiefen und deren Implikationen für eine konkrete Umsetzung im Pflegealltag weiter verdeutlichen. Dabei wurden die im Pflegealltag wichtigsten Themen, wie religiöse Hintergründe und soziale Praktiken, Schmerz, Traumatisierung, Frauenbeschneidung, Schwangerschaft, Geburt und Mutterschaft sowie das Alter, aus einer transkulturellen Perspektive aufgegriffen.

Das Handbuch «Professionelle Transkulturelle Pflege», soll als Instrument und konkrete Hilfe zur Erhöhung transkultureller Kompetenz im Gesundheits- und Sozialbereich dienen und somit dazu beitragen, den Prozess einer migrationsspezifischeren Behandlung, Pflege, Betreuung, Beratung und Therapie in Gang zu bringen bzw. weiter zu unterstützen.

Sprachlich wurde in den Texten darauf geachtet, einem «genderneutralen» Sprachgebrauch gerecht zu werden, um einer guten Lesbarkeit willen wurde jedoch das große «I» statt die ausdrückliche Nennung der männlichen und weiblichen Formen verwendet.

An dieser Stelle soll ganz herzlich Jürgen Georg für das Lektorat des Handbuches gedankt werden. Er hat mich während der ganzen Arbeit an diesem Handbuch engagiert und kompetent unterstützt und in der für mich neuen Rolle als Herausgeberin gestärkt. Sein Beistand und Rat waren mir in dieser Zeit eine große Stütze. Einen speziellen Dank möchte ich weiter an Prof. Dr. Hans-Rudolf Wicker richten, der mich während meines Zweitstudiums in Ethnologie, aber auch in der daran anschließenden Zeit der Dissertation immer wieder ermuntert hat, den nicht immer einfachen Weg der Verbindung von Wissenschaft und Praxis, für den auch das vorliegende Buch ein Ausdruck ist, weiterzuverfolgen. Doch auch allen anderen AutorInnen möchte ich hier meinen großen Dank aussprechen, haben sie doch durch ihre kompetenten

Beiträge und engagierte Mitarbeit die große thematische Breite des Buches überhaupt erst möglich gemacht. Irmi Long sei zudem für ihre einfühlsamen und stimmungsvollen Fotos gedankt, die dieses Werk in ästhetischer Sicht bereichert haben. Gleiches gilt für die Fotos des SRK-Archivs und des Ethnobotanischen Gartens in Lausanne. Und nicht zuletzt sei auch Michele Perella für seine Bereitschaft, mich in der gemeinsamen Frei-Zeit immer wieder an den Laptop zu entbehren, aber auch für seine kritischen Blicke aus der Sicht eines Migranten auf meine Lebenswelt, von ganzem Herzen gedankt.

Ihnen, liebe LeserInnen, wünsche ich eine anregende Lektüre mit vielen «Aha-Erlebnissen» und einer Weitung des Blickwinkels auf das Thema «Migration und Gesundheit». Für Ihre Zuschriften, Anregungen und konstruktive Kritik auf beiliegender Karte bedanke ich mich schon an dieser Stelle.

Bern, im April 2001,
Dagmar Domenig

Erster Teil
Hintergründe zu Kultur, Integration und Migration

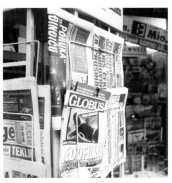
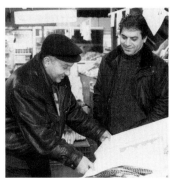

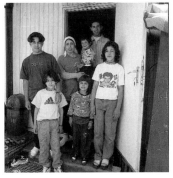
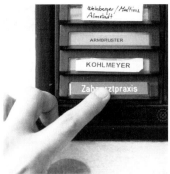

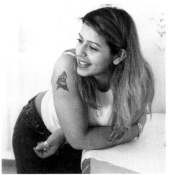
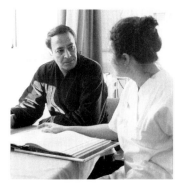

1. Kultur als Begriff und als Ideologie – historisch und aktuell

Jutta Dornheim

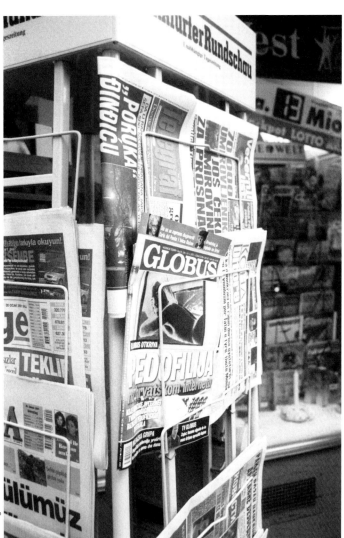

«Generell sind Begriffe Schemata, mit denen wir uns die Welt verständlich machen und unser Handeln organisieren. Sie geben Raster und Sichtweisen vor, die Verhaltensweisen nach sich ziehen und Fakten generieren. (...). Deshalb sind kulturbegriffskritische Reflexionen (...) zumindest von Zeit zu Zeit nötig. Niemand wird behaupten wollen, dass eine Veränderung der Begrifflichkeit eo ipso schon die Wirklichkeit verändere ... Aber man sollte umgekehrt nicht übersehen, wie sehr die bewusste und unbewusste Wirksamkeit kultureller Begriffe die kulturelle Wirklichkeit mitprägt, (...) begriffliche Aufklärungsarbeit (ist) geboten.»

[Welsch, 1998: 70]

1.1 Einleitung

Einige Jahrhunderte lang sind west- und mitteleuropäische, später auch nordamerikanische Forschungsreisende in ferne Länder gezogen und haben über die dort lebenden BewohnerInnen berichtet. Da ist von «primitiven Völkern», «Naturvölkern», «Ureinwohnern», «Wilden», «Stammeshäuptlingen» und anderen Bezeichnungen die Rede, denn die westlichen ForscherInnen sahen die fremden Menschen und ihre Gewohnheiten ganz selbstverständlich durch die «getönte Brille», die sie in ihrem eigenen Land erworben hatten.

Der italienische Semiotiker und Kulturwissenschaftler Eco, der hierzulande vielen durch sein Buch und den Film «Der Name der Rose» bekannt geworden ist, hat jetzt den Spieß einmal umgedreht und uns beschrieben, wie ein polynesischer Forscher, den er Dr. Dobu de Dobu nennt, die Mailänder Bevölkerung erleben könnte, und dies liest sich so:

«Der Tagesablauf des Mailänder Eingeborenen richtet sich nach den elementaren Rhythmen der Sonne. Frühmorgens steht er auf, um sich seinen stammestypischen Tätigkeiten zu widmen: Stahlsammeln in den Plantagen, Anbau von Metallprofilen, Gerben von Plastikstoffen, Handel mit Kunstdünger, Säen von Transistoren, Weiden von Lambrettaherden, Zucht von Alfaromeos und so weiter. Gleichwohl liebt der Eingeborene seine Arbeit nicht und tut alles nur Erdenkliche, um ihren Beginn hinauszuzögern. Dabei scheinen ihm eigentümlicherweise die Stammeshäuptlinge zu helfen, indem sie z. B. die gewohnten Transportwege absperren, die alten Trambahngleise herausreißen lassen, den Verkehr behindern durch breite gelbe, auf die Saumpfade gemalte Streifen (mit klarer Tabu-

Bedeutung) und schließlich an den unerwartetsten Stellen tiefe Löcher graben, so dass viele Eingeborene hineinstürzen und vermutlich den lokalen Göttern geopfert werden.» [Eco, 1997, zit. n. Drechsel et al., 2000: 1].

1.2 Das «Eigene» und das «Fremde» – die bisher grundlegenden Dimensionen von Kulturerleben

Wenden wir uns dem Erleben von Dr. Dobu de Dobu zu, fällt auf, wie das, was er sieht, damit zu tun hat, was er zu sehen *gewohnt* ist: Die Tätigkeit des Sammelns scheint ihm aus seiner Gesellschaft vertraut zu sein, bemerkenswert findet er aber, dass in Mailand «Stahl» gesammelt wird. Da ihm auch Plantagen vertraut sind, erscheint ihm das Aufsuchen der Autos, die auf den Mailänder Straßen und Plätzen geparkt sind, als «Stahlsammeln». Auffallend für *uns*, die wir gewohnt sind, zwischen Gegenständen und Lebewesen, also zwischen «belebt» und «unbelebt» zu unterscheiden, ist, dass dieser polynesische Forscher «sieht», wie die MailänderInnen Transistoren säen, Metallprofile anbauen, Alfaromeos züchten und Lambrettaherden weiden. Eine Übereinstimmung zwischen den «Mailänder Eingeborenen» und dem Forscher besteht darin, dass Dr. de Dobu die genannten Dinge als Produkte menschlicher Arbeit identifiziert. Gäbe es diese gemeinsame Perspektive nicht, würde Dr. de Dobu vielleicht von «Lambretta-Rudeln» oder «Alfaromeo-Völkern» sprechen – wie wir von Wolfsrudeln und Bienenvölkern. Auch Stammeshäuptlinge und ihre unvorhersehbaren Launen kennt Dr. de Dobu so gut, dass ihm die enge Zusammenarbeit der Häuptlinge mit den lokalen Göttern ganz selbstverständlich erscheint, und so kann er die täglichen Mailänder Verkehrsopfer nicht anders denn als rituelle Opferungen verstehen. Käme aber Dr. de Dobu nicht aus Polynesien, sondern ganz woanders her, z.B. von einem entfernten Planeten, würde er wahrscheinlich Gegenstände und Zusammenhänge wahrnehmen, die wir uns nicht einmal vorstellen können.

Halten wir fest: Dr. de Dobu erlebt nicht etwas «an und für sich» Fremdes, sondern etwas, das er *in Beziehung auf sich selbst* und seine Herkunft *als fremd* wahrnimmt. Dies zeigt, dass «das Fremde» sich überhaupt erst in Bezug auf «das Eigene» herausbildet. Und verstehbar wird es nur durch Verknüpfung mit dem Bekannten, dem Eigenen. Dies lässt Eco auch Dr. de Dobu tun und führt uns damit vor, was europäische EthnologInnen jahrhundertelang taten. Auch sie konnten nur sehen und verstehen, was sie mit ihrer gewohnten Sicht aus ihrem eigenen Land verbinden konnten.

1.3 Das «komplexe und abgeschlossene Ganze» – zur Unsinnigkeit holistischer Kulturvorstellungen

Bisher gingen wir mit Ecos Geschichte um als habe Dr. de Dobu eine Art anderen Kontinent, eben das Gebiet der «Mailänder Eingeborenen» betreten. In den Worten der Ethnologen des 19. Jahrhunderts hat er uns eine Beschreibung «der Mailänder Kultur» geliefert. Damit wird unterstellt, dass es «die Mailänder Kultur» als einen abgrenzbaren Gegenstand gibt. Und selbst wenn man ihn weiter fasste und von «italienischer Kultur» spräche, änderte dies nichts daran, dass wir uns «Kultur» als ein abgrenzbares Anderes, ein geschlossenes Ganzes, vorstellten. Vermutlich kämen uns dann auch viele ganz unterschiedliche Exemplare von Kulturen in den Sinn, z.B. «die türkische», «die arabische», «die russische Kultur» und natürlich «die deutsche», um nur einige Beispiele zu nennen. Diese Auffassung wurde von Herder (1744–1803) eingeführt (vgl. Kap. I.1.6.2); sie begreift «Kulturen» wie aufeinanderstoßende Kugeln oder auch autonome Inseln, «die mit der territorialen und sprachlichen Ausdehnung eines Volkes deckungsgleich sein sollten» [Welsch, 1998: 48]. Eine andere Auffassung wird durch das Bild nebeneinander stehender, geschlossener Container veranschaulicht. Es wurde – in Anlehnung an Becks Begriff der «Container-Nationen» – in kritischer Absicht als «Container-Paradigma» von Drechsel, Schmidt und Gölz eingeführt [Drechsel et al., 2000: 6]. Ob man nun vom Kugel- oder Insel-Konzept oder vom Container-Paradigma spricht – wichtig ist, zu wissen, das sie sämtlich Kulturauffassungen aus dem 18. und 19. Jahrhundert bezeichnen.

Dieses Kulturverständnis war auch die Grundlage der früher als klassisch geltenden Standarddefinition der angelsächsischen empirischen «*cultural anthropology*», die von Tylor, dem sogenannten «Vater der britischen Anthropologie» stammt. Sie bezeichnet Kultur oder Zivilisation als «komplexes Ganzes», welches «das Wissen, den Glauben, die Kunst, die Moralauffassung, die Gesetze, die Sitten und alle anderen Fähigkeiten und Gewohnheiten umfasst, die sich der Mensch als Mitglied der Gesellschaft aneignet.» [Tylor, 1871: 1].

Die Auffassung von Kultur als komplexem Ganzen ist die Auffassung, die in den meisten Reiseberichten der letzten 150 Jahre zu finden ist. War sie schon während der letzten Jahrhunderte unzutreffend, so ist sie heute, im Zeitalter der Globalisierung, vollends überholt. «Kultur» als geschlossenen Gegenstand gibt es nicht, auch wenn man sich den «Container» einmal mit geschlossenen, ein anderes Mal mit zu öffnenden Türen vorstellt [Drechsel et al., 2000: 7].

Wie wir uns heute an den Begriff «Kultur» annähern können, dafür gibt uns wieder Dr. de Dobu einen Hinweis, denn sein Verstehensversuch ist nichts anderes als eine angestrengte *Übersetzungsleistung* [vgl. Kaschuba, 1999: 110]. Angestrengt wirkt sie deshalb, weil Dr. de Dobu InteraktionspartnerInnen fehlen, mit denen er sich austauschen und so das jeweils Verstandene überprüfen, verändern, oder erweitern könnte.

1.4 Zum erkenntnistheoretischen Status von Kulturbegriffen

Die kritisierte Auffassung von Kultur als einem abgrenzbaren, in sich vielfach gegliederten (komplexen) Gegenstand fungierte seit dem 19. Jahrhundert als ein Modell, mit dem beabsichtigt wurde, einen bestimmten Wirklichkeitsausschnitt möglichst genau abzubilden. Weil dies voraussetzt, dass es Kultur als einen festumrissenen Gegenstand, als eine zu betrachtende Substanz gibt, wird diese Auffassung heute als «*substantieller*» Kulturbegriff bezeichnet. Häufig wird mit diesem auch noch die Absicht verbunden, die Ontologie, d. h. «das Wesen, das Essentielle» dieses Gegenstandes zu erkennen. Diese Intention entspräche einem *ontologischen* oder *essentiellen* Kulturbegriff. Das bereits zitierte, heute überholte Container-Paradigma von Kultur repräsentiert einen substantiellen und essentiellen Kulturbegriff.

Eine andere Möglichkeit, Kulturbegriffe zu entwerfen, besteht darin, sie zu *konstruieren*, und zwar so, dass wir mit ihrer Hilfe *mehr erkennen* können, als dies bei direkter Betrachtung dessen, was wir im Alltag für «Kultur» halten, der Fall wäre. Diese Möglichkeit beruht darauf, dass sich nicht alle Merkmale eines Phänomens empirisch, d. h. unserer unmittelbaren Erfahrung, offenbaren; z. B. trifft dies für Verhaltensweisen, Einstellungen, Handlungen, aber auch für Institutionen zu. In unserem Falle stellt der entworfene Kulturbegriff ein Werkzeug zur Erkenntnisgewinnung dar und wird deshalb als «*heuristisch*» bezeichnet. Gleichzeitig ist er ein *Konstrukt* insofern als er zu Erkenntniszwecken

konstruiert wurde. Obgleich ein solches Konstrukt eine «gegenständliche» Entsprechung hat, ist es doch nicht mit dieser identisch (sondern geht mehr oder weniger über sie hinaus). Das Konstrukt mit dem «Gegenstand», den es meint, zu verwechseln, würde einen erkenntnistheoretischen Fehler darstellen, den man als *Reifizierung* oder *Verdinglichung* bezeichnet. Ein substantieller oder essentialistischer Kulturbegriff kann demnach auch durch Reifizierung zustandekommen.

1.5 Zum Verhältnis der Begriffe «Natur» und «Kultur»

Die Bedeutungsbestimmung des Begriffs «Kultur» durch Abgrenzung von einem anderen Begriff ist bereits in der Antike erfolgt. Hier schon unterschied man Agrikultur als bearbeitete Natur von einer unbearbeiteten Natur. Damit wird deutlich, dass der Begriff «Natur» auf das vom Menschen Unbearbeitete (v. a. den nicht-kultivierten Boden) verweist, während der Begriff «Kultur» all das umfaßt, was durch menschliche Tätigkeit geschaffen, verändert und gestaltet wurde. Beide Begriffe konstituieren sich demnach durch Abgrenzung vom jeweils anderen, oder, mit anderen Worten: Einer dieser Begriffe ist ohne den anderen nicht zu denken. Dies ist übrigens ein ganz wichtiger Grund für die Unverzichtbarkeit eines Kulturbegriffs: «Kultur» und «Natur» sind *Antonyme*[1]. Dass es dennoch Schwierigkeiten beim Versuch eindeutiger Abgrenzungen geben kann, zeigt uns ein Blick auf ein allen Menschen bekanntes Phänomen: *Äußerungen* von Schmerz beispielsweise können als immer schon kulturell überformt gelten, wo aber bei der *Wahrnehmung* von Schmerz die Grenze zwischen einem natürlichen und einem kulturell überformten Bereich zu ziehen wäre, ist nicht nur prinzipiell schwer zu sagen, son-

---

1 Antonymie ist in Logik und Linguistik die Bezeichnung für zwei Ausdrücke, deren Bedeutung gegensätzlich ist, und zwar meistens im Sinne eines polarkonträren Gegensatzes [vgl. Mittelstraß, J., Hrsg., Bd. 1, 1995: 137].

dern wird auch von Theorie zu Theorie bzw. von Disziplin zu Disziplin auf unterschiedliche Weise versucht.

Für unsere neuere Geschichte ist der Gegensatz von «Kultur» und «Natur» kennzeichnend, der auf den von Descartes (1596–1650) eingeführten Dualismus von Geist und Materie zurückgeht. Dieser Dualismus ist die Grundlage für eine Auffassung des Gegensatzes von «Kultur» und «Natur», die sich durch bestimmte dichotomische Zuschreibungen zu erkennen gibt: So gilt «Kultur» als das aktive, zivilisierte, vernunftgesteuerte, männliche Prinzip, während «Natur» als das passive, dem Sinnlichen verhaftete, weibliche Prinzip gilt. Das Verhältnis beider Prinzipien zueinander ist als Aneignungs- und Unterordnungsverhältnis definiert, das heißt, in dieser Auffassung eignet sich eine aktive Kultur eine als passiv vorgestellte Natur an [Hammer/Stieß, 1995: 27].

Hier wird das tradierte Deutungsmuster, d. h. das Kulturelement «aktive Kultur – passive Natur», als geschlechtsspezifisch kodierte (verschlüsselte), binäre Opposition enthüllt. Obwohl es heute keine Plausibilität mehr beanspruchen kann, ist es als implizite semantische Aufladung in vielen Kulturkonzepten noch immer präsent. Ein Beispiel dafür ist die immer wieder als Beleg für historische Transkulturalität gedankenlos zitierte Passage aus Carl Zuckmayers Theaterstück «Des Teufels General», so auch bei Welsch [1998: 54 f.] und Drechsel [1998: 173].

1.6 Zur multikontextualen Abhängigkeit von Kulturbegriffen

1.6.1 Abhängigkeit von Theorien

Das sogenannte Container-Paradigma, das wir anhand der Tylor'schen Kulturdefinition kennengelernt haben, wirkte sich vor allem in Richtung eines Mess- und Zählbarkeitsdogmas aus. Dieses Dogma lässt als wissenschaftlich nur diejenigen Aussagen gelten, die mit Zahlen und anderen Messwerten belegt werden können. Da-

hinter steht ein Ideal von Wissenschaftlichkeit, das anhand der Naturwissenschaften gewonnen wurde, aber heute weder diesen noch den Sozial- und Geisteswissenschaften genügen kann. In der Ethnologie bzw. *cultural anthropology* führte es dazu, dass rund 80 Jahre nach der Tylor'schen Definition die Ethnologen Kroeber und Kluckhohn über 150 in sich abgeschlossene «Kulturen» gezählt zu haben glaubten. Und so ist auch nur zu verstehen, wie es zu der Aussage kommt, dass die amerikanische Pflegewissenschaftlerin Leininger, die ja eine Theorie der transkulturellen Pflege entworfen hat und ausgebildete Ethnologin ist, ca. 45 «Kulturen» untersucht habe. Diese Aussage ist nur auf der Grundlage des Tylor'schen Kulturbegriffs verständlich, bei dem Leininger stehen geblieben ist [siehe auch Domenig, 1999: 363 f.].

1.6.2 Abhängigkeit von historischen, gesellschaftlichen, politischen und wissenschaftlichen Kontexten

Die für uns nachvollziehbare Geschichte des Begriffs «Kultur» beginnt, wie wir gesehen haben, in der Antike. Obwohl man schon in dieser Zeit durchaus erkannte, dass unterschiedliche Völker unterschiedliche Lebensgewohnheiten hatten, schrieben Griechen und Römer Kultur nur sich selbst zu und bezeichneten alles Fremde als Barbarei. Hier liegen bereits die Wurzeln eines Kulturbegriffs, der zum Zwecke der Ausgrenzung des Anderen bzw. des Fremden gebraucht wird. Es handelt sich um einen normativen Kulturbegriff, das heißt, er bezeichnet, was als Kultur gelten *soll*. Ähnlich handhabe man den Kulturbegriff im Mittelalter: Man unterschied in dieser Zeit keine Völker voneinander, sondern soziale Einheiten, denen man dann Kultur zuschrieb bzw. aberkannte. Als kulturbesitzend galt der Adel quer durch alle Königreiche Europas, als kulturlos galt das einfache Volk. Elias hat dies sehr eindrucksvoll in seinem zweibändigen Standardwerk «Über den Prozess der Zivilisation» (Erstgausgabe 1932) dargestellt [vgl. a. Hansen, 2000: 217 f.]. Im späten 17. Jahrhundert bildete sich, angestoßen durch eine Schrift des Naturrechtslehrers von Pufendorf (1632–1694), ein allgemeiner Begriff von Kultur heraus, der nun sämtliche menschliche Lebensäußerungen umfasste [Welsch, 1998: 46].

Im 18. Jahrhundert wurden sehr spezifische Kulturauffassungen entwickelt. Sie sind vor allem mit dem Namen Herder (1744–1803) verbunden. Herder stand als Denker in der Tradition des deutschen Idealismus, für den Vorbereitung, Verlauf und Folgen der französischen Revolution den geschichtlichen Hintergrund bildeten. Die Ideen, welche die Aufklärung von Vernunft, Freiheit und Gleichheit entwickelt hatte, verhalfen auch dem deutschen nationalen Selbstbewusstsein zum Durchbruch. Auf diesem Boden entwickelte Herder eine Kulturtheorie, die nicht mehr den Adel, sondern das einfache Volk als Träger von Kultur betrachtete. Gleichzeitig verzichtete Herder auf die Vorstellung der kulturellen Überlegenheit Europas: Er postulierte, dass es viele völkische Kulturen gäbe, die alle gleichwertig nebeneinander bestünden und vertrat damit die Position des *Kulturrelativismus*. Darüber hinaus war der Kulturbegriff Herders substantiell, denn er bezeichnete Kultur als «Lebensform von Völkern», als Ausdruck der «Volksseele», des «Volksgeistes» bzw. des «völkischen Wesens». Die «Lebensformen der Völker» fasste er als gewachsene, sozusagen organische Phänomene auf. Festzuhalten ist damit vor allem, dass der heute noch anzutreffende ethnizistische Kulturbegriff, der Kultur auf Einheiten wie «Stamm», «Volk» und «Nation» bezieht, auf Herder zurückgeht. Welsch sieht in Herders Begrifflichkeit sogar kulturrassistische Tendenzen [Welsch, 1998: 48].

Tylors Definition des Begriffs «Kultur» (siehe Kap. I.1.3) entstand in einer Zeit, in der die westeuropäischen Staaten als Kolonialmächte weite Teile anderer Kontinente beherrschten. Da man es hier in der Sicht der EuropäerInnen und der ethnologischen (völkerkundlichen) Forschung mit sozial wenig ausdifferenzierten, d. h. wenig gegliederten, Gesellschaften zu tun hatte, wurden sie meist als «primitive» Gesellschaften bezeichnet. Diese Bezeichnung verrät überdeutlich die Perspektive westlicher Gesellschaften; sie sollte unterlassen werden. Statt ihrer könnte man von «einfachen», «wenig gegliederten» bzw.

«wenig ausdifferenzierten» Gesellschaften im Gegensatz zu «komplexen» Gesellschaften sprechen.

In der Ethnologie entstanden im 19. Jahrhundert auch einige recht wirksam gewordene Gedanken über die «Entwicklung der Kulturen». Der bekannteste ist sicherlich der Evolutionsgedanke. Er unterstellte, dass es ein Fortschreiten vom «Primitiven» zum «Hochentwickelten» innerhalb einer jeden «Kultur» bzw. eines jeden Volkes gebe. Auch Tylor glaubte im Denken der Menschheit Stadien zu erkennen, die, wie «Kindheit» oder «Reife», den Entwicklungsstadien eines einzelnen Menschen entsprechen. Später wurden mit diesem Evolutionismus rassistische Ideen der Art verbunden, dass man annahm, bestimmte Rassen und/oder Völker hätten noch kein fortgeschrittenes Entwicklungsstadium erreicht. Tylor selbst entging jedoch aufgrund dessen, dass er sich intensiv mit seinem Forschungsmaterial auseinandersetzte, der Gefahr eines trivialen, mit dem Rassegedanken verbundenen Evolutionismus. Eine andere, bereits erwähnte Position war die des sogenannten Kulturrelativismus, die sich von den rassistischen Tendenzen des Kulturevolutionismus kritisch abhob. Die kulturrelativistische Position betont die Ungleichheit, aber *Gleichwertigkeit* von «Kulturen». Jede stelle eine Verwirklichung von Strukturen menschenmöglichen Verhaltens dar und sei nur unmittelbar, d. h. ohne das Anlegen allgemein gültiger Maßstäbe, zu verstehen. In der zweiten Dekade des 20. Jahrhunderts wurde diese Position vor allem von Boas wieder aufgegriffen, sie stellt aber bis heute eine immer wieder vertretene und diskutierte Kulturauffassung dar. Darauf wird ausführlicher einzugehen sein (siehe Kap. I.1.11).

1.6.3 Kontexte eines selbstreflexiven Kulturbegriffs

Aus den in diesem Kapitel aufgezeigten Abhängigkeiten wird einsichtig, dass und warum es nicht zwangsläufig nur einen einzigen Begriff von «Kultur» geben muss, sondern dass es eine Vielzahl geben kann. Und tatsächlich existiert eine nahezu unübersehbare Vielfalt von Konzeptionen des Begriffs «Kultur», so dass in der kulturwissenschaftlichen Literatur häufig von einem «Wirrwarr» und von «Unüberschaubarkeit» gesprochen wird [Hansen, 2000: 234]. Eine Art Kompass durch diese Unübersichtlichkeit kann nur auf der Basis einer reflektierten erkenntnistheoretischen Position entstehen.

Vorauszuschicken ist, dass der Gedanke der Reflexivität von Kulturbegriffen keineswegs neu ist. Cesana und Drechsel zitieren Habermas, welcher meinte, der Kulturbegriff der Moderne sei strukturell durch Dezentrierung und vollständige Reflexivität bestimmt [Cesana, 1996: 123, 129; Drechsel, 1998: 181]. Im vorliegenden Text wird die *Selbstreflexivität* eines modernen Begriffs kultureller Phänomene eingeführt, weil hervorgehoben werden soll, dass es bei allen einschlägigen Reflexionen vor allem um die Durchleuchtung und Klärung der jeweils eigenen Auffassungen, Einstellungen und Positionen geht. Damit aufs engste verbunden erweist sich ein Erkenntnisinteresse, welches sich eingesteht, dass es – wie Habermas vielmals gezeigt hat – interesselose Erkenntnis nicht gibt. Im vorliegenden Falle muss ein Kulturbegriff mit einem zugrundeliegenden Interesse an der allgemein verbindlichen Geltung humaner Werte kompatibel sein. An diesem Maßstab sind vorhandene Kulturbegriffe zu messen, das heißt, sie können nicht anders als *kritisch* betrachtet werden. Der hier sich zu erkennen gebende selbstreflexiv-universalistische Standpunkt wird noch intensiver zu diskutieren sein (siehe Kap. I.1.11), denn natürlich ist auch er auf intersubjektive Kritik angewiesen.

1.7 Primär- versus Sekundärstatus von «Kultur»

Die Theorieabhängigkeit von Kulturbegriffen zeigt sich so deutlich wie wohl nirgends sonst an einer dichotomischen Entscheidung, die zudem die Positionen in den Wissenschaften unübersehbar markiert. Es handelt sich um die Entscheidung, welche der beiden folgenden Auffassungen theoretisch und empirisch besser gestützt sei und deshalb gelten solle:

- die Annahme, dass das von Natur aus Gegebene die Grundlagen und Bedingungen aller menschlichen Lebensäußerungen und -formen darstelle und Kultur dieses «Material» lediglich ausbilde, modelliere und/oder präge. Diese Annahme gesteht kulturellen Phänomen und Prozessen lediglich einen Status von *sekundärer* Bedeutung zu und wird kurz als *«Sekundärstatus»* bezeichnet.

- die Annahme, dass das vermeintlich naturhaft Vorgegebene immer schon durch menschliche Lebensäußerungen, also durch Wahrnehmungs-, Deutungs-, Interaktions- und Arbeitsprozesse geformt sei. Dieser Standpunkt spricht kulturellen Phänomenen und Prozessen eine *primäre* Bedeutung zu und wird als *«Primärstatus»* bezeichnet [Hansen, 2000: 267 ff.].

Die erstgenannte Position bedeutet z. B., dass einerseits besondere menschliche Fähigkeiten und Neigungen, wie z. B. Mutterliebe, künstlerische Begabungen, Abstraktionsvermögen, Orientierungssinn usw., wie auch andererseits unzumutbare bzw. schädliche Einstellungen und Gewohnheiten, wie z. B. Gewalttätigkeit, Aggressivität, Fremdenfurcht und -hass, Alkohol- und Nikotinmissbrauch usw., auf biologische Ursachen zurückgeführt werden. Damit gelten sie innerhalb extremer biologistischer Positionen als unveränderbar, d. h. dem kultivierenden Einfluss menschlicher Kollektive entzogen. Geschichtliche Entwicklungsprozesse werden von dieser Position aus meist negiert, oder ihre Bedeutung wird heruntergespielt. Gleichzeitig werden kulturelle Gemeinsamkeiten, sogenannte anthropologische Universalien, als über Räume und Zeiten hinweg existierend postuliert.

Die Behauptung eines biologisch begründeten Sekundärstatus von Kultur hat lange Zeit die Kulturdiskussionen beherrscht; ausführlich begründet wurde der Sekundärstatus von dem Ethnologen Malinowski (1884–1942). Kulturelle Phänomene und Prozesse haben seiner Ansicht nach die Funktion, der Befriedigung kreatürlicher Bedürfnisse, dem Überleben der Menschen also, zu dienen. Aufgrund dessen wird die von Malinowski begründete Schule *functionalism* (Funktionalismus) genannt. Sie hatte außerordentlich weitreichenden Einfluss: So lernte z. B. der nordamerikanische Soziologe Parsons (1902–1979), der mit seiner auf Allgemeingültigkeit zielenden strukturfunktionalistischen Gesellschafts- und vor allem Handlungstheorie auch in der nordamerikanischen Pflegewissenschaft intensiv rezipiert wurde und wird, Mitte der zwanziger Jahre in London die funktionalistische Kulturanthropologie Malinowskis kennen.

Welche Kriterien können wir nun anwenden, um die beiden Positionen – Sekundär- versus Primärstatus – des Kulturellen zu beurteilen? Zunächst ist zu sagen, dass diese bipolare Perspektivierung des Kulturproblems so nicht angemessen ist und nicht aufrechterhalten werden sollte. Die bei Hansen nachzulesende ausführliche Diskussion des Für und Wider beider Positionen läuft auf das Fazit hinaus, dass eine umfassende Kulturtheorie sowohl den Primär- wie den Sekundärstatus akzeptieren und sich um Vermittlung beider Positionen bemühen müsse [Hansen, 2000: 277]. Von der alleinigen Gültigsprechung bzw. immer mehr Bereiche des gesellschaftlichen Lebens sich aneignenden biologistischen Position distanzieren sich nahezu alle ernst zu nehmenden KulturwissenschaftlerInnen. Im Folgenden soll anhand von zwei Beispielen die Unhaltbarkeit biologistischer Positionen innerhalb der Kulturdiskussion aufgezeigt werden:

● Eng verbunden mit Positionen dieser Art sind die immer wieder geführten Diskussionen um die sogenannten Rassenunterschiede. Auch in nichtwissenschaftlichen Kreisen sind Tests bekannt geworden, wie sie z. B. der Psychologe Eysenck in den fünfziger Jahren durchführte. Diese Tests belegten scheinbar ein Intelligenzdefizit bei der schwarzen Bevölkerung, was auf biologische Gegebenheiten zurückgeführt wurde. Dass solche wissenschaftlichen Befunde immer auch politische bzw. bildungspolitische Auswirkungen haben, braucht wohl kaum besonders hervorgehoben zu werden. Auch für bisher unbelehrbare AnhängerInnen des Rassegedankens

sollte nun aber bedenkenswert sein, dass neuere Untersuchungen und Theorien rassendiskriminierende Tests in Frage stellen. So hat das Forscherpaar Cavalli-Sforza in seiner unter dem Titel «Verschieden und doch gleich: Ein Genetiker entzieht dem Rassismus die Grundlage» (1994) erschienenen Untersuchung gefunden, «dass zwischen den angeblichen Rassen die Gene nicht unterschiedlicher sind als zwischen Individuen, also zwei schwarzen oder zwei weißen Einzelpersonen» [Hansen, 2000: 364]. Erklärt werden diese und andere, in dieselbe Richtung weisende Befunde anderer ForscherInnen damit, dass genetisches Material als so flexibel angesehen werden muss, dass daraus jeweils unterschiedlichste, sogar gattungsübergreifende Phänotype – z. B. sowohl das Flügelpaar einer Fliege wie der Oberarm eines Menschen – entstehen können. Die hier zugrundeliegende These von der Flexibilität des Erbmaterials geht davon aus, dass genetisches Material erst in Interaktion mit der durch kulturelle Phänomene und Prozesse geprägten Umwelt eine «Gestalt» annimmt.

● Ein anderes Gebiet, auf dem sich die Unhaltbarkeit biologistischer Positionen ebenso deutlich zeigt, ist die angeblich «in der Natur» gründende bipolare Zweigeschlechtlichkeit. Feministische Naturwissenschaftskritik hat die Unhaltbarkeit dieser biologischen Begründung der Zweigeschlechtlichkeit deutlich belegt [siehe z. B. Heinsohn, 1999]; sie weist sie als soziale Konstruktion zurück. Der Vorgang selbst, der die bipolare Zweigeschlechtlichkeit als naturgegeben betrachtet, wird als *Naturalisierung* bezeichnet.

1.8 Lebenspraxis und Sinnwelt, Individuum, Kollektiv und Standardisierung als Konstituenten selbstreflexiver Kulturbegriffe

Jeder Kulturbegriff, ob er nun von traditionell-substantieller oder konstruktivistisch-selbstreflexiver Provenienz ist, muss darüber Auskunft geben, aus welchen Konstituenten er besteht und in welcher Beziehung diese zueinander stehen. Hier wird die Auffassung vertreten, dass ein zeitgemäßer Kulturbegriff aus den zwei Hauptkonstituenten *Lebenspraxis* und *Sinnwelt* bestehen sollte, die wiederum jeweils in weitere Konstituenten zu differenzieren sind [Dornheim, 1999: 296 f.].

Nach diesem Konzept vollzieht sich Lebenspraxis stets auf der Basis von Deutungen der realen Welt, die der einzelne Mensch, wenn er in eine soziale Gruppe hineinwächst bzw. hineinsozialisiert wird, bereits als gegeben vorfindet [Schütz/Luckmann, 1979: 25]. Die Grundlage dafür ist, dass die vorhandenen Deutungen sich durch millionenfach wiederholte Anwendungen, auch Veränderungen, verfestigt haben, das heißt, sie liegen in Form von Standardisierungen vor, weshalb häufig auch von kollektiven *Deutungsmustern* gesprochen wird. Das einzelne Individuum wendet diese Standardisierungen von Deutungen, Verhaltensweisen und Handlungen an und modifiziert sie auch in einem begrenzten, für das Kollektiv, dem es angehört, noch akzeptablem Umfang. Damit ist das Individuum als diejenige Instanz ausgewiesen, die die kollektiven Standardisierungen anwendet, d.h. empirisch «umsetzt». Gleichwohl existieren diese unabhängig vom Individuum, denn wenn es selbst verschwände, verfügte das Kollektiv dennoch weiter über die Deutungsmuster; sie werden tradiert. Realisation (Anwendung) und Tradierung (Überlieferung) von Standardisierungen vollziehen sich also auf der Basis einer *Sinnwelt* – diese ist jedoch durch die *Lebenspraxis* bestimmt, wie es diese durch die Sinnwelt ist, denn indem standardisierte Deutungen, Verhaltensweisen und Handlungen immer wieder realisiert werden, wird das Leben praktisch vollzogen. Hier zeigt sich, dass die beiden Konstituenten Lebenspraxis und Sinnwelt heuristische Konstrukte sind, mit deren Hilfe wir uns den Vorgang von Standardisierungen deutlich machen können; in der Realität sind die Bereiche, die wir hier analytisch trennen, unauflöslich (und unerkennbar) miteinander verwoben. Wenn wir hingegen von Individuen, Kollektiven und Standardisierungen sprechen, so sind dies

keine Konstrukte, sondern empirisch auffindbare Phänomene. Beide Gruppen zusammen, die Konstrukte Lebenspraxis und Sinnwelt einerseits und die empirischen Phänomene Individuen, Kollektive und Standardisierungen andererseits bilden die Konstituenten des hier vertretenen Kulturbegriffs.

1.9 Reduktionistische und integrative Kulturbegriffe

Die Unterscheidung zwischen Lebenspraxis und Sinnwelt ermöglicht es, eine weitere, nicht-traditionelle Art von Kulturbegriffen aufzuzeigen. Es sind diejenigen, die sich ausschließlich mit dem Bereich befassen, den wir hier als Sinnwelt vorgestellt haben; sie werden häufig auch als semiotische (d.h. auf Zeichen, Symbole beschränkte) Kulturbegriffe bezeichnet. Der wohl bekannteste und am häufigsten rezipierte Vertreter eines semiotischen Kulturbegriffs ist der Amerikaner Geertz; er beschreibt seinen Kulturbegriff folgendermaßen:

> «*Der Kulturbegriff, den ich vertrete, ist wesentlich ein semiotischer. Ich meine mit Max Weber, dass der Mensch ein Wesen ist, das in selbstgesponnene Bedeutungsgewebe verstrickt ist, wobei ich Kultur als dieses Gewebe ansehe. Ihre Untersuchung ist daher keine experimentelle Wissenschaft, die nach Gesetzen sucht, sondern eine interpretierende, die nach Bedeutungen sucht. Mir geht es um Erläuterungen, um das Deuten gesellschaftlicher Ausdrucksformen, die zunächst rätselhaft scheinen.*» [Geertz, 1983: 9]

Die Verwendung des Bildes «Bedeutungsgewebe» weist schon darauf hin, dass wir es hier mit einem zeichenhaften, nicht dem Container-Paradigma verpflichteten Kulturbegriff zu tun haben. Gleichwohl wird ein Problem aller rein semiotischen Kulturbegriffe sichtbar: Wie Drechsel bereits 1984 ausgeführt hat, ist mit einem solchen Kulturbegriff das, was besteht, nicht mehr zu kritisieren [zit. in Dornheim, 1997: 297], denn das Bestehende besteht eben aus mehr als nur aus Bedeutungsgeweben: Materialisationen, wie z.B. die globalisierte, über das Internet vernetzte Börse, die den weltweit konsumierten Massenprodukten, wie z.B. Jeans,

Coca Cola und McDonalds Fast Food, das Kapital für ihren weltweiten Absatz erst verschafft hat, gehören dazu.

Damit ist ein weiterer, und zwar der wichtigste Grund dafür aufgedeckt, dass der hier vertretene selbstreflexive Kulturbegriff auch die Konstituente Lebenspraxis enthalten muss. Zur Lebenspraxis sind alle materiellen Hervorbringungen der Menschen zu rechnen. Damit weist sich der hier verwendete Begriff als ein weiter Begriff von Kultur im Gegensatz zu einem engen aus. Enge Kulturbegriffe sind reduktionistisch insofern, als sie nur die sogenannten ideellen Phänomene gelten lassen.

1.10 Zum Für und Wider von Kulturbegriffen

Trotz ihrer Überalterung hat die Auffassung von Kultur als abgrenzbarem, geschlossenen Ganzen (Container-Paradigma) seit den achtziger Jahren in den Medien und anderen Bereichen der Öffentlichkeit geradezu eine Renaissance erfahren. Diese Entwicklung haben vor allem die Kulturwissenschaften, zu denen neben der Ethnologie (Völkerkunde) die Europäische Ethnologie (auch als Volkskunde bekannt) und die im angelsächsischen Raum beheimatete Kulturanthropologie gehören, mit großer Sorge beobachtet.

Der Grund für die Besorgnis liegt in dem außerordentlich leichten und häufigen Missbrauch eines solchen Kulturbegriffs für ideologische Zwecke. So besteht eben nicht nur die Gefahr, sich unreflektiert von dem als «fremd» Empfundenen abzugrenzen und die jeweiligen TrägerInnen dieses «Fremden» auszugrenzen, sondern vor allem auch die Gefahr, alle Konflikte, die es in einer Gesellschaft gibt und die aus vielerlei Gründen – ökonomischen, sozialen, politischen, religiösen usw. – entstehen, einfach mit kulturellen Unterschieden zwischen den Konfliktparteien zu erklären. Dieser Prozess der *Kulturalisierung von Sozialem* ist Gegenstand intensiver Diskussionen [vgl. z. B. Kaschuba, 1995].

Sehr eindringlich beschreibt Radtke die Gefahr:

«*Innen und außen bezeichnet ein Problem, das von allen Gesellschaften bewältigt werden muss. (...) Im Mittelalter wurde Innen und Außen zentral über ‹Religion› reguliert; in der Zeit des Industrialismus und Kolonialismus trat ‹Rasse› als Unterscheidungskriterium in den Vordergrund; das 19. Jahrhundert bildete mit ‹Volk/Nation› wieder eine neue Semantik von Innen und Außen aus, die auf einer positiven Bestimmung von Gemeinschaft beruht; und die modernen Sozialstaaten am Ende des 20. Jahrhunderts stellen derzeit ihren kategorialen Apparat, mit dem sie versuchen, mit der Differenz umzugehen und das Eigene vom Fremden zu unterscheiden, erneut um: nun auf ‹Kultur›.*» [Radtke, 1992: 79 f.]

So ist es nicht verwunderlich, dass in den Kulturwissenschaften eine «beträchtliche Nervosität» konstatiert wird und manche außereuropäische KulturwissenschaftlerInnen nur noch «gegen die Kultur schreiben» wollen [Wimmer, 1996: 402 f.].

Aber es gibt auch viele Stimmen, die sich für einen weiteren, allerdings reflektierten und kritischen Gebrauch des Kulturbegriffs einsetzen. Der schwedische Ethnologe Hannerz meint z. B., es sei besser, sich gegen unakzeptable Gebrauchsweisen des Begriffs Kultur zu wenden als einfach das Feld zu räumen [Hannerz, 1995: 76].

Gegen Abstinenz gegenüber Kulturbegriffen wenden sich auch einige KulturwissenschaftlerInnen mit dem Hinweis, dass es unseren Erfahrungen nicht entspreche, kulturelle Deutungsmuster oder andere kollektive Phänomene, nicht als «kulturell» zu bezeichnen. So bildeten Nationen immer noch den stabilen Rahmen, in dem sich Multikollektivität abspiele [Hansen, 2000: 359].

1.11 Transkulturalität als konzeptionelle Grundlage eines selbstreflexiven Kulturbegriffs in Globalisierungszeiten

1.11.1 Zum Begriff und Phänomen «Globalisierung»

Es ist bereits gesagt worden, dass ein essentialistischer Kulturbegriff vor allem im historischen Prozess der Globalisierung nicht mehr zeitgemäß ist. «Globalisierung» selbst muss jedoch zunächst als Begriff gekennzeichnet werden, der nach Aussage eines der führenden Autoren in der Globalisierungsdebatte, des Soziologen Beck, in dichten Nebel gehüllt ist. Beck selbst möchte ihn daraus befreien, indem er nach dem vielerorts verkündeten Ende der sogenannten anderen «Großen Erzählungen» unserer Epoche – zu denen z. B. der Marxismus gerechnet wird – das Transnationale als Leitidee einer neuen Großen Erzählung entwirft [Beck, 1998: 7–9]. Andere AutorInnen widersprechen der Deutung des Transnationalen als neuer Großer Erzählung.

Wir können uns hier in diese Debatten nicht einschalten. Zur Orientierung darüber, was Globalisierung mit einem selbstreflexiven Kulturbegriff zu tun hat, genügt es, sich klar zu machen, «dass ein verbindlicher Kulturbegriff dem Umstand zu genügen haben (wird), dass die heutige Welt als ein einziges, horizontal und vertikal integriertes Feld ökonomischer und sozialer Interaktion zu betrachten ist, in dem die Subfelder allerdings ungleich mit Macht ausgestattet sind.» [Wicker, 1996: 383]. Die hier genannten Merkmale der «heutigen Welt» können noch konkreter benannt werden. So ist unter den meisten AutorInnen unumstritten, dass unter Globalisierung ein nach dem Ende des Zweiten Weltkrieges einsetzender Prozess der weltweiten strategischen Vernetzung einer unübersehbaren Zahl an Flüssen von Kapital, Gütern, Dienstleistungen und Informationen zu verstehen ist [Wicker, 1998a: 14–24].

1.11.2 Problemaufriss

Demgegenüber wirken gegenwärtig noch weit verbreitete Ethnizitätsvorstellungen geradezu anachronistisch. Sie hängen mit der im 18. und 19. Jahrhundert entstandenen Bildung moderner Territorialstaaten und der Vorstellung zusammen, dass nach innen homogene und nach außen separatistische Nationen diese Staaten bewohnen (auch diese Vorstellungen kann man sich mit Hilfe des Container-Paradigmas verdeutlichen) [vgl. Drechsel et al., 2000: 128]. Der Begriff der Nation, der in der Renaissance noch

zur Kennzeichnung der Studierenden nach ihrer regionalen Herkunft verwendet wurde, mutierte in der Neuzeit zur übergreifenden Bezeichnung für den Territorialstaat. Er wurde zum wichtigsten Medium der Identitätsbildung, durch das die Entmischung der Bevölkerung in «Nationale» (das «Volk») und «Fremde» erfolgte. Identitätsbildung über Aus- und Eingrenzung war also eine der wichtigsten Funktionen des Nationalstaates [Wicker, 1998a: 11]; es handelt sich also um *politisch* motivierte Bildung *nationalistischer Identitäten*.

Im Gegensatz dazu verliefen die Grenzen des Vorkommens von Phänomenen, die als kulturell kohärent (übereinstimmend) empfunden, die also von bestimmten Kollektiven geteilt wurden, wie z. B. eine gemeinsame Sprache, keineswegs entlang der Grenzen von Nationalstaaten. In der Ethnologie wurde vor der Wende vom 19. zum 20. Jahrhundert versucht, diesem Sachverhalt Rechnung zu tragen. Ein häufig rezipierter Versuch dieser Zielrichtung bestand in der von Frobenius (1873–1938) entwickelten *Kulturkreislehre*. Unter Kulturkreis fasste Frobenius Gebiete zusammen, die durch strukturell gleiche oder ähnliche Kulturelemente, wie z. B. Mythen, Gebräuche und Gegenstände, gekennzeichnet waren. Unter Kulturkreis stellte man sich eine Einheit von Zeit und Raum vor, wobei die Räume auch Kontinente übergreifen konnten. Der theoretische und methodische Kern der Kulturkreislehre war der Kulturvergleich, diese Lehre ging also auch von «Kulturen» als bestimmbaren Einheiten aus. Im Grunde verschob diese Lehre das Problem der Entstehung kultureller Phänomene in eine ferne Vergangenheit, brachte aber immerhin diese historische Dimension in die Betrachtung ein. Sie trug aber dazu bei, im west- und mitteleuropäischen Denken Vorstellungen von real vorhandenen, voneinander unterschiedenen Kulturen, die in noch freizulegende Kreise differenziert wurden, zu verfestigen.

Vorstellungen eines auffindbaren Gegenstandes «Kultur», sei er nun innerhalb bestimmter nationalstaatlicher Grenzen oder, wie es die Kulturkreislehre sah, gegenwärtige Grenzziehungen transzendierend, wurden in der jüngeren und jüngsten Vergangenheit benutzt, um nationalistische Interessen scheinbar unanfechtbar zu begründen. Indem nationalistische Mächte behaupteten und immer noch behaupten, politische Grenzziehungen und nationalstaatliche Aus- und Abgrenzungsbestrebungen seien in kulturellen Unterschieden der beteiligten «Völker» begründet, werden Widersprüche, die aufgrund machtpolitischer, ökonomischer und sozialer Interessen entstehen, mit gefährlichen Konsequenzen *kulturalisiert* und politische Steuerungsmechanismen *ethnisiert*. Die Konsequenzen sind allzu bekannt: Vorstellungen der Art, dass ein Raum in bestimmten, staatspolitisch gezogenen Grenzen nur von *einem* «Volk» bzw. *einer* «Ethnie» bewohnt sein dürfe, haben, wie wir alle wissen, schon in der Zeit des deutschen Nationalsozialismus zu «ethnischen Säuberungen» geführt.

Auch die in jüngster Zeit wieder beobachtbar gewesenen ethnischen Säuberungen auf dem Gebiet Ex-Jugoslawiens sind u. a. Ausdruck immer noch wirksamer *mono-ethnischer Ideologien*. «Tschechen und Slowaken, Kroaten und Serben, Rumänen und Moldauer, Abkhasier und Georgier, aber auch Letten und Lettgallen grenzen sich durch stark politisierte Ethnisierungsstrategien ‹von unten› und ‹von oben› gegenseitig ab und aus.» [Giordano, 1998: 209]. Kulturkonzepte sollten dagegen immunisiert sein, im Interesse inhumaner und irrationaler kollektiver Identitäten [vgl. Wicker, 1998b: 40] missbraucht zu werden, denn «die ‹Realität› von Kultur (ist) immer auch eine Folge unserer Konzepte von Kultur» [Welsch, 1998: 56].

1.11.3 Alternative Konstituenten

Wie kann nun aber ein selbstreflexiver Kulturbegriff für den historischen Zeitraum, in dem sich Globalisierungsprozesse vollziehen, konzipiert werden?

Ausgangspunkt vieler AutorInnen ist die Unterscheidung zwischen *Multikulturalität*, *Interkulturalität* und *Transkulturalität*. Nicht ganz so einhellig fällt die Bewertung dieser Phänomene im Hinblick auf ihre Leistungsfähigkeit für die Konstitution eines kritischen Kulturbegriffs aus. Welsch argumentiert vehement dafür,

dass eine neue Konzeptualisierung von Kultur nur unter der Leitidee der Transkulturalität erfolgen könne. Multikulturalität und Interkulturalität sind für ihn – trotz ihrer scheinbaren Fortschrittlichkeit – immer noch an das traditionelle Kulturkonzept gebunden. So stelle sich das Konzept der *Multikulturalität* zwar der Koexistenz unterschiedlicher Kulturen innerhalb ein und derselben Gesellschaft, doch denke es «diese Einzelkulturen noch immer als homogen und wohlabgegrenzt – also genau im alten Stile Herders» [Welsch, 1998: 49]. Kulturen, die kugelartig aufgefasst würden, könnten sich dieser Logik gemäß nur ignorieren, verkennen, abstoßen und bekämpfen. Die USA seien ein Beispiel dafür, dass dieses Konzept tatsächlich auch zur Rechtfertigung von Abgrenzungen, von Ghettoisierung und zur Begründung von Kulturfundamentalismus herhalten könne. Aber auch das Konzept der *Interkulturalität* schleppe immer noch den begrifflichen Ballast insel- oder kugelartig gedachter Kulturen mit sich. Die Folgeprobleme, nämlich Koexistenz und Kooperation von Kulturen, könnten, so Welsch, mit diesem Konzept nicht gelöst werden, da sie ihm geradezu erst entsprängen. Zudem sei es deskriptiv falsch und normativ irreführend, denn – und in diesem Punkt stimmen auch andere AutorInnen überein [vgl. z. B. Beck, 1998: v. a. 48–53; Drechsel et al., 2000: 136–147; Hansen, 2000: 351–359; Wicker, 1996: 380–383] – gegenwärtige kulturelle Phänomene seien von Mischungen und Durchdringungen gekennzeichnet: «Diese neue Struktur der Kulturen bezeichne ich, da sie über den traditionellen Kulturbegriff *hinaus-* und durch die traditionellen Kulturgrenzen wie selbstverständlich *hindurchgeht,* als *transkulturell.*» [Welsch, 1998: 51, Hervorheb. im Orig.]. Für die Mischungen und wechselseitigen Durchdringungsprozesse, für die als Beispiele häufig der weltweite Gebrauch von McDonalds-Filialen und der globale Konsum von Coca Cola genannt werden, steht bei Welsch der Begriff «*Hybridisierung*»; andere AutorInnen versuchen die genannten Vorgänge mit dem offenbar auf Hannerz zurückgehenden [siehe Bausinger, 1995: 238] Konzept der «*Kreolisierung*» zu fassen. Übereinstimmend wird mit «Kreolenkultur» ein aufgrund historischer Besonderheiten entstandenes Gemenge sprachlicher und anderer kultureller Elemente im afrokaribischen Raum bezeichnet. Als Kulturkonzept besagt Kreolisierung, «dass Kultur als komplexes Ganzes in Form fassbarer Strukturen oder Bedeutungswelten nicht existiert, sondern allein in ihren Variationen und Übergängen. Kultur ist demnach per se das Ergebnis von vergangenen, gegenwärtigen und zukünftigen Kreolisierungsprozessen» [Wicker, 1996: 383].

Um seinen Begriff der *Transkulturalität* zu veranschaulichen, führt uns Welsch ihre Genese vor Augen: Die unterschiedlichen Individuen und Kollektive, die zu transkulturellen Mustern übergehen, greifen zu diesem Zweck auf ganz unterschiedliche kulturelle Ressourcen zurück. Daher seien die so entstehenden transkulturellen Netze zum einen in ihrem «Inventar», zum anderen aber auch in ihrer Struktur unterschiedlich. «Die transkulturellen Netze sind also (...) aus unterschiedlichen Fäden zusammengesetzt und auf unterschiedliche Weise gewebt.» [Welsch, 1998: 59]. Im Endeffekt komme damit ein hoher Grad an kultureller Mannigfaltigkeit zustande, der keinesfalls geringer sei als derjenige, der zwischen Einzelkulturen im traditionellen Verständnis bestand. Die Hybridisierung ist so intensiv, dass Welsch zu der Aussage gelangt: «Die Trennschärfe zwischen Eigenkultur und Fremdkultur ist dahin.» [ebd.: 52].

Einen völlig anderen Standpunkt vertritt der von der Interkulturellen Philosophie her argumentierende Cesana. Er vertritt die Auffassung, dass von kultureller Einheit keine Rede sein könne. Die gegenwärtige Situation sei vielmehr dadurch gekennzeichnet, «dass eine kulturell bedingte Pluralität differierender Wertvorstellungen und Glaubensüberzeugungen besteht und dass die Möglichkeiten globaler Kommunikation dadurch erheblich erschwert werden.» [Cesana, 1996: 120]. Eine häufige Folge der kulturellen Bedingtheit von Wertvorstellungen sei deren *Inkommensurabilität*. Dies bedeutet Unvergleichbarkeit in jenem strengen Sinne, dass keine die Differenzen übergreifende «dritte» Instanz besteht, die eine unabhängige Beurteilung der zur Diskussion stehenden Werte durchfüh-

ren kann. Cesana veranschaulicht diesen Sachverhalt am Beispiel des Schächtens. Als profane Schlachtmethode ist das Schächten in Deutschland laut Tierschutzgesetz verboten. Es gibt aber Länder und Lebenszusammenhänge, in denen es als sakrale Handlung durchgeführt wird. Zwei gleiche Handlungen, die das Schächten vollziehen, können also einmal das eine – Übertretung eines Verbots – und das andere Mal das andere – Vollzug eines religiösen Gebots – bedeuten. Sie sind dann aber inkommensurabel, weil sie nicht von einem gemeinsamen Bezugspunkt aus verstanden und beurteilt werden können. Und beide Handlungen sind derart eng mit der Identität derjenigen verbunden, für die sie die eine oder die andere Bedeutung haben, dass niemand «zwischen den Sinnwelten» pendeln kann, ohne seine bzw. ihre Identität zu beschädigen. Diese Verknüpfung von kollektiven Sinnwelten und Lebenspraxen mit dem Ich- und Wir-Gefühl der Individuen, die den deutenden und praktizierenden Kollektiven jeweils angehören, nennt Cesana «kulturelle Identität». Da jede Person Anspruch auf unbeschädigte kulturelle Identität hat, können inkommensurable Standpunkte nicht miteinander vermittelt werden, sondern müssen nebeneinander bestehen bleiben. «Kulturelle Identität» ist Cesana zufolge die Kategorie, die für das Zeitalter der Globalisierung einen «bisher selbstverständlich geltenden universalistischen, die Einzelkulturen übergreifenden Kulturbegriff» ersetzt [ebd.: 124].

Mit diesem Konzept greift Cesana in den seit Jahrzehnten währenden Streit zwischen *relativistischen* und *universalistischen* Positionen innerhalb der Kultur- und Sozialwissenschaften ein. Diese Auseinandersetzung ist zentral in der gegenwärtigen Diskussion um ein modernes Kulturkonzept: Die kulturrelativistische Position, die wir anhand ihres frühesten Vertreters, Herder, bereits kennengelernt haben, erfuhr zwischen 1950 und 1970 eine Wiederbelebung und steht dem Universalismus als gegensätzliches Paradigma gegenüber. Sie fordert, durch Detailanalysen zum Verständnis und zur gleichmäßigen Anerkennung aller im Grunde unvergleichbaren «Kulturen» zu gelangen. Der Kulturuniversalismus hingegen geht von einer übergreifenden Theorie aus, die in der Paralleli-sierung der Entwicklung gesellschaftlicher Strukturen einerseits und der Entwicklungs- und Entfaltungsmöglichkeiten der Individuen andererseits fundiert ist.

Ein Vertreter der Position des Universalismus ist Habermas. Er kritisiert die Annahme, «dass jedem sprachlich artikulierten Weltbild und je-der kulturellen Lebensform ein unvergleich-licher Begriff von Rationalität innewohnt» [Ha-bermas, 1981: 102]. Damit ist das grundlegende Theorem des Kulturrelativismus zutiefst getrof-fen. Und weitergehend: In der Sicht der Univer-salistInnen wird auf jede Kritik an kritikwürdi-gen, vor allem inhumanen, Lebensumständen verzichtet, weil ja alle existierenden «Kulturen» als gleichwertig betrachtet werden und nur aus sich selbst heraus zu beurteilen seien. Damit werde auch die Idee der Wahrheit, die ja univer-sale Zustimmung verdiene, preisgegeben. Der Universalismus begreift sich selbst als aufgeklärt und in der Lage, die pathologischen Strukturen realer Gesellschaften zu durchschauen und zu kritisieren.

Cesana transzendiert weder die kulturrelati-vistische noch die universalistische Position; die erstere insofern nicht, als seine Inkommensura-bilitätsthese auf die Relativität der kulturellen Werte ja geradezu aufbaut. Die universalistische Position lässt er, entgegen seiner eigenen Mei-nung, ebenfalls nicht hinter sich: Es ist ja keines-wegs ausgemacht, dass eine dritte Instanz, von der aus die nicht zu vereinbarenden Werte beurteilt werden könnten, unauffindbar ist; Cesana bricht lediglich die Suche danach sowie Reflexionen über deren mögliche Institutionali-sierung auf dogmatische Weise ab. Dagegen bezieht der Kulturwissenschaftler Bausinger, ohne auf Cesana zu rekurrieren, eindeutig Stel-lung, wenn er befindet: «Wenn das Auspeitschen als normale Aktion und gar als Ausdruck kultu-reller Vielfalt verteidigt wird, erscheint mir der Rückzug auf kulturelle Eigenart unzulässig» [Bausinger, 1995: 243]. Für ihn ist die Frage nach Menschenrechten und Menschenwürde al-len kulturellen Besonderheiten vor- und einge-lagert und folgerichtig steht für ihn der Begriff «menschliche Identität» (und nicht: «kulturelle

Identität») im Vordergrund. Aber dennoch ver-langt Bausinger von der EthnologInnenzunft auch, darauf hinzuweisen, dass «das liberale Modell der Zuweisung von Menschenrechten an das Individuum unter Ausschluss aller kulturel-len Vorgaben und Implikationen nicht funktio-niert. Individuelle Rechte und Ansprüche sind immer verwoben mit Fragen der kulturellen Einbettung, der kulturellen Identität» [ebd.: 242; 243 f.]. An diesem Punkt besteht Übereinstim-mung mit Habermas, wie mir damit überhaupt der Nerv der gegenwärtigen Diskussion getrof-fen zu sein scheint: Kulturelle Identität und menschliche Identität sind miteinander zu ver-mitteln – wir können die eine ohne die andere nicht wirklich erfahren.

Gerade deshalb müssen aber auch die Posi-tionen Gehör finden, die die aufklärerischen universalistischen Standpunkte kritisieren. Es ist immerhin bemerkenswert, dass VertreterInnen ganz unterschiedlicher wissenschaftlicher Rich-tungen gleichzeitig den Universalismus kritisie-ren. Genauer gesagt: Sie kritisieren vor allem dessen Vernunftbegriff. Zu den KritikerInnen gehören z. B. VertreterInnen der neueren deut-schen Moralphilosophie, der feministischen Ethik, der standpunkttheoretischen Richtung der amerikanischen feministischen Erkenntnis-theorie sowie der lateinamerikanischen Befrei-ungsethik. Die Kritik richtet sich vor allem dage-gen, dass bei Habermas Rationalität allein diskursiv hergestellt, mit einem bestimmten, am hellenistischen Wissenschaftsideal orientierten Begründbarkeitsanspruch versehen werde so-wie, dass Kommunikation mit einem überzeit-lichen und ahistorischen Universalitätsanspruch daherkomme. Mit diesem Anspruch würden dann gesellschaftliche Ordnungen selbst noch auf globaler Ebene legitimiert [zusammenfas-send Kozlarek, 2000: 196–200]. Die Kritik meint auch, dass die historischen Besonderheiten, die zu dieser Konzeption von grenzenloser zeitlicher und räumlicher Gültigkeit von Kommunikation geführt haben, selbst nicht kritisch reflektiert worden seien. Damit wird häufig der Vorwurf des Eurozentrismus verbunden.

Die Kritik am Universalitätsanspruch einer eurozentrisch gefassten Rationalität ist ernst zu nehmen. Sie bestätigt zunächst einmal wieder Cesana, der meint: «Die politisch-gesellschaftliche Weltsituation wird durch das Aufeinandertreffen einer Pluralität letzter Standpunkte und Positionen bestimmt.» [Cesana, 1996: 119]. Konsequent weiter gedacht, muss sich dann auch Welschs Konzept der Transkulturalität gefallen lassen, auf dem Prüfstand eurozentristischer Genese und Interessengeleitetheit diskutiert zu werden. Immerhin ist ja denkbar, und es gibt auch Anzeichen dafür, dass in anderen Regionen der Welt und in anderen Lebenszusammenhängen lebende Menschen die von Welsch entworfene und gewünschte Transkulturalität weder erfahren noch für wünschenswert halten. So hebt bereits eine Reihe von AutorInnen hervor, dass neben Prozessen der Transkulturalisierung zunehmend Bestrebungen vieler, in umgrenzten Räumen lebender Kollektive zu beobachten sind, die historisch gewachsene, lokale Besonderheiten nicht nur in eben dieser Besonderheit erhalten wollen, sondern sie auch mit ihrer soziokulturellen Identität verbinden. Während für Welsch Transkulturalität nicht nur unausweichlich, sondern auch wünschenswert zu sein scheint, betont ein Autor wie Hansen den Angebotscharakter, den gruppenidentitätsstiftende, d. h. kulturelle Phänomene für Individuen und Kollektive haben. Auch Drechsel hebt hervor, dass die Realität anders aussähe als sie Welsch darstelle. So nehme im Zeitalter der Globalisierung die Anzahl der Nationen und «Kulturen» ebenso zu wie regionale ethnizistische Bestrebungen in Richtung Ab- und Ausgrenzung. Somit intensivierten sich sowohl die kulturellen Identitäten wie auch die Differenzen zwischen «den Kulturen» – folgerichtig spricht Drechsel nicht von Trans-, sondern von Interkulturalität in der Globalisierungsphase.

Regionale und lokale Gegenströmungen sieht auch Bausinger und hält sie nicht bedingungslos für «unschuldig» [Bausinger, 1995: 232]; interessanterweise scheinen ihm regionale Differenzierungen gerade in Deutschland eine besonders wichtige Rolle zu spielen [Bausinger, 2000: 33]. Beck spricht von «Glokalisierung» bzw. von «Paradoxien glokaler Kulturen», und erst die glokale Kulturforschung, worunter er Industrie-,

Technik-, Politik- und Ungleichheitsforschung versteht, mache eine «Soziologie der Globalisierung ‹empirisch nötig› und möglich» [Beck, 1997, zit. n. Drechsel et al., 2000: 145]. Der Begriff «Glocalizing», der für das Zusammenspiel von Globalität und Lokalität steht, ist auch in der englischsprachigen Literatur anzutreffen [Wicker, 1998a: 17].

Halten wir fest: Für das Konzept der *Transkulturalität* spricht vieles, vor allem der radikale Bruch mit dem traditionalen, auf Abgeschlossenheit und Ganzheitlichkeit fußenden Kulturkonzept und der Schutz vor jedwedem Kulturrassismus; doch muss auch dieses Konzept, will es nicht dogmatisch verhärten, dem Diskurs zugänglich bleiben. Cesanas Position ist mit dem tatsächlich bestehenden Problem der fehlenden Vermittlung von kultureller und menschlicher Identität zu konfrontieren.

1.11.4 Das Erzähl- und Zuhörparadigma – ein vorläufiger Lösungsansatz?

In Anbetracht dieser schwierigen und grundsätzlichen Diskussionen scheint mir eine für die Gegenwart tragfähige Variation von Transkulturalität in dem Entwurf Kaschubas zu liegen, der, ohne den Begriff Transkulturalität zu gebrauchen, in kulturellen Phänomenen auch gesellschaftliche Repräsentationsakte sieht, die «als der Versuch einer absichtsvollen nationalen, ethnischen oder sozialen ‹Erzählung› der Akteure, die dem Beobachter ihre ‹Sicht der Welt› als die alleingültige nahelegen wollen», gelesen werden sollten [Kaschuba, 1999: 124, Hervorhebung durch die Autorin]. In dieser Auffassung wird eine spezifische Bedeutungskomponente von Transkulturalität realisiert, auf die auch Welsch aufmerksam macht: Es handelt sich darum, sogenannte kulturelle Phänomene von «jenseits des traditionellen, vermeintlich monokulturellen Designs der Kulturen» zu betrachten [Welsch, 1998: 65 f.].

Hier soll diese Anregung an einem in der pflegewissenschaftlichen Literatur behandelten, anschaulichen Beispiel erprobt werden. Lediglich das «Absichtsvolle» der Erzählung möchte ich ergänzt wissen um das Unabsichtliche. Ich beziehe mich auf den Bericht über die junge türkische Frau, die gerade entbunden hatte und bei ihrer Rückkehr aus dem Kreißsaal eine schwarzhäutige Bettnachbarin vorfand, in der sie ein Unheil für sich und ihr neugeborenes Kind erblickte, weshalb sie sich weinend und schreiend weigerte, in dieses Zimmer zurückzukehren. «Das Vorurteil ‹Schwarz bringt Unheil› schien dahinter zu stehen. Ohne Verlegung konnte der Konflikt nicht gelöst werden.» [Arbeitsgruppe Interkulturelle Pflege, 1997: 158].

Das Beispiel spricht dafür, dass sich binäre Kodierungen (die nur das eine oder das andere zulassen, ein drittes gibt es in dieser Sicht nicht), wie z. B. «Schwarze Frau» – «Weiße Frau», verhängnisvoll auswirken, wenn sie als Bestandteile kultureller Vorstellungen von Kultur agieren [Dornheim, 1999: 300–304].

Fragen wir statt dessen gemäß dem *Erzähl- und Zuhörparadigma*: Was wird hier erzählt?

- Abergläubisches aus «der» türkischen Kultur?
- Irrationale Vorstellungen einer jungen Frau aus einem anatolischen Bergdorf oder einer jungen Frau aus einem anatolischen Bergdorf ohne Schulbildung?
- Ist es eine Geschichte sozialer Unterprivilegierung oder eine Erzählung geschlechtsspezifischer Benachteiligung? Oder eine Geschichte sämtlicher Benachteiligungen, nämlich ökonomischer, sozialer und geschlechtsspezifischer, die alle miteinander verwoben sind?
- Könnte es auch die Geschichte einer jungen Frau mit Grundschulbildung aus einem kleinen Dorf im Thüringischen, im Westfälischen, im Bayerischen oder im Emsland sein? Müsste etwas verändert werden, damit es eine Erzählung einer jungen Frau aus einer dieser Gegenden werden könnte? Und wenn ja: Was?
- Muss aus der schwarzen Frau ein schwarzer Mann oder eine schwarze Katze werden? Oder ein Stolpern des ersten Besuchers mit dem rechten Fuß?
- Ist es die «Erzählung» einer in Ankara geborenen Frau, die dort studiert hat und jetzt in Hamburg lebt, oder wird uns gar die Erzäh-

lung einer in Berlin geborenen und dort studierenden Tochter eines deutschen Pfarrers geboten? Wenn wir diese beiden Möglichkeiten als weniger wahrscheinlich bezeichnen als die vorigen: Warum? Haben wir etwa die Vermutung, dass eine studierende Frau von großstädtischer Herkunft und Lebensart derlei Vorstellungen *nicht* hat? Und ebenso wenig eine Frau aus dem deutschen Bildungsbürgertum? Sind wir vielleicht der Meinung, dass die sogenannte *hohe* türkische und die sogenannte *hohe* deutsche Kultur keinen Aberglauben kennen?

Wir sehen: Es könnten viele Geschichten sein, die da erzählt werden, die eine, die am häufigsten erzählt wird, die Geschichte von «den abergläubischen Türkinnen», ist jedoch nicht die wahrscheinlichste.

Übung

Eine Krankenschwester berichtet:

«Während meiner Ausbildung zur Krankenschwester hatte ich unter anderem theoretischen Unterricht in Gynäkologie. Diesen Unterricht erteilte der Chefarzt der Gynäkologie mehr schlecht als recht und mit wenig Lust. Frauendiskriminierende Anmerkungen waren an der Tagesordnung (...) Der besagte Gynäkologe kam häufig verspätet in den Unterricht oder mußte wegen dringender Termine, deren Dringlichkeit wir nicht einschätzen konnten, eher gehen. So war es auch an diesem Tag, als er sagte, er müsse früher gehen, weil er sich auf der Entbindungsstation noch veterinärmedizinisch zu betätigen habe. In der Klasse wußten wir, dass sich zu dieser Zeit auf der Entbindungsstation eine hochschwangere Schwarzafrikanerin befand, der in Kürze eine komplizierte Geburt bevorstand. Die Äußerung des Gynäkologen konnte sich nur auf diese Frau beziehen.» [Aus: Wittneben, 1999: 10].

Versuchen Sie herauszufinden, welche Geschichten der Arzt mit seiner Äußerung «erzählt».

Halten wir fest: Es sollte allen Gesellschaften ein vordringliches Anliegen sein, ihren Mitgliedern zu vermitteln, dass jeder und jede darauf achten muss, was unter dem Deckmantel kultureller Zuschreibungen an ökonomischen, sozialen, geschlechtsspezifischen, religiösen, politischen oder anderen Sachverhalten und Ideologien «eigentlich» mitgeteilt wird. Denn, so schrieb vor einiger Zeit der Kultur- und Gesellschaftskritiker R. Kurz – nachdem er verschiedene Konfliktlinien auf dem amerikanischen und dem europäischen Kontinent nachgezeichnet hatte, ironisch und fast resignativ zugleich: «Nicht

mehr lange, dann werden sogar die Schweizer übereinander herfallen und sich gegenseitig zu Deutschen, Italienern, Zigeunern oder Außerirdischen erklären.» [Kurz, 1992: 61, zit. n. Bausinger, 1995: 235]. Möge die Prognose von Kurz Ironie bleiben.

Zusammenfassung

- Ausgangspunkt dieses Kapitels ist die Annahme, dass unsere Begriffe von «Kultur» unseren Umgang mit dem, was wir kulturelle Faktoren nennen, bestimmen. Dazu gehören auch Vorstellungen vom «Eigenen» und «Fremden. Es wurde aber gezeigt, dass es Fremdes an sich nicht gibt, sondern immer nur Fremdes in Beziehung zu etwas, das wir als «Eigenes» wahrnehmen; wir konstruieren also das sogenannte Fremde selbst.

- Die so als Konstruktion enthüllten Vorstellungen vom Eigenen und Fremden stecken auch in dem herkömmlichen, heute überholten Kulturbegriff vom «komplexen Ganzen», das jede Kultur angeblich darstellt. Diese traditionelle Auffassung von «Kultur» wurde (mit Bezug auf Herder) als «Kugel-Paradigma» bzw. (mit Bezug auf Beck und Drechsel et al.) als «Container-Paradigma» bezeichnet. Auf dieser Grundlage wurde auch gezeigt, dass es Modelle von «Kultur» gibt, die unterstellen, ein direktes Abbild der «kulturellen» Realität zu sein. Sie wurden als substantielle bzw. essentialistische (verdinglichende) Kulturbegriffe bezeichnet. Dazu gehört auch der sogenannte evolutionistische Kulturbegriff, der davon ausgeht, dass jede «Kultur» analog zur Entwicklung menschlicher Individuen bestimmte Reifestadien durchlaufe. Dieser Begriff war anfällig für rassistisches Gedankengut und wurde vor allem im 19. Jahrhundert vertreten. Daneben gibt es Modelle, die sich offen als Konstruktionen zu erkennen geben; konstruiert wurden sie so, dass sie zwar auch eine Entsprechung in der sozialen Realität haben, dass sie aber gleichzeitig über diese hinausgehen, das heißt, sie können uns mehr an Erkenntnis vermitteln, als dies unserer unmittelbaren Erfahrung möglich ist. Da solche Modelle Erkenntniszwecken dienen, werden sie als heuristische Konstruktionen bezeichnet. Ein zeitgemäßer Kulturbegriff kann nur eine heuristische Konstruktion sein.

- Des weiteren wurde gezeigt, dass die Begriffe «Natur» und «Kultur» als Antonyme tradiert

werden, das heißt, dass sie gegensätzliche, sich wechselseitig erhellende Bedeutungen haben. Problematisch ist, dass im Zuge der neueren historischen Entwicklung «Natur» mit der Konnotation (zusätzlichen impliziten Bedeutung) «weiblich», «Kultur» mit der Konnotation «männlich» verbunden wurde. Begründet liegt dies darin, dass sowohl die Entstehung wie auch die Tradierung – und das heißt auch: der heutige Gebrauch – von Kulturbegriffen von komplexen Kontexten abhängen. Ein zeitgemäßer, sich selbst reflektierender (selbstreflexiver) Kulturbegriff muss auch zu erkennen geben, ob er «Natur» oder «Kultur» als primär gegeben betrachtet. Die Entscheidung fiel für den Primärstatus der «Kultur», ohne jedoch die Existenz naturgegebener Phänomene zu leugnen. Die Frage muss jedoch immer sein, inwieweit «reine», d.h. von Menschen unveränderte Natur überhaupt noch vorliegen kann.

- Um der Gefahr rein semiotischer (zeichenhafter) Kulturbegriffe zu entgehen, die zwar nicht verdinglichend, aber doch reduktionistisch insofern sind, als sie «Kultur» nur als «Gewebe» von Bedeutungen auffassen, wurde postuliert, dass ein integrativer, selbstreflexiver Kulturbegriff auch materielle menschliche Produkte sowie Verhaltensweisen, Handlungen, Interaktionen usw. umfassen müsse. Zu diesem Zweck wurde neben der Konstituente *Sinnwelt* (Bedeutungsgewebe) die Konstituente *Lebenspraxis* eingeführt. Erst nach dem Aufbau all dieser Verstehenshorizonte als Beurteilungsgrundlage wurden Positionen des Für und Wider von Kulturbegriffen dargestellt.

- Besonders ausführlich wurden die Probleme erörtert, welche die gegenwärtigen Globalisierungsprozesse für jede Auseinandersetzung mit kulturellen Vorstellungen bedeuten. Dabei wurden mehrere unterschiedliche, auch gegensätzliche, Positionen dargestellt. Letztere manifestieren sich in der kulturrelativistischen Richtung einerseits und in der universalistischen Richtung andererseits. Während die kulturrelativistische Position die Existenz einer übergeordneten Instanz zur Beurteilung kultureller Werte und Normen verneint und deshalb die Anerkennung der Inkommensurabilität gewisser Werte fordert (Cesana), postuliert der Universalismus die generelle Gültigkeit bestimmter Werte, so vor allem der Menschenrechte und Menschenwürde (Habermas, Bausinger). Des weiteren wurden die Begriffe «Multikulturalität», «Interkulturalität» und «Transkulturalität», die sämtlich eine Absage an den traditionellen Kulturbegriff («Container-Paradigma») bedeuten, unter sich aber sehr verschieden sind, anhand des philosophischen Entwurfs von Welsch vorgestellt. Dessen Empfehlung, nur das Konzept der Transkulturalität zu verwenden, konnte unter bestimmten Bedingungen zugestimmt werden, da es den Vorteil hat, weitgehend vor dem Durchschlagen ethnizistischer und nationalistischer Ideologien zu schützen. Um aber Probleme, deren sozioökonomische, politische, ethnizistische und geschlechtsspezifische Bedingungen und Ursachen häufig mit dem Hinweis darauf verschleiert werden, dass sie kulturbedingt seien (Kulturalisierung des Gesellschaftlichen), hier und jetzt effektiver bearbeiten zu können als mit den doch häufig recht globalen Entwürfen von GesellschaftstheoretikerInnen und PhilosophInnen, wurde als gut operationalisierbarer und wirksamer Lösungsvorschlag das *Erzähl- und Zuhörparadigma* (Kaschuba) vorgeführt und erprobt.

Literatur

Arbeitsgruppe Interkulturelle Pflege: Kopf draußen – Füße drin? Wie erleben Patienten aus anderen Kulturen ein deutsches Krankenhaus? In: Uzarewicz, Ch., Piechotta, G. (Hrsg.): Transkulturelle Pflege. Curare-Sonderband 10, VWB, Berlin, 1997, S. 155–169.

Bausinger, H.: Jenseits des Eigensinns: Kulturelle Nivellierung als Chance? In: Kaschuba, W. (Hrsg.): Kulturen – Identitäten – Diskurse. Perspektiven Europäischer Ethnologie. Akademie Verlag, Berlin, 1995, S. 229–245.

Bausinger, H.: Typisch deutsch. Wie deutsch sind die Deutschen? C. H. Beck, München, 2000.

Beck, U.: Wie wird Politik im Zeitalter der Globalisierung möglich? – Eine Einleitung. In: Ders. (Hrsg.): Politik der Globalisierung. Suhrkamp, Frankfurt a. M., 1998, S. 7–66.

Cesana, A.: Kulturelle Identität, Inkommensurabilität und Kommunikation. In: Mall, R. A., Schneider, N.: Ethik und Politik aus interkultureller Sicht. Amsterdam, 1996, S. 119–130.

Domenig, D.: Die Vermittlung der transkulturellen Pflege im klinischen Kontext: Eine Gratwanderung. In: Pflege 12 (1999) 6, S. 362–366.

Dornheim, J.: Zur Bedeutung kultureller Codierungen in Pflegepraxis, Pflegeforschung und Pflegewissenschaft – Bausteine eines kritischen Kulturkonzeptes. Pflege 12 (1999) 5, S. 295–308.

Dornheim, J.: Unterschiedliche Kulturbegriffe und ihre Bedeutung für Theorien der transkulturellen Pflege – Ein Beitrag zu den Grundlagen der Pflegewissenschaft. In: Uzarewicz, C., Piechotta, G. (Hrsg.): Transkulturelle Pflege. Curare Sonderband 10, VWB Verlag für Wissenschaft und Bildung, Berlin, 1997, S. 11–32.

Drechsel, P.: Paradoxien interkultureller Beziehungen. In: Interkulturalität. Grundprobleme der Kulturbegegnung. Mainzer Universitätsgespräche, Sommersemester 1998. Mainz, o. Jg., S. 173–212.

Drechsel, P., Schmidt, B., Gölz, B.: Kultur im Zeitalter der Globalisierung. Von Identität zu Differenzen. IKO – Verlag für Interkulturelle Kommunikation, Frankfurt a. M., 2000.

Geertz, C.: Dichte Beschreibung. Beiträge zum Verstehen kultureller Systeme. Suhrkamp, Frankfurt a. M., 1983.

Giordano, C.: Ethnizität und das Motiv des monoethnischen Raumes in Zentral- und Osteuropa. In: Wicker, H.-R. (Hrsg.): Nationalismus, Multikulturalismus und Ethnizität. Beiträge zur Deutung von sozialer und politischer Einbindung und Ausgrenzung. Haupt, Bern, Stuttgart, Wien, 1998, S. 207–226.

Habermann, M.: Vom Umgang mit dem Fremden – der Beitrag der Ethnologie zur Pflege. Pflege 9 (1996) 2, S. 127–133.

Habermann, M.: Vom Fremden zum Eigenen: Zum Diskurs der Interkulturellen Pflege und seinen Impulsen für die Pflegewissenschaft. In: Pflege 12 (1999) 5, S. 278–282.

Habermas, J.: Theorie des kommunikativen Handelns. Bd. 1. Suhrkamp, Frankfurt a. M., 1981.

Hammer, C., Stieß, I.: Einleitung. In: Diess.: Donna Haraway. Die Neuerfindung der Natur. Primaten, Cyborgs und Frauen. Campus, Frankfurt/M., New York, 1995, S. 9–31.

Hannerz, U.: «Kultur» in einer vernetzten Welt. Zur Revision eines ethnologischen Begriffes. In: Kaschuba, W. (Hrsg.): Kulturen – Identitäten – Diskurse. Perspektiven Europäischer Ethnologie. Akademie GmbH, Berlin, 1995, S. 64–84.

Hansen, K. P.: Kultur und Kulturwissenschaft. 2. vollst. überarb. u. erw. Aufl., A. Francke Verlag, Tübingen, Basel, 2000.

Heinsohn, D.: Feministische Naturwissenschaftskritik. Eine Einführung. In: FORUM Wissenschaft 16 (1999) 2, S. 46–51.

Kaschuba, W.: Einführung in die Europäische Ethnologie. C. H. Beck, München, 1999.

Kaschuba, W.: Kulturalismus: Vom Verschwinden des Sozialen im gesellschaftlichen Diskurs. In: Ders. (Hrsg.): Kulturen – Identitäten – Diskurse. Perspektiven Europäischer Ethnologie. Akademie GmbH, Berlin, 1995, S. 11–30.

Kozlarek, O.: Universalien, Eurozentrismus, Logozentrismus. Kritik am disjunktiven Denken der Moderne. IKO-Verlag für Interkulturelle Kommunikation, Frankfurt a. M., 2000.

Mittelstraß, J. (Hrsg.): Enzyklopädie Philosophie und Wissenschaftstheorie. Bd. 1, J. B. Metzler, Stuttgart, Weimar, 1995, S. 137.

Radtke, F.-O.: Lob der Gleichgültigkeit. Zur Konstruktion des Fremden im Diskurs des Multikulturalismus. In: Bielefeld, U. (Hrsg.): Das Eigene und das Fremde. Neuer Rassismus in der alten Welt? HIS, Hamburg, 1992, S. 79–96.

Schütz, A., Luckmann, Th.: Strukturen der Lebenswelt. Bd. 1, Suhrkamp, Frankfurt a. M., 1979.

Tylor, E. B.: Primitive Culture. London, 1871.

Uzarewicz, C., Piechotta, G. (Hrsg.): Transkulturelle Pflege. Curare-Sonderband 10, VWB, Berlin, 1997.

Welsch, W.: Transkulturalität. Zwischen Globalisierung und Partikularisierung. In: Interkulturalität. Grundprobleme der Kulturbegegnung. Mainzer Universitätsgespräche, Sommersemester 1998. Mainz, o. Jg., S. 45–72.

Wicker, H.-R.: Von der komplexen Kultur zur kulturellen Komplexität. In: Wicker, H.-R., Alber, J.- L., Bolzman C. et al. (Hrsg.): Das Fremde in der Gesellschaft. Seismo, Zürich, 1996, S. 373–392.

Wicker, H.-R.: Einführung: Nationalstaatlichkeit, Globalisierung und die Ethnisierung der Politik. In: Ders. (Hrsg.): Nationalismus, Multikulturalismus und Ethnizität. Beiträge zur Deutung von sozialer und politischer Einbindung und Ausgrenzung. Haupt, Bern, Stuttgart, Wien, 1998a, S. 9–37.

Wicker, H.-R.: Nationalismus, Multikulturalismus und Ethnizität. In: Ders. (Hrsg.): Nationalismus, Multikulturalismus und Ethnizität. Beiträge zur Deutung von sozialer und politischer Einbindung und Ausgrenzung. Haupt, Bern, Stuttgart, Wien, 1998b, S. 39–63.

Wimmer, A.: Kultur. Zur Reformulierung eines sozialanthropologischen Grundbegriffs. In: Kölner Zeitschrift für Soziologie und Sozialpsychologie 48 (1996), S. 401–425.

Wittneben, K.: Pflegeausbildung im Spannungsfeld von Pflegepraxis, Pflegewissenschaft und Didaktik. In: Koch, V. (Hrsg.): Bildung und Pflege. Verlag Hans Huber, Bern, Göttingen, Toronto, Seattle, 1999.

2. Von der Assimilation zur Integration: Konzepte, Diskurse und gesellschaftlicher Wandel

Hans-Rudolf Wicker

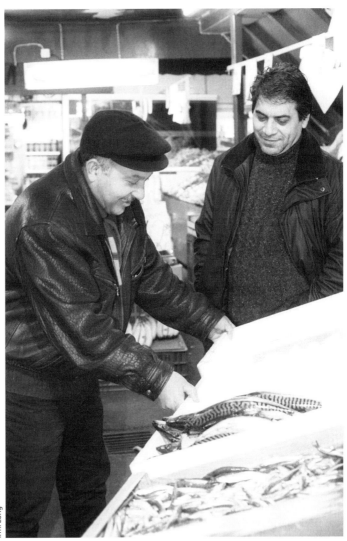

Irmi Long

«Schon lange wollte er Fremder werden. Allein schon das Wort faszinierte ihn. Fremdkörper, Fremdling, Fremdsprache, Fremdenzimmer, Fremdenlegion, Fremdgehen: Diese Ausdrücke liessen ihn wohlig erschauern. ... Er wurde einstimmig eingefremdet.»

[Adams, G., 1987]

2.1 Einleitung

In diesem Beitrag sollen jene theoretischen Grundlagen gelegt werden, die es erlauben, die in diesem Werk aufgeführten Beiträge zu verstehen. Zur Diskussion stehen insbesondere Begriffe, die in bezug auf Migration Verwendung finden, als da sind Assimilation, Multikulturalismus und Integration. Letztlich besteht der Zweck der folgenden Ausführungen darin, eine bessere Idee zu erhalten von dem, was unter der Integration von ZuwanderInnen zu verstehen ist. Solche Klärungen sind deshalb notwendig, weil Schlüsselbegriffe dieser Art nie einfach für sich allein stehen und auch nie einfach die Wirklichkeit objektiv beschreiben. Vielmehr verstecken sich hinter solchen Wörtern Absichten, Forderungen und Strategien, letztlich also auch Ideologien. Es gilt deshalb, hinter die Wörter zu schauen, und die in diesen verborgenen Inhalte zu entdecken, damit Bewusstheit erlangt wird hinsichtlich dessen, worüber BürgerInnen, JournalistInnen sowie PolitikerInnen sprechen, und um sich selbst klar zu machen, ob diese oder jene Konzepte mit gutem Gewissen gebraucht werden können oder nicht. Wird dieser reflexive Akt bzw. dieses Hinterfragen von Begriffen unterlassen, läuft man Gefahr, sich von Ideologien instrumentalisieren zu lassen.

Als Einstieg in dieses Kapitel wird zunächst auf die unterschiedlichen Formen von Migration eingegangen. Im Anschluss daran folgt die Begriffsdiskussion. Im letzten Teil wird der moderne Integrationsbegriff selbst erläutert.

Übung

Führen Sie Stichworte auf, die Ihnen spontan zu den folgenden Sätzen einfallen:

● AusländerInnen haben sich zu assimilieren.
● Wir leben in einer multikulturellen Gesellschaft.

● Meine Arbeitskollegin italienischer Nationalität halte ich für integriert.
● Die im Putzdienst arbeitende Frau aus Sri Lanka halte ich für nicht integriert.

2.2 Die vielen Facetten der Migration

Zweifellos haben Migrationsphänomene in den letzten Jahrzehnten stark an Bedeutung gewonnen. Dies erklärt, weshalb sich nicht allein die Wissenschaft, sondern auch die Politik, die Presse sowie die weitere Öffentlichkeit intensiv mit diesen Phänomenen auseinandersetzt. Allerdings zeigt sich bei näherem Hinschauen schnell einmal, dass in Meinungsäusserungen zu diesem aktuellen Thema oft allzu sorglos entweder Tatsachen als Wertungen oder aber Wertungen als Tatsachen ausgegeben werden. Der Grund für die Unsicherheit, wie Migration zu verstehen sei, findet sich vor allem darin, dass sich dieses Phänomen – wie kaum ein anderes – für Vereinfachungen, Generalisierungen und Ideologisierungen – kurz: für den politischen Positionsbezug – eignet. Diskurse zu und über Migration beinhalten immer auch die Trennung vom Eigenen und Fremden, von Überzeugungen folglich, die seit jeher mit starken Gefühlen beladen sind, und die sowohl die Faszination des Exotischen als auch die Angst vor dem Unbekannten anklingen lassen. Die Gefahr ist deshalb beträchtlich, dass jene Migrationen, mit denen es die Länder dieser Welt zu tun haben, in ihrer Bedeutung entweder unterbewertet oder aber überbewertet werden. Diese Gefahr ist umso grösser, je mehr Migrationen losgelöst von jenen lokalen und globalen bzw. von jenen ökonomischen, sozialen und politischen Kontexten situiert werden, innerhalb derer sie entstehen und eine Funktion erfüllen. Dass dem so ist, lässt sich relativ leicht durch das Auflisten einiger Wanderungstypen aufzeigen [Stalker, 1994].

Arbeitsmigration: z. B. Marokkaner, die auf südspanischen Plantagen, Polen, die auf deutschen Baustellen, Philippinerinnen, die in schweizerischen Spitälern, und Afrikanerinnen, die in Diplomatenhaushalten als Dienstpersonal arbeiten.

Remigration: Die Rückkehr von ArbeitsmigrantInnen in ihre Ursprungsländer, nachdem sie einige Zeit – manchmal viele Jahre – in anderen Ländern gearbeitet haben.

Zirkuläre Migration: Kurzfristige Arbeitseinsätze in fremden Ländern mit anschließender Rückkehr in die Heimat. Diese Art der transnationalen Wanderung entsteht oft dort, wo saisonal billige Arbeitskraft gesucht ist.

Brain-Drain: Das Rekrutieren hochqualifizierter Fachkräfte oder WissenschaftlerInnen aus Dritte-Welt-Ländern durch westliche Firmen oder Forschungsinstitute.

Heiratsmigration: Bei binationalen Ehen muss mindestens ein Eheteil sein Land verlassen.

Familiennachzug: Das heute in allen europäischen Staaten verbriefte Recht von ArbeitsmigrantInnen, ihre EhepartnerInnen sowie ihre Kinder nachkommen zu lassen.

Illegaler Aufenthalt: Die klandestine Zuwanderung, die in den Industrieländern umso mehr an Bedeutung gewinnt, je höher die Zuwanderungsschranken gesetzt sind.

Asylmigration: Die internationale Flüchtlingskonvention garantiert den in ihren Heimatländern verfolgten Menschen temporären Schutz.

Tourismus: Hierzu gehören so unterschiedliche transnationale Bewegungen wie der Massentourismus, der Ethno-, Öko-, Konferenz- und Managertourismus.

RentnerInnenmigration: Ältere Menschen aus Hochlohngebieten, die nach der Pensionierung in ein sonniges Tieflohngebiet ziehen, um dort ihre Altersbezüge zu genießen.

Prostituiertenmigration: Diese geht oft mit organisiertem Frauenhandel einher.

Allein diese kurze, beileibe nicht vollständige Übersicht zeigt, dass Migration viele Gesichter hat. Sowohl die zu diesen Typen der Weg- und Rückwanderung führenden Ursachen als auch die in diesen Bewegungen involvierten Menschen unterscheiden sich beträchtlich. Geschlechtsspezifische Faktoren sind in der Einschätzung von Migrationsbewegungen ebenso manifest wie alters-, bildungs- und schichtspezifische Momente. Drei Dinge jedoch haben transnationale Wanderungen gemeinsam:

- Erstens sind es kaum jemals die Ärmsten eines Landes, die sich auf den Weg machen. Diesen fehlen schlicht die Mittel – und oft auch das Wissen –, um solche Reisen organisieren zu können.
- Zweitens entsteht transnationale Migration nicht, ohne dass die intrastaatliche Migration vorab bereits eine gewisse Intensität erreicht hat. Insbesondere die über die Modernisierung ländlicher Gebiete erzeugte Land-Stadt-Wanderung geht der zwischenstaatlichen Wanderung voraus.
- Drittens organisiert sich die interstaatliche Wanderung – insbesondere in bezug auf Arbeits- und Asylmigration – oft nach dem Vernetzungsprinzip: Migriert wird dorthin, wo es bereits Landsleute gibt. Der Fluss von Information zwischen Sende- und Zielland, die Verwandtenhilfe und die Solidarität von bereits im Zielland lebenden MigrantInnen sind verantwortlich dafür, dass sich Migrationsketten bilden, dass transnationale Wanderungen somit eine bestimmte Richtung beibehalten, und dass sich im Zielland ethnische Gemeinschaften bilden. Auf diese Weise entstanden etwa in der zweiten Hälfte des

19. Jahrhunderts in den USA, in Brasilien und in Argentinien deutsche und schweizerische Enklaven [Mesmer, 1992]. In neuerer Zeit wiederum bildeten sich etwa in England eine pakistanische, in Deutschland eine türkische und in der Schweiz eine tamilische Diaspora.

Da Länder unterschiedlich von transnationaler Wanderung betroffen sind, wird Migration auch unterschiedlich gewertet. Politische Klassen jener Länder, die über Abwanderung vor allem Armut und Arbeitslosigkeit exportieren – zu diesen gehörten bis zum Zweiten Weltkrieg vor allem europäische Länder, heute sind es vorwiegend Dritte-Welt-Staaten – und die zudem von den beträchtlichen Geldüberweisungen profitieren, welche die in der Fremde lebenden Landsleute an ihre in den Herkunftsländern verbliebenen Verwandten senden, haben verständlicherweise wenig Interesse, die Abwanderung zu bremsen. In der Abwanderung wird im Gegenteil ein staatstragender ökonomischer Faktor gesehen. Anders ist die Situation in Staaten, deren Migrationssaldo über Jahrzehnte hinweg positiv bleibt. Solche Länder neigen dazu, einerseits Zuwanderungsmöglichkeiten restriktiv und selektiv zu gestalten, andererseits an ZuwanderInnen spezifische Eingliederungsanforderungen zu stellen. Jene alten Einwanderungsländer, die im 19. Jahrhundert von der europäischen Auswanderungswelle profitiert haben – die USA, Kanada, Australien, Neuseeland – haben bereits früh solche Restriktionen formuliert, etwa indem physisch oder psychisch Kranken und sogenannten Asozialen der Zutritt ins Land verweigert wurde. Heute verfügen praktisch alle Industrieländer über hohe Zuwanderungsschranken. Sogar Staaten, die sich in der Vergangenheit von ihrem historischen Selbstverständnis her einer eher liberalen Einwanderungspolitik verpflichtet sahen – z. B. Großbritannien gegenüber Angehörigen des Commonwealth, Frankreich gegenüber Menschen aus den ehemaligen Kolonien, sowie Spanien und Portugal gegenüber Menschen aus Lateinamerika – haben in den letzten Jahrzehnten Zuwanderungs- und Niederlassungsrechte sukzessive zurückgestutzt. Im Zuge der Abwehr von klandestiner Zuwanderung gehen die USA und die Europäische Union sogar so weit, ihre Außengrenzen immer stärker zu eigentlichen Festungen auszubauen.

Übung

- Listen Sie die in Ihrem Bekanntenkreis existierenden Personen ausländischer Nationalität auf, und versuchen Sie zu bestimmen, welcher Wanderungstyp auf diese Personen zutrifft.
- Listen Sie die in Ihrem Bekannten- und Verwandtenkreis existierenden Personen schweizerischer bzw. deutscher Nationalität auf, die sich in letzter Zeit im Ausland aufgehalten haben, und versuchen Sie zu bestimmen, welcher Wanderungstyp auf diese zutrifft.
- Versuchen Sie weitere Migrationstypen ausfindig zu machen.

2.3 Junge Nationen und die Assimilation

Das Gebot, dass sich MigrantInnen zu assimilieren haben, besteht bereits seit der zweiten Hälfte des 19. Jahrhunderts. Bis nach dem Zweiten Weltkrieg war dies die alleinige und unwidersprochene Forderung, die an ZuwanderInnen gerichtet wurde. Sowohl alte Einwanderungsländer, wie die USA, Kanada und Australien, als auch jene europäischen Staaten, die neben der Abwanderung von Einheimischen auch schon die Zuwanderung von Fremden kannten, verlangten von zuziehenden Frauen und Männern immer wieder, Sprache, Sitten, Bräuche, Geist und Identität des Landes, das ihre neue Heimat werden sollte, zu internalisieren. Die Angst war damals weit verbreitet, dass Nichtassimilierte allzu enge Kontakte zu ihrem Herkunftsland aufrecht halten und namentlich im Konfliktfall dem Aufnahmestaat die Loyalität verweigern könnten [Noiriel, 1994].

Allerdings lässt sich kaum behaupten, dass die «Ähnlichmachung» (lat. assimilare) damals auch konsequent umgesetzt wurde. Erstens existierte noch keine eigentliche Sozialpolitik, die als Druckmittel hätte dienen können, um dieses Ziel zu erreichen. So beschränkte sich denn die

Assimilationspolitik oftmals darauf, den im Land lebenden AusländerInnen die Einbürgerung schmackhaft zu machen. Zweitens wurden an auswandernde Einheimische und an einwandernde AusländerInnen unterschiedliche Maßstäbe angelegt. Die im eigenen Land lebenden AusländerInnen wurden durchgehend unter Assimilationsdruck gesetzt, den eigenen AuswanderInnen hingegen, die sich in Übersee eine neue Lebensexistenz zu schaffen suchten, wurde empfohlen, ihre Heimatgefühle zu wahren und sich im neuen Land eben gerade nicht zu assimilieren [Wicker, 1996]. Zeugnis dieser Nichtassimilation sind etwa die deutschen und schweizerischen Kolonien in Brasilien, Argentinien und Paraguay, in denen zum Teil bis heute heimatliches Brauchtum hochgehalten sowie Heimatsprachen an die nächsten Generationen weitergegeben werden.

Das Paradox, einerseits ZuwanderInnen zu assimilieren und andererseits AuswanderInnen die Assimilation im Zielland zu verbieten, verweist auf die Stärke, die dem Nationalgedanken in den damals noch jungen Staaten zukam. Jene politischen Klassen, die ab dem 18. und dann besonders im 19. Jahrhundert Nationalstaaten formten, hatten den Völkern, auf welchen sie die Nation zu gründen gedachten, erst einmal Konturen zu geben, sie nämlich von einer gemeinsamen Abstammung zu überzeugen, ihnen eine nationale Sprache, eine nationale Geschichte und eine nationale Identität zu vermitteln. Die Assimilationsidee ist denn auch Ausdruck des Versuchs, die nationale Homogenisierung voranzutreiben und nationale Loyalitäten zu erwirken. Die Assimilation bezog sich deshalb nicht allein auf ZuwanderInnen, sondern auch auf Einheimische.

Insbesondere auf die Ausformulierung von Einbürgerungsregeln hatten Assimilationsvorstellungen einen maßgeblichen Einfluss. Zwei grundlegend unterschiedliche Einbürgerungsmodelle bildeten sich im 19. Jahrhundert heraus, die bis heute ihre Wirkung nicht verloren haben. Das eine Modell – *Jus soli* genannt – wurde von Frankreich entwickelt, das zweite – *Jus sanguinis* – kam exemplarisch in Deutschland zum Zuge.

- Das *Jus soli* beinhaltet, dass eine Person die Bürgerrechte erhält, wenn sie auf französischem Boden geboren wird, unabhängig davon, welcher Nationalität die Eltern sind. Dieses republikanische Staatsbürgerschaftsmodell wurde ebenfalls von den meisten alten Einwanderungsländern – USA, Kanada, Australien, Neuseeland – übernommen.
- Das *Jus sanguinis* wiederum besagt, dass Bürgerrechte über die Abstammung weitergegeben werden. Kinder von deutschen Eltern sind deshalb automatisch deutsche StaatsbürgerInnen. Kinder und Kindeskinder von polnischen oder türkischen Eltern bleiben hingegen auch dann polnische und türkische StaatsbürgerInnen, wenn sie auf deutschem Boden geboren wurden.

Geht das *Jus soli* mit niederschwelligen Einbürgerungsschranken einher, so ist es beim *Jus sanguinis* umgekehrt. Die Einbürgerungslatte wird in Jus-sanguinis-Staaten hoch angesetzt, und Assimilation ist jeweils die Voraussetzung dafür, dass jemand eingebürgert wird. Während in Deutschland von Beginn an das *Jus sanguinis* verwendet wurde, schwankte man in der Schweiz bis zum Ersten Weltkrieg, ob das französische oder das deutsche Modell übernommen werden sollte. Schließlich einigte man sich auf das *Jus sanguinis*, das bis heute in den Einbürgerungsgesetzgebungen zum Zuge kommt. Auch die meisten zentral- und osteuropäischen Staaten revitalisierten nach dem Zerfall der Sowjetunion das Abstammungsprinzip. Es liegt in der Sache selbst, dass Jus-sanguinis-Staaten der Tendenz nach nationalistischer orientiert sind als Jus-soli-Staaten, gründen sie doch auf der Vorstellung eines natürlich vorgegebenen Volkskörpers, der sich in der Nation materialisiert. Die Zugehörigkeit zu diesem Nationengebilde wird entsprechend hoch gehalten.

Das vehemente Einfordern der Assimilation zeugt von der Vorstellung der hermetischen Schließung einer Gesellschaft, vom Versuch der Abwehr des Fremden nach außen sowie von der Unfähigkeit des Umgangs mit kultureller Differenz nach innen. Es erstaunt deshalb nicht, dass die Assimilationsfrage gerade in den Jahrzehnten der Weltkriege einen starken Aufschwung erlebt hat und damals auch wissenschaftlich begründet wurde. In dieser Zeit wurden in nicht wenigen Ländern auch restriktive Ausländergesetzgebungen verabschiedet, denen zum Teil bis heute Gültigkeit zukommt. Ab den sechziger Jahren – im Zuge der Öffnung staatlicher Grenzen und der an Kraft gewinnenden Globalisierung – sind es dann meistens nicht mehr ganze politische Klassen, sondern allein noch rechtspopulistische, gegen die Überfremdung ankämpfende Parteien, die an ZuwanderInnen die Assimilationsforderung zu stellen versuchen.

2.4 GastarbeiterInnen, «echte» Flüchtlinge, neue soziale Bewegungen und der Multikulturalismus

In den fünfziger Jahren änderte sich in den industrialisierten Ländern das Migrationsbild und damit auch die Integrationsthematik. Die Welle europäischer AuswanderInnen war dabei zu versiegen, und der konjunkturelle Aufschwung führte in dieser Zeit einerseits in vielen Industrieländern zu weitgehender Vollbeschäftigung, andererseits bildeten sich neue Zuwanderungsmuster heraus. Der in dieser Zeit entstandene neue Integrationsdiskurs soll der Einfachheit halber mit dem Begriff Multikulturalismus gefasst werden. Es ist dies ein Wortkonstrukt, das in den USA bereits seit den fünfziger Jahren geläufig ist und später dann auch in Europa Einzug hielt. Im Gegensatz zur Epoche, in der die Assimilationsforderung dominierte, steht die Nachkriegszeit unter dem Zeichen beträchtlicher Ambivalenz. Diese ist – wie noch zu zeigen sein wird – in den Vorstellungen zu Multikulturalismus enthalten. Der Grund für die verschiedenen, sich teils widersprechenden Stimmen, die in die Idee des Multikulturalismus eingeflossen sind, lässt sich darauf zurückführen, dass mindestens drei unterschiedliche gesellschaftliche Strömungen dazu beigetragen haben, diese Idee hervorzubringen. Diese sollen im Folgenden kurz skizziert werden.

2.4.1 Rotationsmigration

Da aufgrund des Wirtschaftswachstums in der Nachkriegszeit in den Industrieländern billige Arbeitskraft kaum mehr zur Verfügung stand, wurde diese vermehrt im Ausland gesucht. Die USA förderten mit dem *Bracero*-Programm die Zuwanderung von MexikanerInnen, Deutschland rekrutierte Arbeitskraft in der Türkei, die Schweiz tat dasselbe in Italien und Spanien. England und Frankreich zeigten sich offen gegenüber der Zuwanderung aus den ehemaligen Kolonialländern Pakistan und Algerien. Das Besondere an dieser neuen Arbeitsmigration war, dass dieser vorerst ein temporärer Charakter zugeschrieben wurde. Das Rotationsprinzip für die in Deutschland und der Schweiz sinnigerweise Fremd-, später GastarbeiterInnen genannten Menschen wurde gesetzlich festgeschrieben. Anstelle von eigentlichen Integrationsmaßnahmen sah man in dieser Zeit Hilfen vor, welche die Rückkehr sichern sollten. Die Maxime lautete nicht Assimilation, sondern Wahrung der Herkunftsidentität. Da solche GastarbeiterInnen allerdings trotz der bestehenden Rückkehrabsichten oft blieben, zudem das Rotationsprinzip im Laufe der Zeit aufgeweicht und später sogar der Familiennachzug erlaubt wurde, bildeten sich vielerorts eigentliche ethnische Enklaven heraus, die neben den nationalen Mehrheiten existieren. Zeugnis dieses Nebeneinanders sind z. B. Ausländerviertel, die es in vielen größeren europäischen Städten gibt und deren Entstehung in dieser Nachkriegszuwanderung zu orten ist. Folge dieser Entwicklung ist eine Art Multikulturalismus, der hauptsächlich durch mangelnde Integration charakterisiert ist [Braun, 1970].

2.4.2 «Echte» Flüchtlinge

In der Zeit des Kalten Krieges kristallisierte sich ein weiterer spezifischer Baustein des multikulturellen Denkens heraus. Da in westlichen Ländern Flüchtlingen aus kommunistischen Staaten großes Verständnis und Mitgefühl entgegengebracht wurde – was Flüchtlingen aus Rechtsdiktaturen weitgehend vorenthalten blieb –, findet sich im Umfeld der ab den fünfziger Jahren be reits staatlich organisierten Flüchtlingsbetreuung erstmals die Idee, Flüchtlinge unter Beibehaltung ihrer kulturellen Identität zu integrieren. Diesem Ansatz liegt die Annahme zugrunde, dass die Schwächung kultureller Identität die psychische Stabilität bedrohe, die Stärkung kultureller Identität hingegen Energien für die Integration freisetze. In die Integrationshilfen wurden in der Folge Maßnahmen zur Wahrung kultureller Identität eingebaut. Tibetischen Flüchtlingen wurde beispielsweise zugestanden, für die seelische Betreuung Mönche aus Indien herzuholen. Türkische, kurdische, vietnamesische und laotische Kulturzentren wurden subventioniert, für Kinder von ZuwanderInnen wurde vielfach Heimatsprachunterricht eingeführt. Vielerorts setzte sich die Idee durch, dass eine getrennte kulturelle Entwicklung integrationsförderlich sei.

2.4.3 Neue soziale Bewegungen

Den wohl stärksten Anstoß für eine multikulturelle Politik gaben jedoch weder ArbeitsmigrantInnen noch Flüchtlinge, sondern jene emanzipatorischen Bürgerrechtsbewegungen, die in der Nachkriegszeit in den USA entstanden und später auch auf andere Länder überschwappten. Insbesondere der Kampf der schwarzen Bevölkerung um gleiche Rechte und Chancen setzte neue Maßstäbe, insofern nämlich, als der soziale Kampf nun nicht mehr auf der Solidarisierung einer bestimmten gesellschaftlichen Schicht fußte, sondern auf der Solidarisierung einer Minderheit, die sich aufgrund rassischer oder kultureller Merkmale von der Mehrheit unterschied. Nicht mehr gesellschaftliche Klassen im marxistischen Sinn, sondern «Rassen» oder ethnische Gruppen wurden für den Befreiungskampf mobilisiert. Der Black-Power- schloss sich bald einmal die Red-Power-Bewegung an, der Kampf indianischer Minoritäten. Der von ethnischen Gruppen geführte Kampf um Anerkennung legitimiert sich mit dem Argument, aufgrund rassischer oder kultureller Merkmale unterdrückt worden zu sein, wodurch sich ihre Emanzipationsbestrebungen logischerweise nicht trennen lassen von einem Kampf um die Anerkennung

der sogenannt eigenen Kultur. Auch in diesem Fall gründet folglich die Integrationsvorstellung auf der Annahme getrennter kultureller Entwicklungen.

Wie ersichtlich, haben sowohl Arbeits- und Zwangsmigration als auch Bürgerrechts- und Minoritätenbewegungen einen Gegenentwurf zur Assimilationsvorstellung hervorgebracht, der in sich stimmig ist. Nicht mehr das Auflösen ethnischer, kultureller und religiöser Verhaltens- und Denkmuster und die Transformation derselben in ein nationales Ganzes, sondern das Recht auf die eigene «Herkunftskultur» sowie das Recht auf eine eigene kulturelle und ethnische Identität stehen zur Diskussion. Differenz und Toleranz werden zu wichtigen symbolischen Bedeutungsträgern, und die Frage, ob in modernen Gesellschaften kulturelle Differenz zugelassen, geschützt und gefördert, oder aber negiert und bekämpft werden soll, wird zu einer zentralen politischen Frage. Unter diesen Umständen erstaunt es nicht, dass der Multikulturalismusbegriff vielschichtig ist. Gerade diese Bedeutungsbreite ist allerdings problematisch [Kaschuba, 1995]. Deutlich manifestiert sich dies darin, dass die im Multikulturalismusdenken implizit enthaltene Forderung nach einem «Recht auf eigene Kultur» von unterschiedlichen Gruppen instrumentalisiert werden kann, nämlich von Minderheiten ebenso wie von Mehrheiten. Dies verweist darauf, dass Multikulturalismus nicht losgelöst von Einbindungs- und Ausgrenzungsprozessen situiert werden kann, was im nächsten Abschnitt zur Sprache kommt.

2.5 Globalisierung, «unechte» Flüchtlinge, transnationale Migrationsnetzwerke und Ethnizität

Obwohl sich Assimilations- und Multikulturalismusdiskurse bis in die heutige Zeit hinein halten und vermutlich auch in Zukunft nie ganz verschwinden werden, lässt sich nicht übersehen, dass sich seit Beginn der achtziger Jahre eine neue Situierung der Migrations- und Integrationsthematik abzeichnet. Verkürzt kann diese folgendermaßen beschrieben werden: Die Vorstellung eines friedlichen und toleranten Nebeneinanders unterschiedlicher Kulturen erweist sich als Illusion. Sie wird sukzessive abgelöst von der Auffassung, dass ethnische Gruppen im Kampf um Ressourcen miteinander konkurrieren, wobei als Ressourcen gelten: Arbeitsplätze, Wohnraum, Bildung sowie Fürsorge- und Gesundheitsleistungen. Dieser Kampf um knappe Güter mit dem Ziel, der eigenen gegenüber der anderen Gruppe Wettbewerbsvorteile zu sichern, wird über soziale und symbolische Einbindung und Ausgrenzung geführt [Dittrich/ Radtke, 1990]. Es ist dies ein Prozess, der in den Sozialwissenschaften mit dem Begriff Ethnizität gefasst wird. Das Erstarken von Ethnizität in der modernen Welt lässt sich in Beziehung setzen zum Phänomen Globalisierung.

Globalisierung bedeutet, dass transnationales Handeln – ökonomisch, sozial, politisch, medial – an Bedeutung gewinnt, die Welt folglich zunehmend als interdependent zu verstehen ist. Interdependenz wiederum heißt, dass immer mehr Ereignisse, die an einem Ort der Welt eintreten, mit Ereignissen, die an einem andern Ort der Welt stattfinden, in Beziehung stehen oder diese gar erst auslösen. Über die ansteigende Dichte transnationaler Handlungen wird der globale Raum belebt, das Raum-Zeit-Erleben wird dadurch zusehends komprimiert. Beispiele für diesen Prozess lassen sich leicht finden: Ein Kursabfall an der Börse von Tokio beeinflusst sofort die Kursentwicklung an europäischen und nordamerikanischen Börsen. Über elektronisch gestützte Medien ist Kommunikation weltweit möglich. Berichte von Bürgerkriegen und Naturkatastrophen dringen über das Fernsehen nicht nur in Privathaushalte ein, sie bewegen auch Politiker weit entfernter Länder dazu, Stellung zu beziehen, die Diplomatie zu aktivieren und eventuell Interventions-, Mediations- oder Hilfsmaßnahmen zu veranlassen.

Die Folgen der Globalisierung sind weitreichend. Eine der Auswirkungen ist, dass im Zuge der voranschreitenden wirtschaftlichen und technischen Entwicklung, der Herausbildung des Massenkonsums sowie der Verstärkung der

internationalen Interdependenz ebenfalls weltweit die transnationale Mobilität relativ und absolut ansteigt. Die massive Verbilligung des Reiseverkehrs ist eine der Voraussetzungen für diesen Anstieg. Aufgrund der Tatsache, dass Migration nichts anderes ist als eine der Kategorien innerhalb dieser transnationalen Mobilität, haben sich auch in diesem Feld tiefgreifende Bedeutungsverschiebungen ergeben. Allein drei der Globalisierungsfolgen sollen an dieser Stelle näher diskutiert werden. Diese beziehen sich auf neue Migrationsmuster, auf ethnische Schichtungen von Arbeitsmärkten sowie auf ethnische Einbindungs- und Ausgrenzungsprozesse, die starke Identitäten erzeugen.

2.5.1 Neue Migrationsmuster

Die Entwicklungsprozesse, die in Dritte-Welt-Ländern durch die Entkolonialisierung einerseits und durch die verstärkte Einbindung dieser Länder in den Weltmarkt andererseits ausgelöst wurden, erzeugten zwei unterschiedliche Formen der Mobilität. Erstens stieg die Land-Stadt-Wanderung praktisch überall massiv an. Dort, wo die Modernisierung rurale Gebiete erfasste, hatte dies zur Folge, dass Menschen freigesetzt wurden, die nun ihr Heil in den Städten suchten. Mit Mexiko, São Paulo, Kalkutta, Kairo, Jakarta und anderen Metropolen finden wir heute in der Dritten Welt die eigentlichen Mega-Städte dieser Welt. In diesen wird nun – zweitens – die moderne transnationale Migration generiert und organisiert. In Form von Agenturen – oft sind es Reisebüros – bildet sich in diesen Städten jene Migrationsinfrastruktur, ohne welche die transnationale Kettenmigration nicht entstehen würde und über längere Zeit hinweg aufrechterhalten werden könnte. Transnationale Migration dieser Art ist fast immer ökonomisch bedingt, das heißt, Abwanderung entsteht in Ländern, in denen die Einkommensmöglichkeiten gering sind, und sie bewegt sich hin zu Ländern, in welchen die Chancen auf Verdienst größer sind. Dabei spielen Distanzen zwischen Sende- und Empfängerländern – dies eine der Auswirkungen der Globalisierung – zunehmend eine geringere Rolle.

Globalisierung treibt allerdings in der Dritten Welt nicht nur die ökonomische Entwicklung voran, sie generiert auch gesellschaftliche Konflikte. Gerade in relativ ungefestigten Staaten wird der Kampf um den Zugang zu Macht und zu knappen Gütern nun härter geführt. Solche Auseinandersetzungen münden nicht selten in gewaltsam ausgetragenen, innerstaatlichen Konflikten. Es gehört zu den Besonderheiten der modernen Zeit, dass einerseits zwischenstaatliche Kriege seltener geworden, andererseits Bürgerkriege an Zahl rasant angestiegen sind. Das besondere an Bürgerkriegen ist, dass sie meistens Jahre oder gar Jahrzehnte dauern und Zivilbevölkerungen stark in Mitleidenschaft ziehen. Innerstaatliche und grenzüberschreitende Flüchtlingsströme sind die Folge. Eine weitere Besonderheit dieser Konflikte ist, dass sie sich fast ausschließlich entlang ethnischer Linien entwickeln. Ob Ex-Jugoslawien (KroatInnen, BosnierInnen, SerbInnen, KosovarInnen), Sri Lanka (TamilInnen, SinghalesInnen), Rwanda (Hutu, Tutsi) oder Ex-UdSSR (RussInnen, TschetschenInnen): Diese Kriege sind nicht mehr einfach nach den Mustern «Arm gegen Reich» oder «Nation gegen Nation», sondern nach dem neuen Muster «Ethnie gegen Ethnie» organisiert. Der im Bürgerkrieg mündende ethnische Konflikt ist denn auch eines der Wesensmerkmale einer Zeit, in welcher der innerstaatliche Wettbewerb an Bedeutung zunimmt [Laubacher-Kubat, 2000]. Der Großteil der AsylbewerberInnen, die in Europa oder in Nordamerika Zuflucht suchen, stammen denn auch aus solchen Bürgerkriegsgebieten. Globalisierung führt deshalb nicht allein zu einem Zuwachs der transnationalen Arbeitsmigration sondern auch zu einer Verstärkung ethnischer Konflikte, welche wiederum Flüchtlingsströme erzeugen.

2.5.2 Ethnische Schichtungen

Die vermehrte Zuwanderung in Richtung Europa und Nordamerika fällt zusammen mit einer eigentlichen Transformation der Kapital-, Dienstleistungs- und Arbeitsmärkte sowie mit tiefgreifenden gesellschaftlichen Umwälzungen.

In diesen Umschichtungsprozessen nehmen MigrantInnen eine prominente Stellung ein. Während nämlich Einheimische aufgrund ihrer besseren Ausgangsposition oft neue Bildungs- und Verdienstangebote nutzen können – folglich in der sozialen Leiter aufsteigen –, belegen ZuwanderInnen oft jene Billiglohnsektoren, die im Zuge der Liberalisierung und Flexibilisierung von Arbeitsmärkten erst entstehen. Die in diesen Sektoren herrschenden Arbeits- und Einkommensmöglichkeiten sind für Einheimische kaum mehr akzeptierbar, wird doch nicht selten nur gerade das Existenzminimum gesichert. Teil der unter dem globalen Liberalisierungsdruck erfolgenden gesellschaftlichen Transformation ist deshalb das, was von SoziologInnen mit Unterschichtung umschrieben wird [Hoffmann-Nowotny, 1993]. Damit ist gemeint, dass gerade das Verorten von Migrantengruppen auf der untersten gesellschaftlichen Skala die Voraussetzung dafür bietet, dass die nationale Unter- und Mittelschicht sozial aufsteigen kann. Zum Beispiel könnte das Textil- und Baugewerbe in Deutschland und der Schweiz ohne den Rückgriff auf MigrantInnen nicht mehr existieren. Dasselbe gilt für die Gastronomie und das Tourismusgewerbe, das vermehrt AsylbewerberInnen beschäftigt. In schweizerischen Spitälern wiederum sind bis zu 80 % des Personals (Küche, Reinigungsdienst, unterer Pflegebereich) Menschen mit ausländischem Pass.

Diese sektorielle Umschichtung von Arbeitsmärkten ist deshalb brisant, weil gesellschaftliche Stratifizierungen nun vermehrt als ethnische Stratifizierungen erscheinen. Dies verleitet dazu, die in diesen Strata häufig auftretenden Schattenseiten – Arbeitslosigkeit, Jugendkriminalität, Drogensucht – nicht als Ausdruck einer für solche Schichten spezifischen sozialen Problematik zu werten, sondern als Missstände, die kultur- oder ausländerspezifisch sind; als Auswüchse folglich, die nicht im Lande selbst entstanden sind, sondern die von MigrantInnen importiert wurden. Diese Art der Uminterpretation von schichtspezifischen in kulturspezifische Problemkonstellationen wird in den Sozialwissenschaften mit Kulturalisierung umschrieben.

2.5.3 Einbindung und Ausgrenzung, kollektive Identitäten

Kulturalisierung beinhaltet den Versuch, sich im Kampf um Ressourcen und staatliche Leistungen Wettbewerbsvorteile zu sichern, indem das «Eigene» dem «Fremden» – die sogenannt eigene Kultur der sogenannt fremden Kultur – gegenübergestellt und ersteres höher bewertet wird als letzteres. Kulturalisierungen sind deshalb subtile Formen der Legitimation von symbolischer und sozialer Einbindung und Ausgrenzung. Der Zugang zum Arbeitsmarkt, zur Bildung, zu den Sozialleistungen und zum Wohnraum sind jene heiklen Felder, in denen Kulturalisierungen besonders häufig erscheinen. Zum Beispiel, wenn Zweit- oder DrittgenerationsmigrantInnen mit dem Hinweis auf ihr angebliches fremdkulturelles Denken und Verhalten diskrimiert werden. Kulturalisierung geht oft mit rassistischen Weltbildern einher. Deshalb spricht man gelegentlich von einem neuen Rassismus, der sich langsam ausbreitet und der sich im Gegensatz zum alten nicht mehr auf biologische, sondern auf kulturelle Differenz stützt.

In jenen gesellschaftlichen Feldern, in denen Einheimische und AusländerInnen direkt konkurrieren – z. B. in Berufsschulen, im Bereich unqualifizierter Arbeit, in Stadtquartieren mit sozialem Wohnungsbau und unter Fürsorgeabhängigen – trifft man kulturalistische und rassistische Argumente besonders häufig. Der neue Rassismus hat darum seine Wurzeln vor allem in der sozialen Problemlage unterer gesellschaftlicher Schichten. Die Politisierung des neuen Rassismus erfolgt über die Parteien der Neuen Rechten. Solche Parteien entstanden in den letzten Jahrzehnten praktisch in allen europäischen Ländern. Ihr Ziel ist fast immer, mit dem Hervorheben des Eigenen gegenüber dem Fremden eben gerade jene Schichten zu mobilisieren, die sich in direkter Konkurrenz zu Zugewanderten verortet sehen.

Dass in der Fremde Heimatgefühle besonders gepflegt werden, ist ein altes Phänomen. Insbesondere die erste Generation von Migrierenden hat die Tendenz, kulturelle Identitäten hoch zu werten. Was allerdings auf den ersten Blick als natürlich erscheinen mag, ist in Wirklichkeit eine Reaktion auf den Integrationskontext. Als generelle Regel gilt: Je besser die Integration verläuft, umso geringer ist das Bedürfnis, sich auf kulturelle Identitäten zurückzuziehen. Je schwieriger sich hingegen die Integration gestaltet, umso stärker ist das Bedürfnis, eigene kulturelle Werte hochzuhalten. So erstaunt es nicht, dass im Ausland tätige WissenschaftlerInnen sich selten in Heimatzirkeln zusammenfinden; dies im Gegensatz zu den mit geringer formaler Bildung ausgestatteten ZuwanderInnen, die wenig Aussicht haben, im Aufnahmeland ihre eigene Situation zu verbessern. Heimatzirkel und Kulturvereine finden sich in solchen Migrantenkreisen häufig. Starke kulturelle Identitäten entstehen im Migrationskontext deshalb vor allem dort, wo Integration entweder überhaupt nicht oder nur in beschränktem Maße stattfindet.

Zu den strukturellen identitätsstiftenden Vorgaben kommen jedoch noch dynamische hinzu. Die Erfahrung zeigt, dass konkurrenzbedingte Ausgrenzung – im Sinne der oben aufgeführten Kulturalisierung und Ethnisierung – bei den Betroffenen die Tendenz zum Beharren auf kulturellen Identitäten fördert. Die Antwort auf kollektive Ausgrenzung ist das Aufwerten der eigenen «Herkunftskultur» bzw. das Ausformulieren eigener Einbindungs- und Ausgrenzungsstrategien. Dieser Mechanismus erklärt etwa, weshalb sich Jugendliche aus ZuwanderInnenfamilien, die als vollständig integriert gelten und auch keine Bindung mehr an das Herkunftsland der Eltern haben, sich trotzdem in ethnisch definierten Gruppen bewegen und ethnische Identitäten generieren. Der Grund dafür ist weniger ein von den Eltern an die nächste Generation weitergereichtes, kulturelles oder ethnisches Bewusstsein, als vielmehr die von der Aufnahmegesellschaft verwehrte Anerkennung sowie die latent oder offen existierende Fremdenfeindlichkeit.

Da individuelle und kollektive Identitäten immer das Resultat interaktiver Prozesse sind, zeugt das sowohl bei Einheimischen als auch bei ZuwanderInnen auftretende Beharren auf nationalen, kulturellen und ethnischen Identitäten mehr von gegenseitiger Ausgrenzung als von gelungener Integration. In diesem Sinn ist auch das auf Toleranz gegenüber sogenannt fremden Kulturen gründende Multikulturalismuskonzept mit Vorsicht zu vertreten. Die Vorstellung, dass sich Integration in der respektvollen Duldung eines kulturellen Nebeneinanders äußern könnte, verhindert die Sicht auf die Tatsache, dass diese Duldung fast immer mit Ausgrenzung einhergeht [Wicker, 1993].

Übung

Bearbeiten Sie folgende Aufgaben:

- Obwohl wir gerne von unserer eigenen oder von fremden Kulturen sprechen, lassen sich paradoxerweise Kulturen nicht fassen. Versuchen Sie einmal, ihre eigene Kultur sowie diejenige einer Mitarbeiterin mit fremdem Pass näher zu beschreiben.
- Führen Sie Situationen auf, in welchen soziale Probleme kulturalisiert werden.
- Suchen Sie im Pflegealltag nach Handlungskontexten, in welchen sich eine diskriminierende Ausgrenzung von MigrantInnen feststellen lässt.

2.6 Das neue Verständnis von Integration

Transnationale Mobilität ist in neuerer Zeit ohne Zweifel komplexer geworden. Dasselbe gilt für die Ursachen von transnationaler Wanderung und für die Integrationsmodalitäten. Damit verlieren aber auch Assimilations- und Multikulturalismusideen ihre Gültigkeit, heben die einen doch allzu stark die Gemeinsamkeiten und Ähnlichkeiten, die anderen allzu stark die Unterschiede von Menschen hervor. In der modernen Migrationsforschung wird denn auch darauf verzichtet, Integrationsvorstellungen mit trendigen Begriffen fassen zu wollen. Vielmehr wird akzeptiert, dass im Prozess der Integration sowohl jene Fähigkeiten, Normen und Werte zur Geltung kommen, die Migrierende aus ihren Herkunftsländern mitbringen, als auch jene Strukturen, Normen und Werte, die in den Aufnahmegesellschaften Gültigkeit haben. Integra-

tion ist deshalb zuerst einmal ein Aushandlungsprozess, der zwischen ZuwanderInnen und Einheimischen stattfindet und zur Positionierung sowohl der einen wie der andern innerhalb von gesellschaftlichen Feldern führt. Konditioniert wird Integration folglich durch die rechtlich und materiell gestützten Argumente, die Einheimische und ZuwanderInnen im Zuge dieses Aushandelns geltend machen können. Zur Illustration folgende Beispiele:

- Für einen Mexikaner, der illegal auf einer Plantage im Südwesten der USA arbeitet, dürften Integrationsargumente praktisch inexistent sein, obwohl er sich aufgrund seiner Herkunft und seiner Sprachkompetenzen vorzüglich in den hispanisierten Lebenskontext dieser Region einfügen würde.
- Eine in der Schweiz geborene junge Frau ausländischer Nationalität verfügt über gute Integrationsvorgaben. Sprachlich, schulisch und beruflich dürfte sie bereits als integriert gelten und über die Einbürgerung steht ihr ebenfalls der Zugang zu politischen Rechten offen.
- Ein sri-lankischer Asylbewerber in Deutschland, dessen Asylgesuch abgelehnt wird, der jedoch aus humanitären Gründen nicht in seine Heimat zurückgeführt werden kann, wird mit hohen integrationshemmenden Schranken konfrontiert sein. Trotz hohem Bildungsstand und trotz seiner Fähigkeit zum Erlernen der deutschen Sprache, wird er auf arbeitsrechtliche, soziale und politische Schranken stoßen, die es ihm erschweren, seine Integration voranzutreiben.
- Der amerikanische Manager, der von seiner Mutterbank nach Deutschland geschickt wird, um das Auslandsgeschäft zu leiten, hätte zwar vermutlich alle Voraussetzungen, um sich zu integrieren. Er wird jedoch seine Integrationsbemühungen klein halten, da ohnehin nicht die Absicht besteht, am Ort zu verbleiben und da Englisch in diesen Kreisen die Umgangssprache ist.

Allein diese Beispiele zeigen, dass von der noch im 19. Jahrhundert dominanten Idee wegzukommen ist, die besagt, Migration sei gleichzusetzen mit einer einmaligen und definitiven Auswanderung und einer ebenso einmaligen und definitiven Einwanderung. Sowohl von der Vorstellung als auch von der Umsetzung her sind heutige Migrationen als fließendes Hin und Her zwischen Sende- und Aufnahmeländern zu betrachten. Diese Mobilität kann freiwillig sein – man denke nur an die vielen Formen der Arbeits- und Studierendenmobilität – sie kann aber auch erzwungen sein – als Beispiel kann die Asyl- und Flüchtlingsmigration aufgeführt werden. Für die Integrationsdiskussion ist dieses Faktum aus folgenden Gründen wichtig:

- Erstens können Integrationsvorgaben keinen Anspruch auf Absolutheit mehr enthalten.
- Zweitens darf bei der Ausformulierung von Integrationsforderungen nicht mehr die Identitätsfrage in den Vordergrund gestellt werden, vielmehr muss das Gewicht bei rechtlichen, sozialen und politischen Fragen liegen.
- Drittens haben Integrationstheorien im Auge zu behalten, dass in modernen Gesellschaften kultureller und ethnischer Pluralismus bereits Realität ist und nicht erst über die Zuwanderung entsteht.

Unter Berücksichtigung dieser Aspekte kann Integration gewertet werden als das Zusammenspiel von Chancen, die von Seiten der MigrantInnen subjektiv wahrgenommen werden (können) und von objektiv gegebenen Partizipationsmöglichkeiten, die von Seiten der Aufnahmegesellschaft zugelassen, bzw. vorenthalten werden. Vor diesem Hintergrund lassen sich nun jene Elemente zusammenführen, die den modernen Integrationsbegriff rahmen. Diese Elemente sind Migrationssteuerung, Partizipation, Chancengleichheit sowie Bürgerrechte.

2.6.1 Migrationssteuerung

Mittels Ausländer- und Asylgesetzgebungen gestalten Nationalstaaten sowohl Zuwanderungs- als auch Integrationsmodalitäten. Je nachdem, welchen Personen, für wie lange Zeit und unter welchen Bedingungen Aufenthaltsrechte ge-

währt werden, sind Integrationsverläufe zu einem wesentlichen Teil festgelegt. KurzzeitaufenthalterInnen, AsylbewerberInnen, anerkannte Flüchtlinge und vorläufig Aufgenommene – Menschen folglich, von denen erwartet wird, dass sie über kurz oder lang wieder in ihre jeweiligen Herkunftsländer zurückkehren –, stehen vor einer grundsätzlich anderen Integrationssituation als Menschen, die über ein Bleiberecht verfügen. Jene MigrantInnen, die mit der Drohung leben, abgeschoben zu werden, haben wenig Grund, sich selbst und ihre Angehörigen starken Integrationsbemühungen auszusetzen. Vielmehr manifestiert sich bei ihnen das Interesse, starke Bindungen zu ihrem Herkunftsland aufrechtzuerhalten. Fehlende Bleibeperspektiven gehen deshalb oft einher mit dem Wirken von transnationalen ethnischen Netzen. Soziale Beziehungen, Loyalitäten, gegenseitige Hilfe, Gemeinschaftlichkeit, die Wahl von HeiratspartnerInnen u. a. m. orientieren sich weitgehend an ethnischer Zugehörigkeit.

Unterschiedliche Ausländer- und Asylgesetzgebungen bringen differierende Integrationskontexte hervor. Dies kann mittels Ländervergleichen relativ leicht aufgezeigt werden, wobei zwei Modelle zur Diskussion stehen:

- Das eine, vor allem von den USA und Kanada praktizierte Modell gründet darin, einerseits das Tor für gebildete und kapitalkräftige ZuwanderInnen zu öffnen und die Armenzuwanderung zu begrenzen, andererseits die Integrationsbarrieren tief zu halten. Jene, die effektiv in diese Länder einwandern, erhalten innerhalb kurzer Zeit die Niederlassungsrechte und bereits nach wenigen Jahren die Einbürgerungsofferte. «Assimilation» ist in diesen Ländern kein Thema und kultureller Pluralismus wird akzeptiert.
- Das andere, etwa in Deutschland und der Schweiz praktizierte Modell basiert auf der Vorstellung, dass Zuwanderung weniger restriktiv ist, jedoch die Integrationsansprüche hoch sind. Dies hat zur Folge, dass in diesen Ländern der «AusländerInnenanteil» beträchtlich ist. Nicht wenige der ZuwanderInnen leben über Jahrzehnte hinweg in diesen

Ländern ohne über politische Rechte zu verfügen. Sogar die Kinder der ZuwanderInnen bleiben trotz vollzogener «Assimilation» oft «Fremde». Da die Einbürgerung schwierig ist, ziehen sie es vor, die nationale Zugehörigkeit der Eltern beizubehalten.

Der Vergleich dieser beiden Modelle zeigt, dass die Zulassungspolitiken die Integrationsverläufe sowohl im Positiven als auch im Negativen zu kanalisieren vermögen. Darüber hinaus wird manifest, dass eine liberale Zuwanderungspolitik nicht automatisch eine liberale Integrationspolitik nach sich zieht. Oft geht eine restriktive Zuwanderungspolitik mit einer offenen Integrationspolitik, eine liberale Zuwanderungspolitik hingegen mit einer restriktiven Integrationspolitik einher.

2.6.2 Partizipation

Gründeten ältere Integrationsmodelle auf der Vorstellung, dass allein die von MigrantInnen zu erbringenden Leistungen zu einer erfolgreichen Integration hinführen könnten – als da sind: Spracherwerb, das Einverleiben von lebensweltlichen Normen, Sitten und Bräuchen, die Einbürgerung –, so weiß man heute, dass diese Einseitigkeit – die allein den MigrantInnen zugeschobene Assimilationslast – weder der Wirklichkeit entspricht noch die erfolgreiche Integration garantiert. Eine Person kann auch dann als gut integriert betrachtet werden, wenn sie den lokalen Dialekt nicht beherrscht, sich indes sozial und beruflich gut etabliert hat. Andererseits kann ein Jugendlicher auch dann Integrationsdefizite aufweisen, wenn er sprachlich voll assimiliert ist, jedoch hinsichtlich seiner Bildung nicht vorankommt und in einem ethnisch geprägten Unterschichtmilieu verhaftet bleibt, in dem eine No-future-Stimmung vorherrscht und Kleinkriminalität Teil des Lebensstils ist. Ebenfalls nichts über eine erfolgreiche bzw. gescheiterte Integration besagt es, wenn eine Frau aus einem muslimischen Land ein Kopftuch trägt oder es ablehnt, ein solches zu tragen. Der Rückgriff auf äußere religiöse und kulturelle Symbolik kann sowohl für Anpassung als auch für

Selbstbewusstsein und Protest stehen und muss keineswegs Ausdruck gescheiterter Integration sein.

Wird Integration als interaktiver Prozess betrachtet, der zwischen ZuwanderInnen und Einheimischen stattfindet, so rückt der Begriff der Teilnahme am gesellschaftlichen Leben in den Vordergrund der Betrachtung. Integration verläuft erfolgreich, falls ZuwanderInnen in steigendem Maße am gesellschaftlichen Leben partizipieren. Sie stagniert dort, wo diese Partizipation nicht gesichert ist. Sind demnach ZuwanderInnen vom gleichberechtigten Zugang zu gesellschaftlichen Teilsystemen – Arbeitsmarkt, Wohnraum, Bildung, Gesundheit, Soziales, politische Rechte – teilweise oder ganz ausgeschlossen, so findet Integration nicht statt.

2.6.3 Chancengleichheit

Da im gesellschaftlichen Leben solidarisches und wettbewerbsorientiertes Handeln gleichermaßen ineinander verwoben sind, kann die ausreichende Partizipation von ZuwanderInnen nur erreicht werden, falls dem Prinzip der Chancengleichheit Geltung zukommt, wobei Chancengleichheit nichts anderes ist, als die positive Umkehrung des Diskriminierungsverbots. Wenn Kinder von ZuwanderInnen im schulischen Selektionsprozess – aus welchen Gründen auch immer – dauernd unterliegen, sie folglich in der Bildungspyramide fortwährend die untersten Stufen belegen, während einheimische Kinder aufsteigen, so ist Chancengleichheit nicht gewährt. Sie ist ebenso wenig gesichert, wenn inländische SchulabgängerInnen solchen mit ausländischem Pass auf dem Arbeitsmarkt vorgezogen werden oder wenn gewisse Arbeitssektoren für AusländerInnen gesperrt sind. An Chancengleichheit fehlt es auch, falls mitgebrachte Berufsdiplome nicht anerkannt werden und ZuwanderInnen mit solchen Diplomen in den Niedriglohnsektor abgedrängt werden. Mittel- und langfristig manifestiert sich das Fehlen von Chancengleichheit in Segregationskreisläufen, die als natürlich erscheinen und nur schwierig zu durchbrechen sind. Ein Beispiel dafür sind Migrantenkinder, die als Folge ungenügender

Schulbildung keine adäquate Berufsbildung erhalten, deshalb auf dem Arbeitsmarkt im Niedriglohnsektor eingegliedert werden und aufgrund ihres geringen Einkommens wiederum in ghettoartigen «Ausländerquartieren» wohnhaft bleiben und dort Kinder zeugen, die ihrerseits aufgrund ihres sozialen Feldes, in welchem sie heranwachsen, wenig Chancen auf höhere Bildung haben.

Integration steht und fällt mit Chancengleichheit. Allerdings stößt gerade die Durchsetzung dieses Prinzips auf Schwierigkeiten, sehen sich doch in jenen hart umkämpften gesellschaftlichen Feldern, in denen der Zugang zu knappen und kostbaren Gütern – deren wichtigstes Bildung ist – über den sozialen Aufstieg oder Abstieg entscheidet, Einheimische mit ZuwanderInnen in einem direkten Konkurrenzverhältnis. Für diesen Wettbewerb sind Einheimische aufgrund ihrer nationalstaatlichen Zugehörigkeit ohne Zweifel besser gerüstet als ZuwanderInnen.

2.6.4 Bürgerrechte

Nicht von zivilen, sozialen und politischen Rechten ist hier die Rede, die selbstverständlich im Migrationsdiskurs ebenfalls präsent zu sein haben, sondern von der Reichweite und den Grenzen dessen, was in der Literatur mit kulturellen Rechten umschrieben wird. Diese Frage ist deshalb von Bedeutung, weil ZuwanderInnen ja oft eine kulturelle Ausstattung mitbringen, die im Aufnahmeland nur teilweise oder überhaupt nicht bekannt ist. Zu dieser Ausstattung gehören etwa die Muttersprache, die religiöse Zugehörigkeit, aber auch Ritualpraktiken, Familienformen und spezifische Weltsichten. Besonders in der Zeit, als der Multikulturalismus hoch im Kurs stand, wurde das Recht auf die «eigene Kultur» sowie die Pflicht zur Toleranz gegenüber der sogenannt fremden Kultur oft in einer sehr weitreichenden – freilich auch diffusen – Form postuliert. Den für eine Integrationspolitik unbrauchbaren Extremforderungen nach Assimilation wurde eine ebenso extreme Forderung nach einem Recht auf kulturelle Differenz entgegengehalten.

Im heutigen Integrationsverständnis wird weder versucht, kulturelle Differenz zu eliminieren, noch diese überzubewerten. Genauso wie StaatsbürgerInnen verfügen im modernen Rechtsstaat auch ZuwanderInnen über Meinungs-, Versammlungs- und Religionsfreiheit. So steht ihnen das Recht zu, ihre Muttersprache zu gebrauchen, sich in Kulturvereinen zu organisieren und ihre Religion auszuüben. Allerdings verpflichten diese Rechte den Aufnahmestaat noch nicht, diese Freiheiten aktiv zu schützen, also z. B. in den Schulen Türkischsprachunterricht anzubieten oder Ausländervereine und religiöse Kultstätten zu subventionieren. Tut er das eine oder andere gleichwohl, so nicht deshalb, weil ZuwanderInnen dahingehend einen Anspruch geltend machen könnten, sondern weil es integrationspolitisch sinnvoll ist.

Andererseits sind kulturellen Freiheiten auch Grenzen gesetzt. Diese Grenzen werden durch die Grundrechte definiert, die ein Staat seinen BürgerInnen garantiert. So ist es etwa einem Mann, der aus einem polygamiefreundlichen Staat stammt, in Deutschland und der Schweiz untersagt, eine zweite Frau zu heiraten. Auch das Berufen auf seinen eigenen kulturellen Hintergrund hilft ihm zur Umsetzung seines Vorhabens nicht. Türkischen Eltern ist es erlaubt, ihre Knaben beschneiden zu lassen, nicht aber somalischen oder ägyptischen Eltern, ihre Töchter zu beschneiden. Ersteres verstößt nicht gegen die in den beiden erwähnten Ländern existierenden Gesetze, Letzteres hingegen schon. In den meisten der säkularen Idee verpflichteten Staaten haben Individuen alle Freiheiten, ihre religiöse Symbolik im öffentlichen Raum bekennend zur Schau zu stellen und für ihre Religion zu werben. Dieses Recht wird für jene Individuen eingeschränkt, die in den öffentlichen Dienst treten. So kann es geschehen, dass in einer Schulklasse eine muslimische Schülerin mit Tschador und eine muslimische Lehrerin ohne Tschador aufeinandertreffen. Die Schülerin kann sich auf die Religionsfreiheit berufen, die Lehrerin hingegen nicht, da sie in einem Staat unterrichtet, in welchem Staat und Kirche getrennt sind.

Es wird ersichtlich, dass in westlichen Rechtsstaaten kulturelle Rechte sowohl zugestanden als auch eingeschränkt sind. Dies gilt für StaatsbürgerInnen ebenso wie für ZuwandererInnen. Im Zuge der Integrationsproblematik gilt es denn auch, diese Rechte sowohl zu wahren als auch deren Grenzen deutlich zu machen.

Übung

Diskutieren Sie folgende Szenen:

- *Chancengleichheit:* Eine junge Frau italienischer Nationalität hat in der Schweiz sämtliche obligatorischen Schulen besucht. Sie bewirbt sich um Lehrstellen. Regelmäßig werden ihr junge Schweizerinnen mit dem Hinweis vorgezogen, dass man nicht wisse, ob sie im Lande bleiben oder nach Italien zurückkehren werde.
- *Partizipation:* In der Stadt Zürich verfügen 28 % der wohnhaften Bevölkerung über eine ausländische Nationalität. Obwohl diese Menschen größtenteils zehn und mehr Jahre in dieser Stadt ansässig sind, zum Teil sogar in der Schweiz geboren sind, verfügen sie über keine politischen Rechte. Welche Formen der Partizipation sind auf kommunaler Ebene vorstellbar?
- *Kulturelle Differenz I:* Eine jüdische Schweizerin und eine muslimische Bosnierin – beide Krankenpflegerinnen im öffentlichen Dienst – ersuchen die Pflegeleitung um einen generellen Arbeitsdispens für den Samstag mit der Begründung, in ihren Religionen sei nicht der Sonntag, sondern der Samstag heilig.
- *Kulturelle Differenz II:* Eine somalische Patientin erkundigt sich bei Ihnen, ob es eine Möglichkeit gebe, ihre Tochter in diesem Spital beschneiden zu lassen. Als Argument führt sie an, dass Mädchenbeschneidung ihrer Kultur entspreche, und dass sie einen ausgebildeten Arzt einer somalischen Beschneiderin vorziehen würde. Was antworten Sie der Frau, und welche weiteren Maßnahmen treffen Sie?

2.7 Ausblick

Als Folge gesellschaftlicher Transformationen werden Zuwanderungs- und Integrationskonzepte im Laufe der Zeit modifiziert. Der Grund liegt darin, dass der gesellschaftliche Wandel nie abgeschlossen ist, folglich transnationale Mobilität gemäß den gesellschaftlichen Umständen und dem herrschenden Zeitgeist je unterschiedlich gewertet wird. Es ist deshalb nicht anzunehmen, dass Integrationsmodelle je in eine definitive Form gegossen werden können. Als einzige Konstante bleibt das Kontroverse in diesen Diskussionen, ist doch zu vermuten, dass Migration auch in Zukunft in praktisch allen Staaten ein Politikum bleiben wird. Auf die Integration bezogen bedeutet kontrovers, dass vermutlich auch weiterhin Integrationsmodelle generiert werden, von denen die einen mehr den innergesellschaftlichen Ausschluss zu zementieren trachten, der zur Segregation hinführt, die andern mehr die Einbindung von ZuwandererInnen anstreben. Die Geschichte zeigt, dass immer beide Modelle zur Verfügung stehen.

Die Grundzüge der künftigen polarisierenden Diskussion lassen sich bereits jetzt erkennen. Während etwa die Mobilität von Angehörigen der Europäischen Union bereits heute positiv gewertet wird – folglich auch die Integration dieser Menschen nicht mehr mit harten Forderungen angereichert ist –, werden ZuwandererInnen, die von außerhalb der Europäischen Union stammen, umso stärker mit restriktiven Zuwanderungs- und Integrationsvorgaben belastet. Dies schlägt sich ebenfalls auf der symbolischen Ebene nieder. Wenn beispielsweise heute von der «Inkompatibilität von Kulturen» die Rede ist, so stellt man nicht mehr die «südeuropäische der mitteleuropäischen Kultur» entgegen, wie das noch vor einigen Jahrzehnten der Fall war, sondern die «europäische Kultur der afrikanischen und asiatischen» oder gar die «christliche Kultur der muslimischen». Die aktuelle Politik wird auf diese Weise auf der Bedeutungsebene reflektiert. Standen sich vor einem halben Jahrhundert noch die sich konkurrierenden europäischen Nationen gegenüber, so sind europäische PolitikerInnen heute geneigt, im Zuge der Herausbildung der EU, Europa als gemeinsamen kulturellen Raum zu sehen. Der Einigungsprozess innerhalb Europas geht allerdings auf Kosten der europäischen Außenwelt. Der Tendenz nach wird nun diese Außenwelt vermehrt als fremdartig, als gefährlich und als kulturell different hingestellt. Vor allem jene MigrantInnen, die von außerhalb der EU in das schöne Europa einzudringen versuchen, insbesondere Menschen aus Ost- und Südosteuropa, sowie solche aus afrikanischen und asiatischen Ländern, werden bereits jetzt als TrägerInnen solch negativer Essenzen versinnbildlicht. Die Gefahr ist deshalb beträchtlich, dass in Zukunft nicht nur die Zuwanderungspolitiken der europäischen Staaten gegenüber den «von außen»

kommenden Menschen restriktiv gehalten werden, sondern dass bereits bestehende Negativbilder in Integrationsdiskursen mitschwimmen und in Integrationsvorgaben zementiert werden. Umso wichtiger wird es sein, solche Integrationsvorgaben auch in Zukunft kritisch zu hinterfragen und sich nicht von einem trendigen Zeitgeist leiten zu lassen.

Zusammenfassung

● Migration hat viele Facetten. Folgerichtig führt jeder Versuch, die Sicht auf transnationale Wanderung zu vereinfachen, zu inadäquaten oder gar falschen Folgerungen. Man bedenke nur, dass Arbeits- und Fluchtmigration ebenso darunter fallen wie Massentourismus und Auslandsaufenthalte von Studierenden, von Wissenschaftlern sowie von Führungskräften aus der Privatwirtschaft.

● Die Forderung, dass sich ZuwanderInnen zu assimilieren hätten, stammt aus dem letzten Jahrhundert. Hinter dieser Forderung versteckt sich die Angst, dass nichtassimilierte Fremde eine Gefahr für die damals noch jungen Nationalstaaten darstellen könnten, weil dieselben angeblich ihre Heimatgefühle wach halten und sich gegenüber dem Aufnahmestaat nicht loyal verhalten. Das Assimilationsparadigma spielt in den heutigen Integrationskonzepten praktisch keine Rolle mehr und wird höchstens noch von ProtagonistInnen nationalistischer Parteien aufrechterhalten.

● Aus der Kritik am Assimilationsparadigma heraus entstand in den sechziger und siebziger Jahren das Multikulturalismuskonzept. Dieses besagt, dass MigrantInnen ihre kulturelle Identität wahren sollten, da nur eine intakte kulturelle Identität die psychische Stabilität garantiere und Energien für die Integration freisetze. Die Toleranz gegenüber und der Respekt vor sogenannt fremden Kulturen wurde innerhalb der Integrationsdiskurse zu einem wichtigen Bedeutungsträger.

● In den achtziger Jahren zeigte sich, dass Multikulturalismus nicht zu einem gleichberechtigten Nebeneinander von Einheimischen und ZuwanderInnen führte, sondern oft die Ausgrenzung

von MigrantInnen der ersten und der zweiten Generation legitimierte. Es wurde deutlich, dass das Entstehen von Ausländervierteln, das Ansiedeln von ZuwanderInnen im Billiglohnsektor sowie die Benachteiligung von ZuwanderInnenkindern im Bildungssystem nichts mit kulturellen Begebenheiten zu tun hat, sondern mit sozialer Segregation. Dieses Ausschließen von MigrantInnen aus der gleichberechtigten Teilnahme in den Teilsektoren der Gesellschaft unter dem Verweis auf die kulturelle und ethnische Differenz wird in den Wissenschaften mit Kulturalisierung und Ethnisierung von sozialen Problemfeldern umschrieben.

● Der neue Integrationsbegriff verzichtet weitgehend darauf, Identitäten und ethnische bzw. kulturelle Differenzen zu einem entscheidenden Kriterium für gelungene oder gescheiterte Integration zu machen. Dies aus dem einfachen Grund, weil moderne Gesellschaften ohnehin pluralistisch sind und die gemeinsame eine (nationale) Identität nicht existiert. Vielmehr werden die soziale und ökonomische Integration sowie der Zugang von MigrantInnen und MigrantInnenkindern zu Bildung in den Vordergrund gestellt. Im Zentrum des Integrationsbegriffs stehen Partizipation und Chancengleichheit. Integrationsprozesse verlaufen gut, falls sich das Feld der Partizipationsmöglichkeiten von MigrantInnen auf den sozialen, ökonomischen und politischen Ebenen sukzessive ausweitet und falls die Gleichheit der Chancen von MigrantInnen und Einheimischen ungefähr ausgeglichen sind. Andererseits findet Integration nicht statt, falls MigrantInnen diskriminiert werden oder falls die Aufnahmegesellschaft die Partizipationsmöglichkeiten für ZuwanderInnengruppen massiv beschränkt.

Literatur

Adams, G.: Die Einfremdung. In: Kummer, I.; Winiger, E.; Fendt, K.; Schärer, R. (Hrsg.): Fremd in der Schweiz. Texte von Ausländern. Edition Francke im Cosmos Verlag. Muri bei Bern, 1987, S. 147–150.

Braun, R.: Sozio-kulturelle Probleme der Eingliederung italienischer Arbeitskräfte in der Schweiz. Eugen Rentsch, Erlenbach – Zürich, 1970.

Dittrich, E. J.; Radtke, F.-O. (Hrsg.): Ethnizität. Westdeutscher Verlag, Opladen, 1990.

Hoffmann-Nowotny, H.-J.: Weltmigration – eine soziologische Analyse. In: Kälin, W.; Moser, R. (Hrsg.): Migrationen aus der Dritten Welt. 3. Auflage. Haupt, Bern, 1993, S. 57–68.

Kaschuba, W. (Hrsg.): Kulturen – Identitäten – Diskurse. Akademie, Berlin, 1995.

Laubacher-Kubat, E.: Einmischung für den Frieden. Prävention und Bearbeitung ethnopolitischer Konflikte. Rüegger, Chur/Zürich, 2000.

Mesmer, B. (Hrsg.): Der Weg in die Fremde. Schwabe-Verlag, Basel, 1992.

Noiriel, G.: Die Tyrannei des Nationalen. Zu Klampen, Lüneburg, 1994.

Stalker, P.: The Work of Strangers. A Survey of International Labour Migration. International Labour Office, Geneva, 1994.

Wicker, H.-R.: Einleitung. In: Wicker, H.-R.; Alber, J.-L.; Bolzman, C.; Fibbi, R.; Imhof, K.; Wimmer, A. (Hrsg.): Das Fremde in der Gesellschaft. Migration, Ethnizität und Staat. Seismo, Zürich, 1996, S. 11–38.

Wicker, H.-R.: Migration, Ethnizität und Paradoxien des Multikulturalismus in industrialisierten Gesellschaften. In: Kälin, W.; Moser, R. (Hrsg.): Migrationen aus der Dritten Welt. 3. Auflage. Haupt, Bern, 1993, S. 205–220.

3. Migration und Gesundheit

Maja Loncarevic

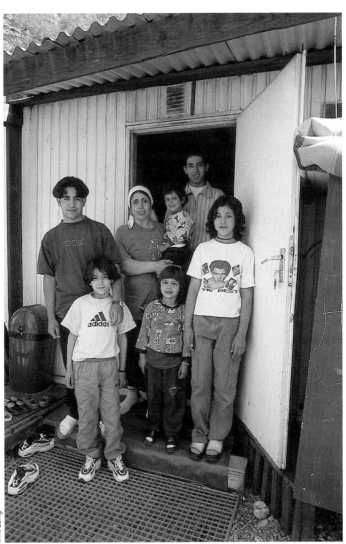

Irmi Long

Tag X im Leben von Marie S.

Um 6 Uhr

Erste Tramm
Kind auf dem Schoss
auschteigen
Kinderhort ist voll Trennen.
Maschine anschalten
Flasche fullen
Mittag Tramm
kochen, Schtaub wischen
Nachmittag
Maschine anschalten
Flasche fullen
um 6 Uhr Kind abholen
Abendbrot streichen
verschlungen
Kind baden
in Bett tun
Beine auschtrecken
Kussen vergesen
schlaffen
und treumen
treumen
von Heimat.

[Dragica Rajcic[2], 1994]

3.1 Einleitung

Das Thema Migration und Gesundheit hat in den vergangenen Jahren wachsende Aufmerksamkeit erlangt. Dabei ist ein Wandel der Wahrnehmung der Zusammenhänge zu beobachten. Während noch anfangs der neunziger Jahre insbesondere die von den MigrantInnen aus ihren Herkunftsländern mitgebrachten gesundheitlichen Belastungen und die dafür fehlenden Behandlungserfahrungen in den Aufnahmeländern fokussiert wurden, hat sich heute das Hauptaugenmerk auf eine differenzierte Betrachtung der strukturellen Rahmenbedingungen, mit denen MigrantInnen vor, während und nach der Migration konfrontiert sind, verschoben. Dabei wird festgestellt, dass diejenigen MigrantInnen, welche bis zu uns in die westlichen Industrieländer migrieren, gesundheitlich in besserer Verfassung sind als ihre Landsleute, welche zurückbleiben. Gleichzeitig ist aber der Gesundheitszustand von MigrantInnen in den Aufnahmeländern von größeren Belastungen geprägt als derjenige der einheimischen Bevölkerung. Dies wiederum wird auf die Migrationserfahrungen und die schlechten Lebensbedingungen von MigrantInnen zurückgeführt. Um MigrantInnen im Kontext von Gesundheit und Kranksein wirklich adäquat erfassen und verstehen zu können, braucht es also ein vertieftes Verständnis ihrer Biographien und Lebenswelten und der sozialen Rahmenbedingungen, in welchen sie leben. Erst dann können Rückschlüsse auf gesundheitliche Belastungen gezogen werden.

Entsprechend dieser Feststellung werden in diesem Kapitel nicht an erster Stelle Zahlen und Fakten zu den Gesundheitsproblemen von MigrantInnen in den westlichen Aufnahmeländern im Zentrum der Betrachtungen stehen. Vielmehr soll eine vertiefte Auseinandersetzung mit dem Phänomen «Migration» und mit den spezifischen Lebenswelten von MigrantInnen vor, während, und nach der Migration, mit dem politischen und gesellschaftlichen Klima, welches sie in den Aufnahmeländern antreffen, mit den dortigen Arbeitsbedingungen und -chancen sowie mit den extremen Formen von Migration, wie Flucht und Illegalität, einen Einblick in die spezifischen Lebenszusammenhänge dieser Menschen ermöglichen. Eine Diskussion der Zusammenhänge von Migration und Gesundheit bzw. Krankheit und der Ausdrucksweisen und Bewältigungsstrategien durch die MigrantInnen runden den Beitrag im Sinne einer Synthese ab.

---

2 Dragica Rajcic, geb. in Split, Kroatien, selbst zunächst als Gastarbeiterin und Migrantin, später dann als Flüchtling seit 1978 in der Schweiz wohnhaft, beschreibt in ihren Gedichten in «Gastarbeiterdeutsch» die emotionalen Irrwege des Gastarbeiterdaseins. Mit «Halbgedichte einer Gastfrau» hat Dragica Rajcic ein aufwühlendes Zeitdokument geschaffen. Neu ist ein weiterer Gedichtband von ihr unter dem Titel «Postbellum» erschienen.

3.2 Migrationsspezifische Hintergründe

3.2.1 Migration im globalen Kontext

Einschneidende und vielschichtige Veränderungen unserer Lebensumwelten folgen immer schneller aufeinander [Collatz, 1998: 33]. Arbeitslosigkeit, Ausgrenzung, finanzielle Beengtheit und Armut treffen heute nicht mehr nur auf die Länder des Südens zu, sondern sind vielmehr auch ein Teil unserer Alltagsrealität geworden. Die Auflösung sozialer Sicherheiten, welche damit einhergeht, trifft vor allem sozial verletzliche Bevölkerungsgruppen und am härtesten die verschiedenen Gruppen der MigrantInnen.

Die Veränderungen in der ganzen Welt beruhen maßgeblich auf den strukturellen Krisen der Weltwirtschaft, die wiederum nur in Verflechtung mit dem Wachstum der Weltbevölkerung, dem Entstehen von Machtvakuen durch den Zerfall von Machtblöcken und den ökologischen Verwüstungen zu verstehen sind [ebd.: 33]. In diesem Kontext vollzieht sich die schnelle und stetig anwachsende Zunahme der Migration. Sie ist zu einem weltweit prägenden Phänomen des letzten Vierteljahrhunderts geworden. Aufgrund der globalen wirtschaftlichen, ökologischen und politischen Krisen mussten und müssen immer mehr Menschen ihre Heimat verlassen, auswandern und flüchten, sie werden zu MigrantInnen. Der international verwendete Begriff «MigrantInnen» umfasst alle Personen, die ihren Wohnsitz nationale Grenzen überschreitend in andere Länder verlegen. Er schließt damit die gewaltigen und mit viel Elend verbundenen Binnenwanderungen aus. Diese gehen häufig den Auswanderungen voraus.

Die Migrationsbewegung hat nun alle Erdteile und Länder erreicht. Die meisten der zur Zeit 120–180 Millionen MigrantInnen (ca. 85 %) bleiben in den armen Nachbarländern. Nur wenige (ca. 15 %) gelangen offiziell in die reicheren Länder. Die Zahl der in Illegalität lebenden MigrantInnen wird auf 30 % geschätzt und nimmt ständig zu.

In der Schweiz lebten Ende 1998 offiziell ca. 1,5 Millionen AusländerInnen, was einem Anteil von 21 % an der Gesamtbevölkerung entspricht [Hanselmann, 2000: 1]. Ungefähr 45 % dieser ausländischen Bevölkerung sind Frauen. Etwa 1,6 % sind anerkannte Flüchtlinge, 6,2 % umfassen Personen im Asylbereich, das heißt, 92 % gehören zur ständigen ausländischen Wohnbevölkerung. Hiervon gehört fast ein Viertel zur sogenannten zweiten Generation. In Deutschland waren 1997 von einer Gesamtzahl von 7,3 Millionen AusländerInnen 1,3 Millionen Angehörige der zweiten Generation [Ulrich, 1998: 19].

Im internationalen Recht, in der Politik und im alltäglichen Diskurs sind die politischen und wirtschaftlichen Realitäten aus dem Blick geraten, die für die Existenz von MigrantInnen und Flüchtlingen verantwortlich sind [Sassen, 1996: 13]. Wenn es beispielsweise zuträfe, dass Einwanderungs- und Flüchtlingsbewegungen ausschließlich durch den individuellen Wunsch nach besseren Lebensbedingungen motiviert wären, hätte es – angesichts des Bevölkerungswachstums und der zunehmenden Verarmung in großen Teilen der Welt – längst zu einer Masseninvasion der Armen in die hochentwickelten Länder, zu einer enormen, ungeordneten Völkerwanderung aus der Armut in den Reichtum kommen müssen. Aber das war und ist nicht der Fall. Migrationen sind äußerst selektive Prozesse; nur ganz bestimmte Gruppen von Menschen verlassen ihre Heimat, und diese treiben keinesfalls «blind» auf irgendein reiches Land zu, das sie aufzunehmen verspricht. Migrationswege haben eine erkennbare Struktur, die mit den Beziehungen und Interaktionen zwischen Herkunfts- und Zielländern zusammenhängt [ebd: 14].

So warben z. B. westeuropäische Firmen in den «Anwerbejahren» zwischen 1950 und 1970 über Mittelsmänner gezielt in bestimmten Gebieten bzw. Dörfern um Arbeitskräfte, so dass teilweise ganze Dorfstrukturen einerseits durch die Migrationswelle verändert, andererseits aber auch solche Dorfgemeinschaften in westeuropäische Städte transferiert wurden. Weiter zogen solche Massenmigrationsbewegungen in den

Westen in den Folgejahren Kettenmigrationen nach sich, da immer mehr Familienmitglieder den Erstmigrierten folgten.

Im Falle von Bosnien lässt sich außerdem aufzeigen, wie Kriegsflüchtlinge gezielt in diejenigen Länder zu fliehen versuchen, in welche bereits in den Vorjahren traditionelle Arbeitsmigrationen stattgefunden haben. Nicht selten versuchen sie deshalb auch so schnell wie möglich ein Leben wie ein sogenannter Arbeitsmigrant im Exil zu führen, da aufgrund dieser tiefverankerten Tradition der Arbeitsmigration für die Kategorie Flüchtling gar kein Rahmen existiert [Loncarevic, 1998]. MigrantInnenfamilien verfügen häufig auch über starke transnationale Netzwerkbeziehungen, wobei sich gewisse Städte und Gebiete als spezifische Zentren herausbilden. Häufig finden zwischen diesen auch zirkuläre Migrationsprozesse statt, indem die MigrantInnen von einem ins nächste Zentrum weiterwandern, um dort an den etablierten sozialen und ökonomischen Netzwerken anzuknüpfen.

3.2.2 Aufnahmepraktiken und deren Wandel

In den westeuropäischen Ländern wird Migration mit besonderem Fokus auf Immigration, also Einwanderung, registriert. Damit einher geht die phasenweise immer wiederkehrende Angst vor einer «Überflutung» der Aufnahmeländer durch unkontrollierbare Einwanderungsströme. Dabei werden zwei wesentliche Tatsachen häufig vergessen:

- Erstens waren die westeuropäischen Länder noch bis vor kurzem selbst Auswanderungsländer, aus denen hohe Zahlen von Menschen eine bessere und existenzsichernde Zukunft insbesondere in den neuen Ländern in Übersee suchten.
- Zweitens haben gerade diese Länder im Zeitraum zwischen 1950 und 1970 eine aktive Rekrutierungspolitik in den Herkunftsländern der ArbeitsmigrantInnen für den hiesigen Arbeitsmarkt betrieben.

Die ausländischen Arbeitskräfte der sechs wichtigsten Arbeitgeberländer (Deutschland, Frankreich, Schweden, Belgien, Österreich und die Schweiz) kamen 1970 vor allem aus Italien mit 820 000, der Türkei mit 770 000, Jugoslawien mit 540 000, Algerien mit 390 000 und Spanien mit 320 000 Personen [Sassen, 1996: 118]. Diese bildeten die Gruppe der sogenannten GastarbeiterInnen, von denen erwartet wurde, dass sie als «Gäste» während einer bestimmten Anzahl Jahre in den Aufnahmeländern arbeiteten, um danach in ihre Herkunftsländer zurückzukehren und mit dem verdienten Geld dort den Lebensabend zu verbringen. Insofern verstanden sich die Aufnahmeländer auch nicht als Einwanderungsländer, sondern vielmehr als temporäre Arbeitgeberländer.

Ab den siebziger Jahren schränkten die meisten westeuropäischen Länder die Arbeitsimmigration stark ein, zum einen wegen der Rezession infolge der Ölkrise, zum anderen, weil nach dem Abschluss der Nachkriegsphase und des Wiederaufbaus sowie nach dem Rückgang der industriellen Produktion in vielen Regionen die Nachfrage nach ausländischen Arbeitskräften sank. Dies erfolgte meist in Form einer restriktiveren Zulassungspolitik im Sinne einer Beschränkung von Arbeitsbewilligungen durch Kontingente.

In der Schweiz begann beispielsweise Ende der achtziger Jahre eine Diskussion um die Einführung des sogenannten Drei-Kreise-Modells. Dieses teilte die Einwanderungswilligen entsprechend ihrer Staatsangehörigkeit in drei Kategorien ein:

1. EU/EWR-Raum (1. Kreis)
2. USA, Kanada, Australien sowie Neuseeland (2. Kreis) und
3. den Rest der Welt (3. Kreis) [Hug, 1997].

Dieses Modell wurde schließlich 1991 von Parlament und Bundesrat genehmigt und 1996 definitiv eingeführt. Für Menschen aus dem ehemaligen Jugoslawien – lange Jahre bevorzugtes Rekrutierungsgebiet für Saisonniers – war es seitdem praktisch nur noch über den Familiennachzug oder ein Asylverfahren möglich, zu einem Aufenthaltsrecht in der Schweiz zu kommen. Das Modell ist inzwischen zurückgezogen worden. Heute wird ein neues Zwei-Kreise-Modell diskutiert. Darin werden im ersten Kreis alle EU/EFTA-Länder über die bilateralen Verträge und die darin enthaltenen Vereinbarungen über den freien Personenverkehr geregelt. Als zweiter Kreis gelten alle Nicht-EU-Länder. Für diese wird ein sogenanntes Punktesystem, wie es bereits in Kanada und Australien praktiziert wird, diskutiert. Dieses sieht vor, nicht mehr ganze Länder, sondern vielmehr die Menschen selbst ins Zentrum zu stellen, und sie nach ihren persönlichen Qualifikationen wie Bildungsgrad, Beruf, Berufserfahrung, Sprachkenntnisse etc. zu bewerten. Damit wird jedoch der Zugang für migrationswillige Menschen aus armen und bildungsschwachen Ländern des Südens noch drastischer eingeschränkt und nahezu unmöglich gemacht.

Kategorien von MigrantInnen (Schweiz)

- **Sesshafte ArbeitsmigrantInnen,** einschließlich Personen aus dem Familiennachzug: Die Migration hat häufig permanenten Charakter, obwohl die dauerhafte Niederlassung im neuen Land zu Beginn meist nicht beabsichtigt wurde.

- **Temporäre ArbeitsmigrantInnen:** Diese Migrationskategorie umfasst meist wenig ausgebildete, schlecht bezahlte ArbeiterInnen, welche aus Billiglohnländern kommen, um temporäre Löcher im Arbeitsmarkt des Aufnahmelandes auszufüllen. Solche ArbeiterInnen werden nur für beschränkte Perioden zugelassen, ohne begleitende Familienangehörige und mit dem Ziel, dass sie nach Hause zurückkehren, nachdem sie die gewünschten Arbeitsdienstleistungen erbracht haben.

- **Anerkannte Flüchtlinge:** Diese Kategorie umfasst Personen, welche im Aufnahmeland Asyl erhalten haben, und somit als Flüchtlinge anerkannt werden. Flüchtlinge werden definiert als Personen, welche «in ihrem Heimatstaat oder im Land, in dem sie zuletzt wohnten, wegen ihrer Rasse, Religion, Nationalität oder Zugehörigkeit zu einer bestimmten sozialen Gruppe oder wegen ihren politischen Anschauungen ernsthaften Nachteilen ausgesetzt sind oder begründete Furcht haben, solchen Nachteilen ausgesetzt zu werden» [Asylgesetz, 1. Kap., Art. 3]. Anerkannte Flüchtlinge erhalten eine permanente Aufenthaltsbewilligung, haben Recht auf Sozialhilfe, spezialisierte Betreuung und Unterstützung durch den Staat.

- **Asylsuchende:** Diese Kategorie umfasst Personen, welche im Aufnahmeland Asyl beantragen. Während der Zeit des Asylverfahrens werden sie meist in kollektiven Unterkünften untergebracht. Während drei bis sechs Monaten nach der Einreise sind sie mit einem Arbeitsverbot belegt. Die ausbezahlten Fürsorgeleistungen liegen normalerweise weit unter den staatlichen Sozialhilfeansätzen.

- **Vorläufig Aufgenommene und Schutzbedürftige:** Vorläufig aufgenommene Personen und Schutzbedürftige sind Personen, welche zwar nicht als Flüchtlinge anerkannt, jedoch während einer bestimmten Zeit vorläufig aufgenommen werden. Die vorläufig Aufgenommenen haben während dieser Zeit die gleichen Rechte und Pflichten wie Asylsuchende. Bei Schutzbedürftigen wird unterschieden zwischen solchen ohne und mit Aufenthaltsbewilligung. Die Aufenthaltsbewilligung kann von den Kantonen nach fünf Jahren vorläufiger Aufnahme bis zur Aufhebung des Schutzes erteilt werden. In der ersten Phase gelten die Fürsorgeleistungen gleich wie bei Asylsuchenden. In der zweiten Phase sind Schutzbedürftige jedoch anerkannten Flüchtlingen gleichgestellt.

● **Illegalisierte MigrantInnen[3]:** Illegalisierte MigrantInnen sind entweder illegal in das Aufnahmeland eingereist oder verlassen das Aufnahmeland nach Ablauf ihrer Aufenthaltsbewilligung nicht. Als nicht-registrierte Personen haben sie keinerlei Recht auf Unterstützung und Schutz und sind im Krankheitsfall auch versicherungsmäßig nicht abgedeckt [vgl. Siem, 1997: 790].

Tabelle I-3-1: Gesundheitszustand und Aufenthaltsstatus [nach Chimienti et al., 2000: 3]

	Aufenthalts-recht	Arbeits-bewilligung	Sozialer Schutz/ Sicherheit	Zugang zur Gesundheits-versorgung
Anerkannte Flüchtlinge	++	++	++	++
Etablierte (Arbeits-)MigrantInnen (C**)	++	++	++	++
AbeiterInnen mit Jahresaufenthalts-bewilligung	+	+	+	++
Saisonniers/Kurzaufenthalter	±	±	±	+*
Asylsuchende (N, F, S***)	±	±/–	±	+*
AusländerInnen in illegaler Situation	–	–	–	–

++ erweiterte Rechte; + beschränkte Rechte; ± stark eingeschränkte Rechte; – keine Rechte; * zu überprüfen.
** Mit Niederlassungsbewilligung für ausländische Personen.
*** Ausweis N gilt für asylsuchende ausländische Personen, deren Asylverfahren noch läuft. Ausweis F gilt für vorläufig Aufgenommene, d. h. ausländische Personen, deren Asylgesuch abgelehnt worden ist, bei denen aber eine Ausweisung vorläufig nicht möglich, zulässig oder zumutbar ist. Ausweis S gilt für schutzbedürftige ausländische Personen, denen vorübergehend Schutz in der Schweiz gewährt wird, die jedoch kein Asylgesuch gestellt haben.

Die Art des Migrantenstatus und des damit verbundenen Aufenthaltsrechts hat wesentlichen Einfluss auf die Möglichkeiten des Zugangs zu gesellschaftlichen Ressourcen, Sicherheit und Existenzsicherung, wie auch aus **Tabelle I-3-1** für den Fall der Schweiz ersichtlich wird.

3.2.3 Spezifische Belastungen der Migration

MigrantIn zu sein bedeutet, einen Prozess der Entwurzelung aus einer vertrauten Umgebung durchgemacht zu haben und dann den Prozess des Reisens, Unterwegsseins, welcher Jahre des Aufenthaltes in Flüchtlingslagern, Monate in illegaler Durchreise oder aber auch nur ein paar wenige Stunden im Flugzeug mit sich bringen kann. Der letzte Teil der Migrationserfahrung ist ein Prozess der mehr oder weniger erfolgreichen Eingliederung in eine neue Gesellschaft. Es sollte nicht vergessen werden, dass sowohl freiwillige Migration als auch unfreiwillige Entwurzelung ein Teil desselben Kontinuums sind. Die Entscheidung, wegzugehen, wird nie mit Leichtigkeit gefällt, und der Prozess der Migration ist selten einfach. Migration bringt unzählige Fallen, soziale Probleme und Bedrohungen für die psychische und physische Gesundheit mit sich [Siem, 1997: 790].

Migration ist ein prägendes Lebensereignis. Auch wenn es verschiedene Menschen, verschiedene Altersgruppen, verschiedene Typen von

---

3 Der Begriff «Illegalisierte MigrantInnen» wird hier bewusst verwendet, da er impliziert, dass MigrantInnen vor allem durch das System illegalisiert werden, also die strukturellen und politischen Rahmenbedingungen zur Illegalisierung führen. Dadurch wird von der gängigen Formulierung «Illegale», welche eine kriminalisierende Dimension beinhaltet, weggeführt.

Familienstruktur auf unterschiedliche und manchmal einzigartige Art und Weise treffen kann, so ist Migration immer mit Stress verbunden und von Unsicherheit und verunsichernden Faktoren geprägt.

So bedeutet Migration:

- eine Familie auseinander zu brechen und geliebte Menschen zurückzulassen
- zu akzeptieren, eine Minderheit zu sein
- ein neues Leben zu beginnen
- Anpassung und Integration
- häufig auch die Entwicklung neuer Sprachfähigkeiten
- neue Freunde finden zu müssen
- neue Werte anzunehmen
- eine neue Beschäftigung einzugehen.

Gleichzeitig kann Migration aber auch die Möglichkeit zur Neuorientierung, zur Nutzung anderer ökonomischer und sozialer Ressourcen bieten. Die vielfältigen positiven und befreienden Momente der Lebensveränderungen werden bei der Diskussion über Auswirkungen von Migrationsprozessen häufig vergessen. Unter günstigen Rahmenbedingungen – und diese sollten zur Regel werden – kann Migration auch zu einer wesentlichen Erweiterung und Bereicherung der Persönlichkeit und Gesundheit führen [Collatz, 1998: 47].

> **Übung**
>
> Suchen Sie sich ein Land, in dem Sie noch nie gewesen sind. Stellen Sie sich vor, Sie reisen dorthin und möchten dort für längere Zeit bleiben. Über das Land wissen Sie nur wenig außer den Geschichten, die verschiedene ihrer Landsleute, welche auch schon dort waren, Ihnen erzählt haben, sowie den Informationen aus den Reisebüros. Nun sind Sie dort, seit gut einem Monat. Der Einstieg gestaltet sich schwierig …
>
> - Überlegen Sie sich, was Sie antreffen, wenn Sie dort ankommen, und welchen Herausforderungen Sie in dieser ersten Zeit begegnen könnten.
> - Was bringen Sie mit, was Ihnen in dieser Situation behilflich ist? Welche Dinge aus Ihrem persönlichen «Rucksack» sind eher hinderlich?

> - Welchen Konflikten könnten Sie in Ihrem «Migrationsprozess» begegnen, vor Ihrer Abreise, während Sie unterwegs sind und in der ersten Zeit im neuen Land?

3.2.4 Belastungen «unterwegs»

Migration findet auf verschiedenste Weisen statt. Die verschiedenen MigrantInnenkategorien und die damit verbundenen unterschiedlichen Regelungen des Aufenthaltes weisen auf unterschiedliche Migrationswege hin. Dabei haben die Lebensumstände in den Herkunftsländern der MigrantInnen und die Tatsache, ob in diesen Ländern bereits Migrationstraditionen und damit verbundene Vorstellungen von Migration existieren, einen wesentlichen Einfluss auf die Migrationswege:

- Für einen jungen Süditaliener, aus dessen Dorf und Familie schon seit Generationen junge Männer auf der Suche nach Arbeit nach Norditalien und weiter über die Grenze hinaus in die Schweiz, nach Deutschland oder nach Österreich migriert sind, wird der eigene Migrationsentscheid relativ einfach und sein Migrationsweg ziemlich direkt ausfallen.
- Für eine junge Frau aus Togo, welche vor Zwangsverheiratung und -beschneidung zu fliehen versucht, und sich deshalb bei ihrer älteren Schwester in der Stadt versteckt halten muss, bis diese sie mit einem gefälschten Pass und einem Flugticket in ein Flugzeug nach Deutschland setzt, von wo aus sie nach einem mehrmonatigen, illegalen Aufenthalt bei zufällig kennengelernten Leuten weiter nach Amerika flieht, wo sie am Flughafen festgenommen und so lange inhaftiert wird, bis ihr Asylverfahren abgeschlossen ist, wird es hingegen wesentlich belastender ausfallen.[4]

---

4 Das Beispiel der jungen Frau aus Togo basiert auf der wahren Geschichte von Fauziya Kassindja, welche sie in ihrem 1998 erschienenen Buch «Niemand sieht dich, wenn du weinst» festgehalten hat. Darin schildert sie die erschütternden Erfahrungen ihrer Migration und des unmenschlichen Asylverfahrens in den USA.

● Noch anders erlebt eine bosnische Familie ihre Migration, wenn sie plötzlich über Nacht aus ihrem Haus vertrieben wird, zu Fuß zu Verwandten in der nahen Stadt fliehen muss, während der Krieg rund um sie herum tobt, später nach Slowenien zu Verwandten zu gelangen versucht, unterwegs der Ehemann von Militäreinheiten von der Familie getrennt wird und in einem Gefangenenlager interniert wird, die Frau mit den Kindern nun weiterzieht, sich dann eine Weile lang in Slowenien aufhält, ohne zu wissen, ob ihr Mann noch lebt, dann plötzlich nach einem Jahr einen Telefonanruf von ihm aus der Schweiz erhält und anschließend zu ihm in die Schweiz nachreist.

Ob eine Migration über längere Zeit hinweg geplant und vorbereitet werden kann, ob am Zielort Verwandte leben, welche bei der ersten Phase im fremden Land unterstützend zur Seite stehen können, ob der Weg direkt und ohne beschwerliche Hindernisse erfolgen kann, oder ob die Flucht oder Migration von Unsicherheit und Willkür geprägt ist, das Ziel unklar oder unbekannt ist, die MigrantInnen sich dabei phasenweise in die Hände von unbekannten «HelferInnen» (z. B. Schlepper, korrupte Zollbeamte oder Polizisten etc.) begeben müssen oder unterwegs gar an Leib und Leben bedroht sind, all dies sind zentrale Faktoren, welche das Erleben während der Migration prägen. Wenn wir bedenken, dass rund 75 % aller Flüchtlinge mehr als fünf Jahre unterwegs sind, bis sie wieder ein bleibendes Zuhause finden [Junghanss, 1997: 786], das heißt, dass gerade diejenige MigrantInnengruppe, welche während der Migration tendenziell den größten Belastungen ausgesetzt ist, diese über so lange Zeit ertragen muss, dann wird klar, dass der Weg vom Herkunftsort zum Ankunftsort der Migration von schweren Situationen und Erfahrungen geprägt sein kann. Insbesondere die häufige Erfahrung von totaler Desinformation, Unsicherheit, Orientierungslosigkeit und Hilflosigkeit ist für die betroffenen Menschen einschneidend und häufig traumatisch[5]. Die Art und Weise, wie der Migrationsweg selbst erfahren wird, kann ein wesentlicher vorbestimmender Faktor dafür sein, wie gut das neue Leben im Aufnahmeland angegangen und gemeistert und wie viel Offenheit und Flexibilität im Umgang mit neuen Situationen eingebracht werden kann.

Fragen nach den auslösenden Momenten für die Migration, dem Prozess der Migrationsvorbereitung und dem Migrationsverlauf selbst, sowie nach den daran beteiligten Personen können deshalb für die Arbeit mit MigrantInnen im Kontext von Gesundheit und Krankheit von zentraler Bedeutung sein (siehe Kasten).

Fragenkatalog zu Migrationserfahrungen

● Wo und wie hat die Patientin oder der Patient (P) vor der Migration gelebt (ländliche/städtische Herkunft, Bildung, berufliche Tätigkeit, Wohnform)?

● Weshalb hat P eine Migration ins Auge gefasst?

● Welche Ziele und Erwartungen waren damit verbunden?

● Wer war dabei Entscheidungsträger?

● Wie lange im voraus und in welcher Weise wurde die Migration vorbereitet?

● Was hat P während der Migration/Reise erlebt?

---

5 Die in neuerer Zeit immer breiter werdende Anwendung des Trauma-Begriffs ist in Fachkreisen sehr umstritten. Einerseits bringt eine undifferenzierte Verwendung dieser Begrifflichkeit für alle möglichen Lebenserfahrungen eine Verharmlosung dessen, was reale Traumatisierung bedeutet, mit sich. Andererseits impliziert die Zuschreibung von Traumatisierung auch eine pathologische Komponente und dadurch eine Medikalisierung von häufig gesellschaftlichen und politischen Verhältnissen. Mit «traumatisch» sind an dieser Stelle Extremerfahrungen gemeint, welche für die Betroffenen sehr belastend sein können. Gezielt wird hier nicht von «traumatisierend» gesprochen, da vermieden werden soll, dass MigrantInnen aufgrund ihrer schwierigen Migrationserfahrungen pauschal als traumatisiert wahrgenommen werden. Nicht alle MigrantInnen erfahren durch die Migration eine Traumatisierung.

- Wie hat P die erste Zeit nach der Einreise erlebt?
- Wie hat sich das Leben durch die Migration verändert?
- Was waren die größten Schwierigkeiten?
- Was waren die größten Errungenschaften?
- Welches sind heute die wichtigsten sozialen Kontakte, welche P unterhält?
- Wie sehen P's Zukunftspläne aus?
- Wie sieht P heute sein Herkunftsland, wie beurteilt P sein Leben in der Migration?

3.2.5 Ausgrenzungsmechanismen und Fremdenfeindlichkeit im Aufnahmeland

Die Aufnahmesituation in den westlichen Aufnahmeländern hat sich für MigrantInnen in den letzten Jahrzehnten konstant verschlechtert. Immer mehr MigrantInnen fühlen sich missachtet und ausgegrenzt, da ihnen Rechte auf Achtung, Arbeit, Wohnung, Ernährung, Bildung und Sinngebung des Lebens häufig nicht zugestanden werden [Collatz, 1998: 41]. Eine 1997 in der Schweiz durchgeführte Univox-Studie zum Beliebtheitsgrad verschiedener MigrantInnengruppen spiegelt diese Einschätzung wider [Hug, 1997]: Zwar geben die meisten SchweizInnen an, sie hätten nichts gegen AusländerInnen, zumindest gegen solche, die einen italienischen, deutschen, österreichischen, französischen, spanischen oder portugiesischen Pass besitzen. Doch wenn es sich um Fremde handelt, die aus anderen Ländern kommen, macht ein Großteil der SchweizerInnen kein Hehl aus ihrer negativen Einstellung. Insbesondere Menschen aus Bosnien und Serbien sind bei über 40 % der Befragten in der Schweiz fehl am Platz. Ebenso vielen Befragten geben diese AusländerInnengruppen manchmal zu Bedenken Anlass. Auch Personen mit einem türkischen Pass möchten 28 % der SchweizerInnen lieber nicht im Lande wissen. Eher noch akzeptiert werden ChilenInnen und TamilInnen. Achtunddreißig Prozent der Befragten wollen eine Stabilisierung der Ausländerzahl in der Schweiz auf dem heutigen Niveau, 22 % wünschen eine Reduktion um ein Viertel, 24 % möchten den Bestand von heute auf die Hälfte herunterdrücken. Am stärksten «nationalistisch» äußerten sich SchweizerInnen, wenn es um den Arbeitsplatz geht: 41 % der Befragten konnten sich überhaupt nicht für die Chancengleichheit auf dem Arbeitsmarkt erwärmen. Angesichts des erhöhten Arbeitslosigkeitsrisikos gewinnt die Devise «SchweizerInnen zuerst» an Attraktivität.

Auch für Deutschland macht Hinz-Rommel ähnliche Feststellungen:

> «... Migranten und Migrantinnen sind in vielen gesellschaftlichen Bereichen Diskriminierungen ausgesetzt. Sie sind doppelt so stark wie Einheimische von Arbeitslosigkeit und wesentlich stärker von Armut betroffen. Sie wohnen in schlechteren Wohnungen, manche Versicherungen lehnen es ab, Ausländer ›wegen des höheren Risikos‹ zu versichern. Ihre soziale Versorgung ist unzureichend. In der Schule bleiben Migranten und Migrantinnen überproportional häufig die Wege zu höheren Abschlüssen versperrt. Diskotheken lassen junge Migranten und Migrantinnen nicht zu. Einige dieser Benachteiligungen sind durchaus legal und beruhen auf geltenden Gesetzen, andere dagegen sind willkürlich und verstoßen gegen Vorschriften und bestehen dennoch seit vielen Jahren. Nicht die Rede war bisher von offener und versteckter Ausländerfeindlichkeit und von Rassismus, die aber den Alltag von Migranten und MigrantInnen sehr wesentlich prägen. In Zeiten stärkerer Verteilungskämpfe wie in den letzten Jahren finden solche Haltungen allgemein größere Verbreitung. ›Ausländer raus‹ wird zu einer für viele eher akzeptablen Parole. Auch wenn sie sich in der Regel nicht praktisch umsetzen lässt, macht die mit ihr einhergehende Stimmung den Migranten und MigrantInnen das Leben schwer. Sie sind auch im zwischenmenschlichen Bereich größeren Anfeindungen und Diskriminierungen ausgesetzt.» [Hinz-Rommel, 1998: 14]

Solche und ähnliche Ausgrenzungsmechanismen lassen sich anhand der folgenden Beispiele illustrieren:

- In Österreich können MigrantInnen bei Verlust von Arbeit, oder wenn die Wohnung zu klein ist, aber auch wenn sie oder die BeamtInnen eine Frist versäumen, ausgewiesen werden [Kronsteiner, 1995: 169]. Familien haben frühestens nach zwei Jahren erfolgreicher Migration eines Mitgliedes die Möglichkeit, zusammenzuleben. Dies bedeutet, dass die MigrantInnen mindestens zwei Jahre lang ihre EhegattInnen und Kinder nur im Urlaub sehen können. Familienzusammenführung ist allerdings nur im Rahmen heterosexueller, staatlich sanktionierter Ehen möglich, also nicht bei Lebensgemeinschaften.

- In Deutschland wurden spezielle Programme für Kindergärten, Vorschule und Sprachhilfen abgeschafft, so dass 17 % der ausländischen Jugendlichen heute keinen Hauptschulabschluss, 44 % lediglich den Hauptschulabschluss schaffen. Dies sind Abschlüsse, die ihnen zu über 50 % keinen Zugang zu einer beruflichen Ausbildung ebnen können [Collatz, 1998: 41].

- In der Schweiz finden SozialarbeiterInnen der Hilfswerke im Jahr 2000 trotz hohem Anteil leerstehender Mietwohnungen nur mit größten Schwierigkeiten Wohnungen für ihre ausländischen KlientInnen [persönliche Mitteilung einer Sozialarbeiterin der Caritas].

Übung

Auch wir werden im täglichen Leben hin und wieder und immer häufiger mit Ausgrenzungsmechanismen gegenüber MigrantInnen konfrontiert, sei dies im Zug, am Postschalter, in den Medien oder an anderer Stelle:

- Sammeln Sie Situationen und Orte, wo Sie selbst Zeuge bzw. Zeugin solcher Ausgrenzungen waren.

- Versuchen Sie mögliche Gründe für das angetroffene ausgrenzende Verhalten herauszuarbeiten. Stellen Sie dabei Fragen zu den Handlungen, möglichen Wünschen und Bedürfnissen sowie Ängsten und Befürchtungen aller Hauptbeteiligten.

- Diskutieren Sie diese im Hinblick auf die realen Gegebenheiten.

3.2.6 Arbeitsbedingungen, Arbeitschancen, Arbeitsbelastungen

Arbeit ist für die meisten MigrantInnen ein zentraler Faktor für die Existenzsicherung und Integration im Aufnahmeland. Für Arbeitsmig-rantInnen mit Jahresaufenthaltsbewilligung und KurzaufenthalterInnen sind eine gesicherte Arbeitsstelle und eine Arbeitsbewilligung direkt mit dem Aufenthaltsrecht verbunden. Der Verlust der Arbeitsstelle oder die Aufhebung bestimmter Arbeitsbewilligungskategorien (wie z. B. dem Saisonnierstatus für MigrantInnen aus Ex-Jugoslawien aufgrund der Einführung des Drei-Kreise-Modells in der Schweiz) kann in der Folge auch die Aufhebung des Aufenthaltsrechts nach sich ziehen. Also bedeutet Arbeit nicht nur die Sicherung der materiellen Existenz, sondern auch des Bleiberechts. Darüber hinaus stellt Arbeit einen Raum dar, in dem zentrale Erfahrungen im Integrationsprozess gemacht werden. Dort finden Auseinandersetzungen mit den Strukturen der Aufnahmegesellschaft statt.

Die Bedingungen, unter welchen MigrantInnen arbeiten müssen, sind häufig denkbar schlecht. Ausländische ArbeiterInnen arbeiten überproportional häufig zu Arbeitszeiten außerhalb der Norm, in Nacht- und Abendarbeit, Akkord-, Schicht- oder Wechseldiensten. Dieser Arbeitsrhythmus ist für MigrantInnen meist ungewohnt, und die hohe Anzahl an Arbeitsstunden stellt eine zusätzliche Belastung dar. MigrantInnen sind auch häufiger negativen Umwelteinflüssen ausgesetzt. Ihre Arbeitsplätze sind gekennzeichnet durch gesundheitsbelastende Faktoren, wie z. B. hohen Staub- und Schadstoffgehalt in der Luft, große Temperaturwechsel, Lärm, Heben von schweren Lasten, Zeitdruck etc. [Verwey, 1993: 14]. Auch die Ernährung am Arbeitsplatz ist oft sehr schlecht und zuweilen gemessen an der hohen körperlichen Verausgabung ungenügend. Außerdem verfügen sie häufig über keine Arbeitsplatzsicherheit und müssen aufgrund fehlender beruflicher Qualifikationen im jeweiligen Arbeitsbereich als Hilfsarbeitskräfte minimale Lohnsätze in Kauf nehmen. Ausländische Diplome und Berufsabschlüsse werden meist in den Aufnahmeländern nicht anerkannt. Dabei sind MigrantInnen oft auch sehr mangelhaft über ihre Rechte und Pflichten am Arbeitsplatz informiert. Kurzaufenthalter (Saisonniers) werden von ihren ArbeitgeberInnen zudem meist in schlechten, unhygienischen Unterkünften untergebracht und leiden stark unter der mehrmonatigen Trennung von ihren Familien. Außerdem gibt es in zahlreichen Ländern für bestimmte Gruppen von AusländerInnen Zugangsbeschränkungen zu einzelnen Arbeitsmarktsektoren. So ist es Asylsuchenden in der Schweiz (neben einem zur Zeit einjährigen Arbeitsverbot ab der Einreise) lediglich erlaubt, in den Berufszweigen Baugewerbe, Land- und Forstwirtschaft, Gastgewerbe und Reinigungsdienste zu arbeiten. Für Migrantinnen bedingt die im Einwanderungsland häufig aufrechterhaltene traditionelle geschlechtsspezifische Arbeitsteilung zusätzlich, dass sie neben der anstrengenden Lohnarbeit auch noch die Hausarbeit und Kinderbetreuung alleine übernehmen müssen. Die Folge dieser Mehrfachbelastungen sind chronische Überbelastungen.

Problemfelder in der Arbeitswelt

- Stress (unsicherer Arbeitsplatz, Arbeitsbewilligung verknüpft mit Bleiberecht)

- ungewohnter Arbeitsrhythmus und Anzahl Arbeitsstunden

- schädliche Umwelteinflüsse am Arbeitsplatz

- schlechte Ernährung am Arbeitsplatz

- niedrige Entlohnung (zum Teil unter dem Existenzminimum)

- mangelnde Information über Rechte und Pflichten

- fehlende Anerkennung ausländischer Diplome und Berufsabschlüsse

- Zulassungsbeschränkungen auf dem Arbeitsmarkt (manuelle Hilfstätigkeiten auch bei hoher beruflicher Qualifikation)

- schlechte, unhygienische Unterkünfte (vor allem für Saisonniers)

- Einsamkeit, Trennung von Familie

- hohe Mehrfachbelastung von Frauen

3.2.7 Familiäre Wandlungsprozesse in der Migration

Wie bereits aufgezeigt wurde, betreffen Migrationsentscheide und Migrationswege nicht nur Individuen und im Speziellen Männer allein, sondern vielmehr ganze Familien. In jeder Familie existiert ein spezifisches Rollenverhalten, welches den einzelnen Mitgliedern – Erwachsenen wie auch Kindern – bestimmte Rollen, Aufgaben und Pflichten zuschreibt. Der Haushalt ist meist diejenige Einheit, in welcher bestimmt wird, ob migriert wird, welches Mitglied migriert, welche Ressourcen dafür bereitgestellt werden und welche Verpflichtungen wegziehende Familien oder Haushaltsmitglieder eingehen. Oft findet durch die Migration eine starke Veränderung dieser Rollenkonstellation statt. Anhand des Beispiels von MigrantInnen aus dem Mittelmeerraum lässt sich dies exemplarisch darstellen [Schuh, 1993: 1]: In den bäuerlichen Dorfgemeinschaften, aus denen viele ArbeitsmigrantInnen aus dem Mittelmeerraum stammen, hängt die Überlebenssicherung des Einzelnen stark von seiner Einbettung ins Kollektiv ab. Armut, Arbeitslosigkeit und relativ starre soziale Rollenverteilungen geben wenig Spielraum für individuelle Entwicklungsmöglichkeiten im persönlichen und beruflichen Bereich. Da zudem Änderungsversuche zugunsten von Einzelnen immer als auf Kosten der Gemeinschaft gehend verstanden werden, stoßen Werte, die in unserer mitteleuropäischen, mittelständigen Gesellschaft zentrale Bedeutung haben, wie Autonomie, Eigenleistung und selbständige Handlungsfähigkeit auf tiefes Misstrauen. Die einzige sozial akzeptierte Form der Veränderung ist die Migration, wo der Wohlstand von außen gemehrt wird, und damit nicht zu Lasten anderer Mitglieder der Gemeinschaft geht.

An diesem Punkt beginnt aber oft eine massiv verunsichernde Gratwanderung, die geprägt ist vom zunehmenden Verlust der Zugehörigkeit zur Herkunftsgesellschaft einerseits, und der fehlenden Integration im Aufnahmeland andererseits. Die Migration wird häufig als provisorischer Zustand verstanden, der durch Schwierigkeiten und Entsagungen gekennzeichnet ist und mit Lebensqualität unvereinbar scheint. Lustbefriedigung kann höchstens über den Erwerb von materiellen Gütern erfolgen, während die Befriedigung der sozialen und emotionalen Bedürfnisse auf die Zeit nach der Rückkehr in die Heimat verschoben wird.

All dies hat Auswirkungen auf die Familienstrukturen und das Erziehungsverhalten in Migrantenfamilien. Eine erste Schwierigkeit betrifft die Kommunikation und Zusammenarbeit zwischen den Eltern. In vielen, vor allem südländischen Gesellschaften besprechen und lösen die Frauen ihre Probleme innerhalb der Frauengemeinschaft, die Männer entsprechend die ihren unter sich. Die Ehe wird weitgehend als Zweckgemeinschaft verstanden. In der Migration fehlen nun diese sozialen Netze der Frauen- und Männerkollektive, wie auch die schützende und stützende Großfamilie bzw. das ebenso wichtige soziale Sicherungssystem der ritualverwandtschaftlichen Beziehungen (z.B. Patenschaft). Partnerschaftliche Modelle zur Bewältigung der anfallenden Probleme fehlen oft. In Krisensituationen kommen deshalb die veränderten Familienstrukturen und die sich verschiebenden Rollenverständnisse der einzelnen Mitglieder besonders konfliktiv zum Tragen.

3.2.8 Männer und sozialer Status

Migrationsentscheide insbesondere von Männern sind nur sehr selten individuelle Entscheide, sondern in den meisten Fällen kollektive familiäre Entscheide oder Kettenreaktionen innerhalb von Männernetzwerken. Die Migration erfolgt aus diesem Grunde auch nicht als individueller, losgelöster Prozess, sondern ist vielmehr mit zahlreichen Erwartungen und Verpflichtungen von Seiten der heimatlichen Beziehungsnetze verbunden. Ein wesentliches Ziel der Migration ist die Unterstützung der zurückgebliebenen Familie und Gemeinschaft und Erhöhung des Lebensstandards in der Heimatregion durch «Entwicklungshilfe» von außen. In diesem Zusammenhang bedeutet Migration für die Migrierten auch Anerkennung und Statusgewinn in der Heimatregion. Oft werden Migranten in den Heimatdörfern als die «Großen» und

«Reichen» aus dem Westen gefeiert, obwohl sie in den Migrationsländern unter schwierigsten Bedingungen harter körperlicher Hilfsarbeit nachgehen und in engen und spartanischen Wohnverhältnissen leben. Zu Hause in den Ferien aber tragen sie die teuren westlichen materiellen Errungenschaften zur Schau und reproduzieren damit ein oft seit Generationen gefestigtes Bild vom erfolgreichen Migranten, der im Ausland ein wohlhabendes Leben führt und als reicher Mann in die Heimat zurückkehrt. Dementsprechend hoch ist der Druck, dem Migranten in der Migration ausgesetzt sind, und der durch die Einbindung in Migrantenkollektive in den Aufnahmeländern zusätzlich verstärkt wird. Kommt die Familie nach, erhöhen sich die Lebenskosten und die vielfältigen Verpflichtungen im Aufnahme- und Herkunftsland. Nun gilt es, dem Bild der erfolgreichen Migrantenfamilie zu entsprechen und als Mann auch die Position als Familienoberhaupt einzunehmen. Die gegenseitige Entfremdung durch die oft jahrelange Trennung und die selbständige Lebensbewältigung von Frauen und Männern während dieser Phase beeinträchtigen zuweilen stark die Wiederaufnahme eines geregelten und traditionellen Werten und Normen entsprechenden Familienlebens. Als Reaktion auf diese konfliktträchtigen Konstellationen neigen die Männer in der Migration dazu, traditionelle Rollen und Männerbilder zu betonen. Besonders stark tritt dieses Verhalten nach außen in der Öffentlichkeit in Erscheinung, während zuweilen innerhalb der Familien eine Veränderung und Anpassung der Rollen an die neue Situation zu beobachten ist. In der Öffentlichkeit übernehmen Männer jedoch häufig eine sehr dominante Autoritätsrolle, agieren als Sprecher für die Familie und treten als alleinige Entscheidungsträger auf. Treten Krisen wie Arbeitslosigkeit oder Erkrankung bei den Männern auf, und werden diese dadurch in ihrer Rolle als Familienoberhaupt und Ernährer geschwächt oder verlieren diese ganz, kann es zu massiven Konflikten und Zusammenbrüchen in der Familie kommen.

3.2.9 Frauen zwischen Tradition und Emanzipation

Wenn Frauen migrieren, geschieht dies häufig nicht freiwillig, sondern aufgrund von Verpflichtungen, äußerem Druck oder gar Zwang. Neben den traditionellen Arbeitsmigrantinnen, welche entweder zusammen mit ihren Ehemännern oder im Rahmen des Familiennachzugs in die westlichen Aufnahmeländer migrieren, sind auch viele unverheiratete, alleinerziehende oder verwitwete Frauen unterwegs, um für sich, ihre Kinder und ihre Familien die Existenz zu sichern. Diese Ausweitung des Blickfeldes ist wichtig, um Migrantinnen nicht auf das Stereotyp der passiven, abhängigen mit- oder nachwandernden Ehefrau zu reduzieren. Auch gilt es zu betonen, dass die Wanderungsgründe von Frauen ähnlich breit gestreut sind, wie diejenigen von Männern, und dass auch Frauen nicht nur unter Zwang, sondern auch freiwillig, z.B. als Fachfrauen für bestimmte Berufsbranchen migrieren [Prodolliet, 1999: 96]. Dennoch muss festgestellt werden, dass Migrantinnen auf ihren Migrationswegen und in den Aufnahmeländern in besonderem Maße Ausbeutungsverhältnissen unterworfen und Diskriminierungen, Willkür, Gewalt und Machtlosigkeit ausgesetzt sind. Die Zulassungspolitik der westlichen Länder, die meist eng mit der Arbeitsmarktpolitik gekoppelt wird, hält für potentielle Zuwanderinnen nur ein sehr enges Spektrum an Aufenthalts- und Beschäftigungsmöglichkeiten offen. Die Mehrheit der Migrantinnen reist über ein nur wenige Monate gültiges TouristInnenvisum ein, welches Erwerbstätigkeit verbietet und bei längerem Aufenthalt Migrantinnen zwangsläufig in die Illegalität abdrängt [Le Breton Baumgartner, 1999: 84]. In der Schweiz können Frauen außerdem mit einem sogenannten «Tänzerinnen-Visum» in Cabarets und Nachtclubs als Kurzaufenthalterinnen für maximal acht Monate pro Kalenderjahr arbeiten. Da die Aufenthaltsbewilligung an den entsprechenden Arbeitsvertrag gekoppelt ist, bedeutet der Stellenverlust die Rückkehr bzw. die Ausweisung ins Herkunftsland. Diese Arbeitsmöglichkeit bedeutet für Migrantinnen zwar eine Entlastung, da der Druck der Illegalität für eine kurze Zeit wegfällt; dennoch werden Migrantinnen dadurch in das Sexgewerbe kanalisiert, da ihnen legale Tätigkeiten in andern Arbeitsbereichen unmöglich gemacht werden.

Für viele Frauen besteht die einzige Möglichkeit zur Erlangung einer legalen Aufenthalts- und Arbeitsbewilligung in einer Migration zwecks Heirat. Als Aufenthaltsgrund wird dabei offiziell per Gesetz der «Verbleib beim Ehemann» aufgeführt. Mit der Auflösung einer solchen Ehe erlischt für die Frauen, falls sie keine Kinder haben, der Aufenthaltszweck. Sie müssen infolgedessen die Schweiz verlassen oder werden in die Illegalität gedrängt [ebd.: 85]. Dadurch sind diese Frauen permanentem Druck und vielfältigsten Ausbeutungsmechanismen, insbesondere von seiten ihrer Ehemänner ausgesetzt.

Auch für verheiratete Migrantinnen bestehen zahlreiche Probleme und Konflikte bei der Alltagsbewältigung. Bleiben die Frauen zunächst im Heimatland zurück, während die Männer als erste migrieren, übernehmen die Frauen zu Hause verstärkt auch männliche Aufgaben in der Familie und nach außen. Trotz häufiger Einbindung in die familiären sozialen Netzwerke, insbesondere diejenigen der Ehemänner, genießen sie größere Autonomie und Handlungsfähigkeit. Auch bei gewaltvoller, unfreiwilliger Trennung von Familien, z.B. in Kriegssituationen, bewältigen alleine mit den Kindern und (Schwieger-)Eltern reisende Frauen belastendste Lebenslagen und fällen schwierigste Entscheide autonom. Folgen sie ihren Ehemännern in die Aufnahmeländer nach, stellt sich die Frage, ob die Frau arbeiten soll, um Geld zu verdienen, oder ob sie zu Hause bleiben und sich nur um Haushalt und Familie kümmern soll. Nimmt sie eine Arbeit auf, so kommen traditionelle Vorstellungen bezüglich Kinderbetreuung und Männer- und Frauenrollen leicht ins Wanken. Bleibt sie zu Hause, wird das Geld bald knapp, und die Frau fühlt sich zunehmend isoliert und einsam. Außerdem trifft sie in den westlichen Aufnahmeländern auf eine Gesellschaft, in welcher die Frau eine selbständigere, selbstbewusstere und emanzipiertere Rolle innehat, was zu einer erneuten Hinterfragung und Auseinandersetzung mit den eigenen Rollenmustern führt. Gelingt es ihr, ihre «Errungenschaften» aus der Phase der Trennung vom Ehemann in der Migration beizubehalten, übernimmt sie eine aktivere Rolle in der Familie und nach außen. Der private Raum in Haushalt und Familie ist in diesem Zusammenhang der Austragungsort von Verhandlungen, die die unterschiedlichen Anforderungen der Öffentlichkeit und der Privatsphäre mit sich bringen.

Wichtige Schritte zum Erfassen und Nutzen der Familiendynamik im Kontext von Gesundheit und Kranksein

- Klären von Erwartungen auf Seiten der Familie und auf Seiten des Gesundheitssystems
- Erfassen der Rollenaufteilung in der Familie vor, während und nach der Migration
- Herstellen von Realitätsbezug im Hinblick auf Handlungsmöglichkeiten und -kapazitäten der einzelnen Familienmitglieder
- gemeinsame Definition von Zuständigkeits- und Handlungsbereichen für alle Beteiligten (einschließlich des Gesundheitspersonals)

3.2.10 Flüchtlinge und Asylsuchende

Die Situation von Asylsuchenden und Flüchtlingen in den industrialisierten Aufnahmeländern bedarf eines speziellen Augenmerks, da diese im Rahmen der allgemeinen Migrationsbewegungen einen bedeutenden Bevölkerungsanteil darstellen und sich mit relativ schwierigen Integrationsbedingungen konfrontiert sehen [Salis Gross, 1996: 1]. Bei Flüchtlingen und Asylsuchenden geschieht die Migration in den meisten Fällen nicht als selektiver Prozess, sondern vielmehr aufgrund von realen Lebensbedrohungen

und aus Not. Insofern stellen Flüchtlinge und Asylsuchende in Bezug auf Bildungsgrad und Berufsqualifikation eine überaus heterogene Gruppe dar und entsprechen somit nur selten dem geforderten Profil für die Arbeitsmärkte in den Aufnahmeländern. Entweder sind sie als Intellektuelle eher überqualifiziert und haben damit das Problem, in den Aufnahmeländern einzig Zugang zu manuellen Hilfsarbeiten zu finden, oder aber sie verfügen über wenig bis gar keine Ausbildung, was in einer Zeit erhöhter Arbeitslosigkeit und restriktiverer Zulassungspolitik zu den verschiedenen Arbeitsmarktsektoren in den Aufnahmeländern eine schlechte Voraussetzung für eine erfolgreiche Arbeitsintegration ist. Außerdem bringen Flüchtlinge und Asylsuchende aus ihren Herkunftsländern und von ihrer Flucht häufig ausgesprochen belastende und traumatische Erfahrungen mit, welche sie oft noch über Jahre im Exil verfolgen, psychisch belasten und ihre Arbeitsfähigkeit zum Teil massiv einschränken (siehe dazu auch Kap. III.3 von Moser). So sind Flüchtlinge und insbesondere Asylsuchende in besonderem Ausmaß von Erwerbslosigkeit betroffen. Auch die Wohnbedingungen, mit welchen sich diese MigrantInnengruppe konfrontiert sieht, sind geprägt von engen und häufig provisorischen Wohnverhältnissen. In vielen Fällen leben und schlafen mehrere Personen im gleichen Raum, die Wohnungen sind häufig sanierungsbedürftig, schlecht geheizt und schlecht durchlüftbar, befinden sich an verkehrsreichen Lagen und bieten wenig Spielumgebung für die Kinder. Asylsuchende leben in der ersten Zeit ihres Aufenthaltes meist in Kollektivunterkünften, wo sie mit Menschen unterschiedlichster Herkunft, Schicht und Biographie auf engem Raum zusammenleben müssen, mit kollektiv zu nützender Küche und Bad und wenig bis gar keinem Privatraum.

Auch der rechtliche Status von Asylsuchenden und Flüchtlingen mit jahrelanger Unsicherheit aufgrund von anhängigen Entscheiden der zuständigen Amtsstellen und teilweise erzwungener Erwerbslosigkeit schafft prekäre Lebensbedingungen, welche es den Betroffenen unmöglich machen, eine längerfristige eigenständige Lebensperspektive zu entwickeln. Zusammenfassend lässt sich sagen, dass Flüchtlinge und Asylsuchende aufgrund ihrer Lebensumstände in den Herkunftsländern, ihrer oft jahrelangen Fluchtgeschichte sowie der Integrationssituation in den Aufnahmeländern hohen gesundheitlichen Belastungen ausgesetzt sind [ebd.: 1]. In diesem Zusammenhang wird von hoher sozialer und räumlicher Mobilität dieser Bevölkerungsgruppen gesprochen, da von ihnen zunehmend erwartet wird, sich nur für eine Übergangszeit in den Aufnahmeländern aufzuhalten. Dies wird u. a. durch eine Verlagerung des Schwerpunktes von einer Integrationspolitik hin zu einer Rückkehrpolitik, durch die verstärkten Ausschaffungen von nicht ausreisewilligen Flüchtlingen und Asylsuchenden und durch das dadurch häufig erzwungene Abtauchen in die Illegalität gefördert. Insbesondere der Gewaltflüchtlingsstatus, welcher in der Schweiz zum ersten Mal für die Gruppe der kollektiv aufgenommenen bosnischen Flüchtlinge angewandt wurde und schließlich in der neuen Asylgesetzgebung unter dem Status «Schutzbedürftige» verankert wurde, unterstreicht «die Gewährung von vorübergehendem Schutz für die Dauer einer schweren allgemeinen Gefährdung, insbesondere während eines Krieges oder Bürgerkrieges sowie in Situationen allgemeiner Gewalt» [Asylgesetz, 1999, Art. 4]. Damit wird das Leben in Übergangsfristen gesetzlich verankert. Die soziale Einbettung sowie die rechtliche, ökonomische und soziale Sicherheit als Schlüsselfaktoren für Gesundheit und einen erfolgreichen Integrationsprozess werden somit in Frage gestellt.

3.2.11 Illegalität

Die illegale Einwanderung, welche bei Migrationsprozessen schon immer eine Rolle spielte, hat in den letzten Jahren immer mehr Aufmerksamkeit auf sich gezogen [Sassen, 1996: 119]. Man geht davon aus, dass die Zahl der illegalen EinwanderInnen durch die Einwanderungsbegrenzungen für ArbeitsmigrantInnen und die neuen Einschränkungen bei der Asylgewährung gestiegen ist. Nach Schätzungen der ILO (International Labour Organization – Internationale

Arbeitsorganisation) lag die Zahl der illegalen EinwanderInnen 1991 in Europa bei insgesamt 2,6 Millionen, das sind rund 14 % der gesamten ausländischen Bevölkerung. Italien steht mit 600 000 an erster Stelle, verglichen mit 200 000 in Frankreich; in Deutschland geht man von 350 000 illegalen Einwanderern plus 300 000 illegalen Flüchtlingen aus. Schätzungen für 1993 kommen auf 4–5 Millionen illegaler EinwanderInnen in Europa.

Zu den wichtigen Zielen illegaler EinwanderInnen zählt der Mittelmeerraum. Ein zweiter wichtiger Schwerpunkt der illegalen Einwanderung hat sich im Kontext der neuen Ost-West-Migration herausgebildet. In diesem Zusammenhang spielt die Verschärfung des deutschen Asylrechts von 1993 z. B. eine wichtige Rolle. Zusammenfassend lässt sich sagen, dass die Migration umso mehr in die Illegalität abgedrängt wird, je restriktiver die Einwanderungsbestimmungen sind.

Das Leben in der Illegalität hat prekäre Auswirkungen auf die Lebensbedingungen von MigrantInnen. Bereits das Wohnen stellt ein großes Problem dar. Entweder kommen sie bei Familienmitgliedern oder Bekannten unter, wo sie in sehr engen Platzverhältnissen leben müssen und – sollten sie von der Polizei aufgegriffen werden – ihre Verwandten und FreundInnen dem Risiko aussetzen, strafrechtlich verfolgt zu werden. Oder aber sie mieten als Illegalisierte zu Wucherpreisen eine eigene Unterkunft. Auf dem Arbeitsmarkt können sie nur als SchwarzarbeiterInnen einer Arbeit nachgehen. Dadurch verfügen sie über keinerlei Arbeitsplatzsicherheit, sind besonders stark Ausbeutungsverhältnissen ausgesetzt und haben keinen Zugang zu Sozialleistungen und Versicherungen. Im Krankheitsfall oder gar bei Hospitalisierung müssen daher sie selbst für die Kosten der Behandlung aufkommen. Deswegen zögern Illegalisierte einen Arztbesuch häufig so lange hinaus, bis sich ihr Gesundheitszustand soweit verschlechtert hat, dass er keinen Aufschub mehr zulässt. Die Kosten der Behandlung zu einem solch späten Zeitpunkt sind dann meist sehr viel höher, als sie es zu einem früheren Zeitpunkt gewesen wären. Häufig begeben sich Illegalisierte aufgrund der fehlenden Absicherung durch Kranken- oder Unfallversicherungen auch in die Hände von illegal praktizierenden ÄrztInnen bzw. «HeilerInnen», wo sie sich zuweilen noch höheren gesundheitlichen Risiken aussetzen. Die größte Belastung für Illegalisierte besteht aber wohl in der ständigen Angst, von der Polizei aufgegriffen und ausgeschafft zu werden. So leben illegalisierte MigrantInnen in einem permanenten Versteckspiel, da hinter jeder Alltagshandlung ständig die Gefahr lauert, aufgrund irgendeines kleinen Versehens auf sich aufmerksam zu machen oder eine Spur zu hinterlassen, die zur Überführung durch die Polizei führt. Dieser ständige psychische Druck ist enorm und kann, wie im Folgenden aufgezeigt werden soll, schwerwiegende gesundheitliche Folgen haben.

3.3 Die Zusammenhänge von Migration und Gesundheit

Die Weltgesundheitsorganisation WHO definiert Gesundheit nicht als Abwesenheit von Krankheit, sondern als «... ein positives Konzept, das die Bedeutung sozialer und individueller Ressourcen für die Gesundheit ebenso betont wie die körperlichen Fähigkeiten» [WHO, 1986: 1]. Damit verbunden werden folgende Bereiche als wesentliche Voraussetzungen für Gesundheit erachtet: «Grundlegende Bedingungen und konstituierende Momente von Gesundheit sind Frieden, angemessene Wohnbedingungen, Bildung, Ernährung, ein stabiles Ökosystem, eine sorgfältige Verwendung vorhandener Naturressourcen, soziale Gerechtigkeit und Chancengleichheit. Jede Verbesserung des Gesundheitszustandes ist zwangsläufig fest an diese Grundvoraussetzungen gebunden» [WHO, 1986: 1]. Dies bedeutet, dass sich der Gesundheitszustand der Menschen bei Fehlen einer oder mehrerer Voraussetzungen verschlechtert. Betrachten wir die Lebensbedingungen und -welten von MigrantInnen, wie sie weiter oben beschrieben worden sind, so wird klar, «... dass diese Menschen unter einem chronischen Mangel wesentlicher Determinanten eines gesunden Lebens leiden» [Junghanss, 1997: 786]. In der

internationalen Forschung zeigt sich seit Jahren, dass die Gesundheit von MigrantInnen stärker und anders beeinträchtigt ist, als diejenige der einheimischen Bevölkerung. Zwar sind MigrantInnen nicht per se kranker als Nicht-MigrantInnen, aber ihre Lebensumstände vor, während und nach der Migration erweisen sich in vielen Fällen als krank«machend».

Wie eine Studie für die Schweiz aufzeigt, sind Unterschiede betreffend den Gesundheitszustand zwischen MigrantInnen und der Schweizer Bevölkerung in den folgenden Bereichen deutlich [Weiss, 2000: 364]:

- *Allgemeines Wohlbefinden:* MigrantInnen klagen häufiger als SchweizerInnen über Schlaflosigkeit, Kopfweh, Müdigkeit sowie Rückenschmerzen. Über die psychosoziale Befindlichkeit ist demgegenüber kaum etwas bekannt.
- *Frauen:* Migrantinnen fühlen sich subjektiv deutlich kränker als Schweizer Frauen und ihre eingewanderten männlichen Landsleute.
- *Kinder:* Die perinatale Mortalität von Kindern ist überdurchschnittlich hoch, vor allem bei Kindern von Frauen mit kurzer Aufenthaltsdauer.
- *Psychosoziales Befinden:* Flüchtlinge und Asylsuchende leiden insgesamt weniger unter vermehrten körperlichen Erkrankungen als unter den Folgen von Traumatisierung. Über ihre psychosoziale Gesundheit ist in der Schweiz bisher nur wenig bekannt.
- *Tuberkulose:* Tuberkuloseerkrankungen sind bei MigrantInnen häufiger, besonders bei Asylsuchenden.
- *Unfälle:* MigrantInnen haben ein berufsbedingt stark erhöhtes Unfallrisiko und eine dementsprechend erhöhte Invaliditätsrate.

Chimienti et al. zeigen auf, dass sich der Gesundheitszustand von MigrantInnen im Laufe der Zeit verändert. Sie unterscheiden drei wesentliche Faktoren, welche die gesundheitliche Verfassung von MigrantInnen prägen [Chimienti et al., 2000: 9]:

1. die Lebenserfahrungen und die damit verbundenen gesundheitlichen Verfassungen,

welche MigrantInnen aus ihren Herkunftsländern mitbringen, z. B. Krankheiten aufgrund von Mangelernährung und schlechten Hygieneverhältnissen (Tuberkulose, Hepatitis, etc.), psychische Belastungen und Traumata[6], sowie körperliche Beschwerden als Folge von Verfolgung und Gewalterfahrung und Folgeerscheinungen von Armut und sozialer Marginalität

2. die häufig belastenden «Übergangswelten» während der Migration und in der ersten Zeit nach Ankunft im Aufnahmeland: z. B. bis zur Erschöpfung führende Reisebedingungen, psychischer Stress aufgrund von Trennungen und Verlusten, Erfahrungen von Hilflosigkeit und Willkür, Situationen der Illegalität während der Reise, Anpassungsdruck in der «neuen Welt» und damit verbunden Orientierungslosigkeit und Kontrollverlust, prekäre sozio-ökonomische Bedingungen im Aufnahmeland, Ungewissheit bezüglich der Zukunft etc.

3. die längerfristigen Risikofaktoren, welchen MigrantInnen in den Aufnahmeländern aufgrund ihrer Lebensbedingungen ausgesetzt sind, wie z. B. Arbeitsbedingungen, niedrige Einkommen, enge Wohnverhältnisse, soziale Isolation, usw.

Die vielschichtigen Zusammenhänge, welche sich negativ auf die gesundheitliche Verfassung von MigrantInnen auswirken können, sind ausgesprochen komplexer Natur. Entsprechend komplex kommen sie im Krankheitsfall auch zum Ausdruck. Wir sprechen in diesem Zusammenhang von psychosozialen Problemlagen bzw. Erkrankungen. MigrantInnen leiden häufig nicht nur körperlich an einzelnen konkreten somatischen Erkrankungen, sondern äußern vielmehr zahlreiche diffuse Symptomkomplexe, die das Gesundheitspersonal vor große Herausforderungen stellen. Zwar lässt sich zuweilen die zentrale somatische Beschwerde diagnostizieren und entsprechend somatisch behandeln. Für eine ganzheitliche Behandlung der darum herum gruppierten und miteinander zusammenhängenden Symptome als Ausdrucksform von nicht nur körperlichem, sondern vielmehr ganz

heitlichem sozialem Leiden fehlt jedoch oft der Zugang zu den Lebenszusammenhängen der MigrantInnen.

Für die MigrantInnen wiederum ist die körperliche Ausdrucksform des Leidens häufig die einzige mögliche Kommunikationsform und das Gesundheitssystem der einzige legitime Ansprechpartner. Die daraus resultierende beidseitige «Sprachlosigkeit» wird dann meist vor allem auf sprachliche und kulturelle Verständigungsprobleme reduziert. Die strukturellen, sozial- und gesellschaftspolitischen Bedingungen, welche die Begegnungen von Behandelnden und MigrantInnen maßgeblich mitbestimmen, bleiben im Hintergrund (siehe Beispiel im Kasten).

Schmerz als Kommunikationsmittel – Die Geschichte von Ismet

Erinnern wir uns an die belastende Migrationserfahrung einer bosnischen Flüchtlingsfamilie, wie sie eingangs beschrieben wurde (siehe Kap. I.3.2.4). Die Familie hat sich inzwischen in der Schweiz wiedergefunden und lebt nun in einer Mietwohnung in einer Großüberbauung, welche die zuständige Sozialarbeiterin für sie gefunden hat. Sie sind fürsorgeabhängig und alle nach wie vor arbeitslos. Der Vater, Ismet, spricht immer über

---

6 Die einseitige Erwähnung von Traumatas in Zusammenhang mit den Lebenserfahrungen von MigrantInnen in ihren Herkunftsländern muss hier vorsichtig gelesen werden, da sie ein statisches Verständnis von Trauma impliziert. So gelesen lässt sich Traumatisierung als einmaliges und im Herkunftsland allein stattfindendes Ereignis interpretieren. Die aktuelle Diskussion geht jedoch von Traumatisierung als Prozess aus, welcher sowohl während der Migration als auch im Aufnahmeland insbesondere durch strukturelle Rahmenbedingungen fortgesetzt wird. In diesem Zusammenhang wird von sequentieller Traumatisierung gesprochen (siehe dazu auch Kap. III.3 von Moser).

den Krieg, besonders ausführlich über die Gefangenenlager, die Folter, die unmenschlichen Verhältnisse dort, die Schmerzen. Auch heute noch fühlt er sich körperlich nicht wohl, und die Ereignisse verfolgen ihn. Nachts, immer, jede Nacht träumt er vom Krieg, von den Lagern. Der Bauch tut ihm auch immer weh, er kann oft nicht schlafen, geht in der Wohnung auf und ab. Immer geschlagen haben sie ihn, am ganzen Körper, mit Stöcken, Eisen, Gewehren, mit den Schuhen. Er ist am ganzen Bauch, am Rücken, den Rippen, überall ganz schwarz gewesen. Er weiß nicht, wo dieses böse Schwarz hingegangen ist, ob es in seinen Körper hineingedrungen ist und nun dort wütet. Nach der Entlassung aus dem Gefangenenlager hatte er Angst zu essen, weil er sich vorstellte, dass die Därme aufgrund des Nahrungsmittelentzugs geschrumpft seien und dass nun die Gefahr bestünde, dass der Magen platzen könnte. Er hat Angst davor, was mit seinem Körper noch geschehen wird.

Ismet war schon einmal beim Arzt wegen seiner Bauchschmerzen. Damals erhielt er Medikamente, die ihm während zwei Monaten gegen die Schmerzen geholfen haben. Danach traute er sich jedoch nicht, nochmals zum Arzt zu gehen, als die Medikamente aufgebraucht waren, der Kosten wegen. Jetzt sind die Schmerzen wieder da. Er zeigt auf eine Stelle zwischen den Rippen in der Magengegend. Sie sind wie Messerstiche, die Schmerzen, vor allem nachts. Er wird dann ganz nervös und zittert. Und auch wenn das Wetter umschlägt, dann ist es kaum auszuhalten. Und auch die Rippen und die Nieren, von den Schlägen, tun ihm weh. Wieder beginnt er von seinen Lagererlebnissen zu erzählen.

Einige Tage später geht Ismet zusammen mit einer Übersetzerin zum Arzt. Der Arzt beginnt auf Schweizerdeutsch und stellt fest, dass Ismet vor einem halben Jahr wegen Magenschmerzen bei ihm gewesen sei. Dabei spricht er zur Übersetzerin. Diese fordert ihn auf, auf Hochdeutsch und direkt zum Patienten zu sprechen, denn dieser lerne deutsch, und es sei wichtig für ihn, wenigstens diejenigen Worte zu verstehen, die er schon kennt. Der Arzt fährt zunächst auf Hochdeutsch fort. Er fragt Ismet nach seinem Befinden, ob er immer noch Schmerzen habe. Ismet hat das Wort «Schmerzen» verstanden und zeigt sofort auf die Stelle in der Magengegend, wobei er mit den Fingern ein Messer imitiert. Er bittet die Übersetzerin, dem Arzt zu erklären, dass die Schmerzen wieder häufig auftreten, nachts, bei Wetterwechsel, dass sie stechend seien wie ein Messer, und dass dieser ihm doch wieder die Tabletten gebe, denn mit diesen hätten die Schmerzen nachgelassen. Die Übersetzerin übersetzt und weist auch auf Ismets Lagervergangenheit, die Folter und seine gegenwärtige Situation als Flüchtling hin. Der Arzt nickt und geht zur Untersuchung über. Er misst Ismet den Blutdruck, hört die Herztöne ab und tastet seinen Bauch nach schmerzenden Stellen ab. Inzwischen ist er wieder ins Schweizerdeutsche zurückgefallen. Danach heißt er Ismet, sich wieder anzukleiden und erklärt der Übersetzerin, er könne keinen Befund machen, er werde Ismet zu einer Magenspiegelung anmelden. Ismet ist zufrieden, dass seine Beschwerden ernstgenommen werden und hofft, dass die weiteren Abklärungen eine klare Diagnose ergeben werden. Auf dem Heimweg sagt er zur Übersetzerin, dass er nun vielleicht bald wissen werde, wohin das Schwarz in seinem Körper gelangt sei.

Die Magenspiegelung zeigt ein kleines Magengeschwür, welches in der Folge medikamentös behandelt wird. In der nachfolgenden Zeit ist Ismet immer zurückgezogener und depressiver anzutreffen. Über die Magenschmerzen spricht er nicht mehr. Dafür steht der Krieg nach wie vor im Zentrum seiner Erzählungen. Er berichtet jetzt vermehrt über starke Herzschmerzen. Sein Herz tue ihm so weh, richtiges Herzstechen sei es.

[abgeändertes Fallbeispiel aus Loncarevic, 1996: 72]

Am Beispiel von Ismet lässt sich aufzeigen, wie die vielschichtigen belastenden Erfahrungen – in diesem Falle Krieg, Vertreibung, Gefangenenlager, Folter, Verlust von Heimat, sozialem Status und der Rolle als Ernährer, Fürsorgeabhängigkeit und Strukturlosigkeit im Alltag – zu einem psychischen und körperlichen Schmerzzustand führen. Zunächst manifestiert sich dieser in erster Linie über die konkreten Magenschmerzen, diese wiederum stehen aber in enger Beziehung zu den von Alpträumen, Erinnerungen und Schlaflosigkeit geprägten Nächten. Der Magen stellt gleichzeitig den Ort dar, wohin sich sein gesamtes erfahrenes Leid – symbolisiert durch das Schwarz in seinem Körper – zurückgezogen hat. Eine kontinuierliche Behandlung kann Ismet zunächst nicht aufrechterhalten, da ihm das erneute Nachfragen nach medizinischen Leistungen im Rahmen seiner Fürsorgeabhängigkeit unangebracht erscheint. Im zweiten Anlauf kann schließlich eine Diagnose gestellt und eine auf körperlich-organischer Ebene befriedigende Behandlung eingeleitet werden. Dennoch bleiben bei Ismet sowohl körperliche als auch psychische Schmerzen bestehen. Auf körperlicher Ebene verlagern sich die Schmerzen vom Magen ins Herz. In diesem Zusammenhang können die Schmerzen als körperliche und damit sprachunabhängige Kommunikationsform, über welche Ismet sein ganzheitliches Leiden zum Ausdruck bringt, verstanden werden. Diese Ebene der Kommunikation bleibt jedoch von medizinischer Seite her unerkannt.

3.4 Schlussbemerkungen

Migration allein macht nicht krank. Dennoch begegnen wir in unserer täglichen Arbeit mit MigrantInnen häufig und immer wieder aufs Neue sehr komplexen Formen von Kranksein, welche weit über die reinen körperlichen Ausdrucksformen hinausgehen und sich tief in viele andere Lebensbereiche wie die Familie, die Arbeitsstelle, den Wohnort, die Beziehungen im nächsten Umfeld usw. erstrecken.

Eine Vielzahl der Gesundheitsprobleme von MigrantInnen beinhalten neben der somatischen auch eine psychosoziale Komponente. Die Wohn- und Arbeitsbedingungen, der rechtliche Rahmen in Verbindung mit dem Aufenthaltsrecht, Erlebnisse vor, während und nach der Migration wirken in vielen Fällen als ausgesprochen pathogene Faktoren.

Ob jemand sich gut an die Veränderungen, welche die Migration herbeigeführt hat, gewöhnt, ob jemand in einer sicheren und gesunden Umwelt lebt, und ob diese Person ein produktives, sinnvolles und sozial integriertes Leben führen kann, all das sind Schlüsselfaktoren, welche das Wohlbefinden von MigrantInnen bestimmen. Diese Zusammenhänge bleiben vom Gesundheitswesen häufig unerkannt oder werden aufgrund von Hilflosigkeit oder Zeitmangel nicht angegangen.

Gleichzeitig darf aber nicht vergessen werden, dass Migration für viele auch die Möglichkeit zur Neuorientierung, zur Nutzung anderer ökonomischer und sozialer Ressourcen bieten kann. MigrantInnen entwickeln in der Migration auch mannigfaltige Strategien, um die Integration in der Aufnahmegesellschaft zu ihren Gunsten zu gestalten [Weiss, 2000: 362]. Besonders diese salutogenetische Dynamik und soziale Kreativität im Migrationsprozess wurden bisher kaum erforscht und können deshalb in Programmen zur sozialen und gesundheitlichen Unterstützung von MigrantInnen nur ungenügend genutzt werden.

Obwohl anerkannt werden muss, dass Migration und die Lebensbedingungen in den Aufnahmeländern für die MigrantInnen vielfältige gesundheitliche Belastungen mit sich bringen, sollten MigrantInnen zunehmend auch als Individuen und Familien gesehen werden, welche sich aufgrund spezifischer biographischer Situationen für eine einschneidende Veränderung entscheiden und eine neue Lebenswelt gestalten. Ein Perspektivenwechsel von den MigrantInnen als passive Opfer zu den MigrantInnen als aktive Handelnde, welche über vielfältige Ressourcen und Strategien verfügen, und eine Einbettung dieser Sichtweise in den strukturellen, gesellschaftspolitischen Kontext der Migration sind dringend nötig.

Zusammenfassung

- In der Auseinandersetzung mit dem Thema Migration und Gesundheit lässt sich eine Verschiebung feststellen: weg von der Betrachtung der Ursachen von Migration in den Herkunftsländern und der von dort mitgebrachten Gesundheitsbelastungen hin zu einer differenzierten Analyse der strukturellen Rahmenbedingungen, welche als krank«machend» wirken können, vor, während und nach der Migration.

- Für ein adäquates Erfassen von Gesundheit und Kranksein im Kontext von Migration bedarf es eines vertieften Verständnisses der Lebenswelten von MigrantInnen. In diesem Zusammenhang muss Migration zunächst als globales Phänomen, und Migrationswege müssen als selektive und strukturierte Prozesse, welche von transnationalen Beziehungsgeflechten wesentlich mitgeprägt sind, betrachtet werden.

- MigrantInnen können in fünf Kategorien unterteilt werden: sesshafte und temporäre ArbeitsmigrantInnen, anerkannte Flüchtlinge, Asylsuchende, vorläufig Aufgenommene und Schutzbedürftige sowie illegalisierte MigrantInnen. Je nach Aufenthaltsstatus treffen die MigrantInnen auf unterschiedliche, meist sehr restriktive Aufnahmebedingungen und sind mit einer Vielzahl von Ausgrenzungsmechanismen konfrontiert.

- Schon vor und während der Migration sind MigrantInnen durch Unterdrückung, Verknappung von Ressourcen in den Herkunftsländern, schwierige und gefährliche Migrationswege, jahrelanges Unterwegssein und nicht zuletzt durch die Trennung von nahen Angehörigen ausgesprochen belastenden Lebensumständen ausgesetzt.

- In den Aufnahmeländern prägen Integrationsdruck und -schwierigkeiten, Sprachprobleme, Arbeitslosigkeit, knappe finanzielle Mittel, enge Wohnverhältnisse und schwierige Arbeitsbedingungen den Alltag von MigrantInnen.

- Je nach Migrationsbiographie, Geschlecht und sozialem Kontext der Migration entstehen unterschiedliche, in den meisten Fällen jedoch stark belastende Abhängigkeitsverhältnisse, sei es bei Frauen oder Männern, bei ArbeitsmigrantInnen, Flüchtlingen oder Illegalisierten.

- Die Gesundheitssituation von MigrantInnen spiegelt die politischen und sozialen Rahmenbedingungen wider, mit denen sie konfrontiert sind. Die Gesundheitsprobleme von MigrantInnen sind deshalb häufig sehr komplex und können nicht als somatische Störungen isoliert, sondern müssen vielmehr als psychosoziale Symptomkomplexe und Problemlagen betrachtet werden.

- In der Interaktion mit dem Gesundheitswesen liegt der Fokus von beiden Seiten her bei der somatischen Beschwerde. Dabei verschwinden die strukturellen Rahmenbedingungen und die vorherrschenden Machtverhältnisse zwischen Behandelnden und Behandelten aus dem Blickfeld. Dadurch setzt sich in der Auseinandersetzung mit MigrantInnen im Gesundheitswesen eine defizitäre Sichtweise durch. Die ebenfalls vorhandenen vielfältigen Ressourcen von MigrantInnen bleiben ungenutzt im Hintergrund.

Literatur

Asylgesetz (AsylG) vom 26. Juni 1998 (Stand am 28. September 1999), Art. 3: Flüchtlingsbegriff und Art. 4.

Chimienti, M.; Efionayi, D.; Losa, S.: Etat des lieux: migration et santé en Suisse. Document de travail – 7.1.2000. Schweizerisches Forum für Migrationsstudien, Neuchatel, 2000 (unveröffentlicht).

Collatz, J.: Kernprobleme des Krankseins in der Migration – Versorgungsstruktur und ethnozentrische Fixiertheit im Gesundheitswesen. In: David, M.; Borde, T.; Kentenich, H.: Migration und Gesundheit. Zustandsbeschreibung und Zukunftsmodelle. Mabuse Verlag GmbH, Frankfurt a. M., 1998.

Hanselmann, V.: Gesundheit und soziale Integration der Migrationsbevölkerung in der Schweiz. Referat an der 1. Impulstagung Internetz Solothurn vom 25.3.2000.

Hinz-Rommel, W.: Inter – Multi – Trans. Ein Begriffs-Pfad durch «Ausländerpolitik» und «Migrantenprobleme». In: awf – Arbeitszentrum Fort- und Weiterbildung im Elisabethenstift Darmstadt: Angeworben. Hiergeblieben. Altgeworden. Darmstadt, 1998.

Hug, P.: Bosnier und Serben stossen auf Ablehnung. Tages-Anzeiger, Freitag, 10. Oktober 1997

Junghanss, T.: Migration und Gesundheit. Praxis. Schweizerische Rundschau für Medizin 86 (1997) 19, S. 785–787.

Kassindja, F.: «Niemand sieht dich, wenn du weinst». Karl Blessing Verlag, München, 1998.

Kronsteiner, R.: «Wenn die Worte fehlen, muss der Körper sprechen». Bewältigung und Hintergründe der Arbeitsmigration als psychische Krise. In: Verein Miteinander Lernen: Frauen im Fremdland. Wien, 1995.

Le Breton Baumgartner, M.: Illegalisierung und Kriminalisierung der Migrantinnen. «Frauenhandel» im Kontext restriktiver Einwanderungspolitik. In: Widerspruch 37. Beiträge zur sozialistischen Politik 19 (1999) 37, S. 83–93.

Loncarevic, M.: MIR – Den Frieden und die innere Ruhe wiederfinden. In: Loncarevic, M.; Kenny, U.: Heimatlos. Zwei Studien zu Migration und Integration. Zürcher Arbeitspapiere zur Ethnologie 6, Argonaut, Zürich, 1996.

Loncarevic, M.: Feldnotizen zur Community Study in der bosnischen Community in Basel. Arbeitsbericht aus der Studie «Gesundheitsstrategien von Flüchtlingen und Asylsuchenden und die allgemeinmedizinische Versorgung in der Schweiz» im Rahmen des NFP 39 am Schweizerischen Tropeninsitut in Basel, 1998 (unveröffentlicht).

Prodolliet, S.: Ohne Migrantinnen geht wirtschaftlich nichts. Frauen – der blinde Fleck in der Migrationsforschung. In: Widerspruch 37. Beiträge zur sozialistischen Politik 19 (1999) 37, S. 95–106.

Rajcic, D.: Halbgedichte einer Gastfrau. Eco, Zürich, 1994.

Rajcic, D.: Postbellum. Edition 8, Zürich, 2000.

Salis Gross, C.: Gesundheitsstrategien von Flüchtlingen und Asylsuchenden und die allgemeinmedizinische Versorgung in der Schweiz. Forschungseingabe NFP 39, Schweizerisches Tropeninsitut Basel, 1996.

Sassen, S.: Migranten, Siedler, Flüchtlinge. Von der Massenauswanderung zur Festung Europa. Fischer, Frankfurt a. M., 1996.

Schuh, S.: 2. Ausländergeneration: Elternarbeit als Grundlage der Suchtprävention. In: Vermot-Mangold, R.-G.: Migration und Gesundheit. Gesundheit für alle im Jahr 2000. Bericht zum Seminar des Bundesamtes für Gesundheit vom 29.–31. März 1993 in Tramelan.

Siem, H.: Migration and Health – The International Perspective. Praxis. Schweizerische Rundschau für Medizin 86 (1997) 19, S. 788–793.

Ulrich, R. E.: Grau oder bunt? Zuwanderungen und Deutschlands Bevölkerung im Jahre 2030. In: David, M.; Borde, T.; Kentenich, H.: Migration und Gesundheit. Zustandsbeschreibung und Zukunftsmodelle. Mabuse Verlag GmbH, Frankfurt a. M., 1998.

Verwey, M.: Migrantinnen und Gesundheit in Europa. epd Dokumentation 23 (1993), S. 11–23.

Weiss, R.: Migration und Gesundheit. Interdisziplinäre Perspektiven und Stand der psychosozialen Forschung. Schlussbericht des Mandats «Migration und Gesundheit» (1996–1998). Schweizerisches Forum für Migrationsstudien, Neuchatel, 2000 (unveröffentlicht).

World Health Organization (WHO): Ottawa Charter for Health Promotion. International Conference on Health Promotion, Ottawa, Ontario/Kanada, 17.–21.11.1986.

4. Zur Gesundheitsversorgung von MigrantInnen

Ramazan Salman

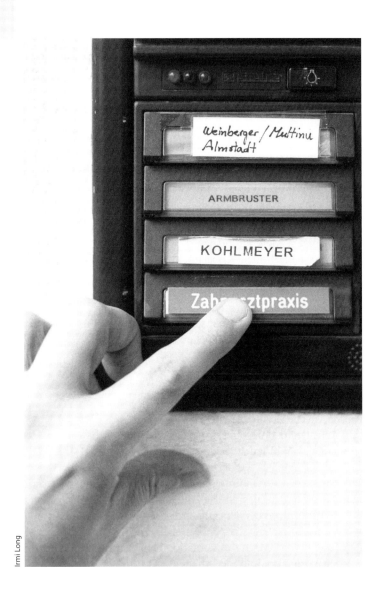

Irmi Long

«Das Land, das die Fremden nicht beschützt, ist zum Untergang verurteilt.»

Johann Wolfgang von Goethe

4.1 Einleitung

Laut Ottawa-Charta der WHO gelten MigrantInnen als «verletzliche Gruppe», denen eine besondere Priorität in Public-Health-Strategien einzuräumen ist. Dazu zählen gesundheitsfördernde Politik, Vergrößerung sozialer Hilfsnetze und unterstützender Sozialbetreuungsformen sowie Ausbau von Wissensvermittlung und Motivationen für gesundes Verhalten. Obwohl seit mehr als drei Jahrzehnten Millionen von MigrantInnen in Europa leben, ist ihren speziellen gesundheitlichen Problemen nicht ausreichend Aufmerksamkeit geschenkt worden. Zu den wichtigsten MigrantInnengruppen, die seit den sechziger Jahren, zumeist in die mitteleuropäischen Staaten einwanderten, gehören:

- ArbeitsmigrantInnen (z. B. türkisch-, italienisch-, spanisch-, portugiesisch-, serbokroatischsprechende MigrantInnen)
- SaisonarbeiterInnen, Kriegsflüchtlinge oder AsylbewerberInnen (z. B. aus Bosnien, Albanien, Osteuropa)
- sogenannte AussiedlerInnen, die besonders in Deutschland einwanderten und einen Status als «Deutschstämmige» erhielten.

Alle diese Gruppen haben gemeinsam, dass sie in Ballungszentren der verschiedenen europäischen Staaten kumulieren, so beispielsweise in Zürich, Bern, Berlin, Amsterdam, Rotterdam und Wien, und dort teilweise einen Bevölkerungsanteil von bis zu 30 % darstellen. Auffällig ist, dass der Anteil an Kindern und Jugendlichen sowie an den Geburten unter den MigrantInnen in der Regel in den europäischen Staaten signifikant höher liegt, als bei der «einheimischen» Bevölkerung. Auch steigt der Anteil an MigrantInnen, die in der Migrationssituation geboren wurden, also als «InländerInnen» bezeichnet

werden können, ständig. In Deutschland beträgt er bereits über 20 %. Mehr als die Hälfte aller MigrantInnen leben bereits zwischen zehn und 30 Jahren in Europa, und über 80 % von ihnen sind als ArbeiterInnen in der Industrie tätig. Die gesundheitliche Sicherung von MigrantInnen ist häufig durch hohe Arbeitslosigkeit, durchschnittlich nachteilige Bildungsvoraussetzungen, finanzielle Krisen, problematische Wohnsituationen, Verständigungsschwierigkeiten und durch familiäre Generationen- und Geschlechterrollenproblematik erschwert.

Insgesamt kann davon ausgegangen werden, dass ein unverhältnismäßig hoher Anteil von MigrantInnen – gemeinsam mit vergleichbaren «einheimischen» Bevölkerungsgruppen (z. B. Alleinerziehende, Kinderreiche etc.) – zu sozialen Milieus gerechnet werden, die sozial und gesundheitlich als besonders benachteiligt einzustufen sind und zu größten ökonomischen, fachlichen und planerischen *Herausforderungen* unserer medizinischen und psychosozialen Versorgungsdienste führen. Das Kernproblem in der gesundheitlichen und psychosozialen Versorgung der MigrantInnen liegt häufig im Mangel an einem ausreichenden *Problembewusstsein* für die Situation zugewanderter PatientInnen und KlientInnen begründet.

4.2 Versorgungsdefizite und gesundheitliche Lage von MigrantInnen

Die wachsenden sozialen und medizinischen Probleme bei der Versorgung von MigrantInnen sind Folgen einer internationalen Migration und betreffen deshalb alle europäischen wohlhabenden Staaten. Gesundheitspolitik, die an den Bedürfnissen der MigrantInnen orientiert zur

Integration beiträgt, wurde insbesondere in den deutschsprachigen Ländern bisher kaum realisiert. Als Begründungen wurden Verständigungsschwierigkeiten, Kompetenzdefizite und Kostenfaktoren angeführt und damit *spürbare Mängel* in der gesundheitlichen Versorgung von MigrantInnen beschrieben. Es fehlen gesundheitspolitische Vorgaben zu soziokulturellen und integrativen Mindeststandards der Gesundheitsversorgung. Die EntscheidungsträgerInnen haben es weitestgehend versäumt, soziokulturelle, ethnische und sprachliche Aspekte in ihre Überlegungen einzubeziehen. Ohne Feinabstimmung der Aufgaben und Ziele entstehen *planlose und willkürliche Angebotsstrukturen*. Durch Verzicht auf Koordination und einheitliche Standards werden fachliche Qualität sowie Organisations- und Personalplanung ebenso nachteilig beeinflusst, wie Kosten und Nutzen. Obwohl verlässliche epidemiologische Daten fehlen, die den Bedarf nach migrationssensiblen Angeboten ausreichend verifizieren, weisen ExpertInnen aus Wissenschaft und Praxis nachdrücklich auf vorhandene Gesundheitsnöte und Versorgungslücken hin.

Aufgrund der zu erwartenden Altersstrukturverschiebung in der europäischen Gesellschaft muss mit steigendem Bedarf medizinischer und rehabilitativer Maßnahmen sowie mit verstärktem Sozialberatungsbedarf besonders bei älteren MigrantInnen gerechnet werden. Diese Konsequenz ergibt sich aus Hochrechnungen, die den überproportionalen Anstieg der Anzahl älterer Frauen und sogenannter «Hochbetagter» ausweisen. Der Anteil älterer MigrantInnen, die ohne strukturierende und organisatorische Hilfe Dritter ihre Angelegenheiten nicht mehr selbständig regeln können, steigt ständig. Die in diesem Zusammenhang häufig vermutete ausländische Großfamilie erweist sich immer mehr als Klischee. Die Veränderung der Familienstrukturen in der Migration schlägt sich u. a. in der zunehmenden Individualisierung und in der Ausdünnung privater familiärer Hilfenetze nieder. Schubert [1995] stellte in seiner Repräsentativuntersuchung «Private Hilfenetze» fest, dass insbesondere im Bedarfsfall die Dichte von Hilfeoptionen im Alter drastisch bis auf weniger

als die Hälfte sinken, obwohl im Alter der Bedarf an Hilfen erheblich steigt. Dies trifft besonders auf MigrantInnen zu, denen es in weit geringerem Maße als bei Einheimischen möglich ist, auf außerfamiliäre Potentiale zurückzugreifen. Denn viele Ressourcen aus großfamiliären und nicht verwandtschaftlichen Beziehungsbereichen wurden, durch die Migration bedingt, in der Heimat zurückgelassen. Deshalb ist bei MigrantInnen die Erwartungshaltung gegenüber den engsten Familienangehörigen größer. Die Nachwachsenden verweigern jedoch aufgrund eines migrationsbedingten Wandels von Wertvorstellungen immer mehr die Pflege und Betreuung ihrer Eltern. Immer häufiger bleibt somit besonders älteren MigrantInnen nur noch übrig, sich an entsprechende Beratungsstellen zu wenden, die im Bedarfsfall den Rückgriff auf Fremdbetreuung zur Folge haben.

Störungen und Erkrankungen körperlicher, psychosomatischer und psychischer Art gehören in der Regel zur Biographie von MigrantInnen. Migration selbst ist ein sozialer Stressor, ein Lebensereignis mit hoher Belastung für den Menschen. Die Bewältigung der Migrationssituation scheitert insbesondere dann, wenn auf geringe Verarbeitungsmöglichkeiten auf individueller, familiärer, sozioökonomischer und soziokultureller Ebene zugegriffen werden kann. Für MigrantInnen bedeutet dies, dass in faktisch allen Lebensbereichen Stressoren und damit Mehrfachbelastungen auftreten können, die sich auf die Gesundheit negativ auswirken. Der Anpassungsdruck der Aufnahmegesellschaft begünstigt oder provoziert nach einhelliger Meinung das Auftreten körperlicher und psychischer Krankheiten. Insgesamt zeigt sich, dass MigrantInnen deutlich einem höheren Erkrankungs- und Sterblichkeitsrisiko ausgesetzt sind. Im Vergleich zur einheimischen Bevölkerung treten Erschöpfungszustände etwa zehn Jahre früher auf [Collatz, 1995]. All dies lässt erwarten, dass ältere MigrantInnen ein hohes Pflegebedürftigkeits- bzw. Behinderungsrisiko tragen werden. Die zunehmende Krankheitsquote ist zum Teil aber auch Ergebnis des veränderten Verhaltens in bezug auf die Inanspruchnahme von medizinischen Leistungen und der Wandlung in der

Wahrnehmung und Interpretation von Symptomen. Sie ist vor allem aber aus der extremen Kumulation von gesundheitlichen Belastungen in der Arbeits- und Lebenssituation zu erklären (s. dazu auch Kap. III. 7 von Koch-Straube).

Der Anteil diffuser, eher psychosomatisch zu interpretierenden Beschwerden der PatientInnen mit Migrationshintergrund ist bedeutsam. Insbesondere Schmerzsymptome und Erschöpfung werden von MigrantInnen, so die EVaS-Studie [Zentralinstitut für Kassenärztliche Versorgung in Deutschland, 1989] wesentlich häufiger (über 33 %) als von Deutschen (knapp 16 %) als Hauptanliegen beschrieben. Der Verlust von Selbstwertgefühl, kommunikativen Beziehungen und Handlungskompetenz fördert psychosomatische Erkrankungen. Psychosoziale Auswirkungen der Migration und Lebensbedingungen in der Migration wurden in der politischen, wissenschaftlichen und medizinischen Diskussion aber meist noch nicht thematisiert. So werden gesellschaftliche Probleme zu medizinischen Problemen. Die Medizin kann darauf aber nur mit einer medizinischen, statt mit einer sozialen Lösung reagieren und bleibt so langfristig unwirksam. Umgekehrt wird inzwischen oft die Diagnose «psychosomatische Erkrankung» gestellt, aber es erfolgt keine angemessene Behandlung, weil geeignete Einrichtungen fehlen, die muttersprachlich und transkulturell arbeiten. Die Diagnose alleine macht aber noch niemanden gesund. Die mangelnde Kommunikation zwischen medizinischem Personal und PatientInnen mit Migrationshintergrund trägt sogar selbst zur Entstehung psychosomatischer Erkrankungen bei. So muss es, die Ergebnisse der EvaS-Studie zugrundelegend, auch nachdenklich stimmen, dass bei Kontakten, bei denen MigrantInnen ihre Anliegen, wie Krankheitseinschätzung oder Schmerzen, als «gravierend» einstufen, ein Viertel davon bei Ärzten völlig konträr, also als «gering» bewertet werden [ebd.]. So entsteht der häufig beschriebene «Einverständnis im Mißverständnis»-Effekt, der zu wenig effektiver Zusammenarbeit zwischen KlientInnen aus Minoritätengruppen und Fachkräften, die der Majorität angehören, führt [Pavkovic, 1993]. Besonders ungünstige Verläufe er-

geben sich bei ausländischen Frauen, da sie kaum Schwangerschaftsvorsorgeuntersuchungen in Anspruch nehmen bzw. diese häufig nicht vollständig oder verspätet durchgeführt werden. Obwohl der Anteil der Migrantinnen, die in den Kliniken entbinden, in den meisten Ballungszentren bereits bis zu 40 % beträgt, sind kaum muttersprachliche Angebote der Schwangerschaftsvorsorge und Nachsorge vorhanden [Kentenich, 1996; siehe dazu auch Kap. III.6 von Kuntner]. Generell fällt auf, dass Migrantinnen Vorsorgemaßnahmen aller Art, wie beispielsweise auch Krebsvorsorgeuntersuchungen, kaum nutzen.

Bezogen auf die psychosomatische und psychiatrische Versorgung weist der Hauptteil vorliegender Studien auf defizitäre Versorgungsstrukturen hin und beschreibt Probleme der Versorgung von MigrantInnen und hier insbesondere der Flüchtlinge [z. B. Zeiler/Zarifoglu, 1994]. Viele von ihnen haben Verfolgung und Folter ertragen müssen. Es gibt jedoch nur wenige spezielle Psychiatrieplätze, in denen Folterfolgen behandelt werden können (siehe dazu auch Kap. III.3 von Moser). Auch für die ArbeitsmigrantInnen ist kein geeignetes Angebot vorhanden. Am häufigsten liegen Analysen in kleineren Regionen oder für einzelne Kliniken vor. Diese zeigen fast durchgängig, dass MigrantInnen unter den psychiatrischen PatientInnen unterrepräsentiert sind. Auf der Basis quantitativer Empirie der EVaS-Studie [Zentralinstitut für Kassenärztliche Versorgung in Deutschland, 1989] lassen sich nach Collatz [1995] Hypothesen über Kernprobleme der psychosomatischen und psychiatrischen Versorgung von MigrantInnen formulieren: So kann man den Daten entsprechend voraussetzen, dass bei körperlichen oder seelischen Befindlichkeitsstörungen und Erkrankungen zunächst weitgehend ein Arzt oder eine Ärztin und erst zum Teil wesentlich später psychosoziale Beratungsstellen aufgesucht werden. Auch gelangen MigrantInnen gar nicht oder erst zu einem späteren Zeitpunkt als deutsche PatientInnen zu PsychiaterInnen. Entsprechend unterrepräsentiert sind auch psychosomatische und psychotherapeutische oder andere rehabilitative Maßnahmen bei MigrantInnen.

Krankheitsäußerungen der PatientInnen mit Migrationshintergrund sind nach vorliegenden Ergebnissen [z. B. Collatz, 1995; Leyer, 1991] eher ganzheitlich, körperbezogen und enthalten außerordentlich häufig Schmerz oder Angst. Ohne sprachliche und transkulturelle Verständigung werden einerseits beginnende schwerwiegende organische Krankheiten leicht übersehen bzw. psychiatrische und psychosomatische Krankheitsbilder rein somatisch diagnostiziert und therapiert, was die Chronifizierung von Beschwerden fördert [Collatz, 1995]. Zudem sind diffuse somatische ärztliche Diagnosen, welche eher auf einen psychosomatischen und psychischen Erkrankungshintergrund hinweisen, bei MigrantInnen häufiger anzutreffen [Zentralinstitut für Kassenärztliche Versorgung in Deutschland, 1989]. Andererseits ist bei MigrantInnen anteilsmäßig eine stark erhöhte Rate der Verschreibung von Medikamenten festzustellen [ebd.].

Fehlende *Chancengleichheit* bei der Inanspruchnahme gesundheitlicher Dienstleistungen mindert die Integrationsaussichten der MigrantInnen. Dadurch werden Risiken gesellschaftspolitischer Konfliktpotentiale erhöht und das Zusammenleben im Konsens erschwert. Bisherige Ansätze und mit besten Absichten realisierte Maßnahmen führten nicht zu nachhaltigen Erfolgen, da nur selten sprachliche, kulturelle und institutionelle Barrieren überwunden werden konnten. Dies betrifft nicht zuletzt die Bereiche:

- Psychiatrie [hierzu Hegemann/Salman, 2001] und Neurologie (besonders Folter- und Kriegsfolgen)
- Psychosomatik [hierzu Zimmermann, 2000]
- Geburtsvorsorge und Nachsorge, Gynäkologie [hierzu Kentenich, 1996]
- Pädiatrie [hierzu Zimmermann, 1990, 2000]
- Suchterkrankungen [hierzu Salman, 1999]
- Rehabilitationsmaßnahmen, AIDS-Hilfe und die Bereiche sozialmedizinischer sowie sozialgerichtlicher und forensischer Begutachtung [hierzu Collatz et al., 1999]
- Oralprophylaxe, Gesundheitsförderung [hierzu Salman, 2000b] und viele mehr.

Übung

Stellen Sie sich vor, Sie pflegen einen Migranten, der schon mehrere Jahre in Ihrem Land lebt, die neue Sprache jedoch nicht gelernt hat, der zu nicht vereinbarten Zeiten viel Besuch am Krankenbett erhält, der mit der Ernährung in der Klinik nicht einverstanden ist, der wünscht, dass seine Angehörigen in der Klinik übernachten können und der immer wieder über diffuse Schmerzen klagt. In Ihrer Klinik ist es jedoch nicht erlaubt, dass Angehörige übernachten, auch Besuch außerhalb der Besuchszeiten ist unerwünscht, zudem wird keine kulturell angepasste Ernährung gewährt. Dazu kommt, dass die Klinik keine professionellen DolmetscherInnen finanziert.

- Welche Gefühle löst diese Pflegesituation bei Ihnen aus?
- Wer ist hier das Opfer, wer ist schuldig an der Misere und wer trägt die Verantwortung für die Lösungsfindung? Der Patient, die Klinik, die Gesellschaft oder Sie als Pflegende?

4.3 Barrieren bei der Inanspruchnahme von Gesundheitsdiensten

Der folgende Abschnitt beschreibt Barrieren bei der Inanspruchnahme von Gesundheitsdiensten struktureller, institutioneller und politischer Art sowie sprachliche Barrieren, Besonderheiten des Krankheitsverständnisses und soziokulturelle und migrationsspezifische Faktoren.

4.3.1 Strukturelle, institutionelle und politische Problematik

Der Zugang zu den bestehenden Angeboten der Gesundheitsdienste wird besonders durch *strukturelle Barrieren* erschwert. So bieten Gesundheitsdienste MigrantInnen nur selten geeignete und nachvollziehbare Informationen über Umfang, Sinn und Zweck vorhandener Angebote an. Von präventiven Maßnahmen oder Botschaften der Gesundheitsförderung sind MigrantInnen meistens gänzlich ausgeschlossen. MedizinerInnen, TherapeutInnen und Pflegepersonal fehlen qualifizierte DolmetscherInnen, muttersprachliche TherapeutInnen und flankierende psychosoziale Versorgungseinrichtungen, welche helfen, den ihnen gestellten Versorgungsauftrag auch für MigrantInnen ausreichend zu erfüllen.

Chancengleichheit in der gesundheitlichen Versorgung wird nach Ansicht von Fachkräften sowie betroffenen MigrantInnen selbst, hauptsächlich durch *Sprachbarrieren* verhindert. Dennoch ist der Einsatz von DolmetscherInnen im Gesundheitswesen deutschsprachiger Länder, anders als in der Justiz, rechtlich, finanziell und qualitativ nahezu frei von verbindlichen Regelungen. So verhinderten bisher Kompetenzprofile und Kostenfaktoren, dass der Einsatz von DolmetscherInnen in sozialer und medizinischer Fachpraxis integraler Bestandteil sozialer Dienstleistung wurde. Ohne sprachliche Verständigung bleibt der Zugriff auf notwendige Informationen zur Bewältigung sozialer, rechtlicher und gesundheitlicher Belange nahezu unmöglich. Gerade der Mangel von spezifischen Angeboten – unzureichende Möglichkeiten muttersprachlicher, bilingualer, migrationsspezifischer und transkultureller Beratung und Therapie – wird von MigrantInnen beklagt. In diesen Zusammenhängen wird die *eingeschränkte Inanspruchnahme* von Beratungsangeboten nur allzu verständlich. Wegen der hier geschilderten Mängel und der Tatsache, dass MigrantInnen dadurch nicht ausreichend auf ihre Probleme hinweisen können, blieben diese bislang im Verborgenen.

Auch Fragen der *Berufskompetenz* sind angesprochen. Hohe Abbruchquoten in Beratungs- und Therapieprozessen, besonders bei drogenabhängigen MigrantInnen, vertiefen den Eindruck unzureichender transkultureller Qualität [Salman, 1999]. Die Ursachen bestehen vor allem in der mangelnden Fort- und Weiterbildung des Fachpersonals, die Verständnis für ethnische und soziokulturelle Vielfalt wecken und diese befähigen, rasch und sicher daraus resultierende Schwierigkeiten zu erkennen und geeignete Problemlösungen zu finden. Sie sind kaum auf den Umgang mit Menschen mit Migrationshintergrund vorbereitet.

Konzeptionelle und ausländerrechtliche Hindernisse verhindern die effiziente Förderung und Sicherung der Gesundheit vieler Mig-rantInnen. Therapeutische Maßnahmen fallen oftmals aufenthaltsrechtlichen Erwägungen zum Opfer. Dies wird auch an dem eingeschränkten Leistungsspektrum für Flüchtlinge und AsylbewerberInnen deutlich. So sind Therapien gegen Folterfolgen und diesbezügliche Fachzentren in Deutschland nur schwer zugänglich. Die EntscheidungsträgerInnen haben es weitestgehend versäumt, migrationsspezifische, soziokulturelle und sprachliche Aspekte in ihre planerischen Überlegungen einzubeziehen.

4.3.2 Sprachliche Verständigung als Barriere

Die Vielzahl der vorliegenden Publikationen zur Problematik der defizitären medizinischen und sozialen Infrastruktur für MigrantInnen [z. B. Collatz et al., 1992; Zimmermann, 1990, 2000] weist hauptsächlich der kommunikativen Verständigungsproblematik die größte Tragweite zu. Verständigungsschwierigkeiten sind bedingt durch unterschiedliche beiderseitige Erwartungen, Zielvorstellungen, Vorurteilsstrukturen und Informationsdefizite, die für MigrantInnen zu einer eingeschränkten Inanspruchnahme präventiver, kurativer und rehabilitativer Angebote und Leistungen führen. Die besondere Schwierigkeit, die MigrantInnen haben, sich verständlich zu machen und zu verstehen, führt dazu, dass MigrantInnen und deren Beziehung zum Kranksein ohne Dolmetscherhilfen fremd und nicht durchschaubar bleiben.

Der Einsatz von DolmetscherInnen in der Sozial- und Gesundheitsberatung scheitert meistens an der Finanzierungsfrage. Lediglich das Hinzuziehen von DolmetscherInnen vor operativen Eingriffen in Krankenhäusern scheint im Konsens lösbar. So wurde beispielsweise in Deutschland entschieden [Oberlandesgericht Düsseldorf, Az. 8 U 60/88], dass ÄrztInnen eine sprachlich sachkundige Person bei der Behandlung von ausländischen PatientInnen hinzuziehen müssen, wenn nicht ohne weiteres geklärt ist, dass die PatientInnen die deutsche Sprache so gut beherrschen, dass sie die Erläuterungen, die sie von ÄrztInnen erhalten, verstehen können. Es müsse gesichert werden, dass die

Gefahr von Missverständnissen ausgeschaltet sei. Dennoch wird in den deutschsprachigen Ländern das Heranziehen von KlinikmitarbeiterInnen, wie z. B. ausländischen Raumpflegerinnen, oder von Familienangehörigen offensichtlich als einzige praktikable Lösung betrachtet, die jedoch hinsichtlich der Schweigepflicht und der Qualität der Übersetzungen mit Schwierigkeiten verbunden ist [siehe hierzu Oestereich, 2000]. Für Dolmetscherleistungen in der ambulanten Versorgung gibt es in deutschsprachigen Ländern keine Finanzierungssicherheit. Dies wird von Fachkräften häufig mit Unverständnis quittiert, denn die Folgekosten des Verzichts auf Verständigung seien in jedem Fall ökonomisch, medizinisch und sozial höher einzustufen als die Finanzierung von DolmetscherInnen [siehe dazu auch Kap. II.3 von Stuker].

Das transkulturelle Gespräch ist eine besondere Art der Kommunikation, da Unterschiedlichkeiten zwischen eigenen und anderen Sichtweisen und Lebenswelten deutlich werden können. Bewusst oder unbewusst ist transkulturelle Kommunikation immer an das Interesse der Kommunizierenden gebunden. Im Gegensatz zu Gesprächssituationen zwischen Personen mit einem ähnlichen Hintergrund kann im Migrationskontext meist nicht davon ausgegangen werden, dass die Beteiligten dieselben Zeichen benutzen, um dieselben Inhalte zu beschreiben und dieselben Bedeutungen zu übermitteln. Damit erhöht sich in der Kommunikation mit MigrantInnen die Wahrscheinlichkeit von Missverständnissen, auf welche diese häufig mit einer speziellen Abwehr reagieren. Zur Sicherung und zum Schutz der eigenen Identität setzen sie dem einen spezifischen Sprachcode des «nicht verstehen» entgegen. Dies hat zur Folge, dass sie noch mehr ausgegrenzt und benachteiligt werden [Salman, 2000a; Zimmermann, 2000]. Missverständnisse, Verwirrungen und Frustrationen sind alltägliche Begleiterscheinungen und tragen zu sozialer Isolation sowie zum Verlust des Selbstwertgefühls bei. Dies bedeutet einen Verlust an emotionaler Sicherheit, der dazu führen kann, sich verstärkt an tradierten Werten und Normen festzuhalten [siehe hierzu Collatz et al., 1999].

4.3.3 Traditionelles Krankheitsverständnis als Barriere

Neben der Wahrnehmung körperlicher Prozesse und bestimmten Erwartungen an eine Behandlung sind gerade auch die Erklärungsmuster für Krankheitsursachen deutlich vom historischen und soziokulturellen Kontext der Beteiligten geprägt. Um Krankheitsverläufe erkennen, aus biographischer Sicht einschätzen und mögliche Behandlungswege aufzeigen zu können, sind Kenntnisse über soziokulturell geprägte Krankheitsvorstellungen unerlässlich. Eine effektive Behandlung ist nur dann möglich, wenn beide Seiten, Behandelnde und Behandelte, davon ausgehen, dass die Behandlungsmethode Erfolg verspricht (siehe dazu Kap. I.6 von Zielke-Nadkarni).

Krankheitsvorstellungen sind jedoch nicht als starre Konzepte zu verstehen, sondern weisen einen dynamischen Charakter auf. Sie sind von soziokulturellen und ökonomischen Faktoren abhängig. Krankheitsverständnis und -verhalten wandeln sich in der Migration hauptsächlich durch das Verlassen der bisherigen Lebenswelt, die zuvor Krankheit und Gesundheit definierte, den im Aufnahmeland erleichterten Zugang zu Institutionen der naturwissenschaftlich-technischen Medizin und den Kontakt und die Konfrontation mit anderen Norm-, Wert- und Krankheitsvorstellungen. Veränderungen bedeuten, dass in der Regel eine individuelle Verknüpfung alter und neuer Krankheitsvorstellungen vorgenommen wird. So verändern MigrantInnen zwar ihr Krankheitsverständnis und -verhalten, behalten aber in der Regel gleichzeitig ihre mitgebrachten Ausdrucksformen bei.

4.3.4 Soziokulturelle und migrationsspezifische Faktoren als Barrieren

Im Familienleben unterliegen MigrantInnen in der Regel nachhaltigeren Regelwerken als «Einheimische». Diese, häufig sehr restriktiv erscheinenden Regeln, sind sehr unterschiedlich und abhängig von Herkunftsregion, Bildungsstand, Alter der Eltern bei der Migration, Migrationsalter der Jugendlichen bzw. Geburtsland, verwandtschaftlichen Bindungen und Subgruppen in der Migration. Insbesondere junge MigrantInnen stehen unter dem Druck, allen gesellschaftlichen Anforderungen gerecht zu werden. Deren Umsetzung in die Praxis wird jedoch von mehreren Faktoren «behindert» [Salman, 1995, 2000b]. Als wichtigster Faktor kann hierbei der Widerspruch zwischen kulturellen Normen, Werten, Traditionen und geschlechtlichen sowie generativen Machtverhältnissen angeführt werden. Als selbstständiges Individuum zu agieren, beispielsweise wichtige Entscheidungen bezüglich des persönlichen Beziehungslebens zu treffen, mag in der Aufnahmegesellschaft die gesellschaftlich bevorzugte Handlungs- und Erziehungsmaxime sein. In der Herkunftsgesellschaft, welche von den Eltern repräsentiert und durchgesetzt wird, könnte ein solches Verhalten, wie bei türkischen Eltern in Migrationssituation häufig zu beobachten, eher sanktioniert werden. Die meisten dieser Beziehungsprobleme berühren die Beziehungen zwischen Eltern und ihren Kindern und die Beziehungen zwischen den Geschlechtern (siehe dazu Kap. I.5 von Lanfranchi). In bestimmten Zusammenhängen verlangt ein organisches Lebensgefüge bzw. Familiengefüge derart harte Konsequenzen, denn die Interessen des Familiensystems sind wichtiger, als die des einzelnen Individuums (siehe dazu Kap. II.5 von Tuna).

Die individuellen Migrationsprozesse betreffen die psychogenetische Dimension des Werte- und Normenwandels in den MigrantInnengruppen [Hettlage-Vargas, 1992]. Es ist die Rede von Prozessen der Anpassung, welche im Kern psychisch vermittelt sind. Migration ist vor allem ein auf der individuellen Ebene im Kern psychisch vermittelter Prozess des sich Anpassens und auf der gesellschaftlichen Ebene ein Prozess der Veränderung von gesellschaftlichen Machtdifferenzialen. In diesem Prozess werden der psychische Haushalt und die Gesamtheit affektiver Valenzen der MigrantInnen ebenso neu strukturiert, wie ihr gesellschaftliches und familiäres Beziehungsgefüge. Immer wieder müssen die Veränderungen des persönlichen Beziehungsgefüges in Interaktion mit der eigenen Umwelt in eine neue Balance gebracht werden.

Zugleich verändern sich die aus der Herkunftsgesellschaft importierten familiären Machtverhältnisse zugunsten der Frauen und der Jugendlichen [Waldhoff, 1995]. Hier ist allerdings von einem sehr schmerzhaften Prozess die Rede, der nicht ohne Folgen auf die Inanspruchnahme von Gesundheitsdiensten bleibt, denn MigrantInnen sind in solchen Prozessen extrem sensibel und neigen zu starkem Misstrauen [Hettlage-Vargas, 1992].

Es scheint notwendig, sich MigrantInnen in Bereichen der Beratung, Betreuung, Therapie, Pflege etc. stärker zu öffnen, als dies gegenwärtig der Fall ist. Folgende Aspekte sollten hierbei von AkteurInnen der Sozial- und Gesundheitsdienste berücksichtigt werden [vgl. hierzu auch Hegemann, 1996]:

● Soziokulturelle Unterschiede können, müssen aber nicht zu erheblichen Kommunikationsproblemen führen.
● Die Probleme von KlientInnen oder PatientInnen mit Migrationshintergrund können meist nicht adäquat eingeschätzt werden.
● Die Umgangsformen von MigrantInnen sind nicht genügend bekannt.
● Das Erleben und Verhalten können unterschiedlich sein.
● Die Erwartungen in bezug auf Hilfe und Unterstützung können erheblich differieren.

4.4 Abbau von Barrieren und integrative Aspekte der Gesundheitsversorgung

Der folgende Abschnitt beschreibt wichtige Faktoren zum Abbau von Barrieren und integrative Aspekte der Gesundheitsversorgung wie den Aufbau sprachlicher Kompetenzen und die transkulturelle Öffnung und Vernetzung.

4.4.1 Strukturelle, institutionelle und politische Faktoren

Das vorhandene medizinische und soziale Potential des Gesundheitswesens muss der Mangel- und Fehlversorgung von MigrantInnen entgegenwirken. Erste Schritte zur Chancengleichheit müssen folglich auf den *Abbau von Zugangsbarrieren* zielen. Der Einbezug von *migrationsspezifischen und soziokulturellen Aspekten* und die Berücksichtigung von MigrantInnen als *spezielle Zielgruppe* bei Aktivitäten der Prävention, Beratung, Betreuung und Therapie in den Handlungsfeldern des Gesundheitswesens begünstigt und begründet ein *transkulturelles Gesundheitswesen.* Als transkulturell kann ein Gesundheitswesen bezeichnet werden, wenn *regelhaft* in den Angeboten sprachliche, soziokulturelle und migrationsspezifische Aspekte Berücksichtigung finden. Vorhandene Versorgungskonzepte müssen hinsichtlich ihrer *transkulturellen Qualität* überprüft und um migrationsspezifische Komponenten ergänzt werden. Dies gilt in besonderer Weise für die Schaffung von migrationsspezifisch und sprachlich gesicherten Präventionsangeboten sowie einer verstärkten *Aufklärung* über Art, Sinn und Umfang vorhandener Angebote. Hierzu ist der konzeptionelle Abbau von Zugangsbarrieren erforderlich. In der Versorgung von MigrantInnen sind *Planung, Koordinierung und Monitoring* zu Fragen der Therapie, Beratung und Prävention von internationaler Bedeutung.

Zur Sicherung von Qualität und Effizienz sind verbindliche und einheitliche *Mindeststandards* im Rahmen der Regelversorgung ebenso erforderlich wie ein diesbezüglicher Kriterienkatalog. Hierbei sind insbesondere gesundheitspolitische EntscheidungsträgerInnen und AkteurInnen der relevanten Praxisfelder angesprochen. Integration durch Chancengleichheit muss in konkreten Handlungs- und Tätigkeitsfeldern des Gesundheitswesens umgesetzt werden. Um gesellschaftlichen Konsens zu begünstigen und einer transkulturellen Ausrichtung Rechnung zu tragen, müssen hierbei Fachleute aus relevanten Gesundheitsdiensten und WissenschaftlerInnen ebenso einbezogen werden, wie legitimierte VertreterInnen der MigrantInnen. Die gesundheitliche Lage der MigrantInnen muss durch spezifische *Gesundheitsberichterstattung* auf regionaler und überregionaler Ebene erfasst werden. So gewonnene Daten und Ergebnisse sind der Forschung und Praxis als Grundlage für weiterführende Lösungsansätze und bedarfsorientierte Versorgungsplanung bereitzustellen.

4.4.2 Aufbau sprachlicher Kompetenzen

Immer mehr Einrichtungen setzen in eigener Initiative DolmetscherInnen ein und finanzieren diese auch, doch mehrheitlich bestehen nach wie vor ein Mangel an entsprechenden professionellen Angeboten und Lücken in deren Finanzierung. Hier können skandinavische Länder, wie Schweden und auch die Niederlande, vorbildhaft wirken. In diesen Ländern sind öffentlich finanzierte Dolmetscherdienste, sogenannte *interpreter services* entstanden. Diese haben vor allem die Aufgabe, im Bereich medizinischer und sozialer Versorgung mit Hilfe ehrenamtlicher oder professioneller DolmetscherInnen, sprachliche Verständigung zu ermöglichen. Die DolmetscherInnen können dort von allen Gesundheitsdiensten kostenlos angefordert werden. Das Leistungsspektrum reicht von der Bereitstellung speziell geschulter DolmetscherInnen vor Ort bis hin zu TelefondolmetscherInnen. Das Konzept des «Gemeindedolmetschen» (*community interpreting*) ist geleitet von der Idee, dass vorhandene gesundheitliche und soziale Infrastruktur durch die Bereitstellung von kommunikativen Dienstleistungen auch bei MigrantInnen voll zur Entfaltung kommen und zur Integration beitragen kann. Als Gemeindedolmetscher [hierzu weiterführend Salman, 2000a] werden MigrantInnen verstanden, die zu ExpertInnen für soziale Kommunikation ausgebildet sind. Als «Brücke» sollen sie helfen, zwischen dem Sozial- und Gesundheitswesen auf der einen und den MigrantInnen auf der anderen Seite sprachliche sowie soziokulturelle Verständigung und effektive Hilfeleistung zu ermöglichen. Bei entsprechender Förderung und Absicherung sind sie als ExpertInnen in der Lage, Interessenausgleich und Integration sowie bestmögliche Hilfe seitens der Sozial- und Gesundheitsdienste zu ermöglichen. Dazu notwendige Fachkenntnisse und Handlungskompetenzen werden und können durch Aus- und Weiterbildung gesichert werden. Hierzu werden aufbauende, integrierende und gesundheitsfördernde Facheinrichtungen benötigt, welche die wichtigsten Querschnittsaufgaben für die Mehrzahl der Einrichtungen und Dienste übernehmen, um unnötige Kosten zu vermeiden: Solchen zentralen Vernetzungseinrichtungen fielen Aufgaben der Vernetzung, Vermittlung, Betreuung und Ausbildung zu. Der Zugriff von Fachkräften des Sozial- und Gesundheitswesens auf DolmetscherInnen sollte generell integraler Bestandteil sozialer und gesundheitlicher Dienstleistung werden. Durch einen öffentlich finanzierten Einsatz von DolmetscherInnen kann im Sinne der Gleichberechtigung eine bedarfsgerechte Inanspruchnahme von medizinischer Infrastruktur ermöglicht werden.

4.4.3 Transkulturelle Öffnung und Vernetzung

Die *transkulturelle Öffnung* bestehender Regeldienste ist zu forcieren und zu favorisieren. Es ist kaum davon auszugehen, dass ethno- oder migrantInnenspezifische Angebote für alle MigrantInnengruppen in ausreichender Form möglich sind und flächendeckend angeboten werden können. *MigrantInnenspezifische Einrichtungen* außerhalb der Regelversorgung sind jedoch dort sinnvoll, wo die Regelversorgung kurzfristig keine befriedigenden Lösungen anbieten kann. Empfehlenswert ist hier insbesondere die Einrichtung (teil-)stationärer und ambulanter, geschlechtsspezifischer Angebote. Mittelfristig sollten aber auch diese Einrichtungen in das Regelnetz eingebunden und gleichberechtigt finanziert werden. MigrantInnenspezifische Einrichtungen sollten integrierend wirken und die Regeleinrichtungen des Gesundheitswesens eher ergänzen als ersetzen, damit MigrantInnen Zugang zum Gesundheitswesen finden. In diesem Zusammenhang ist eine konzeptionelle Zusammenarbeit zwischen Regeldiensten und MigrantInnenspezifischen Einrichtungen sinnvoll. Das Miteinander und nicht das Nebeneinander ist anzustreben.

Die Grundfrage muss deshalb, bevor mit sozialer oder gesundheitlicher Förderung begonnen wird, seitens der Majorität gestellt werden: Wie kann man den Migrationsprozess, also einzelne Phasen der Migration so steuern, dass der Verlauf für alle Beteiligten erfolgreich ist, und wie können wir diesen Prozess partnerschaftlich, also unter Einbeziehung eines möglichst großen Teils der MigrantInnen gestalten? Dies kann auch zur schmerzhaften Frage führen: Welchen Beitrag können wir selbst für den Abbau an Unterschieden leisten, worauf müssen wir selbst verzichten, um MigrantInnen entgegenzukommen? Verstärkt ist es deshalb notwendig, MigrantInnen zu ExpertInnen des Gesundheitswesens *auszubilden* bzw. sie dazu zu motivieren.

Um MigrantInnen besser über die Angebote des Gesundheitswesens zu informieren und verstärkt präventives Wissen weiterzugeben, ist es zudem erforderlich, muttersprachliche Informationsmedien (z. B. Broschüren) bereitzustellen. In den Niederlanden werden in fast allen gängigen MigrantInnensprachen nicht nur Broschüren sondern auch Videomaterial und ähnliches weitergegeben.

Transkulturelle Teams bieten in besonderer Weise die Chance, bedarfsorientierte Angebote für spezielle Zielgruppen unter den MigrantInnen zu erarbeiten und transkulturelle Kompetenzen durch Reflexion zu stärken und weiter zu entwickeln [Pavkovic, 2000]. Die Förderung solcher Teams kann durch gesonderte Berücksichtigung von MigrantInnen bei der Auswahl von MitarbeiterInnen in den Gesundheitsdiensten bewerkstelligt werden. Transkulturelle Teams in psychosozialen und medizinischen Fachdiensten sind bisher eher die Ausnahme, obwohl in Einrichtungen mit muttersprachlichem Angebot der Anteil der diese Einrichtungen aufsuchenden MigrantInnen stark angestiegen ist. Dabei sind MigrantInnen sicherlich nicht automatisch die besseren Fachkräfte. Ihre Landsleute fassen jedoch eher zu ihnen Vertrauen, fühlen sich verstanden und aufgehoben. Die Kluft zwischen Behandelnden und Behandelten wird nicht noch durch eine zweite – die der fehlenden Identifikation und Verständigung – vergrößert. Mit zunehmender Behandlung durch und mit Fachkräften mit Migrationshintergrund werden

MigrantInnen damit belohnt, dass ihre Selbstwahrnehmung und die Fremdwahrnehmung von ihrem Leiden sich decken, und somit Kommunikation und Therapie möglich werden. An dieser Stelle soll jedoch einem möglichen Missverständnis, dass MigrantInnen nur MigrantInnen und deutsche Fachkräfte nur Deutsche behandeln sollten, vorgebeugt werden. Es geht langfristig um die Zusammenführung zweier Erfahrungsbereiche in ein transkulturelles Ganzes und nicht um die Spaltung in monokulturelle Lager.

Gerade die langandauernde Zusammenarbeit in transkulturellen Teams macht auch Nicht-MigrantInnen durch die gesammelten Erfahrungen und den Austausch mit KollegInnen mit Migrationshintergrund zu transkulturell kompetenteren Fachkräften.

Folgende Faktoren sollten im Umgang mit MigrantInnen berücksichtigt werden [hierzu weiterführend Krause, 1998], um nicht nur erfolgreicher arbeiten, sondern auch um Barrieren zu den Gesundheitsdiensten und seinem Personal abbauen zu können:

- Vermeidung negativer Bewertungen von Unterschieden
- Bereitschaft, über die KlientInnen und von ihnen zu lernen
- vertrauensbildende Maßnahmen
- Beschaffung konkreter Informationen über migrationsspezifische und soziokulturelle Hintergründe
- Vermeidung ständiger transkultureller Vergleiche
- Respekt vor anderen Auffassungen
- Bewusstheit des eigenen Hintergrundes
- loslassen eigener Gewissheiten
- hinzuziehen sprachlicher oder kultureller MittlerInnen
- Aufbau transkultureller und multilingualer professioneller Teams.

Generell orientiert sich ein transkulturelles Gesundheitswesen in Prävention, Beratung und Therapie an der Lebenswirklichkeit der MigrantInnen. Sie *motiviert, beteiligt und vernetzt* Vereine, Organisationen und «Keypersonen» der MigrantInnen im Rahmen präventiver, ambulanter und stationärer Maßnahmen und hilft bei der Gründung spezifischer Selbsthilfegruppen. Es bedarf auch verstärkter Anstrengungen zur Entwicklung und Etablierung von Methoden der *transkulturellen Therapie* oder Beratung. Integrative Gesundheitssicherung bzw. -förderung basiert zudem auf *emanzipatorischen Grundlagen*. Deshalb ist es notwendig, die *Einstellungspraxis* dahingehend zu verändern, dass in Zukunft vermehrt MigrantInnen in den Fachdiensten angestellt werden.

4.5 Schlussbemerkungen und Ausblick

Migration ist nicht nur der Wechsel von einem Ort zum anderen, sondern auch der Übertritt von einer Gesellschaft in eine andere, was einen langen Lernprozess für Einwandernde und Aufnehmende zur Folge hat, wobei die Schwierigkeit größtenteils in der Tatsache liegt, dass die letztere Gruppe nicht so sehr auf den Lernprozess angewiesen ist, wie die Eingewanderten. Der Erfolg hängt also von der Gestaltung der Beziehungen zwischen zugewanderten PatientInnen und dem Personal des jeweiligen Gesundheitssystems ab. Konsequenzenreicher als die Umstände einer Migration sind die – vermeidbaren – Kränkungen und Verletzungen, die der politische Wechselkurs zwischen Anwerbung und Abschreckung, zwischen Vergünstigungen oder Repressalien den EinwanderInnen zufügt [Fernando, 1991]. Wenn es gelingt, in der Interaktion zwischen den «Ungleichen» zum Prinzip des «Aushandelns» und des «Interessenausgleichs» zu finden, so wird der Grad der Ungleichheit und des Anpassungsdrucks geringer, was eine Besserung der Beziehungen und somit auch der Heilungschancen von MigrantInnen bedeuten kann. Damit aber wird die Migration für beide, also sowohl für die MigrantInnen, wie auch für die Aufnahmegesellschaft zu einem Erfolg.

Sind politische und gesellschaftliche Grundvoraussetzungen, wie z. B. die rechtliche Gleichstellung der MigrantInnen durch vereinfachte

Einbürgerungsmöglichkeiten oder der Zugang zu den Bildungsressourcen und zu den Ressourcen sozialer und gesundheitlicher Infrastruktur erschwert, werden diese Rahmenbedingungen dem Individuum das Gelingen der Migration erschweren und in der Folge die Erkrankungsrisiken erhöhen. In diesem Zusammenhang tragen unsere öffentlichen Gesundheitsdienste eine besondere Verantwortung für die gesundheitliche Sicherung oder Förderung von MigrantInnen und zwar in der Qualität, dass wir zu recht von einem transkulturellen Gesundheitswesen sprechen können, in dem MigrantInnen Vertrauen fassen können. Nicht immer müssen Veränderungen sofort mit Geld und übertriebenen Kosten einher gehen. Sicherlich ist es da und dort möglich, einen produktiven und effizienten Minimalismus zu praktizieren, der es eher ermöglicht, einen kleinsten gemeinsamen Nenner zu finden, nämlich den der Mindeststandards. Dies bedeutet eine Herausforderung für das kreative Potential von Angehörigen der Gesundheitsberufe und eine Aufforderung zur transkulturellen Interdisziplinarität im Gesundheitswesen.

Darüber hinaus sind gesundheitspolitische Vorgaben zu transkulturellen, migrationsspezifischen, sprachlichen und integrativen Mindeststandards der Gesundheitsversorgung erforderlich, denn das Hinzuziehen von DolmetscherInnen ist nicht der «Königsweg» bei der Versorgung von MigrantInnen im Gesundheitswesen.

MigrantInnen haben jahrzehntelang zu erheblichen wirtschaftlichen, wissenschaftlichen und kulturellen Innovationen in Europa beigetragen. Sie bringen immateriellen und materiellen Reichtum in unsere Gesellschaften. Dieser Migrationsgewinn fällt in der Betrachtung seitens der Majorität häufig dem Anpassungs- und Vereinheitlichungsdruck zum Opfer. Zum Gelingen eines harmonischen Zusammenlebens zwischen den MigrantInnen und der Aufnahmegesellschaft gehört sicher auch, dass wir dieses Zusammenleben gemeinsam gestalten, gemeinsam an einer Zukunft bauen und nicht verhaftet bleiben in den Problemen und Schwierigkeiten, welche diesen gemeinsamen Prozess begleiten. Eine Auseinandersetzung mit Macht und Ohnmacht macht uns bewusst, wie wir zu einer erträglichen Machtbalance zwischen Etablierten und AußenseiterInnen gelangen können. Wir sollten also die gemeinsame Entwicklung beeinflussen und geduldig die Ungleichheit verringern helfen und dadurch Spannungen abbauen: «Die Gestaltung des Zusammenlebens von Einheimischen und zugewanderten Fremden in sozialem Frieden und kultureller Toleranz (...) ist für Deutschland wie für Europa insgesamt eine Kernfrage der gesellschaftlichen Zukunft, in der auch im 21. Jahrhundert die Probleme von Zuwanderung und Eingliederung besonderen Stellenwert behalten werden.» [Bade, 1997].

Zusammenfassung

● MigrantInnen sind einem deutlich höheren Erkrankungs- und Sterblichkeitsrisiko ausgesetzt. Die zunehmende Krankheitsquote ist zum Teil aber auch Ergebnis des veränderten Verhaltens in bezug auf die Inanspruchnahme von medizinischen Leistungen und der Wandlung in der Wahrnehmung und Interpretation von Symptomen. All dies lässt erwarten, dass ältere MigrantInnen ein hohes Pflegebedürftigkeits- bzw. Behinderungsrisiko tragen.

● Das Kernproblem in der gesundheitlichen und psychosozialen Versorgung der MigrantInnen liegt häufig im Mangel an einem ausreichenden

Problembewusstsein für die Situation zugewanderter PatientInnen und KlientInnen begründet. Meistens werden spürbare Mängel in der gesundheitlichen Versorgung mit Verständigungsschwierigkeiten, Kompetenzdefiziten und Kostenfaktoren umschrieben.

● Der Zugang zu den bestehenden Angeboten der Gesundheitsdienste wird besonders durch strukturelle Barrieren erschwert. Den MedizinerInnen und TherapeutInnen und dem Pflegepersonal fehlen qualifizierte DolmetscherInnen, muttersprachliche TherapeutInnen, transkulturelle Kompetenzprofile und flankierende psychosoziale Versorgungseinrichtungen, die helfen, den ihnen gestellten Versorgungsauftrag auch für MigrantInnen ausreichend zu erfüllen.

● Erste Schritte zur Chancengleichheit bei der Inanspruchnahme gesundheitlicher Angebote müssen folglich auf den Abbau von Zugangsbarrieren zielen. Der Einbezug migrationsspezifischer und soziokultureller Aspekte und die Berücksichtigung von MigrantInnen als spezielle Zielgruppe bei Aktivitäten der Prävention, Beratung, Betreuung und Therapie in den Handlungsfeldern des Gesundheitswesens begünstigt und begründet ein transkulturelles Gesundheitswesen.

● Versorgungskonzepte müssen hinsichtlich ihrer transkulturellen Qualität überprüft und um migrationsspezifische Komponenten ergänzt werden. Zur Sicherung von Qualität und Effizienz sind verbindliche und einheitliche Mindeststandards im Rahmen der Regelversorgung ebenso erforderlich wie ein diesbezüglicher Kriterienkatalog. Die transkulturelle Öffnung bestehender Regeldienste ist zu forcieren und zu favorisieren. Der Stellenwert der Gesundheitsversorgung als wichtiger Beitrag und als Voraussetzung integrativer Maßnahmen ist generell aufzuwerten. Hier sind politische, fachliche und gestalterische Beiträge des Gesundheitswesens und seiner professionellen AkteurInnen notwendig.

Literatur

Bade, K. J.: Einführung: Zuwanderung und Eingliederung in Deutschland seit dem Zweiten Weltkrieg. In: Bade, K. J. (Hrsg.): Fremde im Land. Zuwanderung und Eingliederung im Raum Niedersachsen seit dem Zweiten Weltkrieg. IMIS-Schriften, Bd. 3., Universitätsverlag Rasch, Osnabrück, 1997.

Collatz, J.; Brandt, A.; Salman, R.: Was macht MigrantInnen in Deutschland krank? Zur Problematik von Rassismus und Ausländerfeindlichkeit und von Armutsdiskriminierung in psychosozialer und medizinischer Versorgung. ebv-Rissen, Hamburg, 1992.

Collatz, J.: Auf dem Weg in das Jahrhundert der Migration. Auswirkungen der Migrationbewegungen auf den Bedarf an psychosozialer und sozialpsychiatrischer Versorgung. In: Koch, E. et al. (Hrsg.): Psychologie und Pathologie der Migration. Deutsch-türkische Perspektive. Lambertus Verlag, Freiburg i. Br., 1995.

Collatz, J.; Hackhausen, W.; Salman, R. (Hrsg.): Begutachtung im interkulturellen Feld. Zur Lage der Migranten und zur Qualität ihrer sozialgerichtlichen und sozialmedizinischen Begutachtung in Deutschland. Aus der Reihe: Forum Migration Gesundheit Integration, Bd. 1, hrsg. von R. Salman, J. Collatz, Th. Hegemann. Verlag Wissenschaft und Bildung, Berlin, 1999.

Fernando, S.: Mental Health, Race and Culture. Macmillan/MIND, London, 1991.

Hegemann, Th.: Transkulturelle Kommunikation in Beratung und Therapie. Pro Familia Magazin 1/1996, S. 20–21.

Hegemann, Th.; Salman, R. (Hrsg.): Transkulturelle Psychiatrie. Konzepte für die Arbeit mit Menschen aus anderen Kulturen. Psychiatrie-Verlag, Bonn, 2001.

Hettlage-Vargas, A.: Bikulturalität – Privileg oder Belastung? In: Kürsat-Ahlers, E. (Hrsg.): Die multikulturelle Gesellschaft: Der Weg zur Gleichstellung? Verlag für Interkulturelle Kommunikation, Frankfurt a. M., 1992.

Kentenich, H.: Probleme von Migrantinnen in der Frauenheilkunde. Pro Familia Magazin 1/1996, S. 14 ff.

Krause, I. B.: Therapy Across Culture. Sage Publications, London, 1998.

Leyer, E.: Migration, Kulturkonflikt und Krankheit. Westdeutscher Verlag, Opladen, 1991.

Oestereich, C.: Seelische Störungen von Migranten – Herausforderungen an eine kulturelle Psychiatrie. In: Heise, Th.; Schouler J. (Hrsg.): Transkulturelle Beratung, Psychotherapie und Psychiatrie in Deutschland. Das transkulturelle Psychoforum, Bd. 5., Verlag für Wissenschaft und Bildung, Berlin, 2000, S. 241–250.

Pavkovic, G.: Interkulturelle Beratungskonstellationen in der psychosozialen Arbeit. In: Nestmann, F.; Niepel, T. (Bearb.): Beratung von MigrantInnen. Verlag für Wissenschaft und Bildung, Berlin, 1993, S. 145–163.

Pavkovic, G.: Interkulturelle Beratungskompetenz. Ansätze für eine interkulturelle Theorie und Praxis in der Jugendhilfe. In: Arbeitsgemeinschaft für Jugendhilfe (Hrsg.): Interkulturelle Jugendhilfe in Deutschland. AGJ, Bonn, 2000, S. 67–109.

Salman, R.: Handbuch interkulturelle Suchthilfe. Modelle, Konzepte und Ansätze der Prävention, Beratung und Therapie. Edition psychosozial, Psychosozial Verlag, Gießen, 1999.

Salman, R.: Hintergründe gelungener Migration. In: Koch, E. et al. (Hrsg.). Psychologie und Pathologie der Migration. Deutsch-türkische Perspektiven. Lambertus Verlag, Freiburg, 1995, S. 90–100.

Salman, R.: Der Einsatz von Dolmetschern und Kulturmittlern im transkulturell psychiatrischen Prozess. In: Hegemann, Th.; Salman, R. (Hrsg.): Transkulturelle Psychiatrie. Konzepte für die Arbeit mit Menschen aus anderen Kulturen. Psychiatrie-Verlag, Bonn, 2000a, S. 244–258.

Salman, R.: Bedingungen, Möglichkeiten und Grenzen der Gesundheitsförderung junger Migranten. In: Reibnitz, Ch. v; Schnabel, P.; Hurrelmann, K. (Hrsg.): Der mündige Patient. Juventa, Weinheim – München, 2000b, S. 142–154.

Schubert, H. J.: Private Hilfenetze. Solidaritätspotentiale von Verwandtschaft, Nachbarschaft und Freundschaft. Ergebnisse einer Netzwerkanalyse; Materialien des Instituts für Entwicklungsplanung und Strukturforschung, Band 145. Hannover, 1995.

Waldhoff, H. P.: Fremde und Zivilisierung: wissenssoziologische Studien über das Verarbeiten von Gefühlen. Probleme der modernen Peripherie-Zentrums-Migration am türkisch-deutschen Beispiel. Suhrkamp, Frankfurt a. M., 1995.

Zeiler, J.; Zarifoglu, F.: Zur Relevanz ethnischer Diskriminierung bei psychiatrischen Erkrankungen. Psychiatrische Praxis 21 (1994), S. 101–105.

Zentralinstitut für kassenärztliche Versorgung in Deutschland: Die EVaS-Studie. Eine Erhebung über die ambulante medizinische Versorgung in der Bundesrepublik Deutschland. Deutscher Ärzte-Verlag, Köln, 1989.

Zimmermann, E.: Sozialmedizinische Probleme in der Versorgung ausländischer Patienten. In: Kentenich, H. et al. (Hrsg.): Zwischen zwei Kulturen. Was macht Ausländer krank? Mabuse Verlag GmbH, 1990/2, S. 126–137.

Zimmermann, E: Kulturelle Mißverständnisse in der Medizin: ausländische Patienten besser versorgen. Verlag Hans Huber, Bern, Göttingen, Toronto, Seattle, 2000.

5. Migrationskinder

Andrea Lanfranchi

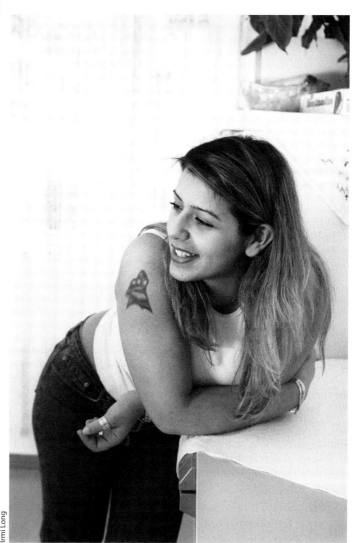

Irmi Long

«Was macht der Mensch aus dem, was die Verhältnisse aus ihm gemacht haben?»

[Jean-Paul Sartre]

5.1 Einleitung

In diesem Kapitel wird auf die Situation von Kindern aus zugewanderten Familien eingegangen, die alles andere als einheitlich ist:

- Ein Teil dieser Kinder ist neu immigriert, die Mehrheit jedoch im Aufnahmeland geboren.
- Ein Teil von ihnen ist «fremdsprachig», die Mehrheit jedoch «mehrsprachig».
- Ein Teil von ihnen wächst in psychosozial belasteten Verhältnissen auf, die Mehrheit lebt jedoch «wohlbehütet» ohne übermäßige Risiken.
- Ein Teil von ihnen weist in der Schule Leistungsprobleme auf, und die Schule hat Leistungsprobleme mit ihnen, die Mehrheit der Kinder und der Schulen erreichen jedoch befriedigende Resultate in einer förderlichen Lernumgebung.
- Ein Teil von ihnen hat besondere Bedürfnisse, leidet vor allem im Jugendalter unter «Kulturkonflikten» und ist schlecht in der Lebenspraxis verankert, die Mehrheit verfügt jedoch über «Konfliktkultur», baut ohne größere Anstrengungen eine mehrkulturelle Identität auf und ist in der Gesellschaft integriert.

Ihre Lebenslage ist also nicht von vornherein mit Problemen behaftet, ewig prekär und zum Scheitern verurteilt. Aus den sehr zahlreichen gelungenen Lebensgeschichten von Migrationskindern und -jugendlichen wissen wir, dass «seelisches Grenzgängertum» zwar eine Belastung sein kann, gleichzeitig jedoch viele Chancen für eine glückliche Entfaltung und eine gesunde Entwicklung beinhaltet.

Worauf sollen Fachleute in Pflegeberufen bei der Arbeit mit Migrationskindern achten, um die Wirksamkeit ihres professionellen Handelns zu gewährleisten und somit Interferenzen, Irritationen, Beziehungsabbrüche zu vermeiden oder zu vermindern, die in gewissen Fällen

(nicht in allen!) «kulturell» bedingt sein können? Sie müssen vor allen Dingen den Eltern dieser Kinder durch eine affektiv gerahmte Kommunikation so begegnen, dass förderliche Beziehungen und gegenseitiges Vertrauen entstehen können. Sie müssen auch Widerstandsreaktionen (bei den anderen und bei sich selber) normalisieren statt pathologisieren. Vor allem müssen sie lernen, sich nicht in vorgefassten Meinungen zu verkrampfen.

5.2 Die Vielfalt als Normalfall

Die Zahl der Kinder mit direktem oder indirektem Migrationshintergrund ist in deutschsprachigen Ländern seit einigen Jahren stark im Steigen begriffen. Immer mehr Kinder haben Eltern mit einem ausländischen Pass und in manchen Fällen anderer Sprache und Herkunft, die – oder gar deren Eltern, d. h. die Großeltern der Kinder – also selber in die Schweiz, nach Deutschland oder nach Österreich eingewandert sind. Am Beispiel der Schweiz besaß 1998 jedes vierte dort geborene Kind eine ausländische Staatsbürgerschaft (diese und die folgenden statistischen Angaben aus BFS, 1999: 24). Weitere 14 % aller Neugeborenen hatten entweder eine Mutter oder einen Vater mit nichtschweizerischer Staatsangehörigkeit. Der Anteil der neugeborenen Kinder ausländischer Eltern hat in den letzten Jahren kontinuierlich zugenommen, und derjenige aus binationalen Ehen stieg in den letzten sechs Jahren um mehr als die Hälfte – so dass nur gerade 60 % aller Lebendgeborenen in der Schweiz 1998 schweizerischer Herkunft waren. Der Hauptgrund dieser Zunahmen liegt im hohen Anteil ausländischer Frauen zwischen 20 und 40 Jahren, in deren höheren Geburtenhäufigkeit und in der steigenden Zahl gemischt-nationaler Ehen. Die durchschnittliche Anzahl Kinder je Frau beträgt bei Schweizerinnen 1,28 und bei Migrantinnen 1,79 (mit Schwankungen von 1,26 bei den Italienerinnen bis 2,32 bei Frauen aus dem ehemaligen Jugoslawien). Nahezu ein Viertel aller in der Schweiz lebenden MigrantInnen sind in der Schweiz geboren, und mehr als ein Drittel der im Ausland Geborenen hält sich seit 15 oder mehr Jahren ununterbrochen hier auf, so dass weit mehr als die Hälfte sogenannter «AusländerInnen» einen stabilen Bestandteil der schweizerischen Wohnbevölkerung darstellen. Bei den Migrationskindern unter 14 Jahren sind sogar 70 % in der Schweiz geboren. Da das schweizerische Bürgerrecht aufgrund des *Jus sanguinis* (siehe dazu auch Kap. I.2 von Wicker) nur durch Abstammung automatisch erworben werden kann, bleiben sie bis zu einer eventuellen Einbürgerung «AusländerInnen». In Frankreich – um ein Beispiel zu nennen, wo das *Jus soli* gilt (siehe ebd.) – erhalten sie ab Geburt das französische Bürgerrecht und werden nicht mehr als «AusländerInnen» gezählt.

Mit einigen Fallvignetten möchte ich zunächst einmal aufzeigen, dass es «das Durchschnittskind» weder bei MigrantInnen noch bei SchweizerInnen gibt, und dass die Entwicklung von Kindern, ihre Lebenswelten und die soziokulturelle Situation, in der sie aufwachsen, in der Regel von einer großen Variabilität charakterisiert sind.

Pedro

Der zehnjährige Pedro ist vor acht Monaten aus seinem Dorf in Nordportugal mit der Mutter und einer jüngeren Schwester zum Vater nach Zürich gezogen. Der Vater lebte schon länger im Ausland, seit acht Jahren arbeitet er in der Schweiz auf dem Bau. Jetzt ist die Familie wieder vereint und muss sich zusammenfinden. «Ich habe in Portugal meine Trommel vergessen und die Großeltern alleine gelassen», sagt Pedro. Als er nach Zürich kam, sah er vor seinem neuen Zuhause an verkehrsreicher Lage mehrere Ampeln. «Sind wir in Porto?» (eine Stadt in Nordportugal), fragte er seine Mutter. Sie hat Angst, dass sich ihr Sohn draußen nicht zurechtfindet und

begleitet ihn überall hin, holt ihn von der Schule ab und nimmt ihn und seine Schwester jeden Abend von fünf bis neun Uhr zu ihrer Arbeitsstelle in der Großküche eines Restaurants mit.

Patricia

Die vierjährige Patricia wohnt als Einzelkind in Rüschlikon am Zürichsee. Dort haben die Eltern kurz vor ihrer Geburt ein Haus bauen lassen, damit ihr Kind «im Grünen» aufwachsen kann. Bis zwei Uhr nachmittags ist Patricia zu Hause mit einer Kinderfrau aus Polen, danach wechseln sich ihre Eltern, die beide als ChemikerInnen eine Teilzeitanstellung haben, mit der Betreuung ab. Ihnen ist ein strukturierter Tagesablauf mit festgelegten Essens- und Schlafzeiten und kleinen Ritualen wichtig. Sie achten darauf, dass ihre Tochter mit hochwertigem und altersadäquatem Spielzeug spielt. Am Wochenende treffen sie sich gelegentlich mit befreundeten Familien mit Kindern. Während der Woche ist Patricia jedoch fast ausschließlich entweder mit ihrer Kinderfrau oder mit einem Elternteil zusammen.

Aishe

Die Herkunftsfamilie der vierzehnjährigen Aishe ist kurdischer Abstammung und vor vielen Jahren aus einem Dorf in Ostanatolien in eine Stadt an der ägäischen Küste gezogen. Von dort aus ist der Vater in die Schweiz geflüchtet, wo er Asyl erhalten hat. Jetzt wohnt die Familie (die Eltern mit drei Kindern) in Basel, in einer kleinen, verwinkelten Wohnung, an einer fast ausschließlich von türkischen Familien bewohnten Quartierstraße, wieder zusammen. In der Türkei hatte Aishe die Pflichtschule abgeschlossen. In Basel wird sie zuerst in eine «Eingliederungsklasse für Fremdsprachige» eingeschult und dann in eine sechste Klasse versetzt. Ihre MitschülerInnen sind zwei oder sogar drei Jahre jünger als sie. Aishe hat Lernschwierigkeiten. «Ich will nicht wie ein Kind behandelt werden», sagt sie. Die nicht altersgemäße Schuleinteilung greift ihre Identität als «erwachsenes Mädchen» an, denn in ihrer Heimat wäre sie schon bald im Heiratsalter.

Baskim

Der zehnjährige Baskim ist während des Kosovo-Kriegs im Mai 1999 mit seiner Mutter und drei jüngeren Geschwistern in die Schweiz zu Verwandten nach Affoltern (Kanton Zürich) gezogen. Im Kosovo konnte er nie eine öffentliche Schule besuchen, hatte dennoch lesen und schreiben gelernt und ist gut im Rechnen. Auch in der Schweiz wurde er drei Monate lang nicht einer Schule zugeteilt und lebte mit der Mutter und den Geschwistern in einem Zimmer. Jetzt besucht er die dritte Klasse, die Schule gefällt ihm gut, und von der Lehrerin wurde er warmherzig empfangen: «Bei dieser Lehrerin hatte ich zum ersten Mal das Gefühl, sie mag mich und sieht mich nicht so wie die anderen.» Sein Vater gilt seit über einem Jahr als vermißt. «Ich glaube nicht, dass er noch zurückkommt. Ich glaube an nichts», sagt er der Psychologin in der Gruppentherapie. Er trauert still vor sich hin und hat oft Mühe, sich auf das Lernen zu konzentrieren. Einige Verwandte sind inzwischen nach Kosovo zurückgekehrt. Baskim glaubt, dass nun bald auch er die Schweiz verlassen muß. Die Zukunft macht ihm Angst.

Übung

● Welche Gedanken lösen die oben dargestellten Geschichten von Pedro, Patricia, Aishe und Baskim bei Ihnen aus?

● Was verbindet die vier Kinder miteinander?

● Inwiefern unterscheiden sich ihre Situationen voneinander?

● Welche Konsequenzen ziehen Sie daraus für die Pflege von Pedro, Patricia, Aishe und Baskim?

All diese Kinder haben wenig Gemeinsames, außer dem Grundbedürfnis nach dem Zugang zu einer Umwelt, mit der sie sich handelnd auseinandersetzen können, sowie dem Grundbedürfnis nach Liebe und Geborgenheit, Lob und Anerkennung [Largo, 1999]. Demnach ist ein Kind auf der Ebene der Grundbedürfnisse *wie alle anderen Kinder*. Auf anderen Ebenen – wie am Beispiel von Baskim etwa im Bereiche der Behandlung posttraumatischer Belastungsstörungen infolge traumatisierender Kriegserfahrungen [Lanfranchi, 1999] – sind Kinder *wie einige andere Kinder*. Auf wiederum anderen Ebenen – wie am Beispiel der vierzehnjährigen Aisha in der Klasse von Elf- und Zwölfjährigen ersichtlich wird – sind Kinder *wie kein anderes Kind*, weil sie ihre eigene Art haben, auf soziale Situationen zu reagieren (s. **Abb. I-5-1**).

5.3 Migrationsgründe und Einreisealter

Die Motive für die Migration sind bekanntlich vielfältig und umfassen nebst den zwei zentralen Beweggründen der wirtschaftlichen Notlage und der politischen Verfolgung eine ganze Reihe von Selbst- oder Familienaufträgen wie Innovationsbestreben, Delegation, Ausstoßung, Flucht etc. Folglich befinden sich auch die Kinder in sehr unterschiedlichen Situationen: Je nachdem, ob die Familie «Hals über Kopf» wegen kriegerischer Ereignisse oder einer Naturkatastrophe flüchten musste, oder ob die Arbeitsmigration von langer Hand und mit konkreten Lebensplänen vorbereitet wurde, verlaufen Integrationsprozesse schnell oder langsam, einfach oder kompliziert, effizient oder stockend [Lanfranchi, 1997).

Entscheidend für das Tempo und die Qualität des «Ankommens» sind bekanntlich auch die ausländerrechtlichen Bestimmungen des jeweiligen Landes und der Aufenthaltsstatus der Familienmitglieder sowie die Einstellung der einheimischen Bevölkerung gegenüber den verschiedenen ethnischen Gruppen und den real existierenden oder konstruierten «kulturellen Differenzen». So wurden beispielsweise in der

Jedes Kind ist ...

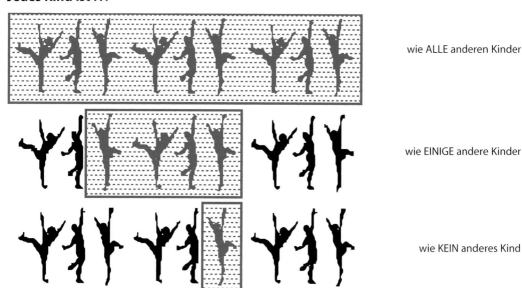

wie ALLE anderen Kinder

wie EINIGE andere Kinder

wie KEIN anderes Kind

Abbildung I-5-1: Ein Kind ist wie… (aus Szaday, 1992)

Schweiz in den sechziger Jahren tibetische Familien und ihre Kinder auf der Flucht vor dem «großen kommunistischen Feind» China aufgrund einer humanitären Aktion des Bundes ganz anders aufgenommen und in Gesellschaft und Schule integriert als 20 Jahre später die ostasiatische Gruppe der tamilischen Männer. Nach der damaligen Auffassung der hiesigen Bevölkerung reisten diese Tamilen aufgrund eines «Brüderzwists» zuerst als «Fluchtwelle» vorwiegend junger Männer – und zwar ohne Einladung – in die Schweiz. Sie wurden von Boulevardzeitungen als «unechte Asylanten» und «Profiteure mit der Lederjacke» stigmatisiert, bis sie durch die allmähliche Eingliederung in die Arbeitswelt sozusagen beweisen konnten, dass sie durchaus eine der in der Schweiz hoch gehaltenen Tugenden – den Arbeitsethos – vorzüglich erfüllen.

Auch das Einreisealter der Kinder steht – nebst vielen anderen Faktoren – im Zusammenhang mit ihrer sozialen und schulischen Integration. Neueste Studien heben hervor, dass fremdsprachige Kinder mit zunehmender Aufenthaltsdauer im Aufnahmeland ihre schulischen Leistungsrückstände sukzessive vermindern können [Moser/Rhyn, 2000], und dass in der Schweiz geborene Kinder migrierter Eltern deutlich weniger Klassen wiederholen müssen oder in Sondereinrichtungen separiert werden als neu Zugewanderte [Donati/Mossi, 2000]. Insofern gibt es bei Kindern und Jugendlichen bedeutende Unterschiede bezüglich Beschleunigung und Wirksamkeit ihrer sprachlichen, sozialen, schulischen und später beruflichen Integration, je nachdem, ob sie im Aufnahmeland geboren wurden bzw. mit ihrer Familie (evtl. mit der Mutter infolge Familiennachzugs) als Kleinkinder eingereist sind, oder ob sie ihr Herkunftsland im Schulalter oder als AdoleszentInnen verlassen (mussten). Dabei sollten wir allerdings Abstand nehmen von allzu grobmaschigen Einteilungen linearer Art, wonach «je früher die Kinder einwandern, desto besser ist es» (siehe Schrader/Nikles/Griese, 1979, bzw. die Kritik dazu in Lanfranchi, 1995: 55 f.). Integrationsprozesse stehen nämlich in Wechselwirkung mit einer ganzen Menge von Erklärungsfaktoren, wonach das Einreisealter und die Aufenthaltsdauer nur zwei davon sind. Ebenso bedeutungsvoll sind die Rahmenbedingungen, welche ein Kind und seine Familie im Aufnahmeland vorfindet, sowie die Art ihrer Vernetzung in der MigrantInnengemeinschaft, die Integrationsbereitschaft der Aufnahmegesellschaft und schließlich die aktiven Schritte von MigrantInnen *und* «Einheimischen» zur gegenseitigen Annäherung.

5.4 Vom «ausländischen Kind» zum «Migrationskind»

Wie soll man Kinder aus Familien nennen, die in die Schweiz (oder in ein anderes Land) migriert oder bereits hier geboren sind, aber eine andere Staatsangehörigkeit haben? Wir sollten einerseits Abstand nehmen von der weitverbreiteten Bezeichnung «Ausländerkinder», weil sie die Trennung von «*In-* und *Aus*länderInnen» definitorisch fixiert. Andererseits sind der früher in der Schweiz verwendete Begriff «Fremdarbeiterkinder» oder die in Deutschland teilweise heute noch übliche Bezeichnung «Gastarbeiterkinder» irreführend [Lanfranchi, 1995: 22 f.]. Besser ist der Begriff «Immigrantenkinder», weil er aus der Sicht des Aufnahmelandes auf die *Ein*wanderungsbewegung hindeutet. Auch diese Bezeichnung befriedigt jedoch nicht ganz, weil MigrantInnenkinder oft keine Kinder von Eltern sind, die selber *aus-* bzw. *ein*gewandert sind, sondern Eltern haben, die bereits im Aufnahmeland geboren sind und schlicht einen andersfarbigen Pass haben. Ich möchte sie deshalb *Migrationskinder* nennen, im Sinne von «Kinder der Migration», also Kinder mit einem (direkten oder indirekten) lebensgeschichtlichen Hintergrund der Aus- bzw. Einwanderung.

Problematisch in diesem Zusammenhang empfinde ich den Begriff der zweiten (oder dritten) Ausländergeneration. Darunter versteht man die im Aufnahmeland geborenen Kinder von MigrantInnen. Bis vor einigen Jahren machte eine solche Unterscheidung noch Sinn, heute jedoch immer weniger, weil es immer mehr Kinder der «dritten» oder sogar «vierten Generation» gibt, deren Eltern keine direkte Migrationserfahrung haben. Das heißt natürlich nicht, dass der soziokulturelle Bezug zum Herkunftsland keine Rolle mehr spielt, auch weil Beziehungen mit der Herkunftsfamilie im Heimat-

land oft über Generationen hinweg weiter gepflegt werden [Lanfranchi, 1988]. Bei einer kritischen Betrachtung dieser auch offiziell verwendeten Definition stößt man allerdings auf eine Problematik, der nur selten Rechnung getragen wird: Der numerische Aspekt der Bezeichnung verweist unmittelbar auf das erste Glied der Zählung, nämlich die erste Generation, und impliziert so etwas wie eine «Stunde Null». Somit wird ein Anfang festgelegt, der alle vorhergehenden Generationen ausschließt. Hiermit wird eigentlich schon ein wichtiger Aspekt der Entwurzelung genannt, denn die Bezeichnung «erste» oder «zweite Ausländergeneration» besagt, dass die Vertreter dieser Generationen von ihren Ahnen und ihrer Geschichte abgeschnitten seien. Da sich die zweite Generation auf die erste bezieht, übernimmt sie dieses Faktum der Geschichtslosigkeit. Für ihre gesellschaftliche Orientierung und die Auseinandersetzung mit ihrer Identitätsbildung ist somit ein Spannungsfeld schon begriffsmäßig angelegt [Curcio, 1986: 52].

Bei der terminologischen Verschiebung von Ausländer-, Fremd-, Gastarbeiterkindern oder Kinder der ersten, zweiten oder dritten Generation zu *Migrationskindern* handelt es sich wohlverstanden nicht um eine lexikalische Spitzfindigkeit. Der Begriffswandel spiegelt den Übergang von einem rein arbeitsbedingten Aufenthalt meist männlicher Arbeitskräfte zu einem Existenzaufbau ganzer Familien, die aus verschiedenen Gründen migriert sind und teilweise sehr unterschiedliche Lebenspläne haben. Diese Familien haben wohl ihre eigene Geschichte, Sprache und soziokulturellen Bezüge, welche all ihre Lebensbereiche mehr oder weniger entscheidend tangieren. Gleichzeitig befinden sie sich jedoch in einem ständigen Prozess der Transformation.

Wenn man – ungeachtet solch kritischer Bemerkungen – nach Unterschieden zwischen der «ersten» und «zweiten» (oder sogar «dritten» oder «vierten») AusländerInnengeneration fragt, dann ist Folgendes relevant: Aussagen, wonach Kinder der sogenannten zweiten und der folgenden Generationen im Unterschied zu ihren Eltern «wurzellos» sind, «zwischen den Stühlen sitzen» oder angesichts kultureller Inkonsistenzen zwischen Elternhaus und Außenwelt gestresst und orientierungslos «hin und her pendeln», entsprechen einer defizitorientierten und statischen Auffassung eines Dazwischen-Seins bzw. eines ewigen Lebens im Niemandsland. Solche Stereotypien sollen zugunsten einer weit nützlicheren, realitätsgerechteren und dynamischeren Auffassung von Migration im Sinne der Gestaltung von Übergängen fallengelassen werden. Beim komplexen Thema der Migration als Prozess der Veränderung von individuellen, familiären und größeren Systemen geht es ohnehin nicht darum, ethnische Fixierungen und Grenzziehungen zu konstatieren, sondern Entfaltungspotenziale zu erkennen und Transformationen im zeitlichen Verlauf zu begünstigen [Wicker, 1993]. Angesichts des nicht selten vorkommenden Rückkehrmythos der Eltern der «ersten Generation» bzw. des Lebens in einem Dauerprovisorium haben die Kinder die Möglichkeit, den zermürbenden Tanz zwischen den teils unterschiedlichen Lebenswelten zu unterbrechen und ihn zu einem kreativen Akt der Verbindung von Dualismen ausmünden zu lassen. Wie ich weiter unten noch zeigen werde, entspricht das Resultat keineswegs – oder zumindest nicht generell – einer Identitätsschwächung, sondern im Gegenteil in vielen Fällen einem Gewinn an Ich-Stärke.

Doch sollten die Stolpersteine und Hindernisse, die sich je nach Fallgeschichte in kleineren oder größeren Abständen auf dem Weg solcher Entwicklungsprozesse finden, nicht verleugnet werden. Eine Auswahl davon möchte ich im Folgenden systematisch darstellen und nach den Altersspannen Vorschul-, Schul- und Jugendalter differenzieren. Dabei möchte ich auf einige Möglichkeiten insbesondere auch für den Pflegealltag hinweisen, wie solche Stolpersteine und Hindernisse aus dem Weg geräumt werden können.

5.4.1 Vorschulalter – Lücken im Präventionsbereich

Kleinstkinder aus eingewanderten Familien haben eine höhere Frühgeburtlichkeitsrate und ein erhöhtes Morbiditäts- und Mortalitätsrisiko in der Spätschwangerschaft, bei der Geburt oder im ersten Lebensjahr als einheimische Kinder. Ihre Verlegungsraten in neonatologische Abteilungen sind überhöht, und die Hospitalisation weist eine längere Verweildauer auf [Collatz, 1998]. Die Ursachen sind sowohl im Herkunftsland (u. a. aufgrund mangelnder Vorsorgeuntersuchungen) als auch in den Lebensbedingungen im Aufnahmeland zu suchen (oft schwere körperliche Arbeitstätigkeiten der Mutter, psychosoziale Belastungen, Missachtung der eigenen physischen Grenzen, um nicht als krank aufzufallen, etc.).

Das Vertrauen von Migrationseltern in die moderne Medizin ist nicht selten ambivalent. Einerseits ist die Bereitschaft, das Kleinstkind einer medizinischen, heilpädagogischen oder psychotherapeutischen Institution anzuvertrauen, sehr groß. Die «fremden» Hilfssysteme werden wegen ihres Ausbaustandards, ihrer Effizienz und Professionalität bewundert. Andererseits wird diese Bewunderung durch ein Misstrauen gegenüber anderen Rationalitätsmodellen und einem anderen Krankheits- und Heilverständnis abgelöst, so dass sich in gewissen Fällen Angst vor Entfremdung, Entmündigung oder Zerstörung des Lebensplans mit entsprechenden Widerstandsreaktionen ausbreiten kann [Lanfranchi, 1998b]. Aber auch aus der Perspektive der medizinischen oder anderen (etwa psychosozialen) Institutionen bezüglich der Hilfssysteme von «Fremden» können störende Ambivalenzen auftreten. Welche Anliegen hat die Familie angesichts einer bestimmten Problemsituation? Wurde ihr Auftrag erfasst und verstanden? Wird eine Behandlung und Therapie wirklich im Sinne des Kindes und seiner Eltern eingeleitet? Werden andere Denk- und eventuell Zeitmodelle berücksichtigt und respektiert? Oder handeln wir nach einer «Machermentalität» kolonialistisch oder mit despektierlichen Bemerkungen wie «Spaghetti-Mangel-Syndrom», «Transalpinitis» etc.? Untersuchungen belegen, dass aufgrund mangelnden Vertrauens in die Fähigkeit der Eltern oder aufgrund sprachlich-kultureller Verständigungsschwierigkeiten Migrationskinder schneller in Kliniken eingewiesen werden und sich länger dort aufhalten als autochtone Kinder [Zimmermann/Riedesser/Schindera, 1982].

Im Entwicklungsverlauf kann man auf weitere Probleme stoßen: Kinder aus Migrationsfamilien wachsen überdurchschnittlich oft unter besonders schlechten gesellschaftlichen Rahmenbedingungen auf. Negativ beeinflussende Faktoren wie Armut, enge Wohnverhältnisse oder eine verkehrsbelastete Wohnumgebung mit wenig Grünflächen treffen sie deutlich häufiger an als Kinder aus Familien ohne Migrationshintergrund. Ein unzureichendes Wohnumfeld führt bei vielen Kindern zu einem eingeschränkten Handlungsspielraum und eignet sich kaum, um spielen, toben und die eigenen motorischen Bedürfnisse ausleben zu können oder sich in aller Ruhe einer Tätigkeit zuzuwenden, die Konzentration erfordert. Wohnungen in prekärer Lage werden primär nach Erwachsenenbedürfnissen konzipiert und auf Essen und Schlafen reduziert. Im Treppenhaus und auf dem Hof sind häufig kindliche Tätigkeiten schlicht verboten, auf der Straße ist es gefährlich, und der nächste Spielplatz ist für die Kleinen zu weit entfernt. Ein Aufwachsen in solchen Verhältnissen bedeutet nicht nur eine Beschränkung der Entfaltungsmöglichkeiten, sondern enthält Risiken für die Gesundheit, die soziale Entwicklung und das Selbstbild [Boos-Nünning, 2000].

Weitere Hindernisse oder Stolpersteine auf dem Weg zu einer gesunden Entwicklung und zur gesellschaftlichen Integration von Migrationskindern werden im Bereich ihrer Betreuung im Kleinkindalter lokalisiert. Sogenannte familienergänzende Einrichtungen der Kinderbetreuung wie qualitativ hochstehende Krippen oder Tagesfamilien sind in deutschsprachigen Ländern dünn gesät, wenig bekannt und kaum koordiniert. Aufgrund der großen Diskrepanz zwischen Angebot und Nachfrage herrscht insbesondere im Falle von Migrationsfamilien ein eigentlicher Notstand: Nur ein Teil der dringenden Bedürfnisse kann befriedigt werden. Folglich nehmen viele Familien – etwa aufgrund der notwendigen Berufstätigkeit beider Eltern – das, was es gibt. Sie greifen Angebote auf, die sie sonst nicht gewählt hätten. Wenn die ökonomische Situation es verlangt, akzeptieren Eltern

auch eine inadäquate Betreuungsqualität. Damit wächst die Gefahr, dass manche Betreuungsinstitutionen zwangsläufig zu Einrichtungen von wirtschaftlichen und sozialen Randgruppen mit einem überproportionalen Teil von Kindern aus Migrationsfamilien werden. Wie eine neueste Studie des Schweizerischen Nationalfonds zeigt, sind die Auswirkungen familienergänzender Betreuung auf die kindliche Entwicklung – im Gegensatz zu früheren Forschungsbefunden der älteren Deprivationsforschung – positiv und vorteilhaft in verschiedener Hinsicht, u. a. im Bereich der kognitiven, sprachlichen und sozial-emotionalen Entwicklung [Lanfranchi/Gruber/Gay, 2000].

Dass die sozialpräventive Versorgungslage im frühkindlichen Alter engmaschig sein kann und durchaus auch gesellschaftlich wenig integrierte Migrationsfamilien anzusprechen vermag, zeigt die in der Schweiz flächendeckend ausgebaute staatliche Institution der Mütterberatungsdienste [Huwiler, 1995: 151 f.]. Bis zum ersten oder zweiten Lebensjahr steht praktisch jedem Kind bzw. jedem Elternpaar in fast jeder Wohngemeinde eine Mütterberaterin zur Verfügung. Trotz freiwilligem Charakter der Inanspruchnahme werden durch diese Institution fast alle Kinder und Familien – also auch die meisten MigrantInnen – erreicht. Dann gibt es bis zum Kindergartenbeginn im dritten, je nach Land und Region jedoch erst fünften oder sogar sechsten Lebensjahr keine niederschwelligen Beratungs- und Betreuungsangebote mehr, abgesehen von einzelnen, soeben erwähnten familienergänzenden Maßnahmen sowie von Betreuungsmöglichkeiten im Rahmen sozialer oder medizinisch-psychologischer Dienste. Die zuletzt genannten Einrichtungen – wie etwa Kleinkindberatungs-, Jugend- und Familienberatungsdienste sowie Kinderpsychiatrische Dienste – richten sich jedoch primär an Kinder und Familien in Notlagen oder bereits ausgebrochenen Krisensituationen. Sind die Probleme hingegen noch nicht als Störungsbild eklatant und haben sie sich noch nicht außerhalb der Familie manifestiert, wie z. B. bei sozialer, emotionaler, kognitiver oder sprachlicher Deprivation, treten sie erst bei Kindergarten- oder Schulbeginn in Erscheinung, zu einem Zeitpunkt also, wo statt präventiv nur noch kurativ gehandelt werden kann.

Vor diesen Hintergründen kann man leicht zu dem Schluss gelangen,

- dass die präventiv-medizinische Versorgungslage bei Migrationskindern nicht optimal ist und verbessert werden muss, u. a. durch die Erhöhung transkultureller Kompetenzen des medizinischen und des Pflegepersonals und den Einsatz von MediatorInnen [Weiss/Stuker, 1998]
- dass die Armutssituation und die prekären Wohnbedingungen vieler Migrationskinder und ihrer Familien durch familienpolitische und städteplanerische Investitionen entschärft werden müssen [EKFF, 2000]
- dass die familienergänzende Kinderbetreuung bisher sträflich vernachlässigt wurde und der Aufbau bzw. der Ausbau von Angeboten insbesondere für die Kleinsten – mit besonderer Berücksichtigung der spezifischen Bedürfnisse von Migrationseltern und der entsprechenden Personalschulung – dringend notwendig ist. Konkret geht es hier darum, qualitativ hochstehende familienergänzende Einrichtungen zu fördern und zu implementieren. Damit könnte frühzeitig schulischen Lern- und Leistungsstörungen der Kinder vorgebeugt werden (siehe Kap. I.5.5). Auf der Ebene der Familie als System erleichtern solche Einrichtungen gleichzeitig Austauschbeziehungen zwischen Privatheit und Öffentlichkeit und fördern somit die Integration von Migrationsfamilien [Lanfranchi/Gruber/Stuker, 2000].

Materialien für Migrationsfamilien mit kleinen Kindern

Neben den wohl bekannten, in vielerlei Hinsicht vorbildlichen *Elternbriefen* der «pro juventute» möchte ich an dieser Stelle auf die Broschüre für Eltern mit Kindern im ersten Lebensjahr *Unser Baby* hinweisen (in italienischer, albanischer, kroatischer, serbischer, türkischer und tamilischer Version erhältlich). Schießlich ist noch die Broschüre des «Centro scuola e famiglia» *Entdecken wir die Welt unserer Kinder* zu erwähnen. Sie geht praxisbezogen und adressatengerecht auf die besondere Situation von Migrationsfamilien ein, wurde ebenfalls in mehrere Sprachen übersetzt und kann – wie die anderen erwähnten Materialien – bei der *pro juventute, Postfach, CH-8022 Zürich, Tel. 0041 (0)1 256 77 00*, bestellt werden.

5.4.2 Schulalter – Die Bedeutung des Schulerfolgs für die gesellschaftliche Integration

Nach neuesten Untersuchungen zum schulischen Leistungsstand (der Kinder *und* der Schulen) zeigt sich, dass Migrationskinder bedeutende Leistungsrückstände in fachlichen Grundfertigkeiten wie Lesen, Schreiben und Rechnen aufweisen [Rüesch, 1999; Moser/Rhyn, 2000]. Aus verschiedenen Gründen, die nicht in jedem Fall mit den effektiven Schulleistungen der Kinder in Beziehung stehen, sind Migrationskinder in separierten, sonderpädagogisch geführten Schultypen der Volksschule sowie in den leistungsmäßig tieferen Schultypen der Sekundarstufe I massiv und zunehmend übervertreten. Auch werden sie im Übergang vom Kindergarten in die Primarschule übermäßig oft in Einschulungsklassen mit besonderem Lehrplan versetzt, vom regulären Schulbeginn dispensiert und in den Kindergarten zurückgestellt, oder müssen die erste Primarklasse wiederholen [Kronig/Haeberlin/Eckhart, 2000].

Bei differenzierter Betrachtung muss jedoch betont werden, dass etliche von ihnen trotz Fremdsprachigkeit und unterprivilegierter sozialer Herkunft eine unauffällige Schulkarriere mit guten Lernfortschritten und relativ unproblematischen Übergängen in die Berufsbildung und in weiterführende Studien aufweisen. So hat sich beispielsweise die Bildungsbeteiligung nach der obligatorischen Schulzeit (Sekundarstufe II: Berufs- und Mittelschulbildung) der italienischen und spanischen Jugendlichen in den letzten 15 Jahren derjenigen der schweizerischen angeglichen. Auch bei den anderen Gruppen «ex-jugoslawischer», türkischer und portugiesischer Herkunft zeigt sich eine positive Tendenz, obwohl das Gefälle zu den SchweizerInnen nach wie vor besorgniserregend ist. [BFS, 1997: 23]. Gleichzeitig muss auch gesagt werden, dass es sehr vielen LehrerInnen trotz «ungünstiger» Klassenzusammensetzung aufgrund hoher Anteile von fremdsprachigen Kindern sowie von Kindern aus den unteren Sozialschichten bestens gelingt, bei allen Kindern überragende Lernleistungen zu erreichen [Moser/Rhyn, 2000: 109 f.].

Was uns heute brennend interessiert, ist also nicht so sehr,

- warum bei vergleichbarem sozioökonomischen Status Migrationskinder durchschnittlich schwächere Lernleistungen als ihre einheimischen MitschülerInnen erzielen, oder
- warum bei stark heterogen zusammengesetzten Klassen die durchschnittlichen Klassenleistungen tiefer sind als im Fall relativ homogener Lerngruppen.

In ressourcenorientiertem Sinn muss man sich heute vielmehr fragen,

- welche Bedingungen Migrationskinder trotz ungünstiger sprachlicher, kultureller oder familiärer Ausgangslage zum Erreichen guter Lernergebnisse hinführen, und
- welche Bedingungen in heterogen zusammengesetzten Klassen «Chancengerechtigkeit» begünstigen und die Zuteilung von Kindern aus «bildungsfernen Elternhäusern» an weitergehende Ausbildungs- und Studiengänge ermöglichen.

Die in den letzten Jahren rasant gestiegene sprachliche, soziokulturelle und leistungsmäßige Heterogenität in Schulklassen verlangt eine bessere Unterstützung für Schulen mit besonders schwierigen Verhältnissen. Problemlösungsansätze beruhen aufgrund der hohen Komplexität schulischer Qualitätsförderung weniger in der Kumulation einzelner Maßnahmen, als vielmehr in einer ganzheitlichen Mehrebenenstrategie in Form von Schulentwicklungsprozessen. Nach dem Projekt der Bildungsdirektion des Kantons Zürich «Qualität in multikulturellen Schulen» [Quims, 2000] geht es primär um:

- Fördern und Fordern von Leistungen bei allen Kindern anhand eines zielgerichteten Unterrichts mit klarer pädagogischer Ausrichtung und hohen Erwartungen an die Fähigkeiten der Lernenden sowie effektiver Nutzung der Lernzeit
- intensive Sprachförderung und mehrsprachige Bildung
- Förderung des sozialen und transkulturellen Lernens, unter anderem durch «Team-Teaching» in flexiblen SchülerInnengruppen nach der Methode des kooperativen Lernens
- Zusammenarbeit mit den Eltern und deren Einbeziehung im Hinblick auf die Lernförderung ihrer Kinder.

Im präventiven Sinne geht es auch und vor allem um die Bereitstellung optimaler Eingangsvoraussetzungen («Schulbereitschaft») durch Maßnahmen im Vorschulbereich, unter anderem in Form familienergänzender Einrichtungen der Kinderbetreuung und -förderung wie qualitativ hochstehende Krippen, Horte, Tagesfamilien, Spielgruppen und Kindergärten [Lanfranchi/Gruber/Gay, 2000].

Schauen wir uns die zwei Zeichnungen in **Abbildung I-5-2** an: Darin wird ersichtlich, wie weit das Vorwissen bzw. die Fähigkeiten und Fertigkeiten von Kindern in der Einschulungsphase differieren können, und warum wir im Hinblick auf die gesellschaftliche Integration aller Kinder wirksamere Maßnahmen zur Vorbeugung des Schulversagens sowie einer Flexibilisierung des Schulbeginns dringend bedürfen [EDK, 2000]. Auf die Aufforderung, ein Kind darzustellen, zeichnet das sechseinhalbjährige portugiesische Mädchen Joana einen «Kopffüßler», welcher der ungefähren Altersnorm eines Drei- oder Vierjährigen entspricht und zusammen mit den Resultaten einer schulpsychologischen Untersuchung auf eine massive kognitive und soziale Deprivation und Entwicklungsver-

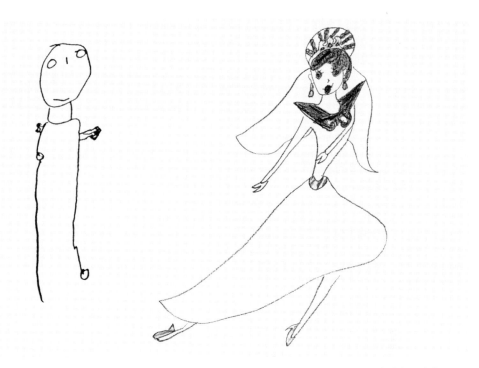

Abbildung I-5-2: «Kopffüssler» und «Prinzessin» – Zeichnungen der 6 1/2-jährigen Joana (links) und der 6 1/2-jährigen Yesim (rechts)

zögerung hinweist. Die Zeichnung rechts stammt ebenfalls von einem sechseinhalbjährigen, in der Schweiz geborenen Mädchen mediterraner Abstammung. Yesim ist die Tochter einer aus der Türkei in die Schweiz geflüchteten Familie kurdischer Abstammung. Das prinzessinnenhafte Geschöpf, das so aussieht wie aus einer Walt-Disney-Produktion, hat Yesim anlässlich eines Assessments zur Einschätzung ihrer Hochbegabung im Warteraum ohne Vorlage gezeichnet.

Gestützt auf das Programm einer Pädagogik der Vielfalt [Lanfranchi/Hagmann, 1998] hat die Schule vor allem die Aufgabe, alle Kinder – trotz bzw. dank heterogener Zusammensetzung der Klassen – zu positiven Resultaten der Leistungssteigerung und zu einer multiperspektivischen, respektvollen Betrachtung der Phänomene unserer Gesellschaft hinzuführen, die bekanntlich durch unterschiedliche Denkmodelle, Handlungsmuster und Wirklichkeitskonstrukte charakterisiert sind. Einfach ausgedrückt geht es darum, dass Kinder lernen, mit Konflikten und Widersprüchen umzugehen (siehe unten), und dass sie Zugehörigkeit und Einheit in der Diversität erleben. Nur so ist es möglich, dass sie «als Grenzgänger zwischen den Welten» ohne übermäßige Störungen und mit optimaler Nutzung ihrer Ressourcen aufwachsen, statt an der Zerrissenheit der Spannungen zu zerbrechen. Das soll nun näher, mit einigen Fallbeispielen, beleuchtet werden.

5.4.3 Exkurs: «Seelisches Grenzgängertum» bei Kindern und Jugendlichen

Für jedes Kind, mit oder ohne Migrationshintergrund, entspricht der Vorgang der Sozialisation einem Prozess der Akkulturation, d. h. des Aufbaus einer eigenen Identität im Kontext der Welten, in denen es aufwächst. Der Grad der Übereinstimmung zwischen solchen Welten – nehmen wir z. B. die familiäre und die schulische Lebenswelt – kann sehr unterschiedlich sein. Ist die Übereinstimmung hoch, wie z. B. bei «einheimischen» Mittelschichtfamilien, die mit der Lehrerin befreundet sind, dürfte die Koppelung zwischen den zentralen Systemen Familie und Schule ohne besondere Schwierigkeiten erfolgen. Ist der Übereinstimmungsgrad zwischen solchen Systemen hingegen niedrig, wie etwa zwischen anderssprachigen, traditionell orientierten, vielleicht «bildungsfernen» Elternhäusern und einer monolingual ausgerichteten, individualisierenden Schule, dürfte die Passung zwischen ihnen ein ernstes Problem – wenn nicht ein unüberwindbares Hindernis – darstellen. Stehen die gegenseitigen Erwartungen, Ansprüche und Anforderungen in Kontrast zueinander und gibt es keine funktionalen Austauschbeziehungen zwischen den verschiedenen AkteurInnen rund um das Kind, steht es vor der schwierigen Aufgabe, sie irgendwie zu integrieren oder zwischen ihnen zu balancieren.

> **Übung**
>
> Abends am Familientisch in einer Berner Agglomerationsgemeinde sagt ein mexikanischer Vater seinem Sohn Jorge, er erwarte von ihm, dass er bald ein Gymnasium besuche und später Agronomie studiere, weil er prädestiniert sei, in sein Land zurückzukehren und den Familienbesitz zu bewirtschaften. Gleichzeitig sagt er ihm (im Sinne einer Doppelbotschaft), dass er sich vor den «Weißen» hüten muss, weil sie egoistisch, aggressiv und «anderen Rassen gegenüber» feindlich eingestellt seien. Am Morgen in der Schule ermuntert die Lehrerin Jorge, einen Beruf nach eigener Vorliebe – im Sinne der Selbstrealisierung – zu wählen, weil jeder seines eigenen Glückes Schmied sei.
>
> - Mit welchen unterschiedlichen Wertvorstellungen muss sich Jorge auseinandersetzen?
> - Wem soll Jorge «glauben», und inwiefern wirkt sich das sowohl auf die Beziehung zur Lehrerin als auch auf die Beziehung zum Vater aus?
> - Welche möglichen Verhaltensstrategien stehen Jorge zur Verfügung?

Je sicherer sich Kinder im Kontext verschiedener Systeme aufgenommen und «gebunden» fühlen, und je besser diese Systeme in Kommunikation miteinander stehen, desto einfacher fällt es ih-

nen, sich in sozialen Konfliktsituationen angemessen zu verhalten und zu behaupten. Diese soziale Fähigkeit stellt eine wichtige Komponente für die Aufrechterhaltung und den Ausbau konstruktiver zwischenmenschlicher Beziehungen dar. Daraus wird deutlich, dass Kinder heute in einer Gesellschaft voll widersprüchlicher Entwicklungen und teilweise unterschiedlicher sozialer Milieus heranwachsen – sozusagen als «seelische GrenzgängerInnen». Was bedeutet nun dieser Begriff, und was sind die wesentlichen Konsequenzen für Kinder aus Migrationsfamilien?

Der Begriff «seelisches Grenzgängertum» wurde von Herzka [1995] im Rahmen der vom Philosophen Goldschmidt beschriebenen Dialogik geprägt. Er besagt zunächst, dass Kinder unter dem Einfluss differerierender Systeme aufwachsen, und dass solche Systeme ihre Ziele und Vorstellungen kaum miteinander austauschen. Heranwachsende stehen somit als oft schwächste Glieder einer langen Kette von Beteiligten vor der schwierigen Aufgabe, divergierende Einstellungen, Erwartungen oder Werthaltungen weitgehend alleine zu integrieren.

> **Übung**
>
> Der elfjährige Adriano wird im Kinderspital wegen Diabetes behandelt und im Umgang mit den Insulinspritzen im Sinne einer weitgehenden Autonomie erfolgreich instruiert. Seine Eltern sind mit alltäglichen Problemen rund um ihre Berufstätigkeit, der Betreuung der zwei jüngeren Geschwister sowie mit dem psychosomatischen Leiden der Mutter «überversorgt». Sie können Adrianos Krankheit kaum akzeptieren und haben ihre Zweifel hinsichtlich Diagnose und Behandlungnotwendigkeit. Zu Hause unterlassen sie es, Adriano an die täglichen Insulinspritzen zu erinnern. Ohne klar erkennbare Kontingenzen beschimpfen sie ihn wegen seiner Undiszipliniertheit, um kurz danach übermäßiges Verständnis für das Nicht-Einhalten der Abmachungen zu zeigen und ihn ausgiebig zu verwöhnen. Dem Kind signalisieren sie einerseits, dass die Krankheit die Folge seiner seit jeher störenden Unbändigkeit sei, und andererseits, dass sie auf den «bösen Blick» einer Nachbarin zurückzuführen sei. Die MedizinerInnen fassen die Non-Compliance der Eltern (d. h. die mangelnde Zusammenarbeit im Behandlungsplan) als fehlende Motivation und

Widerstand auf – sowie, wie die zuständige Assistenzärztin bei einer Rückmeldung an den einweisenden Pädiater vermerkt, als «Ethnodebilität». Bei einem Gespräch mit der Mutter (der Vater wurde nicht explizit eingeladen) wird nicht viel mehr als die Bestätigung der gegenseitigen Vorwürfe erreicht. Weil sich Adriano wegen der sich verschlechternden Blutwerte in Lebensgefahr befindet, entscheidet sich die ärztliche Leitung für eine längere stationäre Einweisung in die Tagesklinik für Kinder und Jugendliche. Die Eltern fassen diese Maßnahme als schikanöse Absonderung auf. Adriano muss seine Schule und die KlassenkameradInnen verlassen und interpretiert seinerseits das tägliche Hin- und Herpendeln zwischen Familie und Tagesklinik als Strafe für sein «schlechtes Benehmen». Er wird zunehmend indifferent, teilweise auch aggressiv und fängt an, auch den Bereich, in dem er bisher erfolgreich war, zu hassen – nämlich die Schule.

● Zeigen Sie die unterschiedlichen Perspektiven auf (Adriano, Eltern, Spital).

● Überlegen Sie, inwiefern die verschiedenen Sichtweisen die Interaktion behindern.

● Überlegen Sie, wie eine bessere Interaktion zwischen der Migrationsfamilie und dem Spital hätte zustande kommen können.

● Ziehen Sie daraus Konsequenzen für die Pflege.

Das Fallbeispiel im Kasten wirft eine ganze Reihe von Fragen auf: Wer ist «schuld» an diesem Debakel? Das Kind wegen seines unzuverlässigen «Charakters», die Eltern wegen ihres ambivalenten Erziehungsverhaltens und ihrer magischen Deutung eines medizinisch objektivierbaren Sachverhaltes, die MedizinerInnen wegen der Pathologisierung eines intersystemischen Konflikts und eventuell ihres wenig taktvollen Umgangs mit «widerspenstigen» Eltern? Handelt es sich um eine transkulturelle Problematik oder schlicht um eingeschränkte erzieherische Kompetenzen seitens der Eltern oder um eingeschränkte transkulturelle Kompetenzen der MedizinerInnen in der Beziehung zu ihnen?

Wie auch immer die Erklärungen ausfallen, die systemische Betrachtungsweise zwischenmenschlicher Phänomene sucht nicht nach «Schuldigen», sondern untersucht die Mechanismen, die zu bestimmten Beziehungsmustern geführt haben. Sie sucht nach Ressourcen und Lösungen, um blockierte oder dysfunktionale

Transaktionen wieder in Gang zu bringen und dadurch zu nützlichen Veränderungen zu gelangen. In diesem Fall dürfte der Einbezug von professionellen DolmetscherInnen (siehe dazu auch Kap. II.3 von Stuker) wesentlich dazu beitragen, dass «eingefrorene Wirklichkeiten aufgetaut werden» [Welter-Enderlin/Hildenbrand, 1996]. Somit könnten die für die Entwicklung des Kindes, das in einem belastenden Loyalitätskonflikt steckt, wesentlichen Austauschbeziehungen eingeleitet werden, und zwar in einem förderlichen kommunikativen sowie affektiven Rahmen.

5.4.4 Jugendalter – Vom «Kulturkonflikt» zur «Konfliktkultur»

Aus den bisherigen Ausführungen und aus obigen Fallbeispielen zum Thema «seelisches Grenzgängertum» sollte Folgendes evident geworden sein: Wenn zwischen Systemen wie Familie und Schule oder Familie und Spital wegen der Inexistenz oder Inkonsistenz von Verbindungen keine funktionalen Beziehungen gepflegt werden, sind Kinder und Jugendliche die hauptsächlichen Leidtragenden einer solchen fehlenden oder eingeschränkten Systemkoppelung. «Seelisches Grenzgängertum» bedeutet in diesem Fall zunächst einmal eine mehr oder weniger starke Belastung. Ein weiterer problematischer Ausdruck des «seelischen Grenzgängertums» erwächst insbesondere für Jugendliche aus Migrationsfamilien aus der Tatsache, dass im beschleunigten gesellschaftlichen Wandel die Systeme, in denen sie aufwachsen, unterschiedlich mit der Gestaltung von Übergängen umgehen. Die einen suchen kaum Verknüpfungen und kommunizieren in der Folge auch ungenügend, so dass für die Jugendlichen ein *go-between* mit einem Verlust von Zugehörigkeit und Verbindlichkeit entsteht. Die anderen hingegen suchen Verbindungen zwischen den Welten und koordinieren Transformationen, so dass «seelisches Grenzgängertum» von der Belastung zur *Chance* für individuelle Entwicklungsspielräume wird. Im Gegensatz zur bisherigen «kulturpessimistischen» Perspektive besteht der optimistischere Ansatz darin, die frühe gesellschaftliche Erfahrung von Koexistenz in der

Unterschiedlichkeit als reelle Chance für das Erlernen einer *Widerspruchsfähigkeit* zu verstehen.

Die erste Frage ist, wo und wie (Migrations-) Jugendliche und ihre Familien zu einer solchen Widerspruchsfähigkeit und Kompetenz im Umgang mit Ambiguitäten gelangen und schließlich eine mehrkulturelle Identität bilden können. Die zweite Frage ist, wo und wie sie darin unterstützt werden können, ein Gleichgewicht zwischen der Orientierung nach innen (Bewahren des traditionalen Milieus in seinen kulturell nützlichen Bestandteilen) und der Öffnung nach außen (Anschluss an die «fremdkulturellen» Bestandteile der außerfamiliären Welt) zu erlangen. Ein solches Gleichgewicht manifestiert sich in einer komplexen Dialogik zwischen sozialer Bezogenheit und kultureller Entfaltung, gelebter Mitmenschlichkeit und dem Streben nach persönlichem Erfolg, sowie der Anerkennung von Gleichwertigkeit trotz gleichzeitiger Differenz. Im Folgenden werde ich auf die Orte und Rituale, die solche Prozesse begünstigen, sowie auf die Analyse von Identitätsbildungsprozessen in postmodernen Gesellschaften näher eingehen.

5.4.5 Aufbau bezogener Individuation und mehrkultureller Identität

Ein erster Schritt zum Erlangen von «Widerspruchsfähigkeit» ist das bewusste Wahrnehmen- und Benennen-Können unterschiedlicher Denkmodelle und Deutungsmuster. Das kann etwa in der Schule oder in weiteren transitorischen Räumen geschehen, z. B. in familienergänzenden Institutionen, wie Jugendzentren oder Sportvereinen, in der Therapie oder anlässlich eines Spitalaufenthalts. Dort, wo Widersprüche beiseite geschoben oder bagatellisiert werden, wird eine Harmonie beschworen, die nichts anderes als ein Mythos ist. Wird einer illusorischen Konfliktbereinigung nachgestrebt, gewöhnen sich Heranwachsende an Einseitigkeiten und bekämpfen Andersdenkende.

Ein zweiter Schritt zur «Widerspruchsfähigkeit» besteht im Regulieren von Spannungen, die aus den erkannten Konflikten resultieren, um mit ihnen – den Spannungen und den Kon-

flikten – leben zu können. Als wünschenswertes Produkt könnte hier das gelten, was Stierlin [1994] die «bezogene Individuation» nennt. Dieser Begriff umfasst verschiedene Dimensionen, die als Leitziel (sozial)pädagogischer und/oder beraterisch-therapeutischer Handlungen von großem Nutzen sind, wie zum Beispiel:

- Ich bin fähig und bereit, meine eigenen Ideen von denen anderer abzugrenzen, anstatt sie aufgehen zu lassen in einem «orgiastischen Rausch» – wie ihn dogmatische und totalitäre Gruppierungen inszenieren.
- Ich bin fähig und bereit, meine eigenen Werte und Ziele zu formulieren. Ich kann sie auch, wenn es sein muss, gegen die Erwartungen und Ziele meiner Umwelt durchsetzen – gegen diejenigen meiner Eltern, aber auch der Schule.
- Ich erlebe mich als ein Kraftzentrum von Initiative und bin imstande, Energie freizusetzen. Das bedeutet dann auch, dass ich bereit bin, Verantwortung für meine Handlungen zu übernehmen.
- Ich bin fähig und bereit, Ambivalenzen in mir zu ertragen, ohne sie zu verdrängen oder sie jemand anderem mittels Projektion zuzuschieben.

Im Individuierungsprozess konstruieren Heranwachsende ihre Identität(en). Sie fragen sich: Wer bin ich? Was kann ich? Wie möchte ich sein? Wie sehen mich die anderen? Wie sollte ich sein? In diesem Prozess suchen sie nach Modellen, an denen sie sich orientieren können. Die «Basisselbstverständlichkeiten der Lebensführung» [Beck, 1986] wie sie auf einem traditionellen Verständnis von Familie, Ehe, Elternschaft und Beruf beruhen, wurden im außerordentlich beschleunigten gesellschaftlichen Wandel der letzten Jahre erschüttert. Nach Margaret Mead [1970] war bis vor 100 Jahren die Vergangenheit der Großeltern das Modell für die Zukunft der Enkel. Bis vor 50 Jahren war die Vergangenheit der Eltern das Modell für die Zukunft der Kinder. Heute sind wir in einer Phase, in der wir aus unserer eigenen Vergangenheit nicht einmal unsere Zukunft extrapolieren können, u. a. weil das Wissen immer schneller «verfällt».

Doch Jugendliche im erschwerten Identitätsfindungsprozess suchen nebst Orientierungsmodellen auch Autoritäten, gegen die sie sich abgrenzen können. Wo finden sie solche Konfrontationsobjekte? Meistens in den weiblichen Figuren einer Lehrerin oder der Mutter und hie und da in der Person eines Lehrers. Die Väter sind häufig abwesend oder fremd geblieben, etwa dort, wo Heranwachsende kaum wissen, was und wo ihr Vater arbeitet, oder dort, wo Kinder ihren Vater jahrelang als seltenen Besucher während der Zwischensaison erlebt haben, wie dies im Falle von vielen Jugendlichen aus Mittelmeerländern geschieht, die in den letzten Jahren in die Schweiz oder nach Deutschland geholt wurden.

Damit das belastende Wandern zwischen unterschiedlich strukturierten Welten Übergangscharakter bekommt und zur Chance im Sinne mehrkultureller Identität wird, braucht es einerseits *Räume* zwischen diesen Welten, und zwar Spiel-Räume für Kreativität, und andererseits *Rituale*, welche die Transformation markieren [siehe dazu Lanfranchi, 1998a: 78–80].

5.4.6 Entwicklungsszenarien bei Migrationsjugendlichen

Die Gefahren einer Auflösung normativer und sozialer Verankerungen in Gemeinschaften, die intra- und intersystemisch immer weniger Gemeinsames haben, in vielen Teilen zerstückelt sind und sich wenig umeinander kümmern, sind offensichtlich. Wollen wir die Probleme und Ressourcen von Jugendlichen aus Migrationsfamilien in westeuropäischen Industrieländern in einem kohärenten Gesamtbild zusammenfassen, präsentieren sich uns erhebliche Schwierigkeiten. Es ist nämlich unmöglich, eindeutige Konstellationen zu definieren. Es gibt zumindest eine aussichtsreiche Strategie und drei problematische Bewältigungsmechanismen, die von Jugendlichen infolge persönlicher und sozialer Fragmentierung sowie biographischer und kultureller Unsicherheit eingesetzt und im Folgenden beschrieben werden.

Kompetenz des «*switchen*». Es gibt Jugendliche, die den Seiltanz zwischen den teilweise unterschiedlichen Lebenswelten mit Bravour meistern können, weil ihre Umgebung das zulässt und adäquat fördert, und weil sie in ihrer primären und sekundären Sozialisation Ambiguitätstoleranz und das Aushalten von Widersprüchen entwickeln konnten. Diese Kompetenz im «*switchen*» bedeutet jedoch nicht einfach nur das Mischen eines transkulturellen Cocktails durch Ein- und Ausgrenzungen, indem Jugendliche von beiden Lebenswelten nur das für sie Beste mixen, wie folgendes Beispiel von Tobler Müller [1998] veranschaulicht: «Eine junge Frau aus dem Libanon will weder eine Berufslehre machen noch einer regulären Arbeit nachgehen. Sie verweist energisch auf ihre kulturelle Identität: ‹Mein Vater muss mich durchtragen, bis ich verheiratet bin!› Trotzdem will sie mehrmals pro Woche in die Disco gehen, in dieser Sache dieselben Rechte wie die Schweizer Jugend einfordernd. Dabei prügelt sich die junge Dame sogar mit ihrem Vater, wenn dieser, selbst fürsorgeabhängig, die Mittel, die sie für den nächtlichen Ausgang benötigt, nicht ohne weiteres bereitstellen kann.» [ebd.: 139]. Die gelungene Verbindung von Dualismen manifestiert sich vielmehr durch das in der neueren Linguistik als hohe sprachlich-kognitive Leistung bekannte Phänomen des *code-switching*, des kreativen Wechsels zwischen Sprachsystemen. Aber auch die von Herzka [1996] geprägte Metapher der Entstehung von neuen Musikstilen kann als Sinnbild mehrkultureller Identitätsbildung dienen. So wie es in der Musik nicht einfach ist, Elemente verschiedener Tonfolgen und Rhythmen zu einer überzeugenden Komposition zu verbinden, so stellen sich auch in der Persönlichkeitsentwicklung von Migrationsjugendlichen oft schwierige und neue Aufgaben. So fallen sie manchmal aus dem Rhythmus, oder es entstehen Dissonanzen, bzw. Spannungen und Konflikte. Diese auszuhalten ist die Fähigkeit, mit Widersprüchen umgehen zu können. Die Rhythmusänderungen und Dissonanzen stören nur kurz und münden meist in einer neuen Harmonie. Die Störungen sind also Aufforderungen zu einer neuen Melodie, vielleicht mit einem anderen Takt, so dass die neue Kombination sich weder ausschließlich nach dem einen noch nach dem anderen Musikstil richtet, sondern etwas Neues erzeugt.

Gewalt gegen innen. Es gibt aber auch Jugendliche, die angesichts der erwähnten Spannungen defensiv und mit Gewalt gegen innen reagieren, indem sie sich zurückziehen, bedrückt und traurig sind, oder psychosomatische Symptome entwickeln. Dabei kann es zur *Identitätsdiffusion* kommen [Erikson, 1981]. Sie äußert sich im entmutigten Ausweichen von altersentsprechenden Forderungen und in der Passivität und dem Unvermögen, sich auf Werte, Ziele und Entscheidungen einzulassen bzw. sich entsprechend festzulegen.

Gewalt gegen außen. Im weiteren gibt es Jugendliche, die offensiv mit Gewalt gegen außen reagieren, sie protestieren meist ratlos und radikal. Es ist der Aufstand der «Überflüssigen, der ausgeschlossenen Dritten» [Beck, 1986]. Hier kann es geschehen, dass eine Art «Krückenidentität» aufgebaut wird: Defizite, Sinnleere und Probleme in der Berufswahl bewirken, dass sich Heranwachsende an Statussymbole klammern oder einer Clique anschließen. Somit werden Stärkungsanteile, wie z.B. eine gewaltsame Radikalisierung, in die eigene brüchige Identität eingebaut.

Ethnisierung. Schließlich gibt es noch eine vierte Variante des Umgangs mit dem Verlust von Verbindlichkeiten. Sie besteht im Rückzug in die ethnische Minorität, bzw. in den Binnenraum der Familie, die sich als schützende Notgemeinschaft gegen außen abschottet. Es ist ein Trugschluss, davon auszugehen, dass sich Jugendliche der sogenannten zweiten oder dritten Ausländergeneration sozusagen automatisch integrieren, bzw. dass es ohne Investitionen im Laufe der Zeit zu einer automatischen Angleichung von kulturellen Mustern kommt. Sowohl die Medien als auch die Wissenschaft befassen sich in letzter Zeit intensiv mit der besorgniserregenden Entwicklung, wonach beispielsweise türkische Jugendliche in Deutschland oder in der Schweiz «türkischer als die Türken» werden. Sie grenzen sich von der Aufnahmegesellschaft immer mehr ab, schaffen eine eigene und oft undurchlässige Subkultur und flüchten in eine traditionale und in manchen Fällen fundamentalistische Lebensweise. Oft wird ihnen das zugeschrieben, was eigentlich die Folge erlebter Diskriminierungs- und Unrechtserfahrungen, allenfalls familienbiographischer Wirklichkeitskonstruktion ist [Lanfranchi, 2000].

In dieser Ordnung unterschiedlicher Problembewältigungsmechanismen von Migrationsjugendlichen in soziokulturellen Spannungen zeigt sich, dass nicht dem ethnisch Konstanten, sondern den unterschiedlichen Modi des Transformationsprozesses Bedeutung beigemessen werden muss. Als gemeinsamer Nenner der verschiedenen Bewältigungsmechanismen von Jugendlichen an der Schwelle zwischen diskrepanten Lebenswelten kann die Bedeutung der Peer-Gruppe identifiziert werden. Entscheidend dabei ist das Gefühl und das Erleben von Zugehörigkeit zu einem Ort, was die emotionale und soziale Ablösung von Eltern und Familie erleichtert und mehrkulturelle Identitätsbildungsprozesse vermittelt.

5.5 Arbeit mit Migrationskindern heißt, das Vertrauen ihrer Eltern zu gewinnen

Intergenerationale Konflikte können nur in Zusammenarbeit mit den Eltern bzw. mit den hierarchisch höher gestellten Familienmitgliedern angegangen werden. Dabei muss berücksichtigt werden, dass ein Außer-Acht-Lassen der spezifischen familiären Wertvorstellungen und Handlungsmuster durch mittelschichtorientierte, autonomiefördernde BeraterInnen oder TherapeutInnen ohne transkulturelle Sensibilität den Kindern und Jugendlichen einen Bärendienst erweist, da sie dadurch statt in die Unabhängigkeit in noch belastendere Loyalitätskonflikte hineinmanövriert werden [Domenig/Salis Gross/Wicker, 2000: 49]. Zudem dürfen diagnostische oder beraterisch-therapeutische Unsicherheiten nicht dazu führen, dass real existierende «soziokulturelle Differenzen» mit dem Vergrößerungsglas angeschaut und mit dem Etikett «ethnisch bedingt» versehen werden. Verwey [1996] zieht diesbezüglich folgenden Vergleich: Steckt eine sechzehnjährige Schweizerin in einer Krise, wird dies auf eine Normalerscheinung der Spätadoleszenz zurückgeführt. Hat aber eine sechzehnjährige Türkin Probleme, ziehen wir die Schublade «Kultur» heraus und suchen nach Erklärungen vom Typ «Kulturkonflikt und Identitätsprobleme». Solche Deutungen führen einerseits zur Pathologisierung und Ethnisierung fast aller Problemlagen, in denen MigrantInnen involviert sind, andererseits zur Konstruktion von kulturellen Unterschieden. In den vielfältigen Handlungsfeldern professioneller Arbeit mit Migrationskindern, so auch in der Pflege, geht es daher primär darum, die kontextuellen Aspekte der Lebenswelten mitzuberücksichtigen, mit der Familie bzw. mit den Eltern zu kooperieren und die vorhandenen Ressourcen und Strategien der MigrantInnen selbst einzubeziehen (siehe Fallbeispiel im Kasten).

Eine Pflegende der Kinderabteilung eines größeren Spitals erzählt, dass immer häufiger Eltern für die Beschneidung eines Kindes (aufgrund einer medizinischen Indikation) in Begleitung einer größeren Anzahl von Verwandten und Bekannten in festlicher Aufmachung erscheinen. Der kleine Warteraum und sämtliche Abteilungsgänge mutieren in der Folge praktisch zu einem Festplatz. Die ruhesuchenden Patientinnen der benachbarten Geburtsabteilung beklagen sich infolgedessen vehement über die lärmenden «Mohammedaner», auch das Pflegepersonal und die MedizinerInnen wirken ob der «Störung» sichtlich gestresst und reagieren meist unwirsch.

Eine Beruhigung der Situation ist erst dann eingetreten, als ein Pflegeexperte des Spitals ein Gespräch am runden Tisch mit einer Schlüsselperson der regionalen türkischen Migrantengemeinschaft arrangiert hat. Nachdem das Abteilungspersonal über die rituelle Bedeutung der Beschneidung informiert und ein Austausch über die entstandenen Irrita-

tionen ermöglicht wurde, konnte ohne großen Aufwand eine Lösung des Konflikts, wenn auch nur eine rein «logistische», gefunden werden. Die Beschneidungen finden nun in der Nähe eines größeren, abgeschiedenen Warteraums statt, wo sich niemand mehr an den «vielen BesucherInnen» stört.

Besonders komplex und störungsanfällig ist die Gestaltung identitätsbildender Entwicklungsprozesse bei *jugendlichen Frauen* mit Migrationshintergrund. Deren Lebenswelt scheint vor allem in der Adoleszenzphase – angesichts bedingungsloser Familienloyalität und meist männlicher, väterlicher Zwänge – von ausgeprägten intergenerationellen bzw. transkulturellen Spannungen geprägt zu sein. Die Unterschiede zwischen dem Rollenverständnis der Frau in der Herkunftsfamilie und demjenigen der Aufnahmegesellschaft können Migrantinnen im entwicklungspsychologisch ohnehin schwierigen Identitätsaufbau während der Ablösungszeit besonders stark betreffen, etwa dort, wo die Eltern bzw. die Herkunftsfamilie deren Verhalten mehr oder weniger streng zensiert: «Sehr oft wirkt die ganze Verwandtschaft, selbst bei großer geographischer Entfernung, als moralische Begleit- und Kontrollinstanz mit dem Ziel, das Mädchen im Jugendalter unter allen Umständen von Risikosituationen (sexuelle Kontakte vor der Ehe) fernzuhalten» [Riedo, 1991: 408]. Die Folge davon kann eine Zuspitzung des entwicklungsbedingten Autonomiekonfliktes bzw. eine Interferenz zwischen den eigenen Lebensentwürfen bezüglich Selbstrealisierung und Familienpläne und der größtmöglichen Familien- oder Sippenkohäsion sein, und zwar aufgrund der unterschiedlichen Ansprüche, die einerseits an sie durch die Herkunftsgesellschaft gerichtet werden (heteronomiegeleitet), und sich andererseits durch die Auseinandersetzung mit dem Aufnahmeland formiert haben (autonomieorientiert). Das kann zu einem «emotionalen Spagat» führen, dem sie nicht immer gewachsen sind und der entweder eine resignative Anpassung an die Denk- und Deutungsmuster der Familie oder die für alle schmerzliche Auflehnung gegenüber ihrem Norm- und Werteverhalten und in manchen Fällen sogar den Bruch mit der Familie bedeuten kann. Somit kann die Identifikationsfindung in der Adoleszenz als «Phase der natürlichen Entwurzelung» [Erikson, 1981] Gefahr laufen, zu misslingen. Mögliche Folgen davon sind

- gescheiterte Berufsbildungsverläufe [Ambühl-Christen/Nicolet/Nodari, 2000]
- Symptombildungen und Suizidalität [Storch/Poustka 2000]
- Devianz oder Sucht [Domenig/Salis Gross/Wicker, 2000]

es sei denn, den jugendlichen Frauen gelinge das Einhalten der Doppelfigur der modernen Autonomie im Gewand des Traditionalen. Gemeint ist die oben beschriebene Fähigkeit, Widersprüche nicht aufzulösen, sondern auszuhalten. Es geht also um den Umgang mit der dialektischen Einheit der Orientierung nach innen, d. h. um das Bewahren von Traditionen und Familienkohäsion, und der Öffnung nach außen, d. h. um das Zulassen von Neuem im Sinne der Adaptation. Das Gelingen eines solchen «Kunststücks» steht schließlich in einem direktem Zusammenhang mit den jeweiligen Mustern der Familienstruktur und -kultur [für eine empirisch gestützte Typologie siehe Lanfranchi, 1995: 270 f.]: Ist die Familie «traditionell-rückwärtsgewandt» oder sogar «traditionell-sklerotisiert» (d. h. ausgeprägt innenzentriert, in der lebenszyklischen Perspektive «eingefroren»), dürfte die Gestaltung von Übergängen in der Ablösungsphase Heranwachsender und insbesondere jugendlicher Frauen ungleich schwerer fallen (siehe Fallbeispiel im Kasten) als im Falle einer «traditionell-vorwärtsgewandten» Familie, die durch normkritische Reflexivität in der Lage ist, tradierte Deutungsmuster in Richtung innovativer und autonomiebezogener Handlungsschemata zu transformieren.

Traditionell-sklerotisierte Familienwelt

Die sechzehnjährige Semine ist vor knapp einem Jahr aus der albanisch-mazedonischen Kleinstadt Tetovo in die Schweiz eingereist. Ihr Vater ist seit vielen Jahren in der Schweiz, zuerst als Saisonarbeiter, dann bekam er nach mehreren Anläufen die ersehnte Jahresaufenthaltsbewilligung mit dem Recht, seine Familie nachziehen zu lassen. Die aufgeweckt wirkende, modisch gekleidete junge Frau besucht eine sogenannte Integrationsklasse, wo sie sich für den Übertritt in eine Berufslehre vorbereitet. Seit einigen Monaten ist sie immer wieder krank und beklagt sich über starke Bauchschmerzen. Nachdem sie vergeblich alle möglichen medizinischen Untersuchungen über sich hat ergehen lassen, wird sie vom Hausarzt in meiner psychotherapeutischen Praxis angemeldet. Im Laufe eines Familien-Erstgesprächs entwickle ich folgende, naheliegende systemorientierte Hypothese: Semine steckt in einem belastenden Spannungsfeld diskrepanter Normen und Werte, nämlich denjenigen der Familie und denjenigen der Schule bzw. der Berufswahlvorbereitung. Der etwas rigid wirkende

Vater erzählt mir während einer Einzelsitzung, dass Semine nicht unbeaufsichtigt das Haus verlassen könne und sie deshalb ihre Mutter oder der ältere Bruder immer von der Schule abholen würden. Diese umfassende Kontrolle soll verhindern, dass Semine ihre «Jungfräulichkeit» verliert und dadurch nicht nur ihre Ehre, sondern die Zukunft der ganzen Familie zerstört würde. Während ihre Schulkolleginnen in die Disco gehen und von den Jungs erzählen, realisiert Semine, dass sie in der Falle sitzt und in ihren Freiheiten weit mehr als im Herkunftsland eingeschränkt wird. Sie fühlt sich im Niemandsland, nicht mehr dort und immer noch nicht hier.

Mittels einer kompetenten Vermittlerin und professionellen Dolmetscherin wird dem Vater darauf Folgendes gesagt: «Sie haben recht. Für junge Frauen ist die Schweiz bzw. die Großstadt, in der Sie leben, voller Gefahren. Wir kennen eine andere mazedonisch-albanische Familie, die sich in einer ähnlich schwierigen Situation befand. Sie hat dieses Problem dadurch gelöst, dass sie angefangen hat, ihre

Tochter am Samstag immer etwas länger ausgehen zu lassen, damit sie lernt, sich selber zu schützen. Diese Familie hat gute Erfahrungen damit gemacht. Sie müssen nun bald entscheiden, was für Sie bzw. für Ihre Familie besser ist. Es könnte allerdings schwierig sein, in einem Land wie der Schweiz eine junge Frau bis zur Heirat total zu kontrollieren. Ohne soziale Kontrolle der Gemeinschaft ist es sogar unmöglich, dass Sie Ihre Tochter rund um die Uhr und überall im Auge behalten. Wenn sie nicht lernt, sich selber vor der ‹Entjungferung› zu schützen, wird es für sie (bzw. für Sie als Vater) immer gefährlicher.» Semines Vater wird auf diese Weise ein Anpassungsschritt in Richtung Integration suggeriert, jedoch unter voller Anerkennung seiner Sinnorientierungen, Normen und Wertvorstellungen, was die Chance erhöht, dass die Familienregeln verändert werden.

Die Geschichte von Semine zeigt weiter auf, dass es sich häufig eher um transkulturelle als um intergenerationelle Konflikte handelt, denn die verschiedenen Familienmitglieder gestalten Übergänge im Migrationsprozess unterschiedlich, auch in jeweils unterschiedlichem Tempo. So ist Semine aufgrund ihrer Entwicklung im Herkunftsland und der Schulung im Aufnahmeland nach einem Migrationsjahr bereits besser integriert als ihr seit Jahren in der Schweiz lebender Vater.

Zusammenfassend lassen sich aus transkultureller Sicht für eine professionelle Arbeit mit Migrationskindern unter Berücksichtigung des familiären Kontextes die in **Tabelle I-5-1** (siehe nächste Seite) wiedergegebenen Prinzipien ableiten.

Zusammenfassung

- Die Zahl der Kinder aus Migrationsfamilien ist in deutschsprachigen Ländern in den letzten Jahren stark angestiegen. In der Schweiz sind 40 % der Neugeborenen ausländischer Herkunft. Die sprachliche und kulturelle Heterogenität Heranwachsender ist heute auch in Pflegeberufen zum Normalfall geworden.
- Die gesellschaftliche Integration von Migrationskindern gelingt, wenn sich das Kind in der eigenen Familie integrieren kann, wenn sich die Eltern im Quartier oder in der Dorfgemeinschaft integrieren können und wenn sich Fachleute der Betreuung, Begleitung und Beratung mehr um das Ankommen und weniger um das Abstammen dieser Kinder kümmern.
- Die Pflege und Behandlung von Kindern mit Migrationshintergrund setzt nicht nur persönliches Engagement und Neugier, sondern vor allem transkulturelle Handlungskompetenz voraus. Bei den Familien dieser Kinder stehen in der Aufnahmegesellschaft übergreifende Sinnzusammenhänge, wie sie im Milieu der Herkunftsgesellschaft galten, oft kaum mehr zur Verfügung. In der Folge können vielfältige Spannungsfelder entstehen, welche es Fachleuten im Pflegebereich nicht leicht machen, ihren Auftrag professionell zu erfüllen.
- Kinder und Jugendliche wachsen in mehreren Lebenswelten auf, in Familie, Schule, Begegnungsplätzen der Peer-Gruppe etc. Solche Lebenswelten haben ihre eigenen Regeln, Wirklichkeitskonstrukte und Handlungsmuster. Stimmen ihre Ziele, Werte und Normen nicht überein, sind Heranwachsende auf sich allein gestellt, die divergierenden Einstellungen, Erwartungen und Anforderungen zu integrieren. Das «Wandern zwischen Welten» entspricht dann einer Art «seelischen Grenzgängertums». Dieses wird dort von der Belastung zur Chance, wo Verbindungen zwischen den unterschiedlichen Lebenswelten geschaffen werden, z. B. in Form funktionaler Kommunikation zwischen Schule und Familie oder zwischen dem Pflegepersonal und den Eltern.
- In der Postmoderne müssen Heranwachsende immer stärker Selbststeuerungsleistungen aufbringen, Lebenslaufentwürfe der Eltern sind aus verschiedenen Gründen nicht immer nützlich oder werden nicht akzeptiert. In der Folge treten Fachleute, z. B. der Pädagogik oder der Beratung, in die Rollen der ExpertInnen für Identitäten in einer Risikogesellschaft.
- Insbesondere Migrationskinder sind darauf angewiesen, geeignete Strategien im Umgang mit Widersprüchen zu erlernen, wenn sie die Autonomie der eigenen Lebenspraxis sichern wollen. Um in einer bedrohten oder bereits beschädigten Gesellschaft zu bestehen, brauchen sie vor allem

einen Ort, an welchem sie sich «zugehörig» fühlen.

● Für die Pflegepraxis stellt sich weniger das Problem des Umgangs mit den (Migrations-) Kindern, als vielmehr die Herausforderung des Aufbaus kooperativer Kontakte mit ihren Familien. Dort, wo vorurteilsfrei und fallbezogen Begegnungen mit den Eltern gestaltet werden, entsteht gegenseitiges Vertrauen und Zuversicht zur Schaffung guter Beziehungen. Das ist wohl die Voraussetzung, damit interpersonale und in gewissen Fällen transkulturelle Konflikte angegangen und Strategien zu deren Lösung gefunden werden können.

Tabelle I-5-1: Prinzipien einer professionellen Arbeit mit Kindern in der Migrationssituation

Multiperspektivität	Erhöhe deine transkulturelle Kompetenz, indem du dir nicht nur Hintergrundwissen über andere Herkunftsländer und diverse soziokulturelle Konzepte aneignest, sondern auch die Auseinandersetzung mit dir selber (Reflexion über persönliche Wertvorstellungen und Normen, die eigene Herkunftsgesellschaft und soziokulturelle Hintergründe) suchst, damit eine transkulturelle Begegnung mit anderen in affektiv gerahmten Interaktionen möglich wird. Verkrampfe dich nicht in vorgefassten Meinungen, sondern öffne dich möglichst vorurteilsfrei gegenüber dem Besonderen, gehe fallbezogen vor, und fördere das Verstehen in der transkulturellen Begegnung.
Umgang mit Widerstand	Normalisiere den Widerstand, statt ihn zu pathologisieren, denn Widerstandsreaktionen von Kindern und Eltern gegenüber Pflegenden sind in der Regel kontext- und zeitadäquat. Fasse Widerstände als Signale für bevorstehende und nötige Veränderungen auf, denn so kann non-compliance vermieden und Zusammenarbeit gewonnen werden. Zeige Verständnis für die Beunruhigung, die infolge einer Krankheit oder einer Spitaleinweisung entsteht, denn eine Störung, etwa ein Problem beim Kind, ist eine Auffälligkeit, die mit dem «Öffentlich-Werden» der ganzen Familie verbunden ist und einer erneuten Inszenierung der anfänglichen Migrationserfahrungen entsprechen kann. Besinne dich auf beziehungsfördernde Mittel, indem du für eine freundliche Atmosphäre sorgst, auch etwas von dir erzählst und zudem neugierig bist in Bezug auf den Herkunftsort, die Migrationsgründe und das soziale Netz der PatientInnen mit Migrationshintergrund. Schließe dich der Problemdefinition der MigrantInnen an, und erweitere sie, wenn nötig, zu einem späteren Zeitpunkt. Schwimme in einer ersten Phase mit statt gegen den Strom. Suche, statt Druck auszuüben, gemeinsam mit dem Kind und seinen Eltern nach Lösungen. Leite kleine, pragmatische Schritte ein und spare die großen Würfe für später auf. Involviere Vertrauenspersonen der Familie als Ressourcenpersonen für kreative Lösungen. Lade, wenn nötig, eine sozial engagierte Dolmetscherin, die Sozialarbeiterin des Konsulats, den Pfarrer oder eine Schlüsselperson aus der Migrantengemeinschaft als transkulturelle Vermittlungsperson ein. Achte darauf, dass die größtmögliche Transparenz gewährleistet ist, etwa über die Art deiner Vernetzung im institutionellen System und die Möglichkeiten deiner Einflussnahme.
Ressourcenorientierung	Repariere nicht, was nicht kaputt ist, denn auch in schweren Problemsituationen – auch in denen, die mit dem Stempel «chronisch» versehen sind – gibt es Zeitabschnitte, in denen die Schwierigkeiten nicht das ganze Leben der PatientInnen tangieren. Mach mehr daraus, wenn du weißt, was funktioniert, suche die «Schätze in der Dachkammer, statt Skelette im Keller» [Welter-Enderlin/Hildenbrand, 1996], und beachte auch Ausnahmen des Problemverhaltens, indem du die PatientInnen nach kleinen Erfolgen aus jüngerer Zeit fragst und danach, wie sie diese zu Stande gebracht haben. Wiederhole nicht, was nicht geht, und mach etwas anderes.

Vor allem aber: Erkenne deine Grenzen, und definiere deinen Auftrag. Es kann sein, dass die Probleme an einem anderen Ort angegangen und gelöst werden müssen.

Literatur

Ambühl-Christen, E., Da Rin, D., Nicolet, M., Nodari, C. (2000). Ausbildung und Integration von fremdsprachigen Jugendlichen auf der Sekundarstufe II. Bern: Schweiz. Konferenz der kantonalen Erziehungsdirektoren (Dossier 59).

Beck, U. (1986). Die Risikogesellschaft – Auf dem Weg in eine andere Moderne. Suhrkamp, Frankfurt.

BFS (1997). Integration – (k)eine Erfolgsgeschichte. Ausländische Kinder und Jugendliche im schweizerischen Bildungssystem. Bern: Bundesamt für Statistik.

BFS (1999). Ausländerinnen und Ausländer in der Schweiz 1998. Bern: Bundesamt für Statistik.

Boos-Nünning, U. (2000). Kinder aus Zuwandererfamilien in einer Gesellschaft der Ungleichheit: Armut und Wohnen. In Buchkremer, H., Bukow, W.-D., Emmerich, M. (Hrsg.), Die Familie im Spannungsfeld globaler Mobilität. (S. 53–79). Opladen: Leske + Budrich.

Collatz, J. (1998). Kernprobleme des Krankseins in der Migration – Versorgungsstruktur und ethnozentristische Fixiertheit im Gesundheitswesen. In David, M., Borde, T., Kentenich, H. (Hrsg.), Migration und Gesundheit. Zustandsbeschreibungen und Zukunftsmodelle (S. 33–58). Frankfurt: Mabuse.

Curcio, F. (1986). Beratung italienischer Arbeitnehmer im familiären Umfeld. In Jaede, W., Portera, A. (Hrsg.), Ausländerberatung. Kulturspezifische Zugänge in Diagnostik und Therapie (S. 44–64). Freiburg: Lambertus.

Domenig, D., Salis Gross, C., Wicker, H.-R. (2000). Migration und Drogen. Implikationen für eine migrationsspezifische Drogenarbeit am Beispiel Drogenabhängiger italienischer Herkunft. Bern: EDMZ.

Donati, M., Mossi, G. (2000). Allievi italiani in Ticino: stranieri solo a metà? Studio sulla scolarità degli allievi di nazionalità italiana in Ticino. Bellinzona: Ufficio studi e ricerche / CDIP (tiposcritto, 47 pag.).

EDK (2000). Erste Empfehlungen zur Bildung und Erziehung der vier- bis achtjährigen Kinder in der Schweiz. Bern: Schweizerische Konferenz der kantonalen Erziehungsdirektoren.

EKFF (2000). Eine zukünftige Familienpolitik fördern. Strategische Leitlinien. Bern: Eidgenössische Koordinationskommission für Familienfragen.

Erikson, E. H. (1981). Jugend und Krise. Frankfurt: Klett.

Herzka, H. S. (1995). Die neue Kindheit: dialogische Entwicklung – autoritätskritische Erziehung (2., erw. Aufl.). Basel: Schwabe.

Herzka, H. S. (1996). Klänge und Tonspuren der Entwicklung des Kindes. Zürich: unveröff. Manuskript (12 S.).

Huwiler, K. (1995). Herausforderung Mutterschaft. Eine Studie über das Zusammenspiel von mütterlichem Erleben, sozialen Beziehungen und öffentlichen Unterstützungsangeboten im ersten Jahr nach der Geburt. Bern: Huber.

Kronig, W., Haeberlin, U., Eckhart, M. (2000). Immigrantenkinder und schulische Selektion. Bern: Haupt.

Lanfranchi, A. (1988). Immigrantenfamilien aus Mittelmeerländern: Systemische Überlegungen zur Beziehung Herkunftsfamilie – Kernfamilie. Praxis der Kinderpsychologie und Kinderpsychiatrie, 4, 124–131.

Lanfranchi, A. (1995). Immigranten und Schule. Transformationsprozesse in traditionalen Familienwelten als Voraussetzung für schulisches Überleben von Immigrantenkindern. Opladen: Leske + Budrich (2. Aufl.).

Lanfranchi, A. (1997). Wo die Integration scheitert, herrscht die Isolation. Die Gestaltung von Übergängen in Migrantenfamilien und ihren Kindern als politische und pädagogisch-beraterische Herausforderung. Zeitschrift für Vormundschaftswesen, 52 (6), 223–236.

Lanfranchi, A. (1998a). Immigrierte Jugendliche als «seelische Grenzgänger»: Risiken und Chancen. In VeSAD (Hrsg.), Symposium Soziale Arbeit. Soziale Arbeit mit Jugendlichen in problematischen Lebenslagen (S. 71–91). Köniz/Bern: Edition Soziothek.

Lanfranchi, A. (1998b). Vom Kulturschock zum Behinderungsschock. Beratung in der Frühförderung mit ‹Fremden›. Frühförderung interdisziplinär, 17, 116–124.

Lanfranchi, A. (1999). Psychologische Aspekte von Kindern aus Kriegsgebieten. Soziale Arbeit, 10/11, 369–376.

Lanfranchi, A. (2000). Stagnation statt Wandel in Einwandererfamilien: Folge erlebter Diskriminierung sowie biographiegeleiteter Wirklichkeitskonstruktion. In Buchkremer, H., Bukow, W.-D., Emmerich, M. (Hrsg.), Die Familie im Spannungsfeld globaler Mobilität. (S. 143–160). Opladen: Leske + Budrich.

Lanfranchi, A., Gruber, J., Gay, D. (2000). Schulerfolg von Migrationskindern. Bedeutung von Übergangsräumen im Vorschulalter. Schlussbericht für den Schweizerischen Nationalfonds (Nationalforschungsprogramm 39 ‹Migration und interkulturelle Beziehungen›), Publikation in Vorbereitung.

Lanfranchi, A., Hagmann, T. (Hrsg.). (1998). Migrantenkinder. Plädoyer für eine Pädagogik der Vielfalt. Luzern: Schweizerische Zentralstelle für Heilpädagogik.

Largo, R. (1999). Kinderjahre. Die Individualität des Kindes als erzieherische Herausforderung. München: Piper.

Mead, M. (1970). Der Konflikt der Generationen. Jugend ohne Vorbild. Olten: Walter.

Moser, U., Rhyn, H. (2000). Lernerfolg in der Primarschule. Eine Evaluation der Leistungen am Ende der Primarschule. Aarau: Säuerländer.

Quims (2000). Schulerfolg: kein Zufall. Ein Ideenbuch zur Schulentwicklung im multikulturellen Umfeld (Projekt ‹Qualität in multikulturellen Schulen›). Zürich: Lehrmittelverlag.

Riedo, R. (1991). Ausländerfamilien. In Fleiner-Gerster, T., Gilliand, T., Lüscher, K. H. (Hrsg.), Familien in der Schweiz, Familles en Suisse, Famiglie nella Svizzera (S. 393–411). Freiburg: Universitätsverlag.

Rüesch, P. (1999). Gute Schulen im multikulturellen Umfeld. Ergebnisse aus der Forschung zur Qualitätssicherung. Zürich: Orell Füssli.

Schrader, A., Nikles, B. W., Griese, H. (1979). Die zweite Generation. Sozialisation und Akkulturation ausländischer Kinder in der Bundesrepublik Deutschland. Königstein: Athenäum.

Stierlin, H. (1994). Ich und die anderen. Psychotherapie in einer sich wandelnden Gesellschaft. Stuttgart: Klett-Cotta.

Storch, G., Poustka, F. (2000). Psychische Störungen bei stationär behandelten Kindern mediterraner Migrantenfamilien. Praxis der Kinderpsychologie und Kinderpsychiatrie, 49(3), 199–208.

Szaday, C. (1992). Schulung in der multikulturellen Schweiz. Luzern: Zentralschweizerischer Beratungsdienst für Schulfragen.

Tobler Müller, V. (1998). Kulturwechsel in der Adoleszenz: «Der doppelte Kultursprung». In VeSAD (Hrsg.), Symposium Soziale Arbeit. Soziale Arbeit mit Jugendlichen in problematischen Lebenslagen (S. 92–152). Köniz/Bern: Edition Soziothek.

Verwey, M. (1996). Interkulturelle Kommunikation und behinderte ausländische Kinder – Kultur ist kein Allerheilmittel. Schweizerische Zeitschrift für Heilpädagogik, 1, 12–16.

Weiss, R., Stuker, R. (1998). Übersetzung und kulturelle Mediation im Gesundheitssystem. Neuchâtel: Forum suisse pour l'étude des migrations.

Welter-Enderlin, R., Hildenbrand, B. (1996). Systemische Therapie als Begegnung. Stuttgart: Klett.

Wicker, H.-R. (1993). Migration, Ethnizität und Paradoxien des Multikulturalismus in industrialisierten Gesellschaften. In Kälin, W., Moser, R. (Hrsg.), Migranten aus der Dritten Welt (S. 205–220). Bern: Haupt.

Zimmermann, E., Riedesser, P., Schindera, F. (1982). Abnorme Reaktionen oder kulturelle Missverständnisse? Ein Beitrag zur Verbesserung der medizinischen Versorgung der Gastarbeiterkinder in der Bundesrepublik. *Klinische Pädiatrie, 194,* 48–51.

6. Gesundheits- und Krankheits- konzepte

Andrea Zielke-Nadkarni

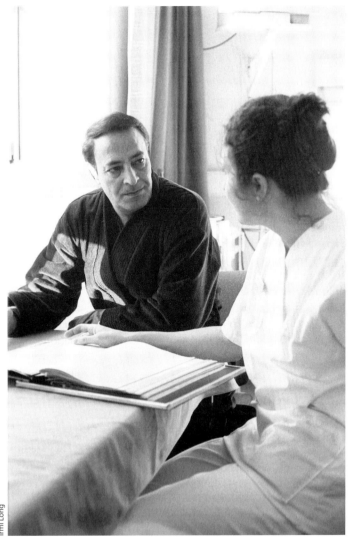

Irmi Long

Ein Getto
aus alten Häusern
und Baracken
mit Mauern und Stacheldraht
würde nicht ausreichen
nicht einmal aus Paragraphen

ein Getto muss
durch den Kopf gehen

es sind
offene Wände
die uns einmauern

[Gino Chiellino, 1983]

6.1 Einleitung

In der Pflegewissenschaft hat sich bislang vor allem Leininger [1991] mit Fragen der Pflege von MigrantInnen bzw. von PatientInnen aus sogenannt «fremden Kulturen»[7] beschäftigt und eine Theorie dazu entwickelt, die jedoch aus einer Reihe von Gründen keine theoretische Basis für eine individuelle, transkulturelle Pflege bildet (siehe dazu auch Kap. II.1 von Domenig). Daher wird als Grundlage des nachstehenden Artikels der Ansatz von Arthur Kleinman verwendet und auf pflegewissenschaftliche Fragestellungen transferiert. Daran anschließend werden exemplarisch die Gesundheits- und Krankheitskonzepte von Frauen türkischer Herkunft vorgestellt, um daran den Einfluss soziokultureller, migrationsspezifischer und lebensgeschichtlicher Faktoren zu erläutern. Den Abschluss bilden Vorschläge für den Umgang mit dieser Zielgruppe von MigrantInnen.

6.2 Der medizinethnologische Ansatz von Kleinman als Erklärungsmodell für Gesundheits- und Krankheitskonzepte

Zunächst sei an dieser Stelle der Begriff «Konzept» geklärt: Konzepte können als systematische, methodische Konstrukte beschrieben werden, welche «die verallgemeinerten Züge und wesentlichen Merkmale eines Phänomens beinhalten» [Schröck, 1996: 55]. Sie bilden die «Bausteine» theoretischer Modelle und Theorien. Aus soziologischer Sicht werden subjektive Konzepte von kollektiven unterschieden: «Subjektive Konzepte» sind individuumspezifische, thematisch verknüpfte Annahmen über die eigene Person und die Welt. Sie stellen Schlüssel zum Verständnis von Verhalten allgemein wie auch speziell gesundheitsbezogenem Verhalten dar, da sie Wahrnehmung und Werthaltungen strukturieren. Der Horizont, vor dem subjektive Konzepte entwickelt werden, sind die «kollektiven Konzepte», Verhaltenskonzepte, die einem Individuum im Rahmen seiner Sozialisation schichtspezifisch, regionsspezifisch, migrationsspezifisch von seiner Familie und sonstigen sozialen Umgebung angetragen werden.

In seinem Werk *Patients and Healers in the Context of Culture* fundiert der Ethnomediziner Kleinman [1980] seine Untersuchungen von Krankheits- und Gesundheitsverhalten systemtheoretisch: «Studies of our own society, and comparative research, must start with an appreciation of health care as a *system* that is social and cultural in origin, structure, function, and significance.»[8] [ebd.: 27]. Kleinmans Ansatz, dessen Validität er insbesondere durch empirische Untersuchungen in China und Taiwan belegen konnte, bildet ein geeignetes Rahmenkonzept, da Kleinman die Gesellschaft zum Ausgangspunkt seiner Überlegungen macht und sein Ansatz auf migrantenbezogene Fragestellungen im Bereich der Pflege transferiert werden kann. Außerdem ermöglicht dieser Ansatz eine phänomenologische Beschreibung von Pflegesituationen sowie eine hermeneutische Interpretation von Einstellungen und Verhaltensweisen, die Pflegesituationen zum einen konstituieren und zum anderen in ihnen zum Ausdruck kommen. Kleinmans Ansatz steht jedoch nicht nur

---

7 Zum Kulturbegriff siehe Kapitel I.1 von Dornheim und Kapitel II.1 von Domenig.

8 Übersetzung: «Studien über unsere Gesellschaft und vergleichende Forschung müssen Gesundheitsversorgung als ein *System* würdigen, das in Ursprung, Struktur, Funktion und Bedeutung sozial und kulturell geprägt ist.»

in der Tradition der Systemtheorie, sondern auch in der Tradition der Sozialanthropologie, die Gesundheitssysteme als kulturell[9] geprägt versteht, deren einzelne Komponenten in spezifischer Weise miteinander in Wechselbeziehung stehen.

Kleinman entwickelt diese Ansätze für die Medizinethnologie (*medical anthropology*) weiter und konzentriert sich vor allem auf das Gesundheitssystem. Seine wichtigste Arbeitshypothese ist die Annahme, dass die Aktivitäten zur Gesundheitsversorgung innerhalb jeder Gesellschaft wechselseitig aufeinander bezogen sind. Sie stellen die Reaktionen des Sozialsystems auf Krankheit dar und werden als «Gesundheitssystem» organisiert, welches alle gesundheitsbezogenen Komponenten der gesellschaftlichen Lebenswelt integriert. Dazu gehören Vorstellungen von Krankheitsursachen, Normen, Status- und Rollenaspekte, Machtverhältnisse und Institutionen [ebd.: 24 f.]. Krankheit und Heilung gelten Kleinman als Teile des Gesundheitssystems, innerhalb dessen sie kulturell konstituierte Erfahrungen und Aktivitäten darstellen. PatientInnen und Heilende sind «Basiskomponenten» dieses Systems und in Bezüge kultureller Bedeutungen und sozialer Beziehungen eingebettet.

Kleinman untersucht, wie Menschen innerhalb des Gesundheitssystems handeln und wie sie dessen Komponenten nutzen. Das System ist dabei sowohl Resultat als auch die Bedingung der Art und Weise, wie Menschen in einer bestimmten soziokulturellen Umgebung auf Krankheit reagieren, wie sie sie wahrnehmen, benennen, erklären und behandeln.

Die in sich pluralistisch gestalteten kulturellen Systeme ihrerseits sind eingebettet in Konzepte und Quellen legitimer Macht innerhalb einer Gesellschaft: «(...) we can speak of socially legitimated power as the active principle fueling health care systems and of social reality determining what that power is (witchcraft, fortune-telling, science) and how it is to be applied (rituals, injections, psychotherapy).»[10] [ebd.: 44]. Externe und systeminterne Faktoren wirken dynamisch auf das Gesundheitssystem ein, das sich in den laikalen, den professionellen und den volksmedizinisch-traditionellen Sektor der Ge-

sundheitsversorgung unterteilen lässt. Der laikale Bereich (*popular sector*) macht, so Kleinman, den größten Anteil am Gesundheitssystem aus. Hier wird Krankheit zuerst definiert, und hier werden Versorgungsaktivitäten initiiert: «In the United States and Taiwan roughly 70 to 90 percent of all illness episodes are managed within the popular sector.» [ebd.: 50][11]. Der zweite systeminterne Bereich ist der professionelle Sektor des Gesundheitssystems, dessen Struktur besonders eng mit den Machtverhältnissen verknüpft ist [ebd.: 53 ff.]. Der dritte Sektor ist der der Volksmedizin, der religiöse und säkulare Aspekte beinhaltet. Schamanismus und Formen ritueller Heilungen sind die in der Fachliteratur am häufigsten untersuchten Erscheinungsformen dieses Sektors [ebd.: 59].

Kleinman bietet ein Erklärungsmodell für Krankheitsverhalten, Patient-Heiler-Beziehungen und Heilungsmechanismen auf der Mikroebene. Sein Ansatz ist gegenläufig zum Standpunkt des biomedizinischen Modells mit einer reduktionistischen Sichtweise von PatientInnen und einem tendenziell ethnozentrischen Blickwinkel.

Krankheit (als «natürliches» Phänomen im Englischen als *sickness* bezeichnet) und deren Symptome werden demnach in soziokulturellen Kategorien wahrgenommen. Die Medizinethnologie bzw. *medical anthropology* unterscheidet

---

9 Kleinman unterscheidet nicht zwischen kulturellem und sozialem System, sondern verwendet beide Begriffe synonym.

10 Übersetzung: «(...) sozial legitimierte Macht kann als das aktive Prinzip beschrieben werden, das Gesundheitssysteme ins Leben ruft und soziale Wirklichkeit als Determinante dessen, was jene Macht ist (Hexerei, Wahrsagerei, Wissenschaft) und wie sie angewandt werden soll (Rituale, Injektionen, Psychotherapie).»

11 Übersetzung: «In den Vereinigten Staaten und Taiwan werden rund 70–90 % aller Krankheitsfälle im laikalen Bereich versorgt.» Dies bestätigt beispielsweise auch die Untersuchung von Breitkopf et al. [1980] für die Bundesrepublik: Die Autoren schätzen, dass etwa zwei Drittel bis drei Viertel aller Gesundheitsprobleme im Familien-, Freundes- und Bekanntenkreis bewältigt werden.

zwischen zwei Aspekten einer Erkrankung: *illness* (Kranksein) und *disease* (Krankheit), eine Differenzierung, die von der anglo-amerikanischen Forschung in der Pflege und Medizin übernommen wurde.[12] Beide sind idealtypische Konzepte mit Erklärungsfunktion und Teile einer Gesamtheit sozialer Realität [ebd.: 73]. *Disease* ist eine Kategorie der modernen Medizin und beschreibt im allgemeinen einen typischen Verlauf mit charakteristischen Symptomen, während *illness* das subjektive Erleben des Kranken bezeichnet und daher jeweils mehr oder weniger einmalig ist. Tendenziell orientieren sich professionelle PraktikerInnen eher an *disease*, der Laiensektor und die Volksmedizin dagegen eher am Modell der *illness*. Es gibt jedoch zahlreiche Wechselwirkungen zwischen ihnen. Diese Unterscheidung hebt hervor, dass Krankheit neben den physischen Komponenten (Ebene von *disease*) immer auch psychische, soziale und kulturelle Reaktionen (Ebene von *illness*) beinhaltet [ebd.: 78].

Illness. Perspektive der PatientInnen auf ihr individuelles Kranksein, welche nicht nur die biomedizinische Dimension, sondern ebenso die psychische, soziale und kulturelle Ebene einschließt. *Illness* wird primär über Symptome erfahren (mehrheitlich wahrnehmbare Funktionseinschränkungen oder Schmerz). Fehlen Symptome, fühlen sich Menschen auch nicht krank, selbst wenn eine Diagnose erstellt wird, wie z. B. bei Hypertonie oder anderen nicht fühlbaren und somit auch nicht erfahrbaren Krankheiten. Personen können sich jedoch umgekehrt auch dann subjektiv krank fühlen (*illness*), wenn sie aufgrund ärztlicher Untersuchungen gesund sind, wie z. B. beim psychogenen Schmerzsyndrom. Bei der Bezeichnung und Beschreibung von *illness* und in der Illness-Erfahrung spielen symbolisch-kulturelle Konstruktionen und auch die soziale Umgebung eine weitaus größere Rolle als meist angenommen. Der Heilungsprozess schließt alle möglichen Einflussfaktoren sowie auch den sozialen Kontext mit ein.

Disease. Perspektive der Biomedizin auf die Krankheit der PatientInnen. Die Krankheit aus der Disease-Perspektive wird aufgrund der Krankengeschichte bzw. Anamnese und mittels diverser diagnostischer Verfahren diagnostiziert. Dabei stehen primär biomedizinische bzw. naturwissenschaftliche Faktoren im Vordergrund. *Disease* besteht unabhängig von der individuellen Illness-Erfahrung der einzelnen PatientInnen. Bei der *disease* steht die Behandlung im Vordergrund, nach der sich die PatientInnen nicht immer auch geheilt fühlen.

Krankheit kann subjektiv als Bedrohung, Verlust, Gewinn oder als etwas ohne Bedeutung wahrgenommen werden. Das Individuum bewertet Erkrankungen und stellt mittels dieser Wertungen einen Zusammenhang zwischen dem Kontext der Krankheitsentstehung und seiner Person her. Die verschiedenen Wertungen wirken in jedem Krankheitsfall zusammen. Um eine Illness-Episode bewerten zu können, werden nach Kleinman immer bestimmte Fragen beantwortet. Darauf beruhende Erklärungsmodelle bestimmen das Handeln und den Umgang mit *illness*. Treffen nun im medizinischen Kontext unterschiedliche Erklärungsmodelle aufeinander, nämlich beispielsweise das Illness-Erklärungsmodell eines Patienten und das Disease-Erklärungsmodell einer Ärztin, können mangels Übereinstimmung Interaktionsschwierigkeiten und mangelnde Kooperation die Folge sein. Gemäß Kleinman geht es daher primär darum, in der Arzt-Patienten-Interaktion auch die Illness-Erklärungsmodelle der PatientInnen aufzunehmen und entsprechend in die Behandlung einzubeziehen; dies mit dem Ziel, eine größere Übereinstimmung der unterschiedlichen Erklärungsmodelle auszuhandeln und somit den Behandlungs- bzw. Heilungserfolg zu verbessern.

---

12 Das Äquivalent bilden «Gesundheit/health» und «Gesundsein/healthiness».

Das Erklärungsmodell nach Arthur Kleinman [1980]

- Wie bezeichnen Sie Ihr Problem? Welchen Namen geben Sie Ihrer Krankheit?

- Was, denken Sie, ist die Ursache Ihres Problems?

- Warum begann es zu dem Zeitpunkt, als es begann?

- Was macht die Krankheit mit Ihnen? Wie funktioniert sie?

- Wie schwerwiegend ist sie? Wird sie einen langen oder kurzen Verlauf haben?

- Was befürchten Sie am meisten bei Ihrer Krankheit?

- Was sind die Hauptprobleme, welche Ihnen die Krankheit beschert hat?

- Welche Art Behandlung sollten Sie erhalten? Welches sind die wichtigsten Resultate, die Sie von der Behandlung erhoffen?

So entwirft Kleinman ein Modell, das Vergleiche zwischen verschiedenen Sozialsystemen, intragesellschaftlichen Strukturen und verschiedenen MigrantInnengruppen ermöglicht, indem er nicht allein medizinische, naturwissenschaftliche, psychologische und biophysiologische Erkenntnisse zugrundelegt, sondern kulturelle Faktoren als dynamische Phänomene begreift und kulturelle Vielfalt als gegeben voraussetzt sowie gesellschaftliche Machtstrukturen und gesellschaftlichen Wandel berücksichtigt.

Übung

- Erinnern Sie sich an eine Krankheitsepisode, und beantworten Sie die Fragen gemäß dem Erklärungsmodell nach Kleinman (siehe Kasten).

- Überlegen Sie sich, welche Antworten eher dem Illness-Bereich und welche Antworten dem Disease-Bereich zugeordnet werden können.

- Erstellen Sie bei einer Patientin oder einem Patienten oder auch bei einem Bekannten eine Anamnese mit dem Erklärungsmodell.

- Zeigen Sie auf, welche Antworten dem Illness-Bereich, welche dem Disease-Bereich zugeordnet werden können.

- Beurteilen Sie, welche neue Faktoren aufgrund dieses Fragenkataloges in die Anamnese einfließen und welche Konsequenzen Sie daraus für die Praxis ziehen.

6.3 Ergebnisse einer Befragung von Migrantinnen türkischer Herkunft als Beispiel für Gesundheits- und Krankheitskonzepte von Migrantinnen

Da Möglichkeiten und Grenzen der hier postulierten Individualpflege an ein Verständnis des soziokulturellen und biographischen Kontextes der zu pflegenden Person gebunden sind, sind Kenntnisse der Pflegenden über die Vielfalt bestehender Krankheits- und Gesundheitskonzepte in Krisen, wie sie Krankheiten darstellen, eine wichtige Voraussetzung für patientenorientiertes Pflegehandeln. Obwohl das Konzept der «Patientenorientierung» sich zum selbstverständlichen Leitwert professionellen Pflegehandelns entwickelt hat, wissen wir wenig über die spezifischen Vorstellungen von Krankheit und Gesundheit der unterschiedlichen Gruppen und Subgruppen in unserer Gesellschaft.

Spätestens seit Berger und Luckmanns bahnbrechendem Werk «Die gesellschaftliche Konstruktion der Wirklichkeit» [1969] kommen wir um die Einsicht nicht mehr herum, dass wir die Wirklichkeit nicht als feste Gegebenheit vorfinden, sondern durch die Zuschreibung von Bedeutungen erschaffen. Wir deuten das Gegebene symbolisch und die Vorstellungen, die wir über die Wirklichkeit entwickeln, leiten unser Handeln. Es ist diese Fähigkeit des Menschen, symbolische Deutungen vorzunehmen, die es ihm ermöglicht, sinnhaft zu handeln, die Wirklichkeit nach ihren Bedeutungen für ihn zu gestalten und damit dem Chaos zu entgehen. Hierin liegt auch die Begründung für die Vielfalt der vorfindbaren kulturellen Bedeutungswelten und Formen menschlicher Daseinsgestaltung [Tenbruck, 1989].

Auf der Basis dieser theoretischen Überlegungen sollen nachstehend exemplarisch Ergebnisse einer bislang nicht veröffentlichten, qualitativ angelegten Studie vorgestellt werden, in der ich das Krankheits- und Gesundheitsverständnis von zehn Frauen türkischer Herkunft zweier Generationen erhoben habe. Sie alle haben langjährige Pflegerfahrungen innerhalb ihrer Familie.

6.3.1 Zur Methode

Mit den genannten Informantinnen wurden nach der *Developmental-Research-Sequence*-Methode von Spradley [1979] ethnographische Interviews durchgeführt und analysiert. Mittels dieser Methode können aus den subjektiven Konzepten der Befragten mittels zwölf von Spradley detailliert beschriebenen Analyseschritten kulturelle Themen bestimmt werden, die sich auf Vorstellungen von Gesundheit und Krankheit in der Familie beziehen und das alltagspraktische Wissen und Handeln der Probandinnen präformieren.

Die Untersuchung beruht auf Kleinmans Rahmenkonzept mit den auf Pflegesituationen transferierten Annahmen, dass die Berücksichtigung patientenspezifischer Merkmale, soziokultureller Faktoren, des familiären Umfelds und des sozialen Netzwerks eine wesentliche Rolle für das Gelingen professioneller Pflegebemühungen spielt, und dass der Migrationsprozess generationsspezifische Auswirkungen auf das Verständnis von Gesundheit/Krankheit im Rahmen der Angehörigenpflege in Migrantenfamilien hat.

Befragt wurden fünf türkische Frauen der sogenannten ersten Generation[13] und fünf Frauen der sogenannten zweiten Generation sowie, als Vergleichsgruppen, jeweils fünf deutsche Frauen der gleichen Altersstufen mit vergleichbarem

Bildungshintergrund. Es handelt sich dabei um eine nicht-repräsentative, qualitativ-explorative Untersuchung.

Ethnographische Methoden liefern Beschreibungen, nicht Voraussagen. Ihre Befunde sind nicht generalisierbar. Was zum Zeitpunkt der Befragung für die Informantinnen galt, mögen sie heute schon anders betrachten. Dennoch bieten die Untersuchungsergebnisse Einsichten in ihre Sichtweisen von Gesundheit/Krankheit, die den Pflegenden helfen können, angemessener mit Patientinnen türkischer Herkunft umzugehen und den Blick für andere Perspektiven zu öffnen.

6.3.2 Zu den Ergebnissen

Entsprechend der Methode und dem theoretischen Hintergrund, auf dem die Studie operiert, lässt sich zusammenfassend als Ergebnis formulieren:

Es gibt nicht *das* Gesundheits- oder Krankheitsverständnis *der* Türkinnen. Wohl aber gibt es kulturell vermittelte Erwartungen, Deutungsmuster und Sinnstrukturen, also soziale Konzepte, die in einem bestimmten räumlichen und historischen Kontext entwickelt und tradiert wurden und den Horizont des gemeinsamen Daseinsverständnisses dieser Migrantinnengruppe bilden.

Das Verhältnis des Einzelnen zu den normativen Vorgaben seiner Herkunftsgruppe gestaltet sich jedoch individuell: akzeptierend, teilweise akzeptierend oder ablehnend. Mit anderen Worten: Die soziale Alltagswelt bietet Handlungs- und Deutungsangebote, die «selektiv zur interpretativen Gestaltung sozialer Wirklichkeit herangezogen werden» [Mutz/Kühnlein, 1991: 232]. Die Komplexität und Widersprüchlichkeit des Alltagswissens (hier: insbesondere des bio-

---

13 Unter den Begriff «erste Generation» werden diejenigen ArbeitsmigrantInnen gefasst, die im Zeitraum von 1955 bis 1973 angeworben wurden, sowie ihre mitgereisten oder nachträglich zugewanderten EhepartnerInnen. Zur «zweiten Generation» zählen die nachgeholten bzw. in Deutschland geborenen Kinder der ersten Generation.

medizinischen Wissens im Verhältnis zum volksmedizinisch und laikalen pflegerisch-medizinischen Wissen) und der Alltagserfahrungen (hier: pointiert der ersten gegenüber der zweiten Generation) entsprechen der Komplexität der Lebenswirklichkeit in zwei kulturellen Systemen und machen eine Typologisierung des Krankheits-/Gesundheitsverständnisses der türkischen Frauen schwierig. Die Dynamik der Genese pflegerelevanter Vorstellungsinhalte zeigt sich insbesondere an der Veränderung der traditionellen Wissensbestände, die von der Generation der Mütter an ihre Töchter weitergegeben und im Kontakt mit dem deutschen Gesundheitssystem vom biomedizinischen Wissen verdrängt, ersetzt oder aber für die eigene Lebenswirklichkeit als gültig befunden werden. Im Folgenden werden exemplarisch Ergebnisse der Untersuchung vorgestellt, welche diese theoretischen Aussagen untermauern.

Eine der kulturell vermittelten Erwartungen ist, dass türkische Familien ihre erkrankten Angehörigen pflegen. Die Pflege der kranken oder altgewordenen Eltern gilt allgemein als Verpflichtung der Kinder gegenüber den Eltern, die durch die Versorgungsleistungen der Eltern den Kindern gegenüber in deren Kindheit begründet wird. Die ArbeitsmigrantInnen der ersten Generation können sich jedoch inzwischen bei dauerhafter Pflegebedürftigkeit insbesondere im Alter auf die Versorgung durch ihre Kinder nicht mehr unbedingt verlassen. Im Kontext der Wanderung in diese Gesellschaft, die Kindergarten- und Hortplätze für arbeitende Mütter bereitstellt, besteht einerseits nur noch eingeschränkter Bedarf an Beaufsichtigung der Enkel durch die Großeltern. Beengte Wohnverhältnisse, Berufstätigkeit der weiblichen Familienangehörigen, finanzielle Probleme, aber auch die finanzielle Situation, die geographische Entfernung vom Herkunftsort und zwischen den Familienmitgliedern innerhalb Deutschlands bedingen eine zunehmende Bereitschaft der jüngeren, pflegebedürftige und alte Familienangehörige notfalls in Pflegeheimen unterzubringen. Infolge dieser Veränderungsprozesse beginnt die traditionelle Autorität des Alters an sozialer Bedeutung zu verlieren, und die Bereitschaft der zweiten Generation, ihre Eltern zu versorgen, hängt vielmehr von der Qualität der emotionalen Bindung ab. Andererseits besteht im Ehrenkodex der türkischen Gemeinschaft weiterhin die Verpflichtung zur Versorgung der Eltern. Daher wird häufig Kritik an den Deutschen geäußert, die ihre Pflegefälle «abschieben». Doch traf ich z. B. auf eine türkische Frau von über 70 Jahren, deren Tochter kein Interesse an der Pflege ihrer alten Mutter hat und diese – wider die Tradition – den fremden Händen eines deutschen Pflegedienstes überlässt. Eine andere jüngere Frau gab schweren Herzens ihre als Folge einer perinatalen Meningitis schwerstbehinderte Tochter in ein Heim, weil sie diese Belastung an der Seite eines desinteressierten, alkoholabhängigen Ehemannes und mit drei weiteren Kindern allein nicht mehr tragen konnte. In beiden Fällen empfinden die Frauen Gefühle der Scham und Schande, die alte Frau, weil ihre Tochter sich respektlos und unehrenhaft verhält, die junge, weil sie ihre Wertvorstellungen von Fürsorge innerhalb der eigenen Familie im Rahmen ihrer Alltagsbelastungen nicht mehr verwirklichen kann.

6.3.3 Gesundheitskonzepte

Im Anschluss an die weiter oben gemachten Ausführungen zur sinnhaften Interpretation der Wirklichkeit durch den Menschen, lassen sich auch Krankheit und Gesundheit als Metaphern beschreiben, in denen sich die Beziehung zwischen Individuum, Gesellschaft und deren Wahrnehmung von Wirklichkeit ausdrückt [Herzlich, 1978]. Die Abstraktheit des Begriffs «Gesundheit» konkretisiert sich dann auf der Ebene des Individuums in subjektiven Erfahrungen mit den eigenen Leistungs-, Genuss- und Bewältigungsfähigkeiten. Gesundheit wird erlebt und manifestiert sich in Verbindung mit Aspekten subjektiv bedeutungsvoller Lebensbereiche.

Befragt, woran sie erkennen, dass sie gesund sind, antworteten die Frauen häufig auf folgende Weise:

«Wenn ich gesund bin, bin ich glücklich, und ich fühle mich wohl. Dann habe ich mehr Unternehmungslust. Man darf nicht alles ernst nehmen, und

wenn man nur nach vorne schaut, sich nicht über alles Sorgen macht, wird man nicht schnell krank.»

Glücklich sein, fröhlich sein, lachen können ist eine ebenso zentral mit Gesundheit verbundene Vorstellung, wie die von einer angemessenen Versorgung der Familie:

«Wenn ich mich um meine Familie richtig kümmern kann, geht es mir gut.»

Auch leistungsorientierte oder auf Funktionsfähigkeit und das Erfüllen von Erwartungen gerichtete Antworten waren durchgängig:

«Ich fühle mich gesund, wenn ich meine Pflichten erledigen kann (Beruf, Haushalt, Kinder), wenn ich gut schlafen, essen, laufen, arbeiten kann.»

Oft wurden Leistungsbezug und Gefühlsebene miteinander verknüpft:

«Ich fühle mich gesund, wenn ich lachen kann, glücklich bin und gut arbeite.»

Für seine körperliche Gesundheit kann man nach Ansicht der Frauen mittels richtiger Ernährung, Sport, Bewegung, frischer Luft und dem Vermeiden gesundheitsschädlicher Stoffe, wie z. B. Nikotin, viel tun, auch wenn das alles im Alltag oft zu kurz kommt. Aber auch die seelische Befindlichkeit lässt sich beeinflussen:

«Wenn man z. B. mit dem Nachdenken nicht klarkommen kann und sich schlecht fühlt, kann man eine Tanzkassette in den Kassettenrekorder schieben, entweder mitsingen oder dabei tanzen, dann kann man besser mit seinem Problem klarkommen und sich gut fühlen.»

Magisch-religiöse Vorstellungen wurden insbesondere zum Bereich «Krankheit/Kranksein» geäußert. Allerdings finden sich in der türkischen Literatur auch Beispiele, die den Bereich «Gesundheit/Gesundsein» betreffen.

Baykurt beschreibt eine Abschiedsszene zwischen dem türkischen Ehepaar Mehmet Ali und seiner Frau Melek, ein allmorgendliches Ritual, das ein Beispiel für Segenswünsche im Alltag mittels der symbolisch reinigenden Kraft des Wassers darstellt:
«Mehmet Ali goß die Milch hinunter und zog sich dabei hastig an. Dann sagte er: ‹Also los, meine Melek! ...› Er streichelte seine Frau und eilte die Treppe hinunter. Melek nahm wie gewöhnlich eine Schüssel Wasser und folgte ihm. Auch sie stieg die achtundsiebzig Stufen der drei Stockwerke hinunter, sagte noch bevor Mehmet Ali sich zehn Schritte entfernt hatte: ‹Geh allen sichtbaren und unsichtbaren Gefahren und dem Unglück aus dem Weg, und kehre wieder gesund zu deinen Kindern zurück, so Gott will!›, um dann das Wasser aus der Schüssel auf das jahrhundertealte Pflaster der Straße zu schütten. Sie sah Mehmet Ali nach, bis er beim Gemischtwarenladen ‹Vatan› um die Ecke bog. Dann stieg sie (...) wieder die Treppe hoch. (...) Und all dies tat sie wie eine heilige Pflicht.» [Baykurt, 1983: 12 ff.].

Die befragten Frauen nehmen «Gesundheit» nicht zweipolig im Sinne von «vorhandener» bzw. «nicht vorhandener» Gesundheit wahr, sondern ganzheitlich. Ihr Gesundheitsverständnis erweist sich als Bestandteil von Werthaltungen, die einerseits auf Wohlbefinden als Ziel an sich gerichtet sind, und andererseits auf Ziele wie Arbeits- und Leistungsfähigkeit. Beides wird in einer komplementären Sichtweise von Gesundheit verbunden.

Gesundheitserhaltend wirken konsequenterweise Zuwendung, Liebe, Zuneigung und Mitleid. Erst danach werden Hygiene, Ernährung, Medikamentenvergabe, Gebete u. a. wichtig. Die verschiedenen soziokulturell geprägten Ebenen von Gesundheit bzw. Gesundsein werden durch verschiedene Formen der Therapie sozial konzeptualisiert. So beinhaltet das sogenannte *healer shopping* eine gleichzeitige Behandlung durch verschiedene Personen mit unterschiedlichen Heilungsansätzen, z. B. den *hoça* und den Arzt. Dabei handelt es sich um verschiedene Reaktionen auf einen multidimensionalen Krankheitsprozess. Dieses Vorgehen, das auch bei uns geläufig ist (man denke nur an die selbstverständliche Inanspruchnahme von alternativen wie schulmedizinischen Heilmethoden) ist Ausdruck des Wunsches, sich nach mehreren Seiten hin abzusichern und entspricht zudem den zugrundeliegenden Gesundheitskonzepten. Ein *hoça* wird von den jungen Frauen der zweiten Generation ebenso enthusiastisch in Anspruch genommen wie von ihren Müttern. Zugleich gibt es jedoch in beiden Generationen auch Skeptikerinnen, die Amuletten, spirituellen Wallfahrten, Opfern zu Heilungszwecken oder ritueller Nahrungsaufnahme nichts abgewinnen können.

6.3.4 Krankheitskonzepte

Die Informantinnen erleben sich als ganze Person von einer Krankheit betroffen und möchten auch von Pflegekräften zunächst einmal als Mensch ganzheitlich wahrgenommen werden: «Sie müssen uns zuerst mal kennenlernen ...» oder «Erstmal zusammen sprechen ...», sagten sie mir. Dieser holistischen Grundansicht entsprechend ist die Komplexität der Krankheitskonzepte der Frauen. Diese lassen sich in sechs prinzipielle Kausalitätstheorien unterteilen, die als Perspektiven auf Krankheit zu verstehen sind und hier im Folgenden zum Zweck der Deutlichmachung und Analyse nebeneinander dargestellt werden, aber für den einzelnen parallel bestehen können.

Magisch-religiöse Kausalitätstheorien. Für die gläubige Türkin sind Alltag und Religion unauflöslich miteinander verbunden. «Die Welt steht auf den Säulen des Koran, heißt es bei uns», sagte mir eine Probandin. Tages- und Jahresrhythmus werden von Gebeten und religiösen Festen bestimmt. Für alle Lebenslagen hält der Koran eine Sure bereit: Gebete für die Gesundheit, vorbeugend oder während der Erkrankung zu sprechen; gegen Ängste, vor einer großen Reise, bei Streitigkeiten in der Familie, zur Stärkung des seelischen Wohlbefindens u. a. m. Auch für die kleinen Verrichtungen des Tages erbittet man Schutz und Segen. Religiosität ist sowohl in der ersten wie in der zweiten Generation lebendiger Teil des Alltagslebens. In diese Kategorie gehört auch die Vorstellung, dass Krankheiten eine Strafe Allahs darstellen können. In der Situation des Krankseins bedeutet dies, keinen Einfluss mehr zu haben, ausgeliefert

zu sein. Befragt nach einer Erklärung dafür, warum gerade sie ein behindertes Kind habe, antwortet z. B. Frau W.:

> «Ich hab mich viel gefragt, ob ich Fehler gemacht hab in meinem Leben, ob ich ein schlechter Mensch bin, ob ich eine große Sünde begangen hab, aber ich hab keine Antwort, weil, ich finde mich nicht so, ich finde nicht, dass ich 'ne Sünde begangen hab, z. B. 'n deutschen Mann geheiratet hab, als Muslimin 'n Christ geheiratet hab. – Nein, seh ich nicht so. Andere sehen das so, als Sünde, aber ich nicht.»

Eine andere Frau fühlt sich aufgrund einer Abtreibung, die sie vor der Geburt ihrer Tochter hat vornehmen lassen, schuldig und schließt die Möglichkeit nicht aus, dass die Behinderung ihrer Tochter letztlich eine Strafe Allahs für diese Abtreibung darstellt.

Einer dritten Frau wurde von einem *hoça* als Ursache der Behinderung ihrer Tochter eine religiöse Verfehlung genannt: Die Frau hatte die Nabelschnur ihres neugeborenen Mädchens nicht vorschriftsgemäß in der Nähe ihrer Wohnung begraben.

Zu den magisch-religiösen Konzepten des Volksislam gehören auch Vorstellungen von Verhexung (Verwünschung). Hexenzauber wird mittels dazu befähigter Personen für gute und als Schadenszauber für böse Zwecke eingesetzt, z. B. wenn jemand einen Ehemann wünscht, geheilt werden möchte oder einen anderen mit Krankheit strafen will.[14]

Krankheiten können auch von dämonischen Mächten ausgelöst werden, personifiziert z. B. im sog. «bösen Blick» (*nazar*). Dieser ist einer Person entweder angeboren oder entsteht aus einer momentanen Stimmung der Abneigung, des Neides o. ä. heraus, und gilt in der Schwangerschaft als besonders gefährlich. Abwehrzauber mittels Anhänger in Form eines blauen Auges, durch Amulette, die Koranverse enthalten, durch blaue Perlen o. ä. sind weitverbreitete Schutzmaßnahmen. Das türkische Wort für Talisman bedeutet Schleier oder Wand (die man

---

14 Pfeiffer nennt den Koran als Herkunftsort exorzistischer Riten, die es aber auch in der Bibel gibt (Markus-Ev. 9, Lukas-Ev. 9, 38–42).

mit Hilfe eines *hoça* zwischen sich und dem Bösen errichtet). Die symbolischen Handlungen und Heilungsmaßnahmen des *hoça* legitimieren sich in der Orientierungs- und Wertewelt der PatientInnen. Wenn sich also Gegenstände dieser Art im Krankenbett oder am Körper von PatientInnen befinden, sollten sie nicht entfernt werden. Der Glaube an den bösen Blick ist keine Frage der Generationszugehörigkeit, denn es gibt ihn unter den älteren wie unter den jüngeren AnhängerInnen.

Dazu zwei Beispiele aus den Interviews.

«Nazar»: Frau G. beschreibt die Wirkung des «bösen Blicks»

Frau G.: «Das gibt's – z. B. ‹nazar› is, wenn ich irgendein Kind sehe und sage: ‹Och, das is aber ein hübsches Kind!›, ne?, morgens sag ich's und dann abends wird's dann krank, dann is das ‹nazar›.»

Interviewerin: «Obwohl Sie was Gutes gesagt haben?»

Frau G.: «Ja, aber dazu muss man ‹Masallah› sagen, das gehört auch noch dazu, weil, ich hab … von meiner Tante die Tochter, von meinem Onkel besser gesagt, von der hat man gesagt, das war ein bildhübsches Mädchen, dunkelblond, weiß, ein bildhübsches Mädchen, und mein Onkel hat erzählt, da kam 'ne Frau und hat gesagt: ‹Oh, wie ist sie hübsch und schön und groß für ihr Alter.› Und in der Nacht ist sie dann gestorben. Ich glaub auch da dran, ‹nazar›, glaub ich total dran. Meine Schwester z. B. is … die hatte so'n Kettchen an mit so'm Auge, das ist ja gegen ‹nazar›, und die war mal bei jemand und hat mir erzählt: ‹Die hat mich andauernd angeguckt›, andauernd hätte se se angeguckt, die Frau. Und dann war das Auge entzwei … richtig geplatzt. Das is der böse Blick. Meine Schwester hatte Glück, weil sie das Auge dranhatte.»

Interviewerin: «Gibt es Möglichkeiten, sich davor zu schützen, außer mit dem Auge?»

Frau G.: «Eigentlich wenn man ‹Masallah› sagt. Das ist schlecht zu übersetzen. Heilmittel gegen ‹nazar› gibt es nicht, oder doch: Man geht zum *hoça*. Der schreibt dann irgendwas oder betet irgendwas. Oder es gibt auch z. B., das macht man auch, man nimmt 'ne Bleikugel, lässt die schmelzen im Wasser, dann wird das ganz schwarz. Das macht man drei- bis viermal, dann wird das Wasser ganz sauber, ganz hell. Und die Person, die man schützen will, bedeckt man mit einer Decke. Das hab ich schon mal bei meiner Tochter gemacht.»

«Nazar»: Eine Frau berichtet von einer Reise mit ihrem behinderten Sohn in der Türkei

«… und da hatten dann ältere Personen von meiner Verwandtschaft gemeint, vielleicht ist das ja auch ‹nazar›, wir sollen ihn doch mal zu einem *hoça* bringen, das is eine Religionsperson. Ja, und dann hab ich gesagt: ‹Okay, wir können's ja versuchen.› Dann habe ich A. gesagt: ‹Wir wollen mal mit dir irgendwo hingehen und hoffen, dass du dann dadurch auch gesund wirst, ja?› Und hat er auch ‹ja› gesagt. Sin wir hingefahren, und da mussten wir auch was opfern. Ich hab 'n Schaf geopfert. Ein Blutopfer, man kann aber auch Geschenke machen, Brot oder Gegenstände für die Räumlichkeit, wo das alles stattfindet. Und das war ein einfacher Raum, oben hat der Mann gewohnt und unten hat er einen kleinen Raum und einen großen Garten, und da hat er die Leute immer empfangen. Das war keine richtige religiöse Person, sondern jemand, der von seinen Vorfahren, Vater, Urgroßvater, alle waren irgendwie in dieser Position, und dann muss man Brot essen bei ihm und Wasser trinken, und das ist dann alles, was … von ihm gesegnetes, heiliges Wasser oder so. Und da muss man dreimal hingehen. Einmal waren wir da, da hat A. halt Wasser gekriegt, so 'ne Kleinigkeit, und beim zweiten

Mal sind wir dann in den Raum reingekommen, und da hat er dann auch wieder Wasser getrunken und Brot gegessen, und er hat fünf Glas Wasser hintereinander getrunken – ich war erstaunt, wie er das trinken konnte – und er hat dann auch allen Leuten, die da saßen, Wasser gegeben, und ich hab auch vier Glas getrunken, einfach nach und nach, das ging sonst bei mir nicht, aber an dem Tag, da ging es, ich weiß net, warum und wie. Jedenfalls, wie wir zum zweiten und dritten Mal hingegangen sind, war's so, das letzte Mal vor allem, is A. wachgeworden und hat gesagt: ‹Mama, wir fahr'n heute wieder zum Gotteshaus, also Allah's Haus.› Sag ich: ‹Ja, A., sowas ähnliches.› ‹Und da werd ich doch geheilt.› ‹Ja, wenn du daran glaubst, ja.› Und er is dann dagewesen, und jedes Mal, wenn er das Glas Wasser in die Hand genommen hat, hat er gesagt: ‹Mama, ich werd davon gesund, ne?› und runtergeschluckt. Und ich hab ihn immer bestätigt. Und ich muss sagen, es hat schon vorher angefangen, seine Besserung, aber daraufhin ging's dann rasend schnell. Danach, wie wir zurück nach Deutschland gingen, dass er Fortschritte gemacht hat, es immer besser wurde.»

Naturgebundene Kausalitätstheorien. Als Krankheitsursachen werden das Wetter und andere naturgebundene Umstände genannt, die mit seelischen Befindlichkeiten verbunden werden; z. B. beschrieb eine Frau ihren depressiven Zustand mit: «Die Sonne scheint nicht mehr in mein Herz».

Organmedizinische Kausalitätstheorien sind bei den Befragten der ersten Generation selten:

Kranksein heißt für sie Symptome erleben, meist in Form von Schmerzen. Ein Diabetes (ohne Schmerzen) ist schwer als Krankheit zu begreifen, daher besteht häufig keine Einsicht, dass eine Diät eingehalten werden muss. Die Befragten der zweiten Generation dagegen zeigen sich medizinisch sehr aufgeklärt. Bei ihnen steht

dieses Erklärungskonzept im Vordergrund unter Koexistenz von magisch-religiösen Vorstellungen. Auch psychosomatische Verbindungen sind selbstverständliche Vorstellungsinhalte. So beschrieb eine Frau die Somatisierung internalisierten Ärgers folgendermaßen:

«*Ich bin ja so 'ne Person, die nicht mal alles nach hinten werfen kann, die manchmal in sich frisst, oder ich muss entweder schreien, losbrüllen, und das schlägt mir irgendwann mal ..., ich hab entweder Magenschmerzen oder Kopfschmerzen, oder ... irgendwas hab ich immer. Das schlägt bei mir ganz doll in den Organen ein, egal welche Organe, das schlägt bei mir in Organen ein.*»

Verhältnisbezogene Kausalitätstheorien. Sie betreffen z. B. Umweltprobleme und Belastungen am Arbeitsplatz.

Emotive Kausalitätstheorien. Manche Frauen türkischer Herkunft verbinden ganz selbstverständlich Krankheit mit bestimmten Gefühlszuständen. Diese sind z. B. «keine Freude mehr haben» oder «ich wollte sterben» und «wäre ich doch tot». Diese drastischen Äußerungen sollten immer ein Gesprächsanlass sein. Nach Aussagen der Frauen sind sie zwar ein Ausdruck der Verzweiflung und/oder Überlastung, aber nur dann wortwörtlich zu nehmen, wenn konkrete Vorbereitungsmaßnahmen getroffen werden, denn Suizid ist nach islamischem Verständnis eine Sünde. Andere Frauen äußerten:

«*Einsamkeit macht krank: hier geht jeder arbeiten, keiner hat Zeit, das macht mich krank.*»
«*Stress, Sorgen und viele Probleme machen einen krank.*»
«*Meiner Meinung nach wird man durch Trauer und Gedanken krank.*»

Somatische Kausalitätstheorien. Sie werden häufig zur Beschreibung seelischer Zustände verwendet, wie z. B. «verrutschte Organe», wenn man krank wird. Aussagen wie: «Mein Gehirn ist haltlos», sind als Hinweis auf das Gefühl des Kontrollverlustes zu verstehen. «Es hat meine Leber/mein Herz durchstochen» symbolisiert ein Verlusterlebnis. «Meine Arme sind abgerissen» oder «Meine Schultern sind gefallen» bedeutet, keine Energie, keine Kraft mehr zu haben, nicht mehr belastbar zu sein. «Mein Herz ist stehengeblieben» heißt (wie im Deutschen) sich in Angst und Schrecken bzw. Panik befunden zu haben.

All diese Kausalitätstheorien sind Bestandteil des Alltagswissens über Krankheit und daher auch Determinanten des Verhaltens in Pflegesituationen.

6.4 Strukturelle Aspekte der gesundheitlichen Versorgung türkischer Migrantinnen

Eine Interpretation der empirischen Daten kann sich nicht nur auf die Krankheits- bzw. Gesundheitskonzepte der Probandinnen beschränken, da eine erfolgreiche Pflege mit anderen gesellschaftlichen Strukturen verknüpft ist, die – wie in den Interviews sehr deutlich wurde – auch und häufig belastend in die Lebenswelt der Informantinnen eingreifen. Die Türkinnen sind – wie prinzipiell alle MigrantInnen – struktureller Marginalisierung ausgesetzt, die ihren Zugang zu professioneller Beratung, Anleitung, Aufklärung und Unterstützung be- und auch verhindern. Zwei wichtige Hemmfaktoren in diesem Kontext sind Sprache und Diskriminierung.

Sprachliche Kompetenzen z. B. bedingen den Zugang zu bestimmten Ressourcen. Insbesondere unsere Verwaltungen bedienen sich zielstrebig sprachlicher Mittel, um den Zugang zu Geld- und Sachleistungen unrechtmäßig zu beschränken. Opfer der Unverständlichkeiten des sogenannten «Amtsdeutschen» und damit struktureller Gewalt sind insbesondere Menschen ohne höhere Bildung oder ohne ausreichende Deutschkenntnisse. Selbst die deutschen Informantinnen in meiner Studie beklagten die Undurchsichtigkeit der Förderansprüche für ihre erkrankten Angehörigen und die mangelnde Beratungsbereitschaft der Kassen. Die Informantinnen türkischer Herkunft fühlten sich zu Recht von den Gesundheitsbehörden und Kassen diskriminiert.

Ein aufschlussreiches und mehrfach beschriebenes Phänomen in diesem Zusammenhang ist auch, dass PatientInnen türkischer Herkunft als Klientel von Pflegediensten wenig in Erscheinung treten. Mehrere von mir vor Ort angesprochene ambulante Pflegedienste, die auch in sozialen Brennpunkten der Stadt mit hohem MigrantInnenanteil arbeiten, hatten unter ihren KlientInnen keine oder nur eine bis zwei TürkInnen. Die Erklärung der Pflegedienste selbst lautet, dass Hilfe von deutscher Seite nicht gewünscht werde; mit anderen Worten: das Problem wurde den MigrantInnen zugeschoben. Betrachtet man dagegen die Aussagen der befragten türkischen Frauen dazu, so stellt sich die Situation etwas anders dar: Bürokratische, sprachliche und soziale Hindernisse lassen den Frauen keine andere Wahl, als letztlich auf die eigenen Ressourcen zurückzugreifen. Damit verbunden ist eine über die Maßen beschwerliche Lebenssituation. Die befragten Türkinnen wussten vielfach nichts über die Existenz ambulanter Pflegedienste und ihre Ansprüche auf Unterstützung. Hilfe wird folglich primär über Bezugspersonen der eigenen Ethnie, bevorzugt der Familie, geholt. Nicht zuletzt aufgrund diskriminierender Erfahrungen mit Behörden (sowohl im Herkunftsland wie auch in Deutschland) holt man von dort erst Hilfe, wenn man an den Grenzen der eigenen Leistungsfähigkeit angelangt ist. Selbstausbeutung für die Pflege der Angehörigen bis zur eigenen Erschöpfung ist daher die Regel.

6.5 Konsequenzen für den Umgang mit MigrantInnen in der Pflege

Die Pflege eines anderen Menschen setzt Verstehen voraus, soll sie nicht mechanistisch, unpersönlich und damit rein funktionell orientiert sein. Verstehen seinerseits setzt «Verstehen-Wollen» und «Verstehen-Können» voraus; ersteres beinhaltet die Bereitschaft, empathisch auf ein Gegenüber zuzugehen, letzeres, Einsichten bezüglich der Gesichtspunkte, unter denen ich als

Pflegende Informationen von PatientInnen brauche, wenn ich den soziokulturellen Kontext, in dem sie leben und krank geworden sind, sowie dessen Auswirkungen auf die Pflegesituation angemessen einschätzen will.

Indem das Gesundheits- und Krankheitsverständnis von PatientInnen eruiert wird, wird ein wichtiger Schritt zur Verwirklichung des Konzepts *empowerment* zugunsten von Personen gesellschaftlicher Randgruppen, als welche MigrantInnen leider immer noch bezeichnet werden müssen, getan. *Empowerment* beinhaltet die Unterstützung des Selbstbewusstseins eines Menschen durch Wertschätzung seiner Fähigkeiten und individuellen Ressourcen, durch die Bereitstellung personenunabhängiger Ressour-

cen (z. B. Pflegegeld, Sachmittel etc.) sowie schließlich durch die Überwindung sozial und politisch bedingter Machtlosigkeit (z. B. durch eine stadtteilgebundene zugehende Form der Gesundheitsversorgung, vgl. Zielke-Nadkarni [1998]).

Im Rahmen der Anwendung des Pflegeprozesses sind daher im ersten Schritt der Erhebung der Pflegeanamnese neben krankheitsbezogenen Fragen weitreichende, wenn auch pflegezentrierte Informationen zu soziokulturellen, migrationsspezifischen und lebensgeschichtlichen Einflüssen sowie zu den Gesundheits- bzw. Krankheitskonzepten der Familien zu ermitteln (siehe dazu auch Kap. II.6 von Domenig und Stauffer).

Zusammenfassung

- In jede Pflegesituation fließen – wie exemplarisch gezeigt wurde – die Deutungsstrukturen der Lebenswirklichkeit von PatientInnen und Pflegekraft ein.

- Professionell Pflegende müssen sich dieser Tatsache bewusst werden und Verständigungsprozesse initiieren, die die situationsrelevanten Deutungs- und Sinnstrukturen der PatientInnen ebenso thematisieren wie davon abweichende Vorstellungen des Pflegepersonals.

- Pflegerische Strategien müssen dabei auch vor dem Hintergrund der Migrationssituation mit ihren spezifischen Auswirkungen auf Lebenserfahrung, Gesundheits- bzw. Krankheitskonzepte und den Versorgungsbedarf dieser Zielgruppe entwickelt werden.

- Linderung bzw. Heilung können nur erzielt werden, wenn eine Möglichkeit gefunden wird, die Einstellungen, die dem Leben und den Wünschen der PatientInnen zugrundeliegen, in den Pflegehandlungen zu berücksichtigen.

Glossar

Hoça: Bezeichnung für einen islamischen Geistlichen bzw. Heiler, letztere können auch Frauen sein.

Individualpflege: Eine an einzelnen PatientInnen, ihrer persönlichen Lebenssituation, ihren aktuellen, latenten und potentiellen gesundheitlichen Problemen und Ressourcen orientierte Pflege.

Islam: Ein grundlegender Unterschied besteht zwischen dem Hochislam (*iman*), der die verbindlichen Glaubenssätze des Islam beinhaltet, und dem mystisch geprägten Volksislam (*adet*), der mündlich überliefertes religiöses Brauchtum

beinhaltet, das sich aus vielen – auch vorislamischen – Quellen speist. In der Lebenspraxis des Alltags vermischen sich häufig beide Formen, so dass letztlich die subjektiven Relevanzsetzungen der einzelnen Migrantin über Bedeutung und Wahrheit für ihr Leben entscheiden. (Für diesen Hinweis danke ich Frau Prof. Petra Kappert von der Universität Hamburg.)

Konzept: Ein Konzept ist ein systematisches, methodisches Konstrukt, welches «die verallgemeinerten Züge und wesentlichen Merkmale eines Phänomens beinhaltet» [Schröck, 1996: 55]. Konzepte bilden die Grundlage theoretischer Modelle und Theorien. Aus soziologischer Sicht werden subjektive Konzepte von kollektiven Konzepten unterschieden.

Krankheit/Kranksein: Diese Begriffe entstammen der englischen Fachliteratur; *disease* (Krankheit) ist eine Kategorie der modernen Medizin und beschreibt im allgemeinen einen typischen Verlauf mit charakteristischen Symptomen, während *illness* (Kranksein) das subjektive Erleben des Kranken bezeichnet und daher jeweils mehr oder weniger einmalig ist. Tendenziell orientieren sich professionelle PraktikerInnen eher an *disease*, der Laiensektor und die Volksmedizin dagegen eher am Modell der *illness*. Es gibt jedoch zahlreiche Wechselwirkungen zwischen ihnen. Das Äquivalent bilden «Gesundheit/*health*» und «Gesundsein/*healthiness*».

Symbolische Heilung: Als «symbolische Heilung» werden alle Formen der Heilung bezeichnet, die nicht durch physische Interventionen (wie Operation, Medikamenteneinnahme, Klistier o. ä.), sondern mittels anderer Medien, z. B. durch Worte, religiöse oder rituelle Handlungen verursacht werden. Auch die Psychotherapie kann in diesem Sinne als Form symbolischer Heilung gelten.

Literatur

Allport, G. W.: Die Natur des Vorurteils. In: Graumann, C. F. (Hrsg.): (Originalausgabe 1954). Köln, 1971

Auernheimer, G.: Der sogenannte Kulturkonflikt. Frankfurt a. M., New York, 1984.

Baykurt, F.: Frau Düman. In: Bektas, H. u. a. (Hrsg.): Das Unsichtbare sagen! Kiel, 1983, S. 10–19.

Berger, P., Luckmann, T.: Die gesellschaftliche Konstruktion der Wirklichkeit. Fischer, Frankfurt a. M., 1969.

Breitkopf, H. et al. (Hrsg.): Selbsthilfe im Gesundheitswesen: Einstellungen, Verhalten und strukturelle Rahmenbedingungen. Kleine, Bielefeld, 1980.

Chiellino, G. in: Ackermann, I. (Hrsg.): In zwei Sprachen leben. dtv, München, 1983, S. 105.

Flick, U.: Alltagswissen über Gesundheit und Krankheit. Überblick und Einleitung. In: Flick, U.: Alltagswissen über Gesundheit und Krankheit. Subjektive Theorien und soziale Repräsentationen. Heidelberg, 1991, S. 9–27.

Flick, U.: Alltagswissen über Gesundheit und Krankheit. Subjektive Theorien und soziale Repräsentationen. Heidelberg, 1991.

Flick, U.: Qualitative Forschung. Theorie, Methoden, Anwendung in Psychologie und Sozialwissenschaften. 2. Aufl., Rowohlt, Reinbek, 1996.

Greverus, I. M.: Kultur und Alltagswelt. Universität Frankfurt, Frankfurt a. M., 1987.

Herzlich, C.: Health and illness: A social psychological analysis. London, 1978.

Kleinman, A.: Patients and healers in the context of culture. Berkley, Los Angeles, London, 1980.

Leininger, M.: Culture care diversity and universality: A theory of nursing. New York, 1991.

Moscovici, S.: Foreword. In: Herzlich, C.: 1973.

Mutz, G., Kühnlein, I.: Lebensgeschichte als Skript? In: Flick, U.: Alltagswissen über Gesundheit und Krankheit. Subjektive Theorien und soziale Repräsentationen. Heidelberg, 1991, S. 230–244.

Schröck, R.: Konzepte, Modelle und Theorien. In: Schädle-Deininger, H., Villinger U. (Hrsg.): Praktische psychiatrische Pflege. Psychiatrie-Verlag, Bonn, 1996, S. 53–63.

Schütz, A., Luckmann, Th.: Strukturen der Lebenswelt. Suhrkamp, Frankfurt a. M., 1979.

Spradley, J.: The ethnographic interview. Fort Worth u. a., 1979.

Tenbruck, F.: Die kulturellen Grundlagen der Gesellschaft. Der Fall der Moderne. Opladen, 1989.

Zielke-Nadkarni, A.: Zielgruppenorientierte Gesundheitsförderung für Migrantinnen im ambulanten Sektor. «Prävention» – Zeitschrift für Gesundheitsförderung, 4/1998, 21. Jg., S. 124–126.

Zweiter Teil
Grundlagen der transkulturellen Pflege

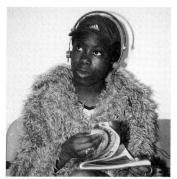
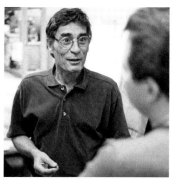
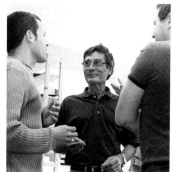
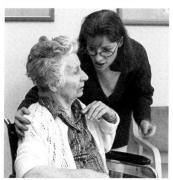
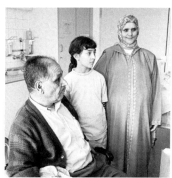
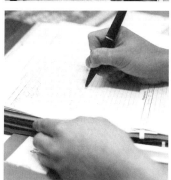
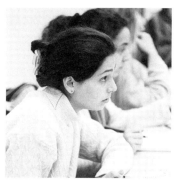
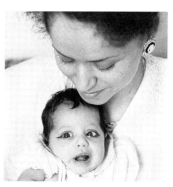

1. Einführung in die transkulturelle Pflege

Dagmar Domenig

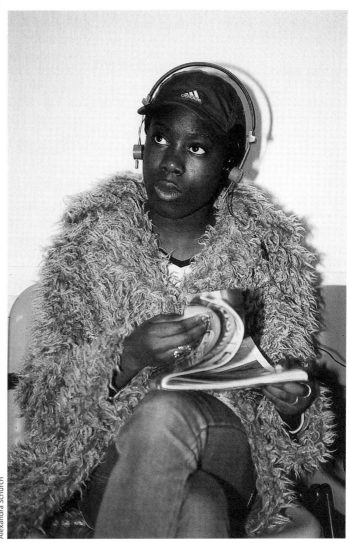

Alexandra Schürch

«We need, not simply ‹therapy›, but a self-reflexive practice which examines its own prejudices, ideology and will to power, which is aware of the ironies and contradictions in its own formation, and which ist prepared to struggle with them.»

[Littlewood, R., 2000: 3][1]

1.1 Einleitung

In den letzten Jahren werden im deutschsprachigen Raum intensiv Ansätze einer transkulturellen Pflege diskutiert. Die Pflege orientiert sich dabei meist an der Theorie der «Transkulturellen Pflege» von Leininger [1970, 1978, 1991], welche vor allem in den neunziger Jahren der hiesigen Pflege als Grundlage für migrationsspezifische Projekte sowie für die Aus- und Weiterbildung gedient hat. Kritische Stimmen hinsichtlich der Brauchbarkeit von Leiningers Theorie für die Einführung der transkulturellen Pflege und gegenüber der meist unkritischen Übernahme in die unterschiedlichen Felder der Pflegepraxis und -theorie haben in den letzten Jahren zugenommen [vgl. Domenig, 1999; Habermann, 1998; Uzarewicz, 1997, 1999; u. a.]. So scheint auch in der Pflege ein Paradigmenwechsel anzustehen: Nicht mehr kulturalistische Theorien wie diejenige von Leininger, sondern neue Konzepte mit anderen Schwerpunkten sollen den Weg für eine Transkulturelle Pflege weisen. So will auch dieses Kapitel neben einer kritischen Würdigung von Leiningers Theorie erste Schritte in der Entwicklung und Neukonzeptionalisierung einer transkulturellen Pflege aufzeigen.

Pflegende werden in ihrem beruflichen Alltag auf den Stationen, in den Polikliniken, aber auch in den ambulanten Diensten in vermehrtem Maße mit MigrantInnen konfrontiert, deren soziale Praxis, Wertvorstellungen und Handlungskonzepte sie als «fremd» erfahren und die sie infolgedessen verunsichern. Eigenes und daher Bekanntes wird in Frage gestellt, und Routinehandlungen werden zu neuen Herausforderungen. Zeitnot, Arbeitsbelastung und mangelnde transkulturelle Kenntnisse erschweren die Entwicklung alternativer Herangehensweisen. Die Flucht in eine distanzierte Haltung und die Reduktion auf eine minimale Pflege, welche nur noch das absolut Notwendige leistet, erscheinen als einzig gangbare Alternative. Dies führt dazu, dass wichtige Zusammenhänge in den Lebensrealitäten und Krankheitserfahrungen von MigrantInnen nicht wahrgenommen werden und Pflegende kaum eine auf deren Bedürfnisse angepasste Pflege leisten können. Pflegende stoßen dabei nicht nur an Grenzen ihrer Belastbarkeit, sondern auch ihrer eigenen transkulturellen Kompetenzen. In der Folge hat die Sensibilisierung hinsichtlich der Notwendigkeit einer angepassteren Pflege für MigrantInnen zugenommen.

Als Kernprobleme im Umgang mit MigrantInnen werden von den Pflegenden meist die folgenden genannt:

- Kommunikationsprobleme
- das Frau-Mann-Verhältnis
- Ausdrucksformen für Schmerz
- der «viele Besuch».

Dabei fällt auf, dass dies «Probleme» sind, welche primär die Pflegenden selbst bzw. die «Durchführung ihrer Arbeit» betreffen. Wie MigrantInnen den Spitalaufenthalt erleben, was sie dabei für Erfahrungen machen, wie sie sich aufgenommen, und ob sie sich von den Pflegenden in ihren Sichtweisen ernst genommen fühlen, sind Fragen, welche für die Pflegenden weniger im Vordergrund stehen.

---

1 Übersetzung: «Wir brauchen nicht einfach ‹Therapie›, sondern eine selbstreflexive Praxis, die ihre eigenen Vorurteile, ihre Ideologie und ihren Willen zur Macht überprüft, die sich der Ironie und Widersprüche in der eigenen Ausbildung bewusst und bereit ist, sich mit diesen auseinanderzusetzen.»

In den letzten Jahren haben Angebote in der Vermittlung der transkulturellen Pflege zugenommen. Transkulturelle Lerninhalte sind beispielsweise in den schweizerischen Ausbildungsprogrammen integriert, wenn auch auf sehr unterschiedlichen Konzepten beruhend. Zudem gibt es auch ein ständig zunehmendes Fort- und Weiterbildungsangebot in diesem Bereich. Pflegende in der Aus- und Weiterbildung besuchen die entsprechenden Veranstaltungen meist mit der Erwartung, für die Pflege von MigrantInnen handlungsleitende «Kulturrezepte» vermittelt zu bekommen. Solche Erwartungen bieten dann oft auch die Grundlage für die Vermittlung der Theorie der «Transkulturellen Pflege» von Leininger. Aus diesem Grunde soll im Folgenden auf diese nach wie vor sehr verbreitete Theorie näher eingegangen und aufgezeigt werden, warum sich Leiningers «Transkulturelle Pflege» nicht eignet, um dem Anspruch auf eine den Bedürfnissen von MigrantInnen gerecht werdende Pflege zu genügen.

1.2 Leiningers Theorie der «Transkulturellen Pflege»

1.2.1 Einführung

Madeleine Leininger macht als Pflegende in den vierziger Jahren ihre ersten transkulturellen Erfahrungen mit Kindern von MigrantInnen. Dabei stellt sie fest, dass das Verhalten und die Bedürfnisse von afrikanischen, jüdischen und anderen Kindern aus sogenannten fremden Kulturen – abgesehen von rein physischen Bedürfnissen – unterschiedlich im Vergleich zu weißen, US-amerikanischen Kindern sind. Leininger beschließt, Ethnologie bzw. *cultural anthropology* zu studieren, um sich mehr Kenntnisse über sogenannte fremde Kulturen anzueignen. In den sechziger Jahren begründet Leininger die «Transkulturelle Pflege» als neues Gebiet der Pflegewissenschaft. Ihr erstes Werk erscheint 1970, in welchem sie sich mit der Verbindung zwischen der Ethnologie und der Pflege befasst. 1978 erscheint ihr Grundlagenwerk zur Theorie der «Transkulturellen Pflege». Leininger publiziert in den folgenden Jahren eine große Anzahl weiterer Artikel. Im Jahre 1991 erscheint ein zusätzliches Buch, in welchem sie einerseits ihre Theorie erneut darstellt, andererseits die Geschichte der «Transkulturellen Pflege» in den USA beschreibt [vgl. Leininger, 1970, 1978, 1991].

Ins Zentrum ihrer Theorie stellt Leininger die *human care*[2], dies im Unterschied zu den damaligen stark medizinorientierten Pflegetheorien, welche das Individuum ins Zentrum stellen, und so gemäß Leininger familienzentrierten «Kulturen», d. h. Gruppen, in denen nicht das Individuum, sondern die Familie im Zentrum steht, nicht gerecht werden. Für Leininger ist das Vorhandensein einer *human care* zudem ein Merkmal aller «Kulturen» und somit ein universelles Phänomen, dessen Ausgestaltung, konkrete Inhalte und Bedeutungen jedoch «kulturspezifisch» sind. Es gibt also in allen «Kulturen» das Phänomen der *human care*, doch wie und von wem genau diese ausgeführt wird, ist gemäß Leininger überall verschieden. Ziel von Leininger ist es, neben der Erforschung dieses universellen Phänomens der *human care*, in den jeweiligen «Kulturen» das «Kulturpflegespezifische» zu erfassen. Für die Erforschung der jeweiligen

---

2 Meines Erachtens gibt es keine gute deutsche Übersetzung von «*human care*». Übersetzungsversuche, wie «fürsorgliche Pflege» oder «menschliche Fürsorge» scheinen den Kern der «*human care*» nicht zu treffen und sind für die deutsche Sprache eher unübliche Begriffe. Aus diesem Grunde wird hier der englische Ausdruck beibehalten.

unterschiedlichen «Kulturpflegepraktiken» begründet sie die Methode der Ethnopflege bzw. das *ethnonursing*. Indem sie Elemente verschiedener Forschungsmethoden aus der Ethnologie zusammenfügt, stellt Leininger die Ethnopflege als ein von ihr speziell für die «Kulturpflegeforschung» entwickeltes methodisches Konzept vor. Ihre teils sehr konkreten Forschungsanleitungen sind nicht nur von ihr selbst, sondern auch von ihren SchülerInnen angewandt worden, um bestimmte Gruppen zu erforschen, wobei primär MigrantInnengruppen in den USA untersucht worden sind. Bis heute sind von der Forschungsgruppe um Leininger nahezu 60 «Kulturen» in Bezug auf die Bedeutung der Pflege und pflegespezifischen Handlungsweisen erforscht worden. Die Resultate dieser Forschungen sind in schematischen Tabellen dargestellt, welche einerseits die wichtigsten «Eigenschaften» beispielsweise der «afroamerikanischen» oder der «mexikoamerikanischen Kultur», andererseits deren kulturpflegespezifische Handlungen und Wertvorstellungen auflisten. In den achtziger Jahren fasst Leininger die «Transkulturelle Pflege» in dem «Sunrise-Modell» neu zusammen. Das Modell soll als Übersichtsgrafik über die verschiedenen Dimensionen ihrer Theorie dienen. Es besteht aus einer Auflistung unterschiedlicher Einflussfaktoren (soziale, kulturelle, politische, ökonomische, bildungsbedingte, technologische, religiöse), welche alle untereinander verbunden sind und sich somit gegenseitig beeinflussen. Auch der Einfluss von Familie, Gruppen, Gemeinschaften und Institutionen sowie der unterschiedlichen Pflegesysteme (professionelles und traditionelles System) sind Teil ihres «Sunrise-Modells». Letztlich ist das Ziel einer kulturell angepassten Pflege gemäß Leininger die «Aufrechterhaltung, Anpassung oder Neustrukturierung kulturspezifischer Pflegepraktiken».[3]

1.2.2 Leiningers Kulturbegriff

Leiningers Theorie der «Transkulturellen Pflege» stützt sich auf den klassischen Kulturbegriff der Ethnologie, welcher «Kulturen» als in sich geschlossene Einheiten bzw. «komplexe Ganz-

heiten» definiert. Dieses Kulturkonzept beruht auf der Kulturdefinition von Tylor [1871: 1]. Dieser bezeichnet Kultur als komplexes Ganzes, welches Wissen, Glaubensvorstellungen, Kunst, Moral, Gesetze, Bräuche und alle anderen Fähigkeiten und Eigenschaften, die man als Mitglied einer Gesellschaft erwirbt, einschließt. Im Vordergrund steht also die Homogenität einer «Kultur»: Alle Menschen, die aus dieser «Kultur» kommen, haben gleiche oder zumindest sehr ähnliche Wertvorstellungen. Kultur ist daher etwas Statisches, etwas, das man als Kind vermittelt bzw. von außen «aufgestülpt» bekommt. Dieses klassische Kulturkonzept hat «seinen Ursprung im Studium kleiner Gesellschaften, welche sich vermeintlich durch klare kulturelle Grenzen und geringe soziale Differenzierung auszeichnen, und die deshalb dem ethnologischen Beobachter das Bild von kultureller Homogenität, von kultureller Kohärenz und von kultureller Kontinuität zu vermitteln scheinen»

Übung

Fremd- und Selbstzuschreibungen: Was habe ich, was hast du für eine «Kultur»?

● Wie beschreibe ich meine «Kultur» einem Fremden, wenn ich auf einer Reise bin?

● Was ist typisch für meine «Kultur»?

● Welche dieser Stereotypen treffen auf mich zu, welche nicht?

● Wie fühle ich mich, wenn mir jemand Verhaltens- und Denkweisen zuschreibt, die nicht auf mich zutreffen?

● Wie beschreibe ich eine fremde «Kultur»? Wie beschreibe ich «den Italiener», «die Türkin», «den Tamilen»?

● Gibt es Stereotype in meiner Beschreibung?

● Wann spielen solche Stereotype in der Begegnung mit MigrantInnen eine Rolle?

● Wie wirken sie sich auf die Pflegebeziehung aus?

---

3 Eine deutsche Übersetzung des Buches von Leininger [1991] ist im Lambertus Verlag erschienen. Dort sind auch das «Sunrise-Modell» sowie die kulturspezifischen Tabellen auf deutsch übersetzt [Leininger, 1998: 63 u. 213 ff.].

[Wicker, 1996: 376]. Meist werden einzelne InformantInnen einer sogenannten Kultur befragt, und aufgrund ihrer Aussagen wird auf Wertvorstellungen und Verhaltensweisen der gesamten Gruppe bzw. «Kultur» geschlossen.

Der homogene Kulturbegriff, der in der Ethnologie bis in die siebziger Jahre des 20. Jahrhunderts Gültigkeit hatte, hat seither für die heutigen, um vieles komplexer gewordenen gesellschaftlichen Zusammenhänge seine Bedeutung verloren. Denn heute gibt es keine nach außen klar abgrenzbaren «Kulturen» mehr (wahrscheinlich hat es sie auch gar nie gegeben), sondern sich gegenseitig beeinflussende soziale Felder und Gruppen, deren Grenzen im Zuge der Globalisierung und transnationalen Mobilität zunehmend durchlässiger werden (zum Kulturbegriff siehe auch Kap. I.1 von Dornheim).

Gruppen können daher sogenannte Eigenschaften und Merkmale nicht fix zugeschrieben werden. Jedes Individuum konstruiert sich seine eigene Lebenswelt, welche von biographischen Erfahrungen, äußeren Lebensbedingungen und soziokulturellen Hintergründen geprägt ist. Doch nicht nur die Lebenswelten selbst sind individuell geprägt, sondern auch der Blick auf das sogenannte Fremde ist vom eigenen Hintergrund beeinflusst. So gibt es keine rein objektiven Beobachtungen und Wahrnehmungen auf andere Lebenswelten. Leiningers Blick auf «fremde Kulturen» gleicht jedoch diesem «wissenschaftlichen» Blick von außen der klassischen Ethnologie: «Fremde Kulturen» werden von außen beobachtet und analysiert, ohne den eigenen Standpunkt zu reflektieren. Nicht die Interaktion, sondern die «fremde Kultur» steht im Zentrum, nicht das Gemeinsame, sondern die Differenz soll ausgeleuchtet werden. Auf diese Weise wird das Fremde in Abgrenzung zum Selbst konstruiert, ohne Hinterfragung eigener lebensweltlicher Anteile bzw. möglicher Verblendung aufgrund der eigenen soziokulturell verfärbten Brille. Zudem scheint das Verhalten als besonders auffällig und daher erwähnenswert, welches sich von den eigenen Gewohnheiten und Praktiken unterscheidet. Ähnliches und somit das Gemeinsame und Verbindende wird in der Folge weit weniger wahrgenommen.

Die aufgrund solcher «Kulturstudien» von der Forschungsgruppe um Leininger konstruierten Merkmale ethnischer Gruppen sollen den Pflegenden als Anleitung im Umgang mit MigrantInnen aus diesen spezifischen Gruppen dienen. Eine solche Herangehensweise führt jedoch zu Abgrenzung und Ausgrenzung: Nicht das

Aus: «Welt in Stücken»

«Je mehr wir uns den Fragmentierungen und Fragmenten der heutigen Welt zuwenden, desto weniger scheinen territoriale Kompaktheit und lokale Traditionalismen und die von ihnen genährte konfigurationale Vorstellung, dass kulturelle Identität etwas Ganzheitliches und in sich Stimmiges sei, das Wesentliche zu treffen. Inseln, indianische Reservate, Dschungel, Hochlandtäler und Oasen mit ihrer Abgeschlossenheit (die freilich oft genug ein Mythos ist) und ihren ‹Argonauten des westlichen Pazifik›, ihren ‹Urwald-›, ‹Berg-› und ‹Wüstenvölkern› geben heute kein brauchbares Modell mehr ab. Angesichts der Stückhaftigkeit unserer Welt scheint die Auffassung von Kultur – einer bestimmten Kultur, dieser Kultur – als Konsens über grundlegende gemeinsame Vorstellungen, gemeinsame Gefühle und gemeinsame Werte kaum noch haltbar. Es sind im Gegenteil die Verwerfungen und Brüche, die heute die Landschaft der kollektiven Identitäten konturieren. Was immer eine Identität im Kapitalismus ohne Grenzen oder im globalen Dorf definiert, es ist nicht die tiefreichende Einmütigkeit über tiefgreifende Angelegenheiten. Eher ist es so etwas wie die Wiederkehr vertrauter Unterscheidungen, die Hartnäckigkeit von Auseinandersetzungen und die bleibende Präsenz von Bedrohungen – die Überzeugung, dass, was immer passieren mag, die Ordnung der Differenzen aufrechterhalten bleiben muss.» [Geertz, 1996: 74 f.]

eigene Selbst in der Interaktion mit dem anderen Selbst stellt die Grundlage für die Beziehung dar, sondern stereotype Aussagen, welche sich zwischen das eigene und das andere Selbst schieben. So fördert die Anwendung Leiningers Theorie in der Praxis die Stereotypisierung von MigrantInnen und die weitere Verfestigung eines Kulturbegriffs, der in der Ethnologie einem interaktiven Verständnis der transkulturellen Begegnung und der Herausarbeitung der individuellen Sichtweisen der AkteurInnen gewichen ist. Auch wenn Leininger am Rande darauf hinweist, ihre Tabellen nicht stereotyp zu verwenden, steht doch der holistische Kulturbegriff im Zentrum ihres Werkes. Darüber kann auch ihr später angefügter «Akkulturationsraster», welcher den «Akkulturationsgrad» einzelner Gruppen oder Individuen auf einer Linie von eins bis vier (traditionell bis nicht mehr traditionell) messen und somit intrakulturelle, durch die Migration bedingte Variationen miteinbeziehen soll, nicht hinwegtäuschen, da auch eine solche schematisch durchgeführte Subgruppenbildung erneut kulturalisiert und stereotypisiert.

Leiningers «Sunrise-Modell» wird zudem ihrer eigenen Forderung nach Berücksichtigung aller die Lebenswelt prägenden Bereiche selbst kaum gerecht. Indem sie das Ziel einer «Transkulturellen Pflege» auf die Berücksichtigung «kulturspezifischer Praktiken» von MigrantInnen reduziert, grenzt sie ihr umfassendes Modell wiederum auf den kulturellen Bereich ein. So verengt sich die Perspektive von Leiningers Theorie auf die Berücksichtigung des «Kulturspezifischen». Diese Ausklammerung aller anderen Bereiche in der konkreten Anwendung führt zur Ausgrenzung sozialpolitischer und migrationsspezifischer Themen. Dies fördert die Gefahr, soziale Ungleichheiten und migrationsspezifische Bedingungen und deren Folgen zu kulturalisieren bzw. durch die Brille stereotyper, kulturspezifischer Kategorien nicht mehr wahrzunehmen: «Die Gefahr, dass die Analyse der Kultur auf der Suche nach allzu verborgenen Schildkröten die Verbindung zur harten Oberfläche des Lebens, zu den Realitäten von Politik, Ökonomie und sozialer Schichtung verliert, mit denen es die Menschen überall zu tun haben,

und dass sie überdies die biologischen und physikalischen Notwendigkeiten aus dem Auge verliert, auf denen diese Oberfläche ruht, diese Gefahr lauert überall.» [Geertz, 1995: 43]. Komplexe Realitäten, wie dies Lebenswelten von MigrantInnen meist sind, lassen sich also nicht in einem starren Modell für bestimmte «Kulturgruppen» zeitlos, situations- und kontextunabhängig erfassen, wie das die Tabellen von Leininger vortäuschen. Eine solche Verkürzung migrationsspezifischer Realitäten, menschlicher Prozesse, aber auch deren Wandlungsfähigkeiten zementieren Momentaufnahmen bestimmter InformantInnen, welche in einer Forschung befragt worden sind, und generalisieren deren momentane, kontextbezogene Aussagen für eine ganze Personengruppe.

Leininger ist sicher einerseits der Verdienst zuzuschreiben, dass sie bereits in den sechziger Jahren die Bedeutung einer Synthese von Ethnologie und Pflege gesehen und auch darauf hingewiesen hat, dass – entgegen der damals noch mehrheitlich vorherrschenden Meinung – ethnische Gruppen in den USA sich auch nach mehreren Generationen nicht einfach an die US-amerikanische «Kultur» angepasst bzw. «assimiliert» haben (siehe dazu auch Kap. I.2 von Wicker) und daher deren spezifische Bedürfnisse und Lebenswelten auch in der Pflege berücksichtigt werden müssen. Andererseits hat es Leininger verpasst, im Laufe der Jahrzehnte neuere Entwicklungen der Ethnologie und generell der Sozialwissenschaften in ihr Werk zu integrieren.

So weist Leiningers Theorie der «Transkulturellen Pflege» aus heutiger Sicht zentrale Schwachstellen auf. Daher ist nicht nur eine unkritische Übernahme ihrer Theorie in die Curricula der Pflegeausbildungen problematisch, sondern es stellt sich ganz grundsätzlich die Frage, ob Leiningers Theorie überhaupt geeignet ist, die Transkulturelle Pflege zu etablieren. Ich gehe davon aus, dass wir Leiningers Theorie heute, zu Beginn des 21. Jahrhunderts, nicht mehr brauchen, da andere, bessere Konzepte zur Verfügung stehen. Das bedeutet nicht, Leiningers Theorie zu verbannen, sie sollte jedoch in einem theoriengeschichtlichen Rahmen und nicht als

Modell für eine transkulturelle Pflege vermittelt werden.

In der Praxis scheint Leininger zunehmend von einer Theorie der «Transkulturellen Pflege» in ein «Legitimitätsmodell für eine transkulturelle Pflege» verwandelt zu werden. Die Notwendigkeit von migrationsspezifischen Projekten wird gegenüber dem Geldgeber mit Leiningers Theorie begründet. Der Auftrag, die Transkulturelle Pflege auch in den Pflegeausbildungen zu implementieren, wird mit der Einführung des «Modells Leininger» umgesetzt. Doch letztlich legen sowohl die Praxis als auch die Bildungseinrichtungen Zeugnis darüber ab, wie schwierig die Umsetzung der Theorie von Leininger ist. Es besteht nämlich eine Unzahl von Varianten und Konzepten, welche sich zwar meist auf Leininger berufen, doch in der konkreten Umsetzung oft nur noch wenig mit der ursprünglichen Theorie der «Transkulturellen Pflege» von Leininger gemeinsam haben. Auch dies ist ein Ausdruck davon, dass mangels neuer Konzeptionen veraltete Konzepte weiterhin benutzt werden, auch wenn diese in der konkreten Umsetzung zunehmend ausgehöhlt werden.

1.3 Transkulturelle Pflegekonzepte nach Andrews und Boyle

Bezeichnenderweise wird in der Pflege nicht das Buch von Andrews und Boyle [1995] für die Etablierung der transkulturellen Pflege herangezogen, auch wenn sie als Schülerinnen von Leininger deren Werk weiterentwickelt und neuere Ansätze aus der Ethnologie bzw. den Sozialwissenschaften in ihr Werk integriert haben. Dies hängt vermutlich damit zusammen, dass Andrews und Boyle nicht ein spezifisches Modell für MigrantInnen entwerfen, sondern grundsätzliche Überlegungen zur transkulturellen Pflege anstellen. So stellen sie auch nicht ein Modell oder eine Theorie, sondern Konzepte der Transkulturelle Pflege vor.

Andrews und Boyle haben Leiningers Werk insofern weiterentwickelt als sie nicht mehr die «Kultur», sondern die Interaktion ins Zentrum der Betrachtung stellen und sich auch gegen jegliche Stereotypisierungen wehren. Für sie ist es ein zentrales Anliegen, keine Kochbuchrezepte zu kreieren, sondern intrakulturelle Variationen und individuelle Antworten zu beleuchten. Im Zentrum stehen die Auseinandersetzung mit eigenen soziokulturellen Werthaltungen und Hintergründen bzw. die Bewusstmachung der eigenen Subjektivität, welche die transkulturelle Begegnung beeinflussen und prägen. Ähnlich dem Medizinethnologen Kleinman [1980] gehen Andrews und Boyle davon aus, dass der Grad der Übereinstimmung in soziokulturellen Symbolen bezüglich Gesundheit, Krankheit und Pflege die Interaktion zwischen PatientInnen und Pflegenden beeinflusst. Die Autorinnen integrieren in die Metaparadigmen der Pflege (Umgebung, Gesundheit, Mensch und Pflege) die entsprechenden soziokulturellen, migrationsspezifischen und medizinethnologischen Faktoren, so dass ein generelles und nicht ein spezifisch für MigrantInnen entwickeltes Pflegekonzept entsteht. Den spezifischen Teil des Buches teilen die Autorinnen nicht nach «Kulturen», sondern nach Lebensphasen auf, wie Schwangerschaft/Geburt, Kindheit, Adoleszenz, Erwachsensein und Altern. Mit ihrem Werk ist den beiden Autorinnen ein gutes Lehrbuch gelungen, das über die Theorie der «Transkulturellen Pflege» von Leininger hinausgeht. Doch auch dieses Buch ist letztlich auf US-amerikanische Verhältnisse ausgerichtet und daher nur zum Teil für die hiesige Pflege brauchbar.

1.4. Die Etablierung der transkulturellen Pflege im klinischen Kontext

Da die Pflege nicht eine rein akademisch-wissenschaftliche, sondern primär eine praxisorientierte Disziplin ist, interessiert die Pflegenden häufig weniger der theoretische oder wissenschaftliche Diskurs, sondern die praktische Handlungsebene. Pflegetheorien und -ansätze haben somit generell eine praktisch ausgerichtete Ebene, welche sich u. a. zum Ziel setzt, Handlungsvorschläge in Bezug auf voraussehbares Verhalten aufzuzeigen. Pflegetheorien kreieren daher Modelle, welche das Verhalten des Menschen identifizieren und antizipieren, um daraus bestimmte, generell gültige Pflegehandlungen abzuleiten [Remmers, 1997]. Die Vermittlung des deskriptiven Ansatzes der Ethnologie, welche Verhalten nicht voraussagen, sondern die Sicht der Betroffenen beschreiben will, führt daher häufig zu Vermittlungsschwierigkeiten. Die unikulturelle Ausrichtung der Pflege, welche generelle Elemente von Pflegesituationen identifiziert, steht dem ethnologischen Ansatz der Variation diametral entgegen. Die Ethnologie kann auf Fragen der Pflege nicht generell antworten, was bei den Pflegenden zu Frustrationen führen kann. So besteht für die Ethnologie die Gefahr, als sogenannte Randdisziplin in den Ausbildungen marginalisiert zu werden [Chrisman, 1982]. Die Ethnologie muss daher im klinisch geprägten Kontext der Pflege diese unterschiedlichen Herangehensweisen und Paradigmen berücksichtigen, denn gerade aufgrund dieser unterschiedlichen Denkweisen besteht in der Vermittlung ethnologischer Inhalte immer auch eine große Gefahr, statt wie beabsichtigt den «ethnologischen Blick» zu schulen, Stereotypisierungen und Kulturalisierungen Vorschub zu leisten. Pflegende, die beispielsweise erfahren, dass bei türkischen MigrantInnen die Krankheit «gefallener Nabel»[4] existiert, kehren dann häufig die beschreibende ethnologische Sicht um in die Sicht: Alle türkischen MigrantInnen haben bei Bauchschmerzen das Konzept «gefallener Nabel» im Hinterkopf. So wird eine mögliche Variation in eine feste Zuschreibung im Sinne voraussehbaren Verhaltens verwandelt und somit kulturalisiert. Daher erweist eine durch die Pflege adaptierte und ins Paradigma der Pflege unsorgfältig integrierte Ethnologie der transkulturellen Pflege einen Bärendienst. Wie das theoretische Wissen der Ethnologie in dem ganz spezifischen Kontext der Pflege weitervermittelt werden kann, ohne auf Kochbuchrezepte reduziert oder als Randgebiet marginalisiert zu werden, und wie Pflegende darin befähigt werden können, individuelle migrationsspezifische und soziokulturelle Hintergründe zu entdecken und Pflegehandlungen entsprechend anzupassen, ist eine grundlegende Frage, die sich der Ethnologie

stellt und deren Beantwortung wohl nur in der Auseinandersetzung mit dem ganz spezifischen Kontext der Pflege gesucht werden kann.

Im Folgenden soll nun versucht werden, transkulturelle Kompetenz begrifflich zu fassen und darauf aufbauend eine Konzeptionalisierung der transkulturellen Pflege abzuleiten. Dabei geht es nicht um die Entwicklung einer neuen Theorie, sondern um das Aufzeigen von unterschiedlichen Heransgehensweisen und Perspektiven, welche eine transkulturell angepasste Pflege von MigrantInnen fördern können.

1.5 Transkulturelle Kompetenz

In der Pflege gibt es bis anhin keine einheitliche Begrifflichkeit: Es wird von multikultureller, interkultureller oder transkultureller Pflege gesprochen. Multikulturalität gründet auf der Multikulturalismusdebatte, welche von einem gesellschaftlichen Konzept des friedlichen Nebeneinanders von verschiedenen «Kulturen» ausgeht (siehe dazu auch Kap. I.2 von Wicker). Interkulturalität betont die Begegnung zwischen zwei «Kulturen» und beleuchtet mögliche Reibungsflächen. Beide Begriffe reproduzieren den essentialistischen Kulturbegriff, indem «Kulturen» als klar voneinander abgegrenzte Wesenheiten dargestellt werden. Im Unterschied dazu stellt Transkulturalität nicht das Zwischen oder das Nebeneinander, sondern das über das Kulturelle Hinausgehende, Grenzüberschreitende und somit letztlich auch Verbindende und Gemeinsame ins Zentrum. Die Beschreibung heutiger «Kulturen» als «Inseln bzw. Kugeln» ist «deskriptiv falsch und normativ irreführend»: «Un-

---

4 Das Konzept des «gefallenen Nabels» ist ein traditionelles Krankheitskonzept. Diese Krankheit, deren Ursachen meist im psychosozialen Bereich liegen, äußert sich vor allem in diffusen Krankheitsbeschwerden. Eine betroffene Frau türkischer Herkunft beschreibt dies so: «Bei mir ist es durch die Sorgen gekommen. Es kann verschiedene Beschwerden machen, Schmerzen im Bauch, Rückenschmerzen, Schmerzen an den Gelenken, vor allem Müdigkeit und Schwäche, manchmal macht es auch Kopfschmerzen.» [Sich et al., 1995: 67]

sere Kulturen haben de facto längst nicht mehr die Form der Homogenität und Separiertheit, sondern sind weitgehend durch Mischungen und Durchdringungen gekennzeichnet. Diese neue Struktur der Kulturen bezeichne ich, da sie über den traditionellen Kulturbegriff *hinaus*- und durch die traditionellen Kulturgrenzen wie selbstverständlich *hindurchgeht*, als *transkulturell*.» [Welsch, 1998: 51]. Transkulturalität entsteht zwischen Menschen, und so enthält dieses Konzept auch den «Aspekt der Interaktionsdynamik»: «Erkenntnistheoretisch, wie auch praktisch, macht das Konzept der Transkulturalität mehr Sinn (als das der Interkulturalität), weil hier kaum Rücksicht auf etwas genommen werden muss, was hauptsächlich in den Köpfen von Wissenschaftlern existiert: die Grenzen zwischen Kulturen.» [Uzarewicz, 1999: 126]. Der Begriff Transkulturelle Pflege umfasst also zentrale Herangehensweisen und Konzepte, welche für eine auf die Bedürfnisse von MigrantInnen angepasste Pflege notwendig sind.[5]

Doch wie genau lässt sich transkulturelle Kompetenz als Grundlage der transkulturellen Pflege inhaltlich füllen? Und inwiefern sind Pflegende verpflichtet, auch transkulturell kompetenter zu werden?

In den neuen Ausbildungsbestimmungen für die Diplomausbildung in Gesundheits- und Krankenpflege des Schweizerischen Roten Kreuzes [1992] werden u. a. folgende Fähigkeiten als Schlüsselqualifikationen bezeichnet:

- situationsgerechte, verständliche und differenzierte Ausdrucksweise
- Einsatz eines breiten Repertoires an Methoden und Techniken und
- Entwicklung ethischer Grundhaltungen.

Jede dieser erwähnten Schlüsselqualifikationen enthält implizit auch eine transkulturelle Dimension. Will man nämlich MigrantInnen situationsgerecht pflegen und mit ihnen verständlich und differenziert kommunizieren, muss man sich auch die dafür notwendigen Voraussetzungen aneignen. Die teilweise unterschiedlichen Sichtweisen und Bedürfnisse von MigrantInnen erfordern zudem von der Pflege keine unikulturellen Konzepte und routinierte Handlungswei-

sen, sondern große Flexibilität oder eben «ein breites Repertoire an Methoden und Techniken». Wir können nicht alle mit den gleichen Methoden und Techniken pflegen, u. a. auch deshalb, weil bestehende Arbeitsinstrumente meist aufgrund hiesiger Studien und Theorien entwickelt worden sind. Auch die Entwicklung ethischer Grundhaltungen erlangen im migrationsspezifischen Kontext eine spezielle Bedeutung, da es sich bei MigrantInnen um eine stigmatisierte Gruppe handelt, die ständig Rassismen und Diskriminierungen ausgesetzt ist. Aus dieser zwar nicht explizit formulierten transkulturellen Dimension der Schlüsselqualifikationen lässt sich schließen, dass eine professionelle Pflege die Transkulturelle Pflege mit einbeziehen muss und somit Professionalität auch Transkulturalität bedeutet. Es geht also nicht darum, für MigrantInnen ein spezifisches Pflegemodell zu konstruieren, da eine professionelle Pflege auch eine auf die Bedürfnisse von MigrantInnen angepasste, situationsgerechte Pflege einschließen muss. Transkulturelle Kompetenz ist demnach Teil der professionellen Pflege (s. **Abb. II-1-1**).

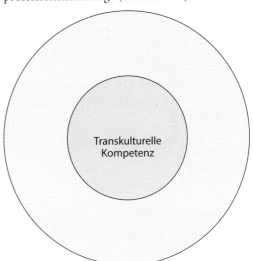

Abbildung II-1-1: Professionelle Pflege

---

5 Auch wenn Leininger zumindest im deutschsprachigen Raum den Begriff der «Transkulturellen Pflege» mit ihrer Theorie besetzt hat, plädiere ich an dieser Stelle dafür, die Entwicklung einer transkulturellen Pflege jenseits der Theorie Leiningers zu etablieren.

Transkulturelle Kompetenz stellt nicht «Kulturen» ins Zentrum, sondern die Interaktion zwischen Pflegenden und MigrantInnen. Interaktion beinhaltet das Aufeinandertreffen von unterschiedlichen Lebenswelten und Lebenserfahrungen. Pflegende müssen daher lernen, in einem ersten Schritt ihre eigene Lebenswelt und Lebenserfahrungen in einem selbstreflexiven Prozess besser wahrzunehmen. Erst auf diesem Boden werden sie in einem nächsten Schritt befähigt, auch die Lebenswelt und Lebenserfahrungen von MigrantInnen besser einzuordnen und zu verstehen. Dabei ist das Ziel nicht die ausschließliche Aneignung von Hintergrundwissen, sondern auch das Sammeln von Erfahrungen im Umgang mit MigrantInnen. Empathie als Voraussetzung für eine gute Pflegebeziehung mit MigrantInnen soll hier als Gegensatz zu der weitverbreiteten Haltung stehen, dass MigrantInnen vor allem den Routinealltag stören würden und betonen, wie groß gerade im Pflegebereich das Potential an transkulturellen Erfahrungen ist. Transkulturelle Kompetenz besteht also im Kern aus einer transkulturell kompetenten Interaktionsfähigkeit im Migrationskontext. Dabei stützt sich diese Kompetenz auf drei Pfeiler:

- Selbstreflexivität
- Hintergrundwissen bzw. Erfahrungen und
- Empathie im Umgang mit MigrantInnen (s. **Abb. II-1-2**).

Im Folgenden werden die einzelnen Eckpfeiler näher beleuchtet.

1.5.1 Selbstreflexivität

Die alltägliche Lebenswelt bezeichnet jenen Wirklichkeitsbereich, der als schlicht gegeben gilt und somit alles beinhaltet, was wir als fraglos erleben. Die Lebenswelt ist also «selbstverständlich wirklich»: «Ich wurde in sie hineingeboren und ich nehme es als gegeben an, dass sie vor mir bestand. Sie ist der unbefragte Boden aller Gegebenheiten sowie der fraglose Rahmen, in dem sich mir die Probleme stellen, die ich bewältigen muss.» [Schütz, 1994: 1 f.]. Dies besagt,

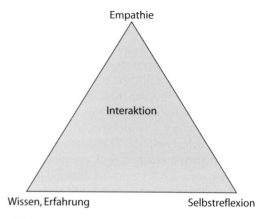

Abbildung II-1-2: Transkulturelle Kompetenz

dass ich alles aufgrund dieser Selbstverständlichkeiten beurteile und entsprechend handle. Im Migrationskontext habe ich es mit MigrantInnen zu tun, die ebenfalls ihre alltäglichen Lebenswelten mitbringen und ebenso vieles unhinterfragt und als gegeben voraussetzen. Unsere gegenseitigen Interpretationen beruhen dabei auf einem «Vorrat an Erfahrungen». Dieser «Wissensvorrat» dient mir als «Bezugsschema» [ebd.: 29] oder als Matrix, auf der ich alles spiegle, interpretiere und entsprechend meine Handlungen ableite. Transkulturelle Kompetenz bedeutet nun, dass ich fähig bin, nicht nur meine eigene Lebenswelt zu hinterfragen, indem ich mir Unbewusstes und Selbstverständliches bewusst mache, sondern mir auch die Lebenswelt von MigrantInnen bewusst mache und somit deren Perspektive erfassen kann. Auch wenn ich nicht aus mir selber heraustreten und daher mich auch nie hundertprozentig in eine andere Person einfühlen kann, so kann ich doch die Fähigkeit trainieren, aus der eigenen Lebenswelt insofern «auszusteigen», dass es mir möglich wird, mich einer anderen Lebenswelt anzunähern.

Ich möchte dies an einem Beispiel aufzeigen: Wenn ich unbewusst davon ausgehe, dass Erwachsensein bedeutet, selbständig und unabhängig zu sein und möglichst zielgerichtet die eigene Selbstverwirklichung anzustreben, dann erlebe ich Erwachsene, die «immer noch» eine ausgeprägte und enge Verbundenheit zu ihrer

Herkunftsfamilie aufweisen, als unselbständig und unerwachsen. Meine Beurteilung und letztlich auch abwertende Verurteilung beruht auf der folgenden, unhinterfragten Annahme meiner eigenen Lebenswelt oder persönlichen Matrix: Das Individuum ist eine abgegrenzte, primär sich selbst verantwortliche Einheit und erlebt sich selbst als Zentrum der Welt. Doch diese meine Lebenswelt prägende Annahme ist nur eine Möglichkeit, wie sich das Verhältnis zwischen dem Individuum und der Gruppe manifestieren kann: «Die abendländische Vorstellung von der Person als einem fest umrissenen, einzigartigen, mehr oder weniger integrierten motivationalen und kognitiven Universum, einem dynamischen Zentrum des Bewusstseins, Fühlens, Urteilens und Handelns, das als unterscheidbares Ganzes organisiert ist und sich sowohl von anderen solchen Ganzheiten als auch von einem sozialen und natürlichen Hintergrund abhebt, erweist sich, wie richtig sie uns auch erscheinen mag, im Kontext der anderen Weltkulturen als eine recht sonderbare Idee.» [Geertz, 1995: 294]. So sind familienzentrierte Gesellschaften, welche das Individuum als größtenteils abhängiges Glied der Gruppe verstehen und dementsprechend Gruppenziele individuellen Bedürfnissen zum Teil überordnen, wohl weltweit gesehen eher die Regel als die Ausnahme. Doch solange ich davon nicht Kenntnis habe, gehe ich davon aus, dass mein Konzept das «normale» ist und bin mir wohl kaum bewusst, dass ich Mitglied einer sogenannten individuumzentrierten Gesellschaft bin (siehe dazu auch Kap. II.5 von Tuna).

In der Interaktion zwischen Pflegenden und MigrantInnen geht es also in erster Linie darum, dass ich mir meiner eigenen Lebenswelt bewusst werde und in einem zweiten Schritt auch die Lebenswelt der PatientInnen mit Migrationshintergrund möglichst wertneutral erfasse. Erst dann darf ich dazu übergehen, die Gesamtsituation zu beurteilen, entsprechende Handlungen abzuleiten und eine angepasste Pflege zu planen und durchzuführen [vgl. a. Banning, 1995: 31 ff.]. So lässt sich Transkulturelle Pflege als die «Kenntnis der je eigenen kulturellen Grundlagen, die Kenntnis über andere kulturelle Phänomene und die Synthese aus beiden im jeweiligen aktuellen Handlungskontext» definieren [Uzarewicz, 1999: 126]. Verschließen sich Pflegende dieser selbstreflexiven Auseinandersetzung und Hinterfragung eigener Hintergründe, ist die Gefahr groß, dass sie andere und im speziellen MigrantInnen vorurteilsbeladen und infolgedessen falsch beurteilen.

1.5.2 Hintergrundwissen und transkulturelle Erfahrungen

Die Vermittlung von Hintergrundwissen sollte nicht auf «kulturgebundenem» Wissen beruhen, sondern Konzepte genereller Art einführen, wie beispielsweise das oben aufgeführte Konzept der individuum- und familienzentrierten Gesellschaften. Auch medizinethnologische Konzepte [vgl. Helman, 1994; Kleinman, 1980, 1995; Good, 1994; u. a.], welche leider noch kaum Eingang in die Pflege gefunden haben, bieten sehr hilfreiche Ansätze, mit denen die Perspektiven von MigrantInnen auf ihre Krankheit besser erfasst werden können. Denn nicht nur Lebenswelten generell sind (neben anderen Einflussfaktoren) soziokulturell geprägt, sondern auch Gesundheits- und Medizinsysteme. Es gibt eine Vielzahl von kulturellen medizinischen Systemen mit sehr unterschiedlichen Vorstellungen über Gesundheit und Krankheit. Das von Kleinman und anderen US-amerikanischen MedizinethnologInnen entwickelte «Illness/Disease-Konzept», welches die Erkrankung in das *Kranksein* (Sicht der PatientInnen) und die *Krankheit* (Sicht der MedizinerInnen) unterteilt, öffnet den Weg für die Wahrnehmung unterschiedlicher Sichtweisen auf die Krankheit. Kleinman stellt für die Erfassung dieser Perspektiven das sogenannte Erklärungsmodell auf, mit welchem anhand bestimmter Fragen die «Illness-Perspektive» der PatientInnen eruiert werden kann. Auch das Modell des Medizinpluralismus, welches besagt, dass es mehrere Gesundheitssysteme (Laiensystem, Folk-Sektor, professionelles System) gibt, welche Kranke aufgrund bestimmter Strategien oft auch parallel benutzen, kann als Hintergrundwissen hilfreich sein [Kleinman, 1980] (siehe dazu auch Kap. I.6 von Zielke-Nadkarni).

Der Krankheitsprozess betrifft verschiedene Ebenen:

- die Ebene des Körpers
- die Ebene der Psyche
- die Ebene des sozialen Netzes
- und letztlich auch die übergreifende Ebene der kulturellen Bedeutungen [Sich, 1995: 17].

All diese Ebenen müssen erfasst und in die Pflege entsprechend einbezogen werden. Soziokulturell geprägte Vorstellungen über Gesundheit und Krankheit, wie z. B. der «böse Blick»[6], sind weitere Konzepte, welche sich die Pflege als Hintergrundwissen aneignen muss, um in bestimmten Kontexten deren Bedeutung zu erkennen. Doch auch hier gilt, dass wir uns dieses Wissen aneignen, ohne solche Konzepte anschließend bestimmten MigrantInnengruppen fest zuzuschreiben. Auch Kenntnisse über migrationsspezifische Hintergründe müssen Teil des anzueignenden Hintergrundwissens sein. Dazu gehört im speziellen das Wissen über migrationsspezifische Lebensbedingungen und -realitäten, den Zusammenhang zwischen Migration und Gesundheit, migrationsspezifische Zugangsbarrieren zur Gesundheitsversorgung, etc. (siehe dazu Kap. I.3 von Loncarevic, Kap. I.4 von Salman und Kap. I.5 von Lanfranchi).

Ziel der Vermittlung des Hintergrundwissens ist, dass Pflegende nicht nur befähigt werden, die richtigen Fragen zu stellen, sondern auch die Antworten kontext- und situationsbezogen interpretieren zu können. Zudem gehören darüber hinausgehend auch Kenntnisse über unterschiedliche Kommunikationsformen und Ausdrucksweisen. Denn eine transkulturelle Beziehung entfaltet sich nicht nur im verbalen Kommunikationsraum, sondern in viel weiter reichenden kommunikativen Räumen (siehe dazu Kap. II.2 von Altorfer und Käsermann).

Die Aneignung von Hintergrundwissen ist ein wichtiger Meilenstein auf dem Weg hin zur transkulturellen Kompetenz. Doch Wissen wird nicht nur über die kognitive Ebene, sondern auch über die konkrete Erfahrungsebene einverleibt. Pflegende haben viele Möglichkeiten, Erfahrungen im Umgang mit MigrantInnen zu

sammeln und entsprechend transkulturell erfahrener zu werden. Doch leider wird diese Chance heute noch viel zu wenig bewusst genutzt. Die Pflege von MigrantInnen wird im Gegenteil als belastend, schwierig und den Pflegealltag störend erlebt. Transkulturelle Unsicherheiten und mangelnde Empathie führen dazu, dass Pflegende nur selten MigrantInnen selber die Fragen stellen, die sie oft sehr beschäftigen. So kommen Pflegende mit diesen Fragen in Weiterbildungskurse und hoffen, dort konkrete Antworten darauf zu erhalten.

1.5.3 Empathie und Verstehen

Empathie ist das Gegenteil von Abgrenzung, indem nicht die Wahrung der Distanz im Vordergrund steht, sondern vielmehr Engagement, Interesse und Neugier bzw. das Sich-den-PatientInnen-Zuwenden. Gerade im transkulturellen Kontext gewinnt Empathie vermehrt an Bedeutung, da man sich nicht auf Altbekanntes sozusagen distanziert zurückziehen kann, sondern durch Empathie Neues entdecken muss. Doch vielfach wird im medizinisch-therapeutischen Ausbildungsbereich der Schwerpunkt auf Abgrenzung und Wahrung der sogenannten professionellen Distanz gelegt, kaum werden Lerninhalte vermittelt, die aufzeigen, wie man empathische Nähe herstellen kann. So erstaunt es nicht, dass Pflegende sich primär darum bemühen, professionell sachlich und distanziert zu bleiben und ziemlich hilflos wirken, wenn von ihnen verlangt wird, empathischer zu sein.

---

6 Der «böse Blick» ist ein weltweit verbreitetes Phänomen mit unterschiedlichen Ausprägungen. Eine Person mit bestimmten Eigenschaften (Silberblick, blond und blauäugig etc.) oder eine «neidische» Person kann dabei auf eine andere Person unbewusst oder bewusst den «bösen Blick» werfen, was in der Folge diese betroffene Person krank macht. Um den «bösen Blick» abzuwenden, bestehen verschiedene präventive Strategien, wie z. B. das Tragen von bestimmten Amuletten. Für die vom «bösen Blick» getroffenen Personen existieren spezifische, regional unterschiedliche Heilrituale.

Empathie bedeutet Neugier und Aufgeschlossenheit für «Andersartiges, Fremdes, das für uns nicht sofort verständlich und einfühlbar ist»: «Es braucht Interesse, Geduld und Bemühen, den Fremden zu verstehen. Man muss bis zu einem gewissen Grad bereit sein, das Fremde auch fremd sein zu lassen und sich einzugestehen, dass man auch nicht alles versteht. Es bleibt eine Spannung zwischen mir und den anderen.» [Leyer, 1994: 43]. Gerade die Betonung der individuellen Anamnese und der Berücksichtigung der Sicht der KlientInnen in der Beurteilung fördert eine «kulturelle Empathie» und die Fähigkeit, die Selbsterfahrung von MigrantInnen zu verstehen [Ridley et al., 1996: 32]. Dabei ist zentral, dass dieses Verstehen dem Gegenüber auch kommuniziert wird. Eine «Aufmerksamkeit für das Gegenüber» und eine «hingebungsvolle Offenheit», ja sogar eine «intellektuelle Liebe» [Bourdieu et al., 1997] kann Ausdruck einer solchen Vermittlung des Verstehens sein: «Diese Anteilnahme mit der man sich in das Gespräch einbringt und damit auch seinen Gesprächspartner dazu bewegt, sich einzubringen, ist das, was ein gewöhnliches Gespräch oder auch das Interview, wie wir es praktiziert haben, von einem Interview, in dem der Interviewer in seinem Bemühen um Neutralität jedes persönliche Sich-Einbringen vermeidet, am allerdeutlichsten unterscheidet.» [ebd.: 794]. Durch Strategien der Selbstpräsentation, Zustimmungsbekundungen und passende Fragen kann das Gespräch so gestaltet werden, «dass der Befragte darin unterstützt wird, seine Wahrheit zu veräußern, bzw. besser: sich von ihr zu befreien.» [ebd.: 797].

Der Prozess über die Selbstreflexion hin zur Reflexion über und Interpretation von migrationsspezifischen Lebenswelten führt demnach letztlich zur transkulturellen Empathie und einem gegenseitigen Verstehen in der transkulturellen Begegnung. Weiterbildungen, die diesem inhaltlichen Aufbau folgen, können schon in kurzer Zeit ein prozesshaftes und selbstreflexives Geschehen auslösen (siehe Kasten).

Feedbacks von Pflegenden nach einer Weiterbildung in transkultureller Pflege [7]

Inwiefern sind meine Erwartungen erfüllt worden?

«Mir ist klar, dass Antworten auch immer neue Fragen aufwerfen! Je mehr ich weiß, umso weniger ist mir klar. Ich denke, der Kurs vermittelt die Grundlage zur Offenheit und Unvoreingenommenheit gegenüber ‹Anderen›.»

«Meine Erwartungen nach Rezepten wurden gottlob nicht erfüllt. Ich sehe jetzt den Ansatz zu einer transkulturellen Pflege in einem umfassenden, nicht schubladisierenden Zugang.»

«Meine Erwartungen waren anders formuliert, sind aber trotzdem erfüllt worden.»

«Jetzt denke ich, dass meine Erwartungen voll und gänzlich erfüllt worden sind, obwohl ich anderes erwartet habe. Das tönt paradox, doch ich habe das Gefühl, das mitzunehmen, was ich wollte.»

«Ich habe Rezepte erwartet, stattdessen habe ich sehr viele Anregungen und Inputs für den Alltag erhalten.»

«Der Kurs hat mich befriedigt und auch in meinem ‹Lebensalltag› bestärkt. Es gibt keine Rezepte im Umgang mit Menschen!»

---

7 Die hier aufgeführten Zitate stammen aus den schriftlichen Kursauswertungen der 1999 und 2000 von mir in Zusammenarbeit mit einer Pflegeexpertin durchgeführten Kurse «Transkulturelle Pflege» im Inselspital Bern, welche mir freundlicherweise zur Verfügung gestellt wurden.

Was nehme ich als besondere Anregung mit in meinen Alltag?

«Jeder Mensch hat seine ganz persönliche Kultur, egal aus welchem Land, welcher Gruppe er stammt.»

«Ich habe nun eine neue Sichtweise über: Was ist Kultur? Was ist meine Kultur? Ich bin weggekommen vom Schemadenken und hingekommen zur Sensibilisierung für die Individualität. Ich fühle mich sicherer, wenn ich daran denke, künftig MigrationspatientInnen zu pflegen.»

«Bei mir ist eine Öffnung aufs Ganze passiert: MigrantInnen bringen sich selber mit ihrem ganzen Hintergrund mit und dem Weg, den sie gegangen sind. Mir selber geht es ja auch so.»

«Ich habe nun das Bewusstsein, dass jedem Patienten und jeder Patientin individuell begegnet werden und jeder individuell gepflegt werden muss. Mir ist auch bewusst geworden, dass meine eigenen Erfahrungen als Migrantin auch Ressourcen sind.»

«Das Gegenüber immer wieder als Individuum sehen.»

«Mehr Spontanität und Mut zum Fragen: Wer hat das Problem? Was ist mein Anteil daran? Messe ich mit meinen Wertvorstellungen?»

«Empathie und individuelle Beurteilung anstatt verallgemeinern.»

«Vor lauter Kultur den Menschen nicht vergessen.»

«Situation nicht sofort interpretieren aus meiner kulturellen Sicht heraus, sondern abwarten! Dasein ist wichtiger, als unter Zwang Lösungen zu finden. Überbrücken der eigenen Macht- und Hilflosigkeit.»

«Die Begegnung mit MigrantInnen ist immer eine zwischenmenschliche Beziehung mit einem Austausch im Wechsel von Geben und Nehmen. Auch ich bringe meine Biographie mit.»

«Transkulturell pflegen bedeutet, jedem Menschen in wertschätzender Haltung und mit zurückhaltender Neugier zu begegnen und mich freuen, ihn kennenzulernen, unter Berücksichtigung meiner und seiner Lebensbiographie im Pflegeprozess.»

«Als besondere Anregung nehme ich mit, dass kulturelle Aspekte auch von der Biographie, den politischen Vorstellungen und den Lebenserfahrungen geprägt werden und dass auch meine Hintergründe in der Begegnung eine Rolle spielen.»

«Ich bin entlastet im Gegenübertreten von ‹fremden› Kulturen. (...) Ich selber habe auch eine Kultur und ich werde künftig auch mehr von mir ausgehen: kurz innehalten, bevor ich agiere.»

«Zuerst einen Schritt zurücktreten, Luft holen und das Problem losgelöst betrachten.»

«Wichtig ist die Fähigkeit, in mich hinein zu schauen und erst dann ein Urteil zu fällen.»

«Mit offenen Sinnen und Basiswissen arbeiten und erleben. Wachheit und Neugierde mit MigrantInnen zu arbeiten.»

Transkulturell kompetentere Pflegende auf der operativen Ebene alleine bewirken jedoch nur teilweise einen transkulturellen Wandel innerhalb einer Institution. Einer Verankerung transkultureller Inhalte in der Aus- und Weiterbildung muss daher auch eine institutionelle und strukturelle Verankerung transkultureller Kompetenz folgen. Nur so kann verhindert werden, dass die Sensibilisierung und die Vermittlung migrationsspezifischen Wissens bei den Pflegenden in der konkreten Umsetzung in der Praxis nicht nach anfänglich hoher Motivation erneut zu Rückzug und Resignation führen.

1.6 Transkulturelle Organisationsentwicklung

Eine transkulturelle Organisationsentwicklung verlangt neben der Sensibilisierung der Pflegenden und deren Erhöhung transkultureller Kompetenz auch eine Sensibilisierung auf Leitungsebene. Erst dann folgen auch konkrete strukturelle Maßnahmen, welche die Pflegenden in ihrer migrationsspezifischen Arbeit unterstützen bzw. die Voraussetzung dafür bilden. Die Erhöhung transkultureller Kompetenz kann somit nur mit einem transkulturellen Wandel der gesamten Institution bzw. dem Wandel des Handelns aller in einer Institution mitarbeitenden AkteurInnen erreicht werden.

Empfehlungen für eine transkulturelle Organisationsentwicklung

- Schaffen eines Verantwortungsbereiches «Migration» auf Leitungsebene
- Anlaufstelle für migrationsspezifische Fragen
- Anstellung von MitarbeiterInnen mit Migrationshintergrund
- Aufbau eines professionellen DolmetscherInnendienstes
- Migrationsspezifische Anpassung von Leitbildern, Pflegestandards und anderen Dokumenten

- strukturelle und organisatorische Abläufe
- Bereitstellen von finanziellen, personellen und fachspezifischen Ressourcen
- Zusammenarbeit und Vernetzung innerhalb der Institution und mit externen Einrichtungen
- Zusammenarbeit mit und Förderung von Wissenschaft und Forschung
- Entwicklung von migrationsspezifisch angepassten Informationsträgern
- Fallbesprechungen
- Abteilungsübergreifende Fachgruppen
- Weiterbildung

Daher muss jeder angestrebte transkulturelle Wandel einer Institution durch folgende Maßnahmen, Impulse und Prozesse, welche die gesamte Institution erfassen, erfolgen [siehe dazu auch Domenig et al., 2000, und Domenig, im Druck]:

- *Schaffen eines Verantwortungsbereiches «Migration» auf Leitungsebene:* Da eine transkulturelle Organisationsentwicklung abteilungsübergreifende Maßnahmen sowie teilweise auch tiefgreifende Änderungen zur Folge hat, sollte auf Leitungsebene ein entsprechender Verantwortungsbereich geschaffen werden. Nur so kann verhindert werden, dass einzelne Maßnahmen an der Basis ergriffen werden, welche oft auch system- und planlos das Spital von unten her durchdringen. Durch eine Verankerung auf Leitungsebene können hingegen Synergien genutzt und abteilungs- oder klinikübergreifende Maßnahmen angestrebt werden.
- *Anlaufstelle für migrationsspezifische Fragen:* Die Erfahrung in der Vermittlung transkultureller Kompetenz bei Pflegenden zeigt, dass trotz Sensibilisierung und neuem Wissen immer wieder auch Unsicherheiten im konkreten Handlungskontext entstehen und infolgedessen das Bedürfnis nach einer fachkompetenten Person oder Anlaufstelle inner-

halb des Spitals besteht. Eine solche Anlaufstelle könnte neben der Unterstützung in komplexen Situationen, auch Grundlagen erarbeiten, Anpassungen planen und umsetzen und als Informations- und Vermittlungsstelle dienen.

- *Anstellung von MitarbeiterInnen mit Migrationshintergrund:* Die spezifischen transkulturellen Kompetenzen von Pflegenden mit Migrationshintergrund sollten eine entsprechende Aufwertung erfahren und vermehrt bei Anstellungen berücksichtigt werden. Pflegende mit Migrationshintergrund sollten demnach nicht primär als «Manövriermasse» je nach Angebot und Nachfrage auf dem Arbeitsmarkt dienen, sondern bewusst aufgrund ihrer besonderen Kompetenzen und Erfahrungen angestellt werden. Dies fördert nicht nur eine migrationsspezifisch angepasstere Pflege von MigrantInnen, sondern zudem den transkulturellen Dialog innerhalb der Pflegeteams. Damit dieser transkulturelle Dialog aber auch konstruktiv geführt und das Potential von Pflegenden mit Migrationshintergrund auch wirklich genutzt werden kann, sollten transkulturelle Teams auch eine diesbezügliche Begleitung und Unterstützung erhalten.
- *Aufbau eines professionellen DolmetscherInnendienstes:* Damit bei allen MigrantInnen eine umfassende Anamnese durchgeführt werden kann, muss ein professioneller DolmetscherInnendienst aufgebaut werden. Zudem sollte die Finanzierungsfrage geklärt werden, damit nicht die PatientInnen die Kosten für eine angemessene Informationssammlung bzw. für einen erfolgreichen Pflegeprozess übernehmen müssen (siehe dazu Kap. II.3 von Stuker).
- *Migrationsspezifische Anpassung von Leitbildern, Pflegestandards und anderen Dokumenten:* Leitbilder, Pflegestandards, aber auch andere im Spital verwendete Dokumente müssen migrationsspezifisch angepasst werden. Auch wenn in vielen Leitbildern eine situationsgerechte und angepasste Pflege als Maßstab gesetzt wird, scheint im jetzigen Zeitpunkt eine konkrete Nennung auch des Einbezugs migrationsspezifischer Anliegen eine Institution in stärkerem Maße verpflichten zu können. Pflegestandards und andere Dokumente entsprechen zudem nicht immer migrationsspezifischen Lebenswelten und sollten entsprechend angepasst werden.

- *Strukturelle und organisatorische Anpassungen:* Es empfiehlt sich, organisatorische Abläufe in Kliniken und Abteilungen in Bezug auf MigrantInnen zu untersuchen und aufgrund der Resultate entsprechende, abteilungsspezifische Maßnahmen zu ergreifen, denn nicht immer entsprechen die bestehenden Strukturen und Handlungsabläufe den Bedürfnissen von MigrantInnen bzw. ihrer sozialen Praxis.

Dazu zwei Beispiele:

Organisatorische Abläufe, welche teilweise durch die unterschiedliche Benutzung der Dienste erschwert werden, wie beispielsweise das Aufsuchen des Notfalldienstes durch MigrantInnen, häufig am Abend, während der Nacht und an Wochenenden, wenn weniger Personal anwesend ist, könnten durch entsprechende Anpassungen, aber auch Informationen (Gesundheitswegweiser für MigrantInnen[8]) verbessert werden.

Eine vermehrte Zusammenarbeit mit HausärztInnen beispielsweise und die entsprechende Aufforderung an diese, bei Überweisungen auf den migrationsspezifischen Hintergrund und allfällige Sprachbarrieren hinzuweisen, könnten Abläufe im Spital vereinfachen, indem den Pflegenden die Möglichkeit geboten wird, sich entsprechend vorzubereiten (Organisieren beispielsweise einer Dolmetscherin u. a.).

- *Bereitstellen von genügenden finanziellen, personellen und fachspezifischen Ressourcen:* Der Aufbau einer migrationsspezifischen Arbeit bzw. die Erhöhung transkultureller Kompe-

---

8 Die Fachstelle Migration und Gesundheit des SRK hat in Zusammenarbeit mit der Caritas Schweiz dieses Jahr einen Gesundheitswegweiser ausgearbeitet, der MigrantInnen über das hiesige Gesundheitssystem informieren soll. Dieser Gesundheitswegweiser wird in mehrere Sprachen übersetzt werden.

tenz fordert entsprechende Ressourcen, wie Zeit, Personal und Know-how. Diese vor allem während der Aufbauphase anfallenden Kosten, können aber längerfristig wieder eingespart werden, indem die Pflege und medizinische Betreuung von MigrantInnen durch entsprechende Anpassungen meist wirkungsvoller und auch zeitsparender durchgeführt werden können. Es ist bekannt, dass gerade auch aufgrund der diversen Zugangsbarrieren und unbefriedigend verlaufenden transkulturellen Interaktionen bei MigrantInnen in vermehrtem Maße zeitraubende «Leerläufe» und ein hohes Maß an Diagnostik und Untersuchungen auftreten.

- *Zusammenarbeit und Vernetzung:* Durch eine vermehrte Zusammenarbeit und Vernetzung mit externen Stellen, Fachpersonen und Schlüsselpersonen aus den MigrantInnengemeinschaften können zudem Ressourcen gebündelt und Synergien gemeinsam genutzt werden. Dadurch wird zudem die Gefahr der Weiterweisung, bzw. «Verschiebung» von MigrantInnen aufgrund eigener mangelhafter Kompetenzen und Unsicherheiten vermindert und eine wirkungsvolle Unterstützung und Begleitung von MigrantInnen gefördert.
- *Zusammenarbeit mit und Förderung von Wissenschaft und Forschung:* Es ist bekannt, dass es bis anhin wenig pflegespezifische Forschung in Bezug auf die Pflege von MigrantInnen und die Beantwortung von deren Bedürfnissen durch die Pflege gibt. Diesbezügliche Forschung könnte weiter Aufschluss darüber geben, wo Lücken bestehen, wie diese konkret aussehen, und welche spezifischen Maßnahmen ergriffen werden müssen.
- *Entwicklung von migrationsspezifisch angepassten Informationsträgern:* Da die Pflege nicht 24 Stunden von professionellen DolmetscherInnen begleitet werden kann, braucht es andere angepasste Informationsträger. Die Entwicklung von bebildertem Informationsmaterial (Fotos und Zeichnungen) und die Übersetzung von Informationsmaterial in mehrere Sprachen können die Pflegenden in ihrer konkreten Arbeit

unterstützen und die umfassende Information von MigrantInnen fördern. Dabei muss jedoch darauf geachtet werden, dass auch Informationsträger die spezifischen Lebenswelten und symbolischen Bedeutungszusammenhänge von MigrantInnen berücksichtigen.

- *Fallbesprechungen:* Für komplexe Situationen sollte zudem die Möglichkeit von Einzelfallbesprechungen bestehen, welche durch entsprechende Fachpersonen begleitet werden, denn die Pflege von MigrantInnen beinhaltet immer wieder auch äußerst komplexe Situationen, wo generelle Maßnahmen alleine nicht genügen, um eine situationsgerechte und angepasste Pflege gewährleisten zu können.
- *Abteilungsübergreifende Fachgruppen:* Gerade auch in der Aufbauarbeit einer migrationsspezifischen Pflege ist es sinnvoll, Fachgruppen zu bilden, welche die Möglichkeit bieten, Wissen zu vertiefen, den gegenseitigen Austausch und die Vernetzung zu fördern und gemeinsam Maßnahmen zu ergreifen.
- *Weiterbildung:* Damit eine transkulturelle Organisationsentwicklung auch genügend Abstützung an der Basis findet, braucht es interne Fortbildungen für das Personal mit dem Ziel, für migrationsspezifische Anliegen zu sensibilisieren und transkulturelle Kompetenz zu erhöhen. Neben abteilungsübergreifenden Fortbildungen eignen sich auch abteilungsinterne bzw. teamorientierte Weiterbildungen, weil dadurch Prozesse im gesamten Team initiiert und gemeinsam reflektiert werden. Die Weiterbildung nur einzelner Pflegender aus dem Team erschwert es diesen meist, die neuen Erfahrungen und das gelernte Wissen in ihrem konkreten Handlungskontext umzusetzen. Die Konfrontation mit anderen Pflegenden, welche die Wichtigkeit migrationsspezifischer Anpassungen nicht einsehen, kann Pflegende verunsichern und in der Umsetzung behindern.

In großen, schwerfälligen Institutionen, wie dies auch Spitäler sind, ist es häufig schwierig, Prozesse der transkulturellen Organisationsentwicklung in Gang zu bringen. Meist wird die diesbezügliche Weiterbildung für das Personal als die einzige Maßnahme ergriffen und dabei vergessen, dass Weiterbildung nur eine Facette des umfassenden transkulturellen Wandels darstellt. So führt alleiniges Abstützen auf Fortbildung meist nicht zu der dadurch erhofften Ausstrahlung auf die gesamte Institution. So bleibt zu hoffen, dass zunehmend auch Personen der Managementebene sich durch Weiterbildungen angesprochen fühlen und durch diese sensibilisiert und befähigt werden, erste Schritte einer transkulturellen Organisationsentwicklung einzuleiten. Dies setzt aber auch voraus, dass Angebote entwickelt werden, die gezielt Leitende und ExpertInnen ansprechen.[9]

1.7 Schlussbemerkungen

Eine transkulturelle Pflege, die nicht kulturalisieren und stereotypisieren will, muss selbstreflexive Prozesse auslösen, die einerseits verunsichern, andererseits neue Horizonte eröffnen. In diesem Sinne bedeutet transkulturelle Kompetenz das sich Einlassen auf Erfahrungsprozesse, welche dem «Horizont-Überschreiten» in der Ethnologie sehr nahe kommen.

Die Ethnologie übt sich seit Jahrzehnten darin, Grenzen und Horizonte zu überschreiten und neue Erkenntnisse über Varianten von Denkweisen, Wertvorstellungen und Verhaltensweisen in jeweils unterschiedlichen Kontexten zu erkunden: «Die eigentliche Aufgabe der deutenden Ethnologie ist es nicht, unsere tiefgrei-

fendsten Fragen zu beantworten, sondern uns mit anderen Antworten vertraut zu machen, die andere Menschen – mit anderen Schafen in anderen Tälern – gefunden haben, und diese Antworten in das jedermann zugängliche Archiv menschlicher Äußerungen aufzunehmen.» [Geertz, 1995: 43]. Die ethnologische Fähigkeit, Perspektiven zu wechseln, Bedeutungssysteme zu beschreiben und zu interpretieren, gegenseitige Verstehensprozesse zu fördern und die Relativität der eigenen Praxis zu erkennen, leistet dabei sicher einen weitaus größeren Beitrag an die Pflege als das Darstellen von nur im Geiste existierenden idealtypischen Kulturbildern. Doch hier liegt auch die Herausforderung für die Pflege, denn die Implementierung einer nicht kulturalistisch ausgerichteten transkulturellen Pflege im klinischen Kontext fordert nicht nur die Pflegenden, sondern auch die Systeme, in welchen sie arbeiten, heraus. Eine transkulturelle Pflege ist letztlich nicht ohne transkulturelle Organisationsentwicklung möglich, denn nur wenn das ganze System der Transkulturalität vermehrt Rechnung trägt, kann die Veränderung herbeigeführt werden, die auch MigrantInnen eine qualitativ hochstehende Pflege garantiert.

---

9 Aus diesem Grund hat die Fachstelle Migration und Gesundheit des SRK in Zusammenarbeit mit dem Weiterbildungszentrum für Gesundheitsberufe des SRK (WE'G) ein entsprechendes Angebot für PflegeexpertInnen, Management und BerufsschullehrerInnen entwickelt. Informationen zu diesem Nachdiplomkurs «Transkulturelle Kompetenz im Gesundheitsbereich» sind beim WE'G in Aarau oder bei der Autorin erhältlich.

Aus: «Fröhliche Wissenschaft Ethnologie»

«Aus der Spannung zwischen dem wissenschaftlichen Ansatz, der Welt rational zu begreifen vorschreibt, und den Welten, die der Ratio nur einen unter vielen Werten zumessen, speist sich die Not der Ethnologie. Im Gegensatz zu allen anderen Wissenschaften möchte sie die westliche Sicht von Gott und der Welt nicht absolut setzen oder zum vorläufigen Höhepunkt normieren, sondern relativieren aus der Sicht von anderen Denktraditionen, die sie gleichbehandelt wissen möchte. Das Wissen der Ethnologie ist die Frucht solcher Anstrengungen, Horizontgrenzen zu überschreiten, Horizonte nebeneinander zu sehen, ja Horizonte zu wechseln. Nicht das gelungene Ergebnis, sondern der gelungene, weil gewagte Versuch verdient hier Beachtung.» [Streck, 1997: 7].

Zusammenfassung

● Angesichts der zunehmend transkulturellen Gesellschaft nimmt die Sensibilisierung von Pflegenden in Bezug auf migrationsspezifische Anliegen bzw. der eigenen ungenügenden transkulturellen Kompetenz zu.

● Auch wenn Leiningers Theorie der «Transkulturellen Pflege» in der Praxis und in den Bildungseinrichtungen immer wieder als Grundlage für die Transkulturelle Pflege herangezogen wird, eignet sich deren Modell aufgrund seiner kulturalisierenden Ausrichtung nicht für die Vermittlung und Implementierung einer transkulturellen Pflege.

● Das klassische, essentialistische Kulturkonzept, auf welches sich auch Leininger stützt, betrachtet «Kultur» als homogene, nach außen abgrenzbare Wesenheit. Eine solche Perspektive ist aus heutiger Sicht aufgrund der zunehmenden Globalisierung und Mobilität und der daraus resultierenden hochkomplexen, individuellen Lebenswelten nicht mehr brauchbar. Demnach können MigrantInnengruppen auch keine bestimmten Eigenschaften in Form von «Kulturrezepten» fix zugeschrieben werden.

● Individuelle Lebenswelten sind von biographischen Erfahrungen, äußeren Lebensbedingungen und soziokulturellen Hintergründen geprägt. Eine nicht kulturalisierende, transkulturelle Pflege ist daher bestrebt, diese individuellen Lebenswirklichkeiten zu erfassen, zu verstehen und im Pflegeprozess entsprechend zu berücksichtigen.

● Transkulturelle Kompetenz bedeutet daher, nicht «Kulturen», sondern die Interaktion zwischen Pflegenden und MigrantInnen ins Zentrum der Überlegungen zu stellen. In der transkulturellen Interaktion spielen jedoch nicht nur Lebenswelten von MigrantInnen, sondern auch die jeweils eigene Lebenswelt eine zentrale Rolle.

● Eine professionelle Pflege muss transkulturelle Kompetenz einschließen. Dabei beruht transkulturelle Kompetenz auf Selbstreflexion, Empathie, Wissen und Erfahrung.

● Die ausschließliche Sensibilisierung und Erhöhung transkultureller Kompetenz von Pflegenden in der Aus-, Fort- und Weiterbildung kann keinen transkulturellen Wandel der Institution bewirken. So muss die Entwicklung der transkulturellen Pflege auch die Institution selbst erfassen, indem die notwendigen strukturellen Maßnahmen ergriffen werden. Dies setzt voraus, dass auch das Pflegemanagement transkulturell sensibilisiert und befähigt wird, erste Schritte einer transkulturellen Organisationsentwicklung einzuleiten.

● Die Ethnologie kann einen wichtigen Beitrag leisten, indem sie die «ethnologische Fähigkeit», Perspektiven zu wechseln, Bedeutungssysteme zu beschreiben und zu interpretieren, gegenseitige Verstehensprozesse zu fördern und die Relativität der eigenen Praxis zu erkennen, an die Pflege weitervermittelt.

Literatur

Andrews, M. M.; Boyle, J. S. (eds.): Transcultural Concepts in Nursing Care. 2nd ed., J. B. Lippincott Company, Philadelphia, 1995.

Banning, H.: Bessere Kommunikation mit Migranten. Ein Lehr- und Trainingsbuch. Belz Verlag, Weinheim, 1995.

Bourdieu, P. et al.: Das Elend der Welt. Zeugnisse und Diagnosen alltäglichen Leidens an der Gesellschaft. UVK Universitätsverlag, Konstanz, 1997.

Chrisman, N. J.: Anthropology in Nursing: An Exploration of Adaptation. In: Chrisman, N. J.; Maretzki, T. W. (Eds.): Clinically Applied Anthropology. Anthropologists in Health Science Settings. D. Reidel Publishing Company, Dordrecht et al., 1982, pp. 117–140.

Domenig, D.: Hoher Blutdruck? Ein Schönheitsfehler... Interviews mit HypertonikerInnen. Eine medizinethnologische Studie. Verlag Soziothek, Bern, 1999.

Domenig, D.; Salis Gross, C.; Wicker, H.-R.; Rihs-Middel, M.: Studie Migration und Drogen. Implikationen für eine migrationsspezifische Drogenarbeit am Beispiel Drogenabhängiger italienischer Herkunft, Schlussbericht. Institut für Ethnologie der Universität Bern und Bundesamt für Gesundheit, EDMZ, Bern, 2000.

Domenig, D.: Die Vermittlung der transkulturellen Pflege im klinischen Kontext: Eine Gratwanderung. Pflege 12 (1999) 6, S. 362–366.

Domenig, D.: Migration, Drogen, Transkulturelle Kompetenz. Verlag Hans Huber, Bern, im Druck.

Geertz, C.: Dichte Beschreibung. Beiträge zum Verstehen kultureller Systeme. 4. Aufl., Suhrkamp Verlag, Frankfurt a. M., 1995 [1987].

Geertz, C.: Welt in Stücken. Kultur und Politik am Ende des 20. Jahrhunderts. Passagen Verlag, Wien, 1996.

Good, B. J.: Medicine, rationality, and experience. An anthropological perspective. Cambridge University Press, Cambridge, 1994.

Habermann, M.: Pflegebedürftig in der Fremde? Zur Theorie und Praxis der interkulturellen Pflege. In: Matthias, D.; Borde, T.; Kentenich H. (Hrsg.): Migration und Gesundheit. Zustandsbeschreibung und Zukunftsmodelle. Mabuse Verlag GmbH, Frankfurt a. M., 1998, S. 153–165.

Helman, C. G.: Culture, Health and Illness. Third Edition, Butterworth Heinemann, Oxford, 1994 [1990].

Kleinman, A.: Patients and Healers in the Context of Culture. University of California Press, Berkley, Los Angeles, London, 1980.

Kleinman, A.: Writing at the Margin. Discourse between Anthropology and Medicine. University of California Press, Berkley, 1995.

Leininger, M.: Culture Care Diversity and Universality: A Theory of Nursing. National League for Nursing Press, New York, 1991.

Leininger, M.: Kulturelle Dimensionen menschlicher Pflege. Lambertus Verlag, Freiburg i. Br., 1998.

Leininger, M.: Nursing and Anthropology: Two Worlds to Blend. John Wiley & Sons, New York, 1970.

Leininger, M.: Transcultural Nursing: Concepts, Theories and Practices. John Wiley & Sons, New York, 1978.

Leyer, E. M.: Familiendynamische Aspekte bei Migrantenfamilien. In: Kiesel, D.; Kriechhammer-Yagmur, S.; Lüpke, H. von (Hrsg.): Kränkung und Krankheit. Psychische und psychosomatische Folgen der Migration. Haag und Herchen Verlag, Frankfurt a. M., 1994, S. 39–53.

Littlewood, R.: Towards an Intercultural Therapy. In: Kareem, J.; Littlewood, R. (eds.): Intercultural Therapy. Second Edition, Blackwell Science, London, 2000.

Remmers, H.: Kulturelle Determinanten angloamerikanischer Pflegetheorien und ihre wissenschaftlichen Kontexte. In: Uzarewicz, Ch.; Piechotta, G. (Hrsg.): Transkulturelle Pflege, Curare, Sonderband 10, VWB Verlag für Wissenschaft und Bildung, Berlin, 1997, S. 63–97.

Ridley, Ch. R.; Lingle, D. W.: Cultural Empathy in Multicultural Counseling. A Multidimensional Process Model. In: Pedersen, P. B.; Draguns, J. G.; Lonner, W. J.; Trimble, J. E.: Counseling Across Cultures. Sage Publications, Thousand Oaks, 1996, p. 21–46.

Schütz, A.; Luckmann, Th.: Strukturen der Lebenswelt. Band 1, Suhrkamp Verlag, Frankfurt a. M., 1994 [1979].

Schweizerisches Rotes Kreuz: Neue Ausbildungsbestimmungen für die Diplomausbildung in Gesundheits- und Krankenpflege. Bern, 1992.

Sich, D.; Diesfeld, H.-J.; Deigner, A.; Habermann, M.: Medizin und Kultur. Peter Lang Verlag, Frankfurt a. M., 1995 [1993].

Streck, B.: Fröhliche Wissenschaft Ethnologie. Eine Einführung. Peter Hammer Verlag, Wuppertal, 1997.

Tylor, E. B.: Primitive Culture. J. Murray, London, 1871.

Uzarewicz, C.; Piechotta, G. (Hrsg.): Transkulturelle Pflege. VWB Verlag für Wissenschaft und Bildung, Berlin, 1997.

Uzarewicz, C.: Transkulturalität. In: Kollak, I.; Hesook, S. K. (Hrsg.): Pflegetheoretische Grundbegriffe. Verlag Hans Huber, Bern, 1999, S. 113–128.

Welsch, W.: Transkulturalität. Zwischen Globalisierung und Partikularisierung. In: Mainzer Universitätsgespräche, Sommersemester 1998: Interkulturalität. Grundprobleme der Kulturbegegnung, Mainz, 1999.

Wicker, H.-R.: Von der komplexen Kultur zur kulturellen Komplexität. In: Wicker, H.-R.; Alber, J.-L.; Bolzman, C.; Fibbi, R.; Imhof, K.; Wimmer, A. (Hrsg.): Das Fremde in der Gesellschaft: Migration, Ethnizität und Staat. Seismo Verlag, Zürich, 1996, S. 373–392.

2. Die Bedeutung des Nonverbalen in der Kommunikation

Andreas Altorfer und Marie-Louise Käsermann

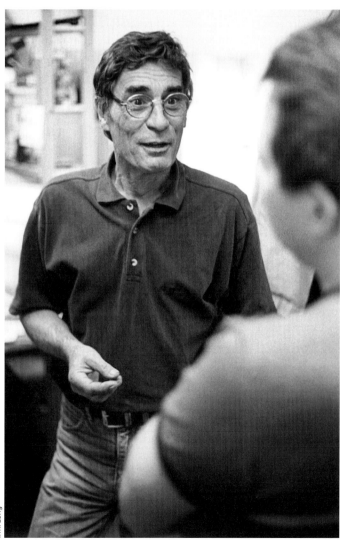

Irmi Long

«Beurteile den Menschen nicht nach dem, was sie reden, sondern nach dem, was sie tun!
Aber wähle zu Deinen Beobachtungen solche Augenblicke,
in welchen sie von Dir unbemerkt zu sein glauben!
Richte Deine Aufmerksamkeit auf die kleinen Züge, nicht auf die Haupthandlungen,
zu denen jeder sich in seinen Staatsrock steckt!»

[Adolph Freiherr Knigge (1796) Über den Umgang mit dem Menschen]

2.1 Einleitung

Thema unseres Beitrags sind Aspekte der menschlichen Erscheinung und des Verhaltens, die üblicherweise unter dem Begriff «nonverbal» zusammengefasst werden. Dies ist aus verschiedenen Gründen keine besonders glückliche Umschreibung des gemeinten Sachverhalts: Unter anderem wird damit nahegelegt, Nonverbales sei Teil eines der «Sprache» vergleichbaren Systems, das sich bloß anderer, nämlich nicht-sprachlicher Formen bediene, um Bedeutungen zu vermitteln. Obwohl diese Auffassung auf bestimmte nonverbale Äußerungen, zum Beispiel auf Gestensprachen wie die «American Sign Language[10]», genau zutrifft, schließt sie eine Reihe wichtiger Phänomene aus der Betrachtung aus. Das Faszinierende an dem, was wir, in Ermangelung einer treffenderen Bezeichnung, auch weiterhin «nonverbal» nennen wollen, ist z. B. gerade, dass es nicht als «Sprache» im engeren Sinne organisiert ist und trotzdem eine zentrale Rolle im Prozess des wechselseitigen Deutens zwischen Personen spielt.

Unter nonverbalen Gegebenheiten verstehen wir jene Aspekte der Erscheinung und des Verhaltens von Personen in konkreten Situationen, die als informationshaltig aufgefasst werden und darüber hinaus eine wichtige Rolle als Mittel der aktuellen «Face-to-face»-Kommunikation spielen können. Sich selber (über jemanden) oder jemand anderen (über sich) informieren und miteinander kommunizieren sollten unseres Erachtens allerdings voneinander unterschieden werden: Ersteres heißt, *dass* etwas (ein Inhalt) anhand bestimmter Formen (z. B. durch Bewegungen oder Wörter) erkennbar scheint oder gemacht wird; letzteres enthält ersteres, besteht aber außerdem darin, dass *einer* den Inhalt einem *anderen* mitteilt bzw. dass jemand in Bezug auf einen (von ihm vielleicht auch fantasierten) Inhalt glaubt, er werde ihm mitgeteilt. Informiertsein, auch vermeintliches, kann zustandekommen, indem einer Merkmale des anderen wahrnimmt und seiner Wahrnehmung eine Deutung gibt: Beispielsweise folgert er aufgrund der Stimme am Telefon, dass er es mit einem *männlichen* Anrufer zu tun hat, ein Urteil, das übrigens, gerade in Bezug auf den mittleren Stimmbereich, wahrscheinlich in der Hälfte der Fälle unzutreffend ist. Unter aktuellem Kommunizieren verstehen wir dagegen prinzipiell alle jene minimalen Sequenzen sozialer Interaktion zwischen mindestens zwei Personen, A und B, die *erstens* aus solchen B-Deutungen (Informations-Extraktion) des Verhaltens von A bestehen, in deren Verlauf *zweitens* A jedoch überdies die Möglichkeit hat, B's (gegebenenfalls fehlerhafte) Deutungen zu bekräftigen oder zu verwerfen. Auf diesem Hintergrund sind nonverbale Information und Kommunikation für uns keine speziellen Phänomene, die sich von der verbal oder der paraverbal realisierten Information und Kommunikation in irgendeiner wichti-

---

10 «American Sign Language» ist eine von einer Reihe von Zeichensprachen, in denen Handbewegungen in einer bewussten, sprachlichen Art eingesetzt werden, um Bedeutung zu vermitteln. Zeichensprachen sind strukturell ähnlich komplex wie die gesprochene und geschriebene Sprache und decken wie diese einen vergleichbaren Bereich von Funktionen ab.

gen, grundsätzlichen Weise unterscheiden[11]. Vielmehr gehen wir davon aus, dass das Nonverbale neben dem Verbalen oder Paraverbalen eines der möglichen Instrumente ausmacht, mit denen Personen ähnliche Aufgaben der Informationsbeschaffung lösen, aber auch eine Vielzahl kommunikativer und außerkommunikativer (z. B. pflegerischer) Ziele zu erreichen versuchen.

Wir beschäftigen uns im Folgenden mit vier allgemeinen Aspekten des Nonverbalen, deren Verständnis unseres Erachtens aber auch etwas zur professionellen Bewältigung der komplexen pflegerischen Aufgabe im transkulturellen Kontext beitragen kann[12]. Jenen stellen wir zuerst im *Überblick* dar, dann heben wir *seine besonderen Merkmale* hervor, erläutern anhand von Beispielen seine mögliche *Bedeutung für die praktische (pflegerische) Arbeit* und regen zusammenfassend einige praktische *Übungen* an, die in Kästchen dargestellt sind. In einem weiteren Abschnitt veranschaulichen wir, wie der Kerngedanke eines jeden der vier vorangehenden Abschnitte auf das Problemfeld der transkulturellen Begegnung im Pflegekontext übertragen werden kann. Im Ganzen wollen wir nicht möglichst detailliert festlegen, was nonverbales Informieren ist und unter welchen Umständen nonverbale Kommunikation gelingt. Vielmehr versuchen wir, anhand dessen, was misslingen kann, aufzuzeigen, welche Abläufe bei interpersonellen Begegnungen, spezifisch im zielorientierten kommunikativen Austausch, problematisch sein können und daher besondere Aufmerksamkeit verdienen[13].

2.2 Nonverbale Gegebenheiten als Aspekte der Erscheinung und des Verhaltens in Situationen

2.2.1 Überblick

Man kann sich vorstellen, dass sich die Erscheinung und das Verhalten von Personen in konkreten Situationen ganz neutral und objektiv als physisch vorhanden (oder nicht vorhanden) registrieren und beschreiben lassen. Auf diesem Hintergrund wirkt dann überaus beeindruckend, dass ungefähr 60 %, in einzelnen Situationen und Gesellschaften sogar bis zu 90 % der Information, die Personen übereinander haben oder zu haben glauben, aus nonverbalen Gege-

---

11 Einen wichtigen Unterschied zwischen non- und paraverbalen im Gegensatz zu verbalen Formen der Information und Kommunikation wollen wir nicht unerwähnt lassen: Verbal Statuiertes ist leichter verhandel- und einklagbar als non- und paraverbal Realisiertes. Es ist weniger schwierig zu argumentieren, dass jemand etwas (z. B. etwas Abwertendes) gesagt, als dass er es durch Eigentümlichkeiten der Stimme oder der Körperbewegung zu verstehen gegeben hat.

12 Um keine falschen Erwartungen zu wecken, wollen wir hier darauf hinweisen, dass wir als Nicht-PflegeexpertInnen von einer sehr allgemeinen und einfachen Definition von Pflege ausgehen. Wir betrachten als kleinsten gemeinsamen Nenner unterschiedlicher Pflegekontexte (z. B. im Rahmen der Geriatrie, der Psychiatrie, im Akutbereich), dass sie von einem Set von Handlungen konstituiert werden, die auf eine Verbesserung des Befindens von PatientInnen und auf Heilung ihrer Krankheit ausgerichtet sind. Die Realisierung solcher außerkommunikativer Ziele basiert auf kommunikativen Vorgängen. Als lebenslange Gewohnheiten sind diese ihrerseits wohl nur zum Teil bewusst und aus diesem Grund im professionell-strategischen Einsatz auch nur begrenzt verfügbar. Unser Anliegen ist es, die wenig reflektierten Alltagswurzeln der Kommunikation etwas sichtbarer zu machen und damit Voraussetzungen zu schaffen, die einen systematischen Umgang mit ihnen im professionellen Kontext ermöglichen. Dagegen geht es uns im Folgenden nicht darum, gegebenenfalls bereits vorhandenes professionelles Wissen über pflegerische Kommunikation zu referieren und zu erweitern oder Pflegetheorien darzustellen, auch wenn sich diese auf soziale Interaktion beziehen.

13 Misslingen ist nicht deshalb im Zentrum unserer Überlegungen, weil wir Kommunikation im pflegerischen Kontext für besonders störungsreich halten. Für die Perspektive auf das Misslingen, die wir auf alle kommunikativen Situationen anwenden, haben wir vielmehr eine Reihe von theoretischen und empirischen Gründen, die a. a. O. ausführlich erörtert werden.

benheiten, wie z. B. Körperhaltung, Bewegungsweise, Kleidung oder Eigenarten der Stimme der anderen, erschlossen wird. So wichtige Anhaltspunkte über andere, wie Alter, Geschlecht, Gruppenzugehörigkeit (z. B. zu einer bestimmten religiösen Gemeinschaft), lassen sich meist fraglos und gleichsam unmittelbar aus Non- und Paraverbalem ableiten. Es reicht z. B. sogar, jemanden ein einziges Mal gesehen zu haben, um ihn, in einer ganz anderen Situation oder unter wenig günstigen Bedingungen (z. B. der Distanz, der Helligkeit), anhand seines Bewegungsmusters sofort und eindeutig als *diese* bestimmte Person X zu identifizieren.

Trotz der wichtigen Rolle, die damit den nonverbalen Gegebenheiten als (potentieller) Informationsquelle zukommt, können einzelne Personen kaum bewusst angeben, welche Verfahrensweisen sie bei der Verwendung von oder bei der Reaktion auf nonverbale Gegebenheiten bei anderen anwenden. Sie wissen, mit anderen Worten, erstens meist nicht, wann und wie sie durch ihre Erscheinung und ihr Verhalten unmittelbar eine bestimmte Wirkung auf den anderen erzeugen. So wird es sie überraschen, plötzlich für die Eleganz uralter, oft getragener und nie besonders positiv bemerkter Kleider ein Kompliment zu erhalten, wenn sie tatsächlich die Farbe des Lidschattens verändert oder den Bart abrasiert haben. Sie wissen zweitens auch nicht, wie eine andere Person bei ihnen einen bestimmten (z. B. positiven, zuverlässigen) Eindruck unmittelbar hervorruft. Dementsprechend irritiert es sie mehr oder weniger, wenn sie eine für gültig gehaltene Information (z. B. bezüglich des anhand der Stimme zugeschriebenen Geschlechts) aufgrund zusätzlicher (z. B. visueller) Daten revidieren müssen, und es kann sie sogar stark beunruhigen, mit nonverbalen Gegebenheiten konfrontiert zu sein, die für sie vieldeutig (z. B. bei Transvestiten) und damit nicht in der gewohnten Art unmittelbar informativ sind.

Kaum bewusst ist ebenfalls, dass Personen mit nonverbalen Mitteln weit spezifischere Aufgaben als die Manifestation von Alter oder Geschlecht auf ganz bestimmte Weise lösen. Sie bilden und festigen z. B. ihre berufliche Identität

mithilfe der Insignien der Zunft, die bei SchamanInnen anders geartet sind, als bei westlichen MedizinerInnen. Sie stellen sich selber z. B. als fragile Person dar und setzen sich auch dadurch zu anderen in ein bestimmtes Verhältnis. Diese Ziele realisieren sie durch ihr Dasein als bestimmte Erscheinung und mit bestimmten Verhaltensmitteln in einer bestimmten Situation [Andersen, 1999; Burgoon/Buller/Woodall, 1996], und zwar weitgehend ohne sich dessen gewahr zu sein. Erst die Konfrontation mit nonverbalen Gegebenheiten, die nicht den eigenen Gewohnheiten entsprechen, lassen sie die eigene, bislang selbstverständliche Seinsweise als eine unter vielen anderen Möglichkeiten erkennen.

Bei einer Person A gegebene Erscheinungs-Verhaltens-Situations-Konstellationen (kurz: nonverbale Gegebenheiten) sind für Person B eine Quelle der Information, wenn sie diese wahrnimmt und darüber hinaus auch deutet [Altorfer, 1989; Altorfer/Goldstein/Miklowitz/ Nuechterlein, 1992; Altorfer/Käsermann/ Hirsbrunner, 1998]. Mit solchen Deutungen behandelt B einen Teil der nonverbalen Gegebenheiten direkt *als Äußerung* einer Person A (z. B. eine kraftlose Haltung als *Zeichen* der Ungezogenheit oder aber der Depressivität; ein Nicken als *Symbol* für Bejahung oder Verneinung). Nonverbal eher *statische Aspekte*, wie physische Erscheinungsbilder (z. B. Körpergröße, besondere stigmatisierende Merkmale wie Narben etc.) und die Physiognomie (Form und Erscheinungsbild des Gesichts), oder wechselnde Erscheinungsbilder (z. B. Kleidung, Haarlänge) und eher *dynamische Aspekte* wie Art und Gebrauch der Stimme (Stimmqualität, «tone of voice»), Körperbewegungen (Gang, Körperhaltung, Gestik, Kopfbewegungen etc.) oder sensorische Information (Geruch, Wärme, Kälte etc.) werden für B damit zu potentiellen, wenn auch prinzipiell vieldeutigen Bedeutungsträgern. Ein anderer Teil der nonverbalen Gegebenheiten stellt für B dagegen der Kontext dar, der diese Informationsextraktion oder Bedeutungszuschreibung mitbestimmt: Beispielsweise sieht B in A's hängendem Mund *am Morgen* ein Zeichen schlechter Laune, *am Abend* aber eines der

Erschöpfung. Wie die A umgebenden nonverbalen Gegebenheiten von B wahrgenommen und – wegen ihrer Vieldeutigkeit je variabel – gedeutet werden, ist, wie gerade dieses Beispiel zeigt, also nicht nur kontextabhängig, sondern wird auch davon bestimmt, welche Erwartungen eine deutende Person B von sich aus an eine gegebene Situation heranträgt und welche Erklärung einer Wahrnehmung sie unter den gegebenen Bedingungen für wahrscheinlich hält. Dass unter diesen komplexen Voraussetzungen die Deutungen B's nicht immer zutreffend sind, leuchtet unmittelbar ein. Diese mögliche Fehlerhaftigkeit hat allerdings keinerlei direkte Konsequenzen für eine Person A, solange sie mit B nicht in einem aktuellen Austausch steht. Sie wirkt sich, vermittelt durch einen globalen Eindruck von Attraktivität (vs. Abstoßung oder Gleichgültigkeit) höchstens auf die Bereitschaft von B aus, mit A einen direkten Austausch aufzunehmen, sowie allenfalls darauf, welche (unüberprüften) Eindrücke von A sie an Dritte weitergibt.

Im transkulturellen Vergleich unterscheiden sich Personen offenkundig mehr oder weniger stark in Erscheinungsweise und Verhalten, was es unmittelbar schwierig macht, zutreffende Informationen über sie zu gewinnen. Dabei stellt sich eine aufgrund oberflächlicher Ähnlichkeiten fälschlicherweise erwartete Vertrautheit mit anderen (z. B. von EngländerInnen mit AmerikanerInnen) als mindestens ebenso behindernd heraus, wie fehlende Vertrautheit, die aus deutlich wahrgenommenen Unterschieden entsteht. Das Ausmaß der wahrgenommenen globalen Ähnlichkeit bzw. Verschiedenheit beeinflusst und verzerrt nicht nur die gegenseitige Einschätzung, die oft ethnozentrisch geprägt ist und als Andersartigkeit negativ bewertet wird [Triandis, 1990]. Es steuert, wie schon gesagt, auch die Bereitschaft, Beziehungen aufzunehmen, und modifiziert die Qualität eines zukünftigen realen kommunikativen Austauschs [Triandis, 1995], den man im Rahmen bestimmter professioneller Aktivitäten u. U. aufnehmen muss, obwohl einen die betreffende Person A befremdet oder gar abstößt. Wie sich die Abläufe bei einer konkreten Begegnung gestalten können, wird im folgenden Abschnitt beschrieben. Hier wollen wir nur noch darauf hinweisen, dass sich ein solch globaler Ähnlichkeitseindruck analytisch in einzelne relevante Dimensionen (z. B. Männlichkeit/Weiblichkeit) zerlegen lässt, die als Aufgaben allen unterschiedlichen Gesellschaften gestellt sind, transkulturell jedoch durch je unterschiedliche Mittel der Erscheinung und des Verhaltens variabel realisiert werden [Triandis, 1988].

Alles bisher Gesagte befasst sich mit dem Stellenwert von nonverbalen Gegebenheiten unter Umständen, in denen Personen einander nicht näherkommen (müssen) und in denen die eine Person möglicherweise nicht einmal weiß, dass eine andere sie wahrnimmt und Informationen über sie zu haben glaubt. Sobald jedoch eine bestimmte Nähe erreicht ist, die eine konkrete Begegnung ermöglicht und letztlich in einen aktuellen kommunikativen Austausch zwischen den Beteiligten münden könnte, beginnen ganz bestimmte Muster der nonverbalen Erscheinungs- und Verhaltensweisen eine zentrale Rolle zu spielen. Nach Scherer [1977] umfassen die Vorgänge bei der Begegnung von zwei Personen verschiedene funktionale oder zielorientierte Komponenten, die zum Teil als notwendige Voraussetzungen des eigentlichen kommunikativen Austauschs gelten können und zum anderen zum kommunikativen Austausch selbst beitragen. Von letzteren wird weiter unten die Rede sein.

Eine der grundlegenden Voraussetzungen eines späteren kommunikativen Austauschs stellt die *Ko-orientierung* von sich Begegnenden dar. Damit wird die gegenseitige Aufmerksamkeit bezeichnet, die über die Aufnahmebereitschaft von Sinnesmodalitäten und über zentrale Verarbeitungsmechanismen etabliert wird. Große Wichtigkeit kommt hier vor allem dem Auge zu [Bruce/Young, 1998; Simmel, 1908]: Der Blick auf den Anderen nimmt diesen in einer bestimmten Weise wahr und wirkt gleichzeitig selber ausdrucksvoll (z. B. offen oder lauernd), so dass durch ein bestimmtes gegenseitiges Sich-Anblicken Personen in einer bestimmten Weise miteinander verknüpft werden. Diese visuelle Verbindung kann zur Grundlage einer ganzen Kaskade weiterer, u. U. auch kommunikativer

Wechselwirkungen werden. Die Ko-orientierung kann allerdings bereits durch ein kurzes Wegsehen sehr schnell auch wieder aufgelöst und zunichte gemacht werden. Dieser Vorgang verweist auf eine zweite Voraussetzung des kommunikativen Austauschs, nämlich auf die *wechselseitige Kontingenz* des Verhaltens von sich Begegnenden. «Kontingenz» umschreibt die Abhängigkeit eines Verhaltens einer Person B vom Erfassen der Erscheinung und des vorgängig gegebenen Verhaltens von Person A und vice versa. Unter Berücksichtigung dieser Abhängigkeit ist vorstellbar, dass Ko-orientierung als Resultat einer bestimmten Abfolge von kontingenten Elementen (Erscheinungs- und Verhaltensweisen von A und B) glückt oder eben auch nicht zustandekommt (siehe Kasten).

Ko-orientierung: Erscheinungs- und Verhaltensweisen von A und B

Eine Dame (A1) zieht den Blick des vorbeieilenden Herrn auf sich, er stockt (B1); sie merkt es nicht (A2.0) oder sie bemerkt es aus den Augenwinkeln und lässt sich nichts anmerken (A2.1.1), sie wendet ihm ihren Kopf zu (A2.1.2), oder aber sie schaut weg (A2.1.3).

In diesem Ablauf ist (B1) kontingent auf (A1), und zwar unabhängig davon, ob die Dame es darauf angelegt hat, den Blick auf sich zu ziehen. Das auf (B1) folgende Element (A2.0) ist nicht-kontingent auf (B1), eine wechselseitige Kontingenz entsteht also nicht. Alle Typen von (A2.1.x) stellen dagegen eine Art von Kontingenz her. Eine Ko-orientierung als Produkt wechselseitiger Kontingenz ist allerdings nur mit dem Typus (A2.1.2) realisiert, während (A2.1.3) eine solche geradezu vereitelt. Beim Zustandekommen einer Ko-orientierung, dies hervorzuheben ist uns in Abhebung zu den späteren Ausführungen zur eigentlichen Kommunikation wichtig, spielt es noch gar keine Rolle, ob und wie das Verhalten der einander Begegnenden wechselseitig *gedeutet* wird: Der Herr

kann stutzen, weil er – allenfalls fälschlicherweise – in der Dame eine Berühmtheit zu erkennen glaubt, die ihr Inkognito mithilfe einer Sonnenbrille zu wahren sucht, oder aber weil ihn bestimmte Hüte reflexartig berühren. Wichtig ist nur, dass Person B sich auf Person A ausrichtet und dass Person A ein bei B wahrgenommenes Verhalten als *Ausrichtung* B's auf ihre Person erkennt und sich nun ihrerseits verhaltensmäßig entweder auch auf B ausrichtet oder dies eben unterlässt.

Was im Kasten relativ ausführlich als ein von nonverbalen Gegebenheiten getragener Ablauf mit einem bestimmten Ergebnis dargestellt wird, findet in Wirklichkeit natürlich in Bruchteilen von Sekunden statt und wird normalerweise kaum oder doch nur als mehr oder weniger simultanes Ereignis bemerkt. Eine nicht zustandegekommene Ko-orientierung ist tatsächlich auch relativ belanglos für Personen, die nie etwas miteinander zu tun haben müssen und sich vielleicht auch nie mehr begegnen werden. Anders ist es aber, wenn die Bewältigung der Aufgabe der Ko-orientierung bei jenen Personen mit Reibungen verbunden ist, die einer Begegnung letztlich nicht ausweichen können. Da lohnt es sich, den schnellen, glücklosen Versuch der Begegnung gedanklich zu entschleunigen und in seine Elemente zu zerlegen. Denn dadurch kann vielleicht erkannt werden, dass man sich in einer Art auf den anderen ausgerichtet hat (z. B. mit strengem Blick), die er wenig einladend oder sogar erschreckend findet und die ihn davon abhält, sich seinerseits auf einen auszurichten. Eine solche Erkenntnis ist die notwendige Voraussetzung für Korrekturmaßnahmen.

2.2.2 Besondere Merkmale

- Weil nonverbale Gegebenheiten weitgehend unbewusst und unreflektiert bleiben, weiß Person A meist nicht, welche nonverbalen Wirkungen sie hat. Sie kann diese deshalb willentlich auch nur sehr begrenzt beeinflussen. Manche Gegebenheiten (z. B. physiognomische Merkmale) sind für Person A überdies nicht leicht veränderbar, sogar wenn ihr eine ungünstige Wirkung, die sie damit auf B hat, schließlich durchaus nicht entgeht.

- Person B weiß meist nicht, dass nonverbale Wirkungen nicht objektive Gegebenheiten sind, sondern durch ihre eigene – z. B. durch Vorurteile gefilterte – Deutung mitkonstruierte «Fakten» darstellen, die A nicht notwendigerweise zutreffend darstellen.

- Beide, A und B, reflektieren normalerweise nicht, dass gleiche Ziele (z. B. die Herstellung einer bestimmten Distanz zwischen Personen) mit Mitteln realisiert werden, die sich zwischen einzelnen Personen, aber auch zwischen Gruppen unterscheiden können (z. B. durch Variation der räumlichen Entfernung vs. durch Variation der Lautstärke der Stimme).

- Beiden, A und B, ist meist nicht bewusst, dass eine andere Person nicht notwendigerweise dieselben Ziele anpeilt, wie man selber (z. B. das Ziel, als möglichst selbstbestimmtes Individuum vs. als vom Kollektiv getragenes Gruppenmitglied zu existieren [vgl. Triandis/Bontempo/Betancourt/Bond, 1986]).

- Bei A durch unterschiedliche Mittel und/ oder Ziele gegebene (z. B. transkulturelle) Variationen in nonverbalen Gegebenheiten fallen einer Person B auf, wenn und weil diese von ihren eigenen Gewohnheiten oder Normen abweichen. Solche Abweichungen wirken auf sie oft befremdend und un- oder missverständlich und lösen meist Unbehagen oder Angst und Aggression, seltener auch Faszination aus. Wenn B das Auftreten solcher emotionalen Reaktionen auf andere bei sich erkennt, so liefert ihr dies wichtige Hinweise auf die von ihr erlebten Diskrepanzen.

- Die eigene nonverbale Existenzform wird meist unhinterfragt für die einzig richtige gehalten. Im Verhältnis zu diesem Standard werden andere Varianten abgewertet oder stigmatisiert. Diese sozial negativ diskriminierende Reaktion fällt einer Person umso leichter, je deutlicher ihr Standard dem Standard einer mächtigen Gruppe entspricht und durch diese legitimiert ist. Die Optimierung konkreter Begegnungen ist meist davon abhängig, dass ein solches Selbstverständnis kritisch hinterfragt und modifiziert wird.

- Varianten von nonverbalen Gegebenheiten bei anderen und sich selber wertneutral erkennen zu können und nicht automatisch auf- oder abzuwerten, ist eine Leistung, die, ausgehend vom Auftreten der oben beschriebenen Emotionalisierungen, erlernt und eingeübt werden muss.

2.2.3 Bedeutung für die praktische Arbeit

Wirkungen von nonverbalen Gegebenheiten erleichtern oder erschweren die Bereitschaft einer Person, die frei wählen kann, mit einer anderen einen kommunikativen Austausch aufzunehmen. Im Pflegekontext lassen sich PatientInnen von spezifischen nonverbalen Gegebenheiten, insbesondere von der Erscheinung der Pflegeperson, u. U. leicht einschüchtern, was die Bereitschaft zur Kontaktaufnahme schmälert. Eine solche – von «Göttern in Weiß» zuweilen auch ganz bewusst angezielte – Verlegenheit, aber auch in den Augen der Pflegenden «fremdartige» (z. B. «bäuerische») Erscheinungen der PatientInnen lösen ihrerseits bei den Pflegenden vermutlich Irritation aus, die eine Kontaktaufnahme behindert.

Wechselseitige nonverbale Effekte dieser Art lassen sich global auf einer Dimension anordnen, die von Anziehung/Sympathie zu Ablehnung/Antipathie reicht [Herkner, 1994]. Während die Pflegenden, z. B. durch die Diensteinteilung, einen gewissen Freiraum haben, die ihr «unsympathischen» PatientInnen zu meiden, können letztere ihrerseits jedoch kaum wählen. Dies ist natürlich problematisch, weil Konstellationen, die von gegenseitiger Sympathie oder von einer neutralen Haltung abweichen, eine erfolgreiche Realisierung des kommunikativen Austauschs beeinträchtigen und damit auch die Verfolgung und Erreichung von pflegerisch relevanten Zielen vermutlich ungünstig beeinflussen. So beeinträchtigen sie bestimmt die Bereitschaft zur kooperativen Beteiligung an unumgänglichen Interaktionen, was sich z. B. in verminderter Ansprechbarkeit («Hochnäsigkeit», «Verstocktheit») zeigt.

«Antipathien», die aufgrund nonverbaler Gegebenheiten bereits *vor* jeder konkreten Interaktion bestehen, lassen sich zwar kaum vermeiden, wohl aber verändern. Wichtig ist dabei, sich die mögliche Entstehungsgeschichte ungünstiger Konstellationen anhand der oben dargelegten besonderen Merkmale bewusst zu machen und dieses Wissen zur Neutralisierung von Effekten einzusetzen, die für die pflegerische Zielerreichung suboptimal sind.

Übung

- Versuchen Sie herauszufinden, welche Aspekte von nonverbalen Gegebenheiten Ihre besondere Aufmerksamkeit erregen (z. B. visuelle vs. auditive Reize), und vergleichen Sie diese mit jenen, auf die Sie (bei derselben Person, aber auch bei anderen) kaum achten.

- Machen Sie sich ein Bild davon, ob ein und dieselbe nonverbale Konstellation Ihnen immer und überall auffällt, oder nur in bestimmten Situationen und/oder wenn Sie selber in einer bestimmten Verfassung sind oder durch die Erscheinung an etwas Bestimmtes erinnert werden.

- Welche Gefühle (positive, negative) lösen solche Auffälligkeiten bevorzugt in Ihnen aus, und welche Möglichkeiten haben Sie, ein negatives in ein positives Angemutetsein (und umgekehrt) umzuwandeln?

- Sie (Person B) sitzen allein in einem Wartesaal. Vergegenwärtigen Sie sich, was eine eintretende Person (Person A) bei Ihnen unmittelbar auslöst, die
  - sich direkt neben Sie setzt
  - nach dem Hinsetzen die Schuhe auszieht
  - sich auf einer der Sitzbänke hinlegt
  - dem von Ihnen bevorzugten Kinostar gleicht
  - die Sie längere Zeit unverwandt anschaut
  - etc.

- Überlegen Sie sich, ob es Alternativen zu den bei Ihnen aufkommenden Gefühlen (z. B. des unmittelbaren Befremdens) gibt.

- Beobachten Sie (z. B. im Restaurant) Vorgänge der Kontingenz von Verhalten, die keine Ko-orientierung ergeben oder aber in eine erfolgreiche Ko-orientierung von zwei Personen münden. Entwickeln Sie Vermutungen über mögliche Gründe des Gelingens oder Misslingens.

- Vergegenwärtigen Sie sich Situationen, in denen es für Sie schwierig war, eine Ko-orientierung zu jemandem herzustellen. Entschleunigen Sie den Vorgang gedanklich und versuchen Sie, mögliche Gründe für die Störung herauszufinden. Spielen Sie dann den Vorgang mit alternativen Elementen gedanklich durch, oder probieren Sie, soweit die Variation Ihr eigenes Verhalten betrifft, alternative Verlaufsformen in einer realen Situation aus.

2.3 Das Verhältnis von nonverbalem Informieren zu nonverbalem Kommunizieren

2.3.1 Überblick

In der weitverbreiteten Überzeugung, dass «man nicht nicht kommunizieren» kann [Watzlawick/Beavin/Jackson, 1996], werden die aus nonverbalen Gegebenheiten erschlossenen Informationen und nonverbale Kommunikation gleichgesetzt. Obwohl wir durchaus zu konzedieren bereit sind, dass man sich «nicht nicht verhalten» kann, halten wir die eingangs zitierte Behauptung allerdings für wenig zielführend. Denn mit ihr wird der (zielgerichtete) Austauschcharakter als wesentliches Merkmal, durch das sich Kommunizieren von reinem Informieren unterscheidet, unseres Erachtens ungerechtfertigt, auch letzterem zugeschrieben. Zwar ist unbestritten, dass nonverbale Gegebenheiten unter bestimmten Umständen auf eine Person B *wirken*, indem sie B – meist ganz automatisch – zu irgendeiner Deutung veranlassen. Kommunikativ im Sinne einer *wechselseitigen* Information werden sie, wie bereits in den einleitenden Bemerkungen ausgeführt, aber erst dann, wenn die von B gedeutete Person A sich entweder *zuvor* gezielt mit nonverbalen Mitteln an B gerichtet hat, oder aber wenn A nach erfolgter Deutung durch B eine von ihr nicht beabsichtigte Wirkung ihres Verhaltens überhaupt zur Kenntnis nehmen und darauf ratifizierend oder zurückweisend reagieren, sie also im äußersten Fall akzeptieren oder ablehnen kann.

Da wohl die wenigsten (informativen) Wirkungen nonverbaler Gegebenheiten durch von Person A beabsichtigte Aussagen oder Mitteilungen veranlasst sind, ist es im Falle der häufigen, *absichtslosen* Äußerungen A's besonders wichtig, von Kommunikation erst dann zu sprechen, wenn A die von B vollzogene Deutung evaluieren kann. Voraussetzung dazu ist offensichtlich, dass sie ihrerseits von dieser erfährt. Dies ist nur möglich, wenn B's Deutung von A's Erscheinung und Verhalten als beispielsweise «depressiv» etwa durch mitleidige oder tröstende Annäherung an A zurückgemeldet wird und damit zum Gegenstand des kommunikativen Austauschs werden kann. Anders gesagt kann Person A nonverbale Wirkungen auf Person B zwar kaum vermeiden, es sei denn, sie wäre z. B. unsichtbar. Dass B gleichsam automatisch Aspekte von A's Erscheinung deutet, heißt allerdings weder, dass die Deutung dem entspricht, was A für zutreffend hält, noch, dass A dies B in einem kommunikativen Austausch mitteilen (oder doch zumindest nicht vorenthalten) wollte. Kriterium für das Stattfinden von kommunikativem Austausch ist also nicht das Auftreten einer Deutung seitens B, sondern allein das irgendwie geartete Eintreten A's auf diese Deutung, was natürlich voraussetzt, dass ihr diese von B zur Kenntnis gebracht wird. Mit dieser Auffassung betonen wir, in Übereinstimmung mit einem ursprünglichen Wortsinn von «Kommunikation», dass es bei dieser primär um einen realen zeitlichen Prozess der wechselseitigen Deutung und nicht um ein Statuieren einer festen allgemeingültigen Bedeutung geht, die an eine einzelne Äußerung gebunden ist.

Nonverbale Gegebenheiten sind meist nicht als bestimmte «Mitteilungen» an andere beabsichtigt. Entsprechend werden sie, mit Ausnahme etwa von SchauspielerInnen und MimInnen, von Personen selten strategisch (also z. B. zur Täuschung anderer) eingesetzt, sondern «unterlaufen» ihnen einfach. Anders als mit verbalen Äußerungen ist also mit ihnen primär meist keine kommunikative Absicht verbunden. Letztere wird ihnen vielmehr oft erst durch eine Person B zugeschrieben. Diese Zuschreibung einer Absicht braucht A, wenn sie diese erkennt, nicht unbedingt zu stören, sondern kann für A sogar Klarheit in etwas bringen, das ihr nur vage vorschwebte. Auch wenn sie ursprünglich gar nicht beabsichtigte, B etwas bestimmtes mitzuteilen, macht es ihr u. U. nichts aus, wenn B ihr diese Intention unterstellt: Der Held in «Some like it hot» greift am Strand verlegen nach dem nächstbesten Gegenstand als ihn die Heldin fragt, wer er sei, und wehrt sich nicht als sie ihn wegen der Muschel in seiner Hand für den Alleinerben von «Shell» hält. Manchmal geht die von A nicht gewollte Zuschreibung einer kommunikativen Intention und die falsche Zuschreibung eines bestimmtem Inhalts aber über das hinaus, was für A akzeptabel wäre, und nur dann, wenn sie die Möglichkeit hat, B dies auch wissen zu lassen, hat Kommunikation zwischen beiden stattgefunden.

Eine in Bezug auf den kommunikativen Austausch wichtige Eigenschaft nonverbaler Äußerungen ist, dass sie meist nicht nur ohne kommunikative Absicht einfach gegeben, sondern dass sie – wie übrigens auch viele verbale Äußerungen – an sich vieldeutig sind. Noch weniger als verbalen kann den meisten nonverbalen Äußerungen eine bestimmte feste, allgemeingültige Bedeutung zugeschrieben werden. Ein und dieselbe Äußerungsform kann unter wechselnden Bedingungen der Situation, des Kontexts und der Erwartungen des Deutenden also jeweils unterschiedlich interpretiert werden. Dabei ist z. B. die konventionalisierte, regional unterschiedliche Interpretation des Kopfzurückwerfens als Verneinung (z. B. Türkei, Korfu, Sizilien und Süditalien bis in die Mateser Berge zwischen Neapel und Rom) oder aber als Bejahung

(z. B. Äthiopien) nur eines der offensichtlichsten Beispiele für den Sachverhalt mangelnder Eindeutigkeit. Diesem steht allerdings diametral die Tendenz von Personen gegenüber, ihre singuläre Deutung der Erscheinung und des Verhaltens eines anderen nicht als solche zu erkennen, sondern ganz selbstverständlich für einen objektiven und einzig richtig erfassten Sachverhalt zu halten. Mögliche alternative Deutungen drängen sich ihnen also gar nicht auf und werden daher auch nicht in Betracht gezogen. Fehldeutungen, die damit wahrscheinlich werden, bleiben unerkannt, solange der Gedeutete den kommunikativen Austausch nicht aufnimmt, aber auch wenn seine (z. B. die falsche Deutung zurückweisende) Reaktion erneut falsch interpretiert wird.

Aus allem bisher Gesagten ergibt sich, dass von «Kommunikation», unabhängig davon, mit welchen Mitteln (z. B. nonverbalen, paraverbalen, verbalen) sie realisiert wird, nicht bereits dann gesprochen werden soll, wenn eine Person B die Erscheinungsweisen einer Person A wahrnimmt und ihnen unhinterfragt eine bestimmte feste Bedeutung zuschreibt. Kommunikation im Vollsinn des realen Austausches zwischen mindestens zwei Beteiligten ist vielmehr ein wechselseitiger Prozess, in dessen Verlauf z. B. Phänomene der gegenseitigen Beeinflussung (z. B. der Konvergenz oder Divergenz; vgl. Communication Accomodation Theory [Giles/Coupland/ Coupland, 1991]) real festgestellt werden können, und in dem über die Angemessenheit eine Deutung von B nicht B, sondern A entscheidet. Bezogen auf nonverbale Vorgänge heißt dies beispielsweise, dass ein kommunikativer Austausch dann stattfindet, wenn eine Annäherung von Person B an eine von ihr als einladend gedeutete Person A von A ihrerseits durch (konvergente) Annäherung ratifiziert oder durch eine (divergente) Abwendung verworfen wird. Bleibt eine solche Evaluation seitens A aus, weil A von B's Interpretation nichts merkt oder aus Gleichgültigkeit nicht darauf reagiert, haben zwar immer noch nonverbale Gegebenheiten bei A auf B gewirkt und im Falle der gleichgültigen Nicht-Reaktion sogar zu einer Ko-orientierung geführt, aber Kommunikation ist nicht zustandegekommen. Wie aus dem eben Gesagten hervorgeht,

wäre Kommunikation erst dann erfolgt, wenn, bezogen auf eine minimale Sequenz von Verhaltenseinheiten (A1 – B1 – A2), A2 nicht nur als Reaktion auf B1, sondern auch als Evaluation der Deutungen von A1 in B1 angesehen werden kann. Eine solche A2 ist Voraussetzung von allenfalls notwendigen Korrekturen der initialen Deutung B's, die ihrerseits durch Person A (z. B. bereits im verbalen Teil einer A2) und/oder von Person B vorgenommen werden sollten [vgl. z. B. Käsermann/Altorfer/Foppa/Jossen/Zimmermann, 2000].

Eine Schwierigkeit von Kommunikation mit ausschließlich nonverbalen Mitteln ist allerdings, dass Deutungen B's, die sich in ihrem (z. B. ablehnenden) Verhalten für A erkennbar äußern, wenig darüber aussagen, woran genau B Anstoß nimmt. Sogar wenn Person A trotz B's Ablehnung einen kommunikativen Austausch aufnehmen will (bzw. muss) und – vermutlich korrigierend – darauf reagieren möchte, ist nicht ganz klar, wie sie dabei vorgehen sollte. Denn es gibt im rein nonverbalen Kanal praktisch keine formalen Möglichkeiten zur Metakommunikation (vgl. aber Kap. II.2.3): Person A kann mit nonverbalen Mitteln *nicht gleichzeitig statuieren*: «Du hältst nichts von mir», und *kommentieren*: «Damit bin ich aber nicht einverstanden, bevor ich gute Gründe dafür höre». Ihre nonverbale A2-Reaktion wird vielmehr genauso unspezifisch (positiv oder negativ) ausfallen, wie die ihr vorangehende nonverbale Reaktion B1. Daraus ergibt sich, dass eine ausschließlich nonverbale Kommunikation zwar (emotionale) Resonanz oder Dissonanz entstehen lassen kann, die ihrerseits jedoch erst mit verbalen Mitteln spezifiziert und modifiziert werden kann.

2.3.2 Besondere Merkmale

● Eine Person A hat zwar unvermeidlich eine nonverbale Wirkung, aber sie kann sehr wohl «nicht kommunizieren» wollen, insofern ihre Erscheinung und ihr Verhalten eben nicht «kommunikativ gemeint» sind und sich folglich auch nicht als Mitteilung an andere richten.

- Bei Person B stellen sich Deutungen von Aspekten der nonverbalen Gegebenheiten bei A mehr oder weniger automatisch und selbstverständlich ein. Diese nicht immer zutreffende Information betrachtet B meist unhinterfragt als wahre (seltener als mit Täuschungsabsichten verbundene) Aussagen von A über sich selber. Damit schreibt sie A eine «kommunikative Absicht» zu, die diese möglicherweise gar nicht hatte, und die sie erst im Prozess eines darauffolgenden realen kommunikativen Austauschs konsensuell validieren oder aber zurückweisen könnte.

- Person B hat die Tendenz, Information, die sie aus nonverbalen Gegebenheiten zieht, anschließend aber nicht in einem realen kommunikativen Austausch verifizieren oder falsifizieren kann, als «unbewusste» Aussagen A's zu behandeln. Mit dieser Überinterpretation gibt sie ungeprüft als ihr «Wissen» aus, was tatsächlich keine an sie gerichtete Mitteilung ist. Dieser Vorgang betrifft vor allem Aspekte der nonverbalen Gegebenheiten, von denen B glaubt, A möchte sie lieber nicht veröffentlichen.

- Pseudokommunikative Abläufe der eben dargestellten Art stellen Hindernisse für die Aufnahme und erfolgreiche Realisierung eines realen kommunikativen Austauschs dar und gefährden damit auch die Erreichung außerkommunikativer (z. B. pflegerischer) Ziele. Sie sollten daher erkannt und kommunikativ, d. h. mithilfe der u. U. falsch gedeuteten Person A, korrigiert werden. Sie, und nicht die deutende Person B ist primäre «Expertin» für die sie betreffende Information.

- Im Bereich der nonverbalen Kommunikation ist die Bewältigung von Korrektursequenzen für beide Teilnehmenden schwierig: Unerwünschte oder «falsche» Deutungen nonverbaler Gegebenheiten spiegeln sich nicht notwendigerweise in B's Verhalten wider. Für die austauschwillige oder zum Austausch genötigte Person A entfällt dann der Hinweis auf die Notwendigkeit, B zu Modifikationen ihrer Deutung zu veranlassen.

- Erhält Person A aus Person B's nonverbalem Verhalten Rückmeldung über «falsche» Deutungen, so löst dies bei ihr zwar möglicherweise ein diffuses Unbehagen aus [Käsermann, 1995]. Dessen wahren Grund kann A aber u. U. schlecht ausmachen. Daher bleibt eine entsprechende Rückmeldung an B möglicherweise ganz aus oder ist selber unspezifisch.

- Person B ihrerseits nimmt Zeichen der Unruhe bei A nicht immer wahr, oder sie versteht diese nicht als (metakommunikative) Rückmeldung zu Problemen des aktuellen Austauschs, sondern deutet sie erneut falsch (z. B. als globale Ängstlichkeit oder als Ausdruck einer Störung, die A als ernst zu nehmende(n) KommunikationspartnerIn von vornherein disqualifiziert).

- Die fehlende Spezifität von Äußerungen mit nonverbalen Mitteln, insbesondere die fehlende Gliederbarkeit in (kommunikative) Mitteilung und (metakommunikativen) Kommentar müssen von A und B in Rechnung gestellt werden, wenn Reibungen auftreten. Dies verhindert u. U. eine Fixierung auf Fehldeutungen.

- Auch wenn die Notwendigkeit von (dann wohl meist verbal durchzuführenden) Korrekturmaßnahmen prinzipiell klar wäre, werden konkrete Korrekturmanöver aus unterschiedlichen Gründen u. U. unterlassen. Besonders in *asymmetrischen* Dyaden (z. B. Chef – Untergebene) ist damit zu rechnen, dass eine Person B in übergeordneter Position ihre Fehldeutungen nicht wahrhaben will und für entstehende Reibungen das («ungeschickte», ungebildete, störrische) Gegenüber verantwortlich macht. Der «falsch» gedeuteten Person A fehlt in der übergeordneten Position überdies vielleicht das Interesse, zu erkennen zu geben, dass B falsch gedeutet hat, während sie sich in der untergeordneten Position nicht traut, davon Kenntnis zu geben.

● Die Vieldeutigkeit nonverbaler Gegebenheiten lassen Manuale, in denen bestimmten Konstellationen bestimmte spezifische Bedeutungen zugeordnet werden, als wenig brauchbar erscheinen. Es gilt vielmehr zu verstehen, dass spontane Deutungen in einem Prozess des anschließenden Austauschs vom Gedeuteten kommentiert und damit zum gemeinsamen Verhandlungsgegenstand gemacht werden können.

2.3.3 Bedeutung für die praktische Arbeit

Während Deutungen nonverbaler Gegebenheiten außerhalb eines konkreten Austauschs beeinflussen, *ob* man sich jemandem nähern will, haben sie im realen kommunikativen Austausch einen Einfluss darauf, *wie* B mit dem Gegenüber A als Kooperationspartner umgeht. «Falsche» Deutungen, die unkorrigiert bleiben, weil B die Äußerungen A's nicht als Rückmeldungen darauf erkennt, schmälern die Qualität des Austauschs und erschweren die erfolgreiche Realisierung nicht-kommunikativer pflegerischer Ziele. So veranlasst z. B. eine von Agismus geprägte Deutung von Erscheinung und Verhalten älterer Personen eine Pflegeperson möglicherweise zu betont langsamen Umgangsformen und dazu, die PatientInnen vor «unnötigen» Aufregungen zu bewahren und von Reizen abzuschirmen. Die ältere pflegebedürftige Person, auf die das Vorurteil nicht zutrifft, empfindet dies vermutlich als befremdend oder brüskierend und leidet unter Langeweile. Ob eine anfänglich «falsche» Deutung (B1) von der Pflegeperson B schließlich korrigiert wird, hängt beim genannten Beispiel davon ab, wie sie im weiteren Verlauf des Austausches die (A2)-Reaktion, also das scheinbare Desinteresse und die Zurückhaltung oder Irritation ihres Gegenübers interpretiert. Bleibt sie dabei, sie als *direktes* Zeichen der altersbedingten Einschränkungen beispielsweise

eines bestimmten Patienten zu deuten, behandelt sie die Äußerungen dieses Patienten als Bestätigung ihrer ursprünglichen, vorurteilsbedingten Deutung. Ist sie dagegen bereit, solche nonverbalen Reaktionen als («metakommunikativen») Hinweis darauf zu verstehen, dass sie sich mit ihrer ursprünglichen Deutung eventuell geirrt hat, reagiert sie kommunikativ angemessen und trägt zum Gelingen des weiteren Austauschs bei. Voraussetzung dieser Leistung ist allerdings, dass sich die Pflegeperson der prinzipiellen *Doppeldeutigkeit* nonverbaler Äußerungen als direktem Ausdruck der Person des Patienten und/oder als Reaktion auf das kommunikative Angebot der Pflegeperson bewusst ist. Indem sie diese Reaktivität des Patienten als alternative Deutungsmöglichkeiten in Betracht zieht, rechnet sie mit der Möglichkeit, dass ihr «falsche» Deutungen unterlaufen können. Überdies vesetzt sie sich dadurch in die Lage, ihre Deutungen nicht primär als «Faktum», sondern als Vermutung oder mögliche Hypothese zu verstehen, die sie aufgrund der Rückmeldung vom Patienten verwerfen oder modifizieren kann.

Übung

● Erstellen Sie eine Liste mit konkreten nonverbalen Konstellationen, die Ihnen jederzeit und überall eindeutig zu sein scheinen (z. B. eine Person trägt schwarze Kleider und geht vornübergeneigt – Information: Trauer). Versuchen Sie herauszufinden, ob dieselbe Erscheinungsweise unter wechselnden Bedingungen auch anders gedeutet werden kann (z. B. Schutz vor Wärme, Tracht einer bestimmten Altersklasse).

● Erstellen Sie eine Liste mit nonverbalen Gegebenheiten, die Sie als Wesenszug eines Gegenübers, aber auch als Reaktion auf Merkmale Ihres eigenen aktuellen Auftretens deuten können (z. B. ein Lächeln als Ausdruck einer «Frohnatur», aber auch als Erwiderung auf Ihre eigene freundliche Annäherung). Spielen Sie den weiteren Verlauf eines Austauschs unter Annahme der Geltung der einen oder der anderen oder beider Annahmen durch.

● Versuchen Sie für eine konkrete Erscheinungsweise Ihres Gegenübers (z. B. Bewegungsarmut), die Sie automatisch in einer bestimmten

Weise verstehen (z. B. als relativ unveränderbare generelle Gehemmtheit), mindestens eine weitere mögliche Deutung zu finden (z. B. ein momentanes, veränderbares Erstarren als Reaktion auf Ihre Art der Annäherung). Antizipieren Sie, welche Verhaltensunterschiede bei Ihnen selber mit alternativen Deutungen verknüpft sind. Antizipieren Sie ferner, anhand welcher weiterer Reaktionen Ihres Gegenübers Sie erkennen könnten, ob entsprechende Modifikationen in Ihrem Verhalten günstig auf es wirken.

- Vergegenwärtigen Sie sich, woran Sie merken können, dass die Person A auf Ihre negativ oder positiv gefärbte Deutung (Ihre Furcht, Ihren Ärger oder aber Ihr Interesse) von nonverbalen Gegebenheiten reagiert und welche Anhaltspunkte sie Ihnen damit für eine ggf. notwendige Korrektur gibt.

- Vergegenwärtigen Sie sich, welchen Verhaltensweisen von Person A Sie entnehmen können, dass A Ihre Deutungen für unberechtigt oder für unerwünscht hält.

2.4 Das Verhältnis zwischen nonverbalen und verbalen Mitteln der Kommunikation

2.4.1 Überblick

Wie den nonverbalen betrachten wir auch den verbalen Austausch als ein funktionales Geschehen, in dem es primär um eine wechselseitige Kooperation geht. Hier sind es nun aber sprachliche Äußerungen, die als zentrale und – im Gegensatz zur nonverbalen Äußerung – meist «intendierte» Mittel zur Realisierung bestimmter Aufgaben dienen und modifiziert bzw. korrigiert werden können, falls sie eine Wirkung haben, die sich als unerwünscht herausstellt [Käsermann/Altorfer, im Druck; Käsermann/Foppa, im Druck]. Während nonverbale Kommunikation – zumindest im weiter oben beschriebenen, begrenzten Ausmaß – ohne verbale Begleiterscheinungen stattfinden kann, ist verbaler Austausch jedoch immer (auch im Falle der schriftlichen Äußerung) in nonverbale Gegebenheiten eingebettet und von diesen in irgendeiner Art bestimmt. Im Folgenden soll daher das besondere Augenmerk auf das Verhältnis gerichtet werden, das zwischen verbalen und nonverbalen Mitteln der Kommunikation besteht, und auf die Frage, wie der eine den anderen Kanal beeinflussen kann.

Ein wichtiger Grund dafür, weshalb nonverbale Anteile der primär verbalen Kommunikation überhaupt beachtet werden, ist die Einsicht, dass verbale Äußerungen *an sich* oft nicht verstehbar sind und dies erst werden, wenn man sie «kontextualisiert». Das heißt, dass eine Vielzahl verbaler Äußerungen keine allgemeingültige und von Situationen unabhängige Bedeutung haben. Vielmehr lassen sie sich oft erst dann deuten, wenn man außerdem weiß, wer sie in welcher Situation und wann (zu welchem Zweck) zu wem gesagt hat. Diese Angaben sind natürlich meist nicht in der verbalen Äußerung selbst (z. B. «Sie als Fachmann für …»), sondern in den nonverbalen Gegebenheiten enthalten, die eben z. B. die Personen des Sprechers und des Angesprochenen, die konkrete Situation oder den Zeitpunkt der sprachlichen Äußerung charakterisieren. So gesehen ist es die nicht oder schwer deutbare verbale Äußerung, durch die eine Suche nach klärender nonverbaler Information im Kontext ausgelöst wird. Dabei kann die mit denselben sprachlichen Mitteln formulierte Mitteilung oder Bitte von A bei unterschiedlichen EmpfängerInnen, aber auch bei ein und demselben Empfänger B ganz unterschiedlich wirken, je nachdem, welche Person A (z. B. Arzt oder Patientin) mit welchen Eigentümlichkeiten der Erscheinung (z. B. mit untadeligem oder schmuddeligem weißem Kittel) sie in welcher Situation (z. B. während oder nach der Dienstzeit) auf welche Weise (z. B. in schneidendem oder in angenehmem Tonfall) äußert.

Natürlich fehlt es nicht an Versuchen, den Stellenwert von nonverbalen Gegebenheiten für die Interpretation verbaler Äußerungen genau zu dokumentieren. So lassen sich bei nonverbalen Verhaltensweisen im kommunikativen Austausch grundsätzlich zwei Funktionen unterscheiden, die das Verhältnis von verbalen und nonverbalen Anteilen von Informationen zumindest teilweise klären können. Einerseits sind Verhaltensweisen (z. B. Kopf- und Armbewegungen oder Haltungswechsel) in den Prozess der Produktion der sprachlichen Äußerungen integriert und scheinen diesen bei adäquatem Einsatz als strukturierende Elemente günstig zu beeinflussen, d. h. konkret, die wechselseitigen Verstehensprozesse zu fördern [Armstrong/Stokoe/Wilcox, 1995]. Andererseits können Verhaltensweisen vor allem im Bereich der Gestik identifiziert werden, die als verdeutlichende oder einzelne sprachliche Elemente (z. B. Wörter) sogar ersetzende Begleitung des verbalen Ablaufs auftreten. Scherer [1978] unterscheidet hier verschiedene Funktionen von nonverbalem Verhalten, die in ihrer spezifischen Beziehung zum verbalen Verhalten beschrieben werden können, das seinerseits die primäre Rolle des kommunikativen Bedeutungsträgers spielt: Nonverbale Verhaltensweisen verstärken oder schwächen verbale Elemente ab (Modifikation), sie akzentuieren Inhalte (Expression), ersetzen sie vollständig (Substitution), oder stellen sie durch gegensätzliche Verhaltensmuster in Frage (Kontradiktion)[14]. In wenigen Fällen kann nonverbales Verhalten auch ohne sprachliche Anteile auftreten, wodurch ein ikonisches Verhaltensmuster unabhängig von der verbalen Äußerung als konventionalisierter Bedeutungsträger in Erscheinung tritt (z. B. das Bohren an der Stirn). Neben sprachlichen Äußerungen treten in Gesprächen zwischen zwei Personen somit eine Vielzahl von nicht-sprachlichen Verhaltensweisen auf, die anerkanntermaßen einen wichtigen Beitrag im Prozess der Verständigung leisten. Sie haben einen Einfluss darauf, ob und wie ein verbaler Inhalt verstanden und ggf. in Tat umgesetzt wird.

Die Unterscheidung zwischen nonverbalen und verbalen Anteilen eines kommunikativen Geschehens ist, besonders für aktuelle Gespräche, ohne weitere begriffliche Festlegungen nicht immer klar zu treffen. So scheint z. B. der Sprecherrollenwechsel, solange er im Gespräch reibungslos vonstatten geht, eine rein verbale Organisationsform des kommunikativen Austauschs zu sein: Eine Person spricht, bis sie alles momentan Nötige gesagt hat, dann übernimmt die andere die Sprecherrolle und repliziert, ergänzt, bringt neue Gesichtspunkte ein. Sobald

jedoch zwei Personen miteinander reden, die unterschiedliche Gewohnheiten in Bezug auf die Gesprächsorganisation haben (z. B. hinsichtlich der Zeit, die verstreichen darf, bis ein Teilnehmer auf die Äußerung seiner Gesprächspartnerin reagiert, vgl. Tannen [1981]) und diese Differenz als solche nicht reflektieren, entstehen Störungen und Auffälligkeiten. Diese können das Gegenüber unabhängig vom Inhalt des Gesagten als ungebildet oder im Gegenteil als überaus tiefsinnig erscheinen lassen. Ohne das Verhältnis und Zusammenspiel von nonverbalen und verbalen Anteilen der Kommunikation im aktuellen Austausch hier umfassend darlegen zu können, soll doch auf einige seiner Besonderheiten aufmerksam gemacht werden.

2.4.2 Besondere Merkmale

- Der Einfluss nonverbaler Gegebenheiten auf die Deutung verbaler Äußerungen und umgekehrt bleibt, wie schon die Deutung nonverbaler Gegebenheiten im allgemeinen, meist unreflektiert.

- Die fehlende Reflexion der gegenseitigen Beeinflussung von nonverbalen und verbalen Anteilen eines Austauschs ist unproblematisch, solange durch ungenaue oder falsche Unterscheidungen die Realisierung der Austauschziele nicht gefährdet wird. Wenn verbale Äußerungen einer Person A von B fälschlicherweise für wahr gehalten werden, weil A z. B. durch seine Kleidung seriös wirkt, ist dies irrelevant, solange die gemeinsamen Ziele des Austauschs unabhängig vom Wahrheitswert dieser Äußerungen realisiert werden können.

---

14 Die nonverbale Kontradiktion schafft eine zumindest begrenzte Möglichkeit des *metakommunikativen* Gebrauchs nonverbaler Gegebenheiten. Angesichts der weiter oben beschriebenen Beschränkung nonverbaler Kommunikation, die aus Unkenntnis der Doppeldeutigkeit nonverbaler Äußerungen entsteht und in mangelnder Bereitschaft resultiert, diese als Kommentar zum aktuellen Austausch zu betrachten, verdient diese Verhaltenskategorie besondere Aufmerksamkeit.

- Die fehlende Reflexion der gegenseitigen Beeinflussung von nonverbalen und verbalen Anteilen eines Austauschs wird zum zentralen Problem, wenn Störungen des Erreichens von Zielen falsch attribuiert werden [Witte/Morrison, 1995]. Dies ist etwa dann der Fall, wenn Person B Verstehensschwierigkeiten, die sie wegen des von ihr als niedrig oder stigmatisiert beurteilten Status von A hat, fälschlicherweise einer verbalen oder kognitiven Beschränktheit A's zuschreibt. Es ist aber auch dann der Fall, wenn B von A's Äußerungen nur deshalb beeindruckt ist, weil die nonverbalen Gegebenheiten A als kompetent erscheinen lassen (vgl. die Unterscheidung von zentraler vs. peripherer Route der Persuasion, [Petty/Cacioppo, 1986]).

- Fehlattributionen sind Resultat einer Täuschung, der Person B erliegt, weil sie nonverbale und verbale Anteile nicht angemessen unterscheiden kann. Solche Täuschungen treten bevorzugt in asymmetrischen Gesprächskonstellationen auf, u. a. auch, weil dort Korrektursequenzen schwieriger zu realisieren sind. Überdies fallen sie meist zu Ungunsten des Statusniedrigen in der Dyade aus.

- Fehlattributionen, die aus Täuschungen resultieren, kann man bei geeigneter Kenntnis der Täuschungsvorgänge auch willentlich/strategisch hervorzubringen versuchen.

2.4.3 Bedeutung für die praktische Arbeit

Bei transkulturellen Begegnungen ist in Bezug auf das Verhältnis von verbalen zu nonverbalen Anteilen der Kommunikation besonders zu beachten, dass sich Gemeinschaften hinsichtlich des Grades der Kontextualisierung ihrer Äußerungen unterscheiden [Andersen, 1999: 99 ff.]. Mithilfe dieser Dimension wird das Ausmaß umschrieben, in welchem bei der Deutung des verbalen Anteils von Äußerungen auf nonverba-

le Gegebenheiten zurückgegriffen wird. Mitteilungen mit niedriger Kontextualisierung sind klar und eindeutig formuliert; sie treten vor allem in formalen Systemen, wie staatlichen Institutionen und Gerichten, oder in stark formalisierten Bereichen, wie beim Umgang mit Computersystemen, auf. Geltende Regeln bezüglich Status und Macht der Interaktionsteilnehmer werden zudem erst durch explizite Informationen über die aktuellen Verhältnisse definiert. Demgegenüber sind Mitteilungen mit hoher Kontextualisierung in starkem Ausmaß mit der Situationsinformation verbunden, die als von den InteraktionsteilnehmerInnen geteiltes Wissen implizit verwendet wird. Der verbale Anteil der Mitteilungen ist dabei unvollständig und gibt für sich allein Informationen, die beispielsweise erst durch zusätzlich auftretende Verhaltensweisen richtig verstanden werden können. Soziale Hierarchien werden hier durch Verhaltensmuster etabliert und sind für die anwesenden Personen, welche das Verhalten zeichenhaft interpretieren, als Bestandteil kultureller Gegebenheiten erkennbar. Der Grad der Kontextualisierung, der im zwischenmenschlichen Austausch unausgesprochen vorausgesetzt wird, unterscheidet sich je nach Gesellschaft sehr stark. In Gemeinschaften mit niedriger Kontextualisierung verlässt man sich fast ausschließlich auf das Wort, während in Gemeinschaften mit hoher Kontextualisierung die Interpretation von verbalen Äußerungen von nonverbalen Gegebenheiten wesentlich mitbestimmt ist. Stehen Personen, zwischen denen eine Diskrepanz bezüglich des Kontextualisierungsgrades besteht, in einem Austausch miteinander, ist daher mit Kommunikationsstörungen zu rechnen. Einer Person mit hoher Kontextualisierung fällt vermutlich eine andere mit niedrigerer Kontextualisierung als «geschwätzig» auf. Unter umgekehrten Vorzeichen mag der bzw. die niedrig Kontextualisierende die hoch-kontextualisierende Person als «mundfaul» empfinden. Eine solche unmittelbar abwertende Reaktion führt zu Fehlattributionen, die ihrerseits vermieden oder behoben werden können, wenn man sich darauf besinnt, wahrgenommene Unterschiede zuerst möglichst wertneutral zu registrieren. Trotzdem ist es äußerst schwierig, kommunikative Effekte von Merkmalen der Kontextualisierung in der aktuellen Situation zu kontrollieren. Dies wird deutlich, wenn beispielsweise in Gesellschaften mit hoher Kontextualisierung ein «abschätziger» Gesichtsausdruck oder der Mangel an Enthusiasmus als abschließende Ablehnung der Zusammenarbeit angesehen wird, während in Gruppen mit niedriger Kontextualisierung erst eine schriftliche Kündigung den zuvor etablierten Kontakt definitiv abbricht.

Fehleinschätzungen des Verhältnisses von nonverbaler zu verbaler Kommunikation sind im Pflegekontext besonders problematisch, weil die Asymmetrie zwischen den Beteiligten ein «Deutungsmonopol» schafft: Es ist meist die übergeordnete Person, die selbstverständlich bestimmt, was das Verhalten des Gegenübers zu bedeuten hat (z. B.: «Heute geht es Ihnen aber schlecht»). Solche u. U. auf unzutreffenden Deutungen beruhende und daher falsche Gewissheiten führen dazu, dass der untergeordneten Person keine Möglichkeit eingeräumt wird, Korrekturen einzufordern oder selber anzubringen. Wenn sie Korrekturen trotzdem anbringt und z. B. widerspricht, fällt sie möglicherweise als renitent oder unzurechnungsfähig auf. Solche Fehlschlüsse lassen sich vermeiden, wenn den Untergeordneten das Recht zur Korrektur zugebilligt wird. Dies ist unter der Voraussetzung der Erkenntnis möglich, dass Asymmetrien nie global gelten, und dass in mancher Hinsicht die Untergeordneten in bestimmten Belangen (z. B. hinsichtlich des eigenen Befindens) die einzigen sind, die tatsächlich Bescheid wissen.

Übung

- Erstellen Sie eine (oder mehrere) Listen der nonverbalen Gegebenheiten, die Sie konkret kennen müssten, um die folgenden Äußerungen genau verstehen zu können:
  - «Er hat mir versprochen, es übermorgen zu tun.»
  - «Unter Umständen wäre es vielleicht schon gegangen.»
  - «Hmmm.»
  - «Super.»

- Versuchen Sie, mithilfe der folgenden Schritte herauszufinden, welche nonverbalen Verfahren eine bestimmte, Ihnen aber noch unvertraute Person zur (metakommunikativen) Kontradiktion einsetzt:
  - Machen Sie sich aufgrund der Beobachtung der Person unter wechselnden Bedingungen ein Bild von ihrer üblichen Erscheinung und ihrem gewohnheitsmäßigen Verhalten.
  - Identifizieren Sie vor *diesem* Hintergrund (und nicht vor dem Hintergrund Ihres eigenen Standardverhaltens) Auffälligkeiten in Erscheinung und Verhalten des Gegenübers.
  - Versuchen Sie anhand des Gesprächskontexts herauszufinden, ob bestimmte Auffälligkeiten systematisch an jenen Orten auftreten, an denen Sie einen Widerspruch für möglich halten.

- Vergegenwärtigen Sie sich Begegnungen, in deren Verlauf sich bei Ihnen (negative oder positive) Ent-Täuschung über Ihr Gegenüber einstellte:
  - Worin bestand die diesem Resultat vorangehende (Selbst-)Täuschung, und welche nonverbalen (und verbalen) Gegebenheiten haben Sie dazu veranlasst?
  - Worauf haben Sie spontan die Entstehung der Täuschung zurückgeführt: Auf die Täuschungs*absicht* Ihres Gegenübers und/oder auf Ihre – evtl. durch Vorurteile verzerrte – Deutung des Gegenübers?

- Im Gespräch stellt ihr Gegenüber die Frage: «Wie lange muss ich noch hier bleiben?». Beurteilen Sie, wie leicht es Ihnen fällt, anschließend eine freundliche und sachliche Antwort zu geben, wenn nach Ihrem Dafürhalten Ihr Gegenüber dabei

  - mit den Armen fuchtelt und lauter redet
  - den Kopf zwischen die Schultern gezogen hat
  - mit leiser, gepresster Stimme und abgewandtem Blick spricht
  - die Arme in die Seiten stemmt

- mit erhobenem (zurückgeworfenem) Kopf spricht
- die Faust ballt
- eine weinerliche Stimme hat
- etc.

● Zwischen «Unterhaltung» und «Befragung/Examination» bestehen Unterschiede, die sich zum Teil in zeitlichen Merkmalen des Sprecherrollenwechsels zeigen. In Befragungen wird vom Befragten z. B. meist erwartet, dass er selber keine Gegenfragen stellt, Fragen möglichst rasch beantwortet und die dem Fragenden nützliche Information in möglichst kurzen Antworten liefert.

- Welche (ev. ungerechtfertigten) Schlüsse ziehen Sie über einen Befragten, der von diesem Ideal abweicht (z. B. dass er Sie absichtlich behindert vs. dass er Ihre Idealvorstellung nicht kennt)?
- Welche Verfahren wenden Sie an, um solche «Störungen» (z. B. verzögertes Auftreten oder Weitschweifigkeit von Antworten) zu beseitigen (z. B. das Gegenüber unterbrechen)?
- Welche Wirkungen könnten solche Verfahren auf den Befragten haben, bzw. welche Wirkung hätte diese auf Sie, wenn jemand sie bei Ihnen anwenden würde?

2.5 Zielgerichtetheit und Ziele von nonverbalen und verbalen Äußerungen

2.5.1 Überblick

Im Vorangehenden haben wir uns weniger auf die Form als auf die *Funktion* von nonverbalen und verbalen Äußerungen bezogen. Damit sind wir stillschweigend von deren Bedeutung als Instrumente ausgegangen, mit denen Aufgaben bearbeitet und gelöst bzw. Ziele verfolgt und realisiert oder aber, beim Gebrauch ungeeigneter Mittel (oder unklarer Ziele), auch verfehlt werden. Ob und inwiefern die Annahme der Zielgerichtetheit verbaler und vor allem nonverbaler Äußerungen berechtigt ist und von welcher Art von Zielgerichtetheit wir hier sprechen, muss nun freilich noch erörtert werden. Unbestreitbar ist, dass nonverbale und verbale Mittel *bewusst* eingesetzt werden können, wenn es hier auch zumindest einen – geringfügigen – Unterschied zwischen beiden gibt: Eine Person hat die Wahl zu *schweigen*, das heißt, sie kann verbale Äußerungen *absichtlich* unterlassen. Dies ist ihr in Bezug auf nonverbale Gegebenheiten nicht möglich, die sie bestenfalls durch andere ersetzen und dabei u. a. absichtlich camouflieren kann. Es ist jedoch nicht dieser bewusste Einsatz nonverbaler und verbaler Mittel, der die interessanten Fragen aufwirft, sondern die scheinbare

Ziellosigkeit mancher verbalen und nonverbalen Äußerungen.

Jeder weiß, dass er manchmal einfach so daherredet, und auch bei nonverbalen Äußerungen, die ja kaum je strategisch (z. B. zur Täuschung) eingesetzt werden, sondern einem meist einfach «unterlaufen» und damit zum Teil auch schwer unterdrückt werden können, sticht diese Unabsichtlichkeit und Ungerichtetheit geradezu ins Auge. Wenn hier trotzdem von Zielgerichtetheit die Rede ist, kann damit also offenkundig nicht gemeint sein, dass Äußerungen von einer Person A meist mit Vorbedacht und *Absicht* zur Verfolgung ihrer – womöglich auch noch immer klar umrissenen – Ziele eingesetzt werden. Gemeint ist primär vielmehr, dass nonverbale und verbale Äußerungen auf eine Person B unter bestimmten Umständen so *wirken*, dass sie Person A für den *Urheber* dieser Wirkung hält und mithin deren Verhalten als zielgerichtet interpretiert. Mit der fast reflexhaften oder automatischen Suche nach und Extraktion von Sinn aus Erscheinung und – auch verbalem – Verhalten anderer[15] geht B offenbar davon aus, dass Per-

15 Sie wird in anderen Zusammenhängen «semiotische Funktion» [Piaget, 1945/1996] oder «Sinnkonstanz» [Hörmann, 1976] genannt, wobei mit letzterer gemeint ist, dass man sich mit Äußerungen unter der Grundannahme von deren Sinnhaftigkeit auseinandersetzt und sich daher alle jene Elemente beschafft und kombiniert, die zur konkreten Interpretation nötig sind.

son A etwas gemeint haben muss, das B nun versteht. So wird in diesen Fällen die Zielgerichtetheit von A's Äußerungen primär durch B's Interpretation konstruiert. Legitimiert wird diese Unterstellung ggf. allerdings erst durch A's daraufauffolgende konsensuelle Validierung.

Die beschriebene ubiquitäre Interpretationsbereitschaft einer Person B gegenüber den Äußerungen einer Person A funktioniert normalerweise mühelos. Unter bestimmten Bedingungen, z. B. im Kontakt mit einem psychiatrisch diagnostizierten Gegenüber, setzt sie allerdings mehr oder weniger deutlich aus: Nonverbale und verbale Äußerungen, die man bei der Begegnung mit einer «normalen» Person auch dann noch bereit ist, für sinnvoll zu halten, wenn sie einen ziemlich extravagant oder nicht ganz verständlich anmuten, scheinen einem nun plötzlich objektiv sinn- und zusammenhangslos. Dieses Aussetzen der gewöhnlich vorhandenen Interpretationsbereitschaft dürfte sich gerade auch im Kontakt mit Fremden nicht ganz selten einstellen. Um solche Schwierigkeiten überwinden zu können, hilft dann nur, sich zu vergegenwärtigen, dass der Sinn, den man Äußerungen normalerweise gibt, nicht ausschließlich – und vielleicht nicht einmal zum wesentlichen Teil – in diesen selber liegt. Vielmehr wird dieser oft durch den Interpretierenden, u. a. aufgrund von Information aus dem Kontext, in dem Äußerungen auftreten, in sie hineingelegt. Was im Normalfall meist reibungslos und sofort gelingt, braucht dementsprechend unter ungewohnten Bedingungen nicht einfach zu misslingen, sondern bedarf dann eines ausgedehnteren Zeitaufwands und einer bewussten Anstrengung zur Sinnfindung.

Eine der Grundlagen für die Interpretation anderer unter erschwerten Bedingungen liefert das inhaltliche (vgl. Kap. II.2.1) und strukturelle Wissen über Ziele, die eine Person A unterhält oder die ihr, wie aus dem Gesagten abzuleiten ist, von Person B zugeschrieben werden. Diese treten in einer bestimmten Situation meist nicht isoliert, sondern verknüpft mit anderen auf [Greif, 1994], die sie ergänzen, denen sie aber auch widersprechen können. Zielkombinationen, die für eine Person A aktuell sind oder aus dem Blickwinkel der Person B aktuell scheinen, betreffen sie selber (z. B. sich wohl fühlen), andere Personen (z. B. bei jemandem Sympathie erregen) und/oder die «Welt» (z. B. ein Auto fahren können). Manche dieser Ziele lassen sich ohne die Mitwirkung anderer Personen nicht realisieren und müssen daher notwendig auch mit kommunikativen Mitteln angepeilt werden.

Ziele können verfehlt werden, und das Verfehlen z. B. des Ziels, auf B einen bestimmten Eindruck zu machen, kann im Rahmen eines aktuellen kommunikativen Austauschs zum Verfehlen anderer Ziele von A beitragen (z. B. dazu, dass B, weil er/sie nicht entsprechend beeindruckt ist, eine bestimmte, von A gewünschte Handlung nicht ausführt). So gesehen stellt das Erreichen bestimmter Ziele das Mittel der Realisierung anderer, weiterreichender Ziele dar.

Gründe für die weniger als optimale Zielrealisierung, die gänzliche Verfehlung von Zielen oder das Erreichen von gar nicht gesetzten Zielen sind vielfältig und lassen sich bei Person A als Zielinhaberin selber und/oder bei der sie deutenden und mit ihr kommunizierenden Person B und/oder in der Welt finden: Person A kann z. B. unentschlossen sein oder gleichzeitig einander widersprechende Ziele verfolgen; sie kann auch nonverbale und verbale Mittel anwenden, die sich überhaupt oder aber unter den gegebenen Umständen nicht besonders zur Verwirklichung gegebener Ziele eignen. Person B kann, wie aus dem Wesen der Zielgerichtetheit nonverbaler Gegebenheiten abzuleiten ist, A Ziele unterstellen, die diese gar nicht verfolgt; sie ist nicht bereit oder in der Lage dazu, Ziele ihres Gegenübers, deren Realisierung von B's Kooperation abhängt, (klar) zu erkennen; oder aber sie behindert (gut- oder böswillig) deren Erreichung. Die «Welt» vermag auf die unterschiedlichste Art widerständig zu sein, etwa wenn sie sich als Berg der Besteigung durch einen Ungeübten direkt widersetzt, oder wenn sie sich als Krankheit nicht wunschgemäß und rasch beseitigen lässt, u. a. auch, weil das sie vermittelnde Ziel der kommunikativen Kooperation nicht (optimal) realisiert ist.

2.5.2 Besondere Merkmale

- Der Eindruck der Zielgerichtetheit von Äußerungen setzt nicht notwendig voraus, dass bei Person A eine entsprechende (bewusste) Absicht gegeben ist. Er entsteht vielmehr oft aufgrund der spezifischen Wirkung, die auch absichtslose Äußerungen A's auf eine Person B haben.

- Die Verfolgung und Realisierung von Zielen ist damit nicht notwendigerweise als bewusste und absichtsvolle Handlung zu verstehen. Erklärte Ziele von verbalen, besonders aber von nonverbalen Handlungen machen gegenüber unreflektierten Zielen vermutlich sogar nur den kleinsten Teil aller gegebenen Ziele aus.

- In konkreten Kontexten entsprechen übergeordnete Ziele meist realen Veränderungen in der Welt (z. B. das Erzielen einer Lohnerhöhung). Diese globalen Ziele können jedoch oft nicht direkt realisiert werden, sondern setzen die Erreichung einer Reihe von anderen, u. U. nur mit kommunikativen Mitteln zu realisierenden Zielen voraus (z. B. die Schaffung von Einsicht des Vorgesetzen in die Berechtigung des verfolgten Ziels).

- Ziele, die in Veränderungen bei einer anderen Person bestehen, sind zum Teil ohne deren Mitwirkung und sogar gegen ihren Willen, z. B. durch Zwangsmaßnahmen, realisierbar.

- Sogar jene Ziele, die grundsätzlich auch ohne die Mitwirkung des anderen realisiert werden können, lassen sich vermutlich leichter erreichen, wenn Unterziele auf kooperative Weise angegangen werden.

- Ziele einer Person, die sie nur über die Mitwirkung von anderen realisieren will oder kann (z. B. eine Hilfestellung geben oder erhalten), erfordern kommunikative Austauschprozesse.

- Das primäre Ziel von Kommunikation ist die gegenseitige Verständigung, die ihrerseits das Verstehen der dazu eingesetzten kommunikativen (nonverbalen und verbalen) Mittel voraussetzt und in sachlichen Konsens oder Dissens mündet. Auftretendes Nichtverstehen und Missverstehen muss, um Konsens oder Dissens zu erzielen und die Realisierbarkeit übergeordneter kommunikativer Ziele nicht in Frage zu stellen, im Prozess des Austauschs erkannt und korrigiert werden.

- Die notwendigerweise kooperative Realisierung kommunikativer Ziele ist ihrerseits Voraussetzung der Realisierung aller auf reale Veränderung gerichteten außerkommunikativen Ziele. Das Verfehlen letzterer kann darauf hinweisen, dass bei der Verfolgung kommunikativer Ziele unkooperativ vorgegangen wurde, dass sich Missverständnisse eingeschlichen haben oder ein Nicht-Verstehen nicht korrigiert wurde.

2.5.3 Bedeutung für die praktische Arbeit

Die Realisierung von übergeordneten pflegerischen Zielen ist abhängig von der Realisierung kommunikativer Ziele, die nur kooperativ erreicht werden können. Hinsichtlich des Zielbereichs, der für den Pflegekontext relevant ist, besteht zwischen PatientInnen und Pflegenden wohl weitgehend Konsens darüber, dass Beeinträchtigungen der PatientInnen gemildert und deren Wohlbefinden gefördert werden soll. Nicht dieselben Vorstellungen unterhalten die Interagierenden jedoch möglicherweise in Bezug auf kommunikative Umgangsformen, durch welche die Erreichung dieses professionellen Ziels erleichtert werden könnte. Dieser (meist unausgesprochene) Dissens kann zu Interaktionsprozessen führen, welche die Realisierung der konsensuellen Sachziele behindern oder gar vereiteln können. Wenn z. B. eine Patientin mit einem gesteigerten Bedürfnis danach, submissiv respektvoll behandelt zu werden, auf eine Pflegeperson trifft, die egalitär denkt oder sogar gewöhnt ist, PatientInnen als Objekte der Manipulation zu sehen, kann sich daraus eine Konstellation entwickeln, die es erschwert oder gar unmöglich macht, die eigentlichen Pflegeziele zu realisieren.

Erschwerend für das Erkennen und Beseitigen von zielbehindernden Konstellationen ist, dass auch im relevanten Schrifttum meist nur die von PatientInnen ausgehenden Störungen reflektiert und als Non-Compliance (fehlende Bereitschaft zu Mitwirkung) thematisiert und stigmatisiert werden. Damit wird übersehen, dass zumindest die Realisierung der kommunikativen Ziele auf Kooperation beruht, zu der auch die Pflegenden ihren Beitrag zu leisten haben [Makoni, 1998].

Ergeben sich bei der Erreichung pflegerischer Ziele Schwierigkeiten, kann dies auf mangelhafte Verständigung und/oder fehlende Kooperationsbereitschaft (stumme Renitenz, offener Widerspruch) zurückzuführen sein. Solche Situationen lassen sich bearbeiten und schließlich sogar bewältigen, wenn man den Austausch zwischen den an ihnen Beteiligten als einen Prozess in der Zeit sieht, der sich eigentlich immer korrigierend modifizieren lässt. Voraussetzung des Erkennens von Verstehens- und Verständigungsschwierigkeiten ist, dass Person A die Perspektive von Person B (und vice versa) übernehmen und mehr oder weniger «mit den Augen des Gegenübers» sein ihm selbstverständliches So-Sein problematisieren und gegebenenfalls als für B auffällig nachvollziehen kann. Nützlich ist dabei, wenn auf metakommunikative Verfahren zurückgegriffen wird.

Übung

● Vergegenwärtigen Sie sich konkrete Situationen, in denen Sie es unmittelbar schwierig fanden, Erscheinung und Verhalten eines Gegenübers zu deuten. Gibt es Gemeinsamkeiten zwischen diesen Episoden? Blieben Ihre Schwierigkeiten bestehen, oder konnten Sie sie zufriedenstellend auflösen? Welche Information hat sie in Ihrer Sinnfindung unterstützt?

– Versuchen Sie, die Wirkung, welche die Erscheinung bestimmter Personen (z. B. alte Menschen, Motorradfahrer) bei Ihnen auslöst, möglichst detailliert zu beschreiben und daraus die Ziele abzuleiten, die Sie damit diesen Personen zuschreiben. Schätzen Sie dann ein,

– wie wahrscheinlich es ist, dass die von Ihnen angenommenen Ziele den tatsächlichen Bestrebungen Ihres Gegenübers entsprechen bzw. inwiefern sie eher Ihre eigenen Projektionen wiedergeben

– welche Verfahren Sie einsetzen können, um hier Klarheit zu gewinnen

– welche dieser Ziele in einer professionellen Begegnung mit dieser Person für Sie überhaupt relevant wären.

● Überlegen Sie, wie die Erreichung pflegerischer Ziele bei unterschiedlichen PatientInnen durch unterschiedliche kommunikative Ansprache gefördert oder behindert werden kann:

– Sie beschränken sich auf ein Minimum von Worten und verlassen sich auf die Wirkung ihrer Erscheinung.

– Sie bemühen sich, eine dem Gegenüber verständliche Erklärung zu geben.

– Sie modifizieren ihre Erklärungen, wenn ihr Gegenüber ihnen beispielsweise unsicher oder verwirrt erscheint.

– Sie versuchen sich in die Lage ihres Gegenübers zu versetzen und ihr Verhalten dementsprechend anzupassen.

– Sie schlagen einen Befehlston an.

– Sie formulieren ihre Anordnungen als Bitte.

– Sie signalisieren, dass sie keine Widerrede dulden.

– Sie geben ihrem Gegenüber zu spüren, dass Sie es als eigenverantwortliche Person respektieren.

– Etc.

2.6 Nonverbale Kommunikation und transkulturelle Pflege

Eigenheiten des nonverbalen Verhaltens und der nonverbalen Kommunikation sollten vor allem dann beachtet werden, wenn in einer gegebenen Situation die Möglichkeit zur verbalen Kommunikation eingeschränkt oder gar nicht vorhanden ist, wenn gleichzeitig ein konkreter kommunikativer Austausch unumgänglich wird, und wenn von dessen Gelingen das Erreichen wichtiger außerkommunikativer Ziele abhängt. All dies trifft auf transkulturelle Begegnungen im pflegerischen Kontext in einem bestimmten Maße zu und macht sie für Störungen anfällig. Auftretende Probleme können jedoch durch einen reflektierten Umgang mit kritischen Aspekten der nonverbalen Gegebenheiten abgemildert und behoben werden. Im Folgenden skizzieren wir daher, wie den unseres Erachtens jeweils zentralen Schwierigkeiten begegnet werden kann, die in den besprochenen vier Bereichen auftreten.

● Unmittelbar starkes Abgestoßen- oder Angezogensein vom fremden Gegenüber ist als Hinweis auf eine Informationsverarbeitung seitens der Pflegeperson aufzufassen, die zu Störungen des kommunikativen Austauschs und zu Störungen der Erreichung außerkommunikativer Ziele führen kann:

– Beim Anblick einer fremdartigen Erscheinung des Gegenübers (z. B. einer mimischen Ausdrucks«armut») kann die Pflegeperson scheinbar unmittelbare Antipathie empfinden. Diese ist vermutlich jedoch bereits das Produkt ihrer enttäuschten Erwartungen hinsichtlich des Verlaufs einer ersten Begegnung (z. B. der Erwartung, ein Gegenüber habe, wenn es einen nicht kränken will, zurückzulächeln, wenn man es angelächelt hat). Besonders in transkulturellen Begegnungen ist es daher wichtig, starke negative Emotionalisierung als Anlass zu nehmen, sich solche nahezu unmerklich und rasch ablaufende Vorgänge bewusst zu machen. So kann die Pflegeperson gegebenenfalls erkennen, dass eine in

ihr Ablehnung erzeugende Erscheinung des Gegenübers nicht notwendigerweise auf dessen (bewusster) Verletzung jener Normen zurückzuführen ist, die für die Pflegeperson und ihre Gesellschaft gelten, von ihr aber meist unreflektiert für allgemeingültig gehalten werden. Weit wahrscheinlicher ist vielmehr, dass sich das Gegenüber ganz selbstverständlich an andere, von der Pflegeperson erst noch zu erlernende Normen hält, die es seinerseits unreflektiert befolgt.

– Der umgekehrte Fall des unmittelbaren, starken Angezogenseins zu einem Gegenüber kann aufgrund von besonderen Merkmalen der Erscheinung (z. B. eine überaus zarte Gestalt, ein Gesicht, welches dem «Kindchenschema» entspricht, große Augen) entstehen, die meist nichts Bestimmtes über das konkrete Gegenüber aussagen. Solche als Schlüsselreize wirkenden Ereignisse sprechen in der wahrnehmenden Person sogenannte angeborene Auslösemechanismen an, die automatisch zu bestimmten Reaktionen führen (z. B. eine Tendenz zum Schutz von und zur Fürsorge für ein Junges). Unwillkürliche Reaktionen dieser Art müssen von der Pflegeperson als solche erkannt und hinsichtlich ihrer situationsbezogenen Angemessenheit überprüft werden. Andernfalls wird sie vom späteren (z. B. durchaus entschiedenen, unkindlichen) Auftreten eines Gegenübers unangenehm überrascht sein oder sich (ungerechtfertigter Weise) sogar als Opfer einer vom Gegenüber womöglich bewusst eingesetzten Täuschung fühlen.

● Wenn die Pflegeperson die nonverbalen Gegebenheiten beim Gegenüber unangemessen deutet, kann dies auf die gedeutete Person unangenehm und abstoßend wirken. Dies zeigt sich vermutlich in Erregung und Rückzug. Solche Zeichen können daher von der Pflegeperson als unspezifische Hinweise auf ihre eigenen Fehldeutungen verstanden und zum Anlass von Korrekturmaßnahmen genommen werden.

– Ein Gegenüber kann von bestimmten Formen der Kontaktaufnahme durch die Pflegeperson (z. B. von einer besonderen Freundlichkeit, die durch die Aktivierung des «Kindchenschemas» ausgelöst wird) aufgeschreckt werden, weil diese von den für das Gegenüber gewohnten Formen (z. B. rituelle Distanz) abweichen. Solche (abwehrenden) Äußerungen werden von der Pflegeperson dann fälschlicherweise oft als Ausdruck einer überdauernden Eigenschaft des Gegenübers (als «*trait*») interpretiert (z. B. als «Verstocktheit»). Genauso wahrscheinlich ist jedoch, dass es sich hier um einen momentanen Zustand («*state*») handelt, der beim Gegenüber durch das aktuelle Verhalten der Pflegeperson selbst induziert wurde. Wenn die Pflegeperson mit dieser Möglichkeit rechnet, kann sie eine für sie unerwartete Reaktion des Gegenübers als Kommentar zum eigenen Verhalten werten und dieses selbst in der Folge korrigierend modifizieren.

● Das Verhältnis zwischen nonverbalen und verbalen Mitteln, die eine verstehbare Mitteilung hervorbringen, ist in unterschiedlichen Gesellschaften nicht gleich. Die vermutlich niedrig kontextualisierte Gesellschaft der (europäischen) Pflegeperson verlässt sich auf das Wort und vernachlässigt den Mitteilungsaspekt der nonverbalen Gegebenheiten. Im Vergleich dazu tragen in der höher- oder hochkontextualisierten Gesellschaft eines Gegenübers nonverbale Gegebenheiten zur Verstehbarkeit verbaler Äußerungen Wesentliches bei. Unkenntnis bezüglich dieses Sachverhalts ist die Grundlage für wechselseitige Deutungsschwierigkeiten und Fehldeutungen, die nicht als solche erkannt, sondern u. U. als mühevolle Kommunikation mit einem schwierigen, desinteressierten, unmotivierten Gegenüber erfahren werden.

– Merkmale der nonverbalen Erscheinung der Pflegeperson (z. B. eine stark modulierende Stimme), die sie selber nicht beachtet oder für unbedeutend hält, können in einem Bereich liegen, der vom Gegenüber gewohnheitsmäßig als Teil der Mitteilung gedeutet wird (z. B. Lautstärkenvariation als Angabe zur persönlichen Distanz, Tonhöhenkontraste als phonematisch bedeutsame Zeichen). Abhilfe kann hier nur geschaffen werden, wenn sich die Pflegeperson sonst ignorierte Aspekte ihrer eigenen nonverbalen Erscheinung bewusst macht.

– Merkmale der nonverbalen Erscheinung des Gegenübers, denen die Pflegeperson normalerweise keine Beachtung schenkt oder die ihr zwar auffällig, aber sinnlos oder störend erscheinen (z. B. bestimmte Arten, sich zu kleiden), sollten als Anlass zur Frage nach deren möglicher (systematischer) kommunikativer Bedeutung dienen. Diese sollte durch Beobachtung, Erfahrungsaustausch oder durch Beschaffung von Information über die Gesellschaft des Gegenübers zu beantworten versucht werden.

● Im kommunikativen Austausch mit MigrantInnen befindet sich die Pflegeperson oft zwischen der Scilla der Überinterpretation und der Charybdis der für sie nicht gegebenen Interpretierbarkeit von Äußerungen des Gegenübers. Erstere beruht auf der Tendenz, eine Wirkung, die das Gegenüber auf sie hat, automatisch auf dessen (böse) Absicht zurückzuführen. Letztere besteht darin, Unvertrautes als objektiv Unverständliches zu behandeln. Beiden (unkooperativen) Tendenzen kann die Pflegeperson entgegenwirken, wenn sie sich die Zeit nimmt, weitere Erklärungen für eine bei ihr entstehende Wirkung und mögliche alternative Interpretationen für anfänglich Ungereimtes zu suchen.

– Ein Gegenüber, das viel Zeit braucht, bevor es auf eine Äußerung der Pflegeperson reagiert (z. B. ein Angehöriger indianischer Gesellschaften), oder das bis zur Replik auch nur ein wenig länger schweigt, als sie es tun würde (z. B. englische vs. amerikanische Dialogpartner [Tannen, 1981]), erweckt in der Pflegeperson unter Umständen den Eindruck, dass es nicht mehr mit ihr reden und das Gespräch abbrechen möchte. Wenn sie sich hier Rechenschaft darüber ablegt, dass damit dem Gegenüber unter Umständen eine unzutreffende Absicht zugeschrieben wird, wird sie die Geduld aufbringen, auf eine kooperative Replik der Gegenübers zu warten.

– Die Wahrscheinlichkeit, dass die Pflegeperson Mühe hat, die nonverbalen und verbalen Äußerungen des ihr unvertrauten Gegenübers zu deuten, ist groß. Ihre naheliegende Bereitschaft, diese Mühe auf ein objektiv unverständliches Verhalten des Gegenübers zurückzuführen, hängt auch damit zusammen, dass sie über die Mittel zur angemessenen Verständigung (z.B. Kenntnis der fremden Sprache) nicht leicht und schnell verfügen kann. In dieser Situation kann es für die Pflegeperson zielführend sein, wenn sie sich in die Lage des Gegenübers versetzt und sich seine Sicht der Dinge (z.B. seine Ängste und Bedürfnisse) auszumalen versucht. Mithilfe dieser durch Kenntnisse ergänzten Vorstellungen ist es bis zu einem gewissen Grade möglich, das eingeschränkte Verstehen im aktuellen Austausch auszugleichen.

Im Vorangehenden haben wir uns darauf beschränkt, jene Vorgänge im Bereich des nonverbalen Verhaltens und der nonverbalen Kommunikation hervorzuheben, die uns in der transkulturellen Begegnung im pflegerischen Kontext besonders kritisch zu sein scheinen. Wir beanspruchen nicht, den Problembereich umfassend abgehandelt zu haben. Wenn aber die exemplarische Darstellung anregend wirkt, hat sie ihr Ziel erreicht.

Zusammenfassung

● Nonverbale Gegebenheiten und verbale Äußerungen sind Instrumente, mit deren Hilfe mindestens zwei Personen in einem zielgerichteten kommunikativen Austausch aufeinander einwirken und sich wechselseitig beeinflussen. Diese Interaktion kann in mannigfaltiger Weise gestört sein. Solche Störungen gefährden die Erreichung von (lokalen) kommunikativen und (globalen) außerkommunikativen Zielen. Als kritisch für die Pflegeperson erachten wir die folgenden Punkte:
  – fehlendes Wissen über mögliche Unterschiede, die zwischen je zwei Personen in Bezug auf Ziele einer Interaktion und die zu ihrer Erreichung angewandten Mittel bestehen
  – fehlende Zurkenntnisnahme der affektiven Wurzeln sozial diskriminierender Deutung von Erscheinungs- und Verhaltensunterschieden bei gleichzeitiger Verkennung dieser Unterschiede als «objektiv gegebene Auffälligkeiten»
  – fehlendes Wissen über das Wesen von Kommunikation als Sequenz von funktional aufeinander bezogenen und im Falle des Misserfolgs korrigierbaren Beiträgen
  – fehlende Zurkenntnisnahme von Äußerungen des Gegenübers (insbesondere von Zeichen einer Emotionalisierung) als mögliche und ernstzunehmende (metakommunikative) Kommentare zum weniger als optimalen Verlauf der aktuellen Interaktion
  – fehlende Zurkenntnisnahme eigener Fehldeutungen und/oder fehlende Bereitschaft, diese zu korrigieren
  – fehlende Einsicht in die Notwendigkeit eines auch in asymmetrischen Situationen kommunikativ kooperativen Vorgehens
  – fehlende Einsicht in die Notwendigkeit, sich in die Lage des Gegenübers versetzen zu können.
● Solche Wissenslücken lassen sich durch entsprechende Lektüre, aber auch durch eigene Beobachtung schließen. Probleme in der kommunikativen Interaktion können durch gezieltes Training, insbesondere auch der eigenen Reflexionsfähigkeit behoben werden.
● In der Literatur fehlt es tatsächlich nicht an Ratschlägen, wie Personen mit anderen, die aus einer ihnen unvertrauten Gesellschaft stammen, interagieren können [Triandis/Brislin/Hui, 1988]. Außerdem liegen bereits eine Reihe von Trainings vor, die den/die Benützer/in in der Wahrnehmung von und im Umgang mit transkulturellen Unterschieden sensibilisieren wollen [z.B. Landis/Bhagat, 1996; Triandis/Singelis, 1998]. Auch wenn diese nicht spezifisch für den Pflegekontext entwickelt wurden, lohnt es sich gewiss, die in ihnen verarbeitete Information bezüglich relevanter Dimensionen von transkulturellen Unterschieden zur Kenntnis zu nehmen.

Glossar

Deutung: Vorgang der Interpretation von Objekten und Verhaltensweisen als Zeichen bzw. Symbole

Dissens: zwischen Person A und B bestehende Meinungsverschiedenheit

Kommunikation: wechselseitige Mitteilungen

Konsens: Teilen einer Meinung in Bezug auf einen bestimmten Sachverhalt

Kooperation: Zusammenarbeit verschiedener Partner (mindestens zwei) im Rahmen eines zumindest teilweise gemeinsamen Vorhabens

Mittel der Verfolgung und Realisierung kommunikativer Ziele: Merkmale von nonverbalen (z. B. Körperhaltung), paraverbalen (z. B. Lautstärke der Stimme) und verbalen (z. B. Telegrammstil) Äußerungen, die von andern so gedeutet und/oder von einem selber so gebraucht werden

Nonverbale Gegebenheiten: Umgebungsmerkmale, physische Erscheinung, vokales Verhalten, Kontaktverhalten (Nähe – Distanz; Berührung), Körperbewegungen (Gestik) und Mimik

Symbol, Zeichen: nonverbale, paraverbale und verbale Verhaltensweisen, die als idiosynkratischer oder konventionalisierter Hinweis auf einen Gegenstand oder Sachverhalt verstanden werden

Verstehen: unter Umständen mithilfe von Korrektursequenzen erfassen, was jemand mit Äußerungen meint bzw. sicher nicht meint.

Literatur

Altorfer, A.: Verbale und nichtverbale Verhaltensweisen von Depressiven als «aktives Verhalten» zur Interaktionssteuerung. Schweizerische Zeitschrift für Psychologie 48 (1989), S. 99–111.

Altorfer, A.; Goldstein, M. J.; Miklowitz, D. J.; Nuechterlein, K. H.: Stress-indicative patterns of nonverbal behaviour: Their role in family interaction. British Journal of Psychiatry 161 (1992): 103–113.

Altorfer, A.; Käsermann, M. L.; Hirsbrunner, H. P.: Arousal and communication: I. Relationship between nonverbal behavioral and physiological indices of the stress response. Journal of Psychophysiology 12 (1998): 40–59.

Andersen, P. A.: Nonverbal communication. Forms and functions. Mayfield Publishing Company, Mountain View, 1999.

Armstrong, D. F.; Stokoe, W. C.; Wilcox, S. E.: Gesture and the Nature of Language. Cambridge University Press, Cambridge, 1995.

Bruce, V.; Young, A.: In the eye of the beholder: The science of face perception. Oxford University Press, New York, 1998.

Burgoon, J. K.; Buller, D. B.; Woodall, W. G.: Nonverbal communication: The unspoken dialogue (2nd ed.). McGraw-Hill, New York, 1996.

Giles, H.; Coupland, N.; Coupland, J.: Accommodation theory: Communcation, context, and consequence. In: Giles, H.; Coupland, J.; Coupland, N.: Contexts of accommodation. Developments in applied sociolinguistics. Cambridge University Press, Cambridge, 1991.

Greif, S.: Handlungstheoretische Ansätze. In: Frey, D.; Greif, S.: Sozialpsychologie. Ein Handbuch in Schlüsselbegriffen. Beltz Verlag, Weinheim, Psychologie Verlags Union (3. Auflage), 1994.

Herkner, W.: Sympathie und Ablehnung. In: Frey, D.; Greif, S.: Sozialpsychologie. Ein Handbuch in Schlüsselbegriffen. Beltz Verlag, Weinheim, Psychologie Verlags Union (3. Auflage), 1994.

Hörmann, H.: Meinen und Verstehen. Grundzüge einer psychologischen Semantik. Suhrkamp Verlag, Frankfurt a. M., 1976.

Käsermann, M. L.: Emotion im Gespräch. Auslösung und Wirkung. Verlag Hans Huber, Bern, 1995.

Käsermann, M. L.; Altorfer, A.; Foppa, K.; Jossen, S.; Zimmermann, H.: The study of emotional processes in communication: I. Measuring emotionalization in everyday face-to-face communicative interaction. Behavior Research Methods, Instruments, and Computers 32 (2000): 33–46.

Käsermann, M. L.; Altorfer, A.: Sprachproduktion im therapeutischen Kontext. In: Herrmann, Th.; Grabowski, J. (Hrsg.): Sprachproduktion. Enzyklopädie der Psychologie. Hogrefe Verlag, Göttingen, im Druck.

Käsermann, M. L.; Foppa, K.: Sprachproduktion im Gespräch. In: Herrmann, Th.; Grabowski, J. (Hrsg.): Sprachproduktion. Enzyklopädie der Psychologie. Hogrefe Verlag, Göttingen, im Druck.

Landis, D.; Bhagat, R. S.: Handbook of intercultural training (2nd ed.). Sage Publications, Thousand Oaks, London, New Delhi, 1996.

Makoni, S.: Conflict and control in intercultural communication: a case study of compliance-gaining strategies in interactions between black nurses and white residents in a nursing home in Cape Town, South Africa. Multilingua 17 (1998): 227–248.

Petty, R. E.; Cacioppo, J. T.: Communication and persuasion: central and peripheral routes to attitude change. Springer, New York, 1986.

Piaget, J.: Nachahmung, Spiel und Traum: die Entwicklung der Symbolfunktion beim Kinde. Klett-Cotta, Stuttgart, 1945/1996.

Scherer, K. R.: Kommunikation. In: Herrmann, T.; Hofstätter, P. R.; Huber, H. P.; Weinert, F. E.: Handbuch psychologischer Grundbegriffe. Kösel, München, 1977.

Scherer, K. R.: Die Funktionen des nonverbalen Verhaltens im Gespräch. In: Wegner, D.: Gesprächsanalyse. Bericht zum fünften IPK-Kolloquium. Buske, Hamburg, 1978.

Simmel, G.: Soziologie der Sinne. In: Soziologie. Untersuchungen über die Formen der Vergesellschaftung. Duncker & Humblot, Leipzig, 1908.

Tannen, D.: New York Jewish conversation style. International Journal of Sociology of Language 30 (1981): 133–149.

Triandis, H. C.; Bontempo, R.; Betancourt, H.; Bond M.: The measurement of etic aspects of individualism and collectivism across cultures. Australian Journal of Psychology 38 (1986): 257–267.

Triandis, H. C.: Cross-cultural contributions to theory in social psychology. In: Bond, M. H.: The cross-cultural challenge to social psychology. Cross-cultural research and methodology series, Vol. 11. Sage Publications, Newbury Park, CA, 1988.

Triandis, H. C.; Brislin, R.; Hui, C. H.: Cross-cultural training across the individualism-collectivism divide. International Journal of Intercultural Relations 12 (1988): 269–289.

Triandis, H. C.: Theoretical concepts that are applicable to the analysis of ethnocentrism. In: Brislin, R. W.: Applied crosscultural psychology. Cross-cultural research and methodology series, Vol. 14. Sage Publications, Newbury Park, CA, 1990.

Triandis, H. C.: A theoretical framework for the study of diversity. In: Chemers, M. M.; Oskamp, St. et al.: Diversity in organizations: New perspectives for a changing workplace. Claremont symposium on applied social psychology, Vol. 8. Sage Publications, Thousand Oaks, London, New Delhi, 1995.

Triandis, H. C.; Singelis, T. M.: Training to recognize individual differences in collectivism and individualism within culture. International Journal of Intercultural Relations 22 (1998): 35–47.

Watzlawick, P.; Beavin, J.; Jackson, D.: Menschliche Kommunikation. Verlag Hans Huber, Bern, 1969.

Witte, K.; Morrison, K.: Intercultural and cross-cultural health communication. Understanding people and motivating healthy behaviors. In: Wiseman, R. L.: Intercultural communication theory. Sage Publications, Thousand Oaks, London, New Delhi, 1995.

3. Professionelles Dolmetschen

Rahel Stuker

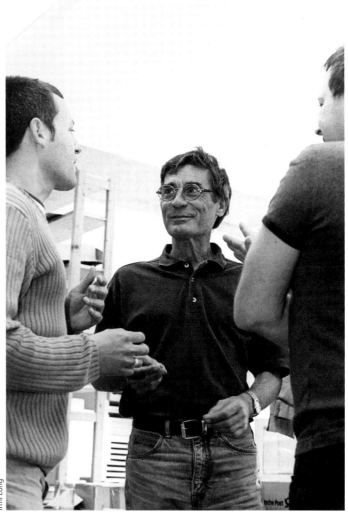

Irmi Long

«... die dritte Person kann die Entstehung und das Aufrechterhalten einer vertrauensvollen Beziehung zwischen Behandelndem und Behandelten erleichtern oder verhindern; die dritte Person wird während der Interaktion vielleicht unterschiedliche Rollen einnehmen; egal wie gering die Einmischung der dritten Person in die aktuelle Unterhaltung ist, ihre Anwesenheit verändert die Beziehung zwischen Behandelndem und Behandelten wesentlich»

[Hardt, E.J.: Bilingual Medical Interview. Boston, Dept. Of Health and Hospital 1991: 48; Übers. d. Hrsg.]

3.1 Einleitung

Das folgende Kapitel beschreibt die Chancen und die Schwierigkeiten der Kommunikation mit fremdsprachigen MigrantInnen, wenn dabei mit DolmetscherInnen gearbeitet wird. Es ist im Pflegealltag heute noch nicht selbstverständlich, dass professionelle VermittlerInnen beigezogen werden, um PatientInnen fremdsprachiger Herkunft zu verstehen und von ihnen verstanden zu werden. Aus dieser Tatsache heraus werden im folgenden Kapitel die Zusammenarbeit von Pflegenden und DolmetscherInnen diskutiert und anhand von Richtlinien Lösungen bezüglich Kommunikationsschwierigkeiten mit fremdsprachigen PatientInnen im Pflegealltag hergeleitet.

«Wie geht es Ihnen?», «Möchten Sie etwas trinken?» oder «Haben Sie Schmerzen?» sind einfache Fragen, die allerdings bereits Teil der Kommunikation darstellen, welcher im Pflegealltag eine große Bedeutung zu kommt (siehe dazu auch Kap. II.4 von Bühlmann und Stauffer). Sowohl für Pflegende als auch für PatientInnen ist die gegenseitige Verständigung – das bedeutet zu verstehen *und* verstanden zu werden – zentral.

Schwierigkeiten in der Kommunikation können häufig auf das Fehlen einer gemeinsamen Sprache zurückgeführt werden. Sprache und der Austausch von Worten beinhaltet dabei weit mehr als die eindeutige Benennung eines Gegenstandes oder Sachverhalts. Sprache trägt Bedeutungen mit sich, die vom Kontext mitbestimmt werden. Durch die Sprache wird stets auf weitere Zusammenhänge verwiesen – z. B. auf die Herkunft der sprechenden Person, ihre sozioökonomische Position, ihre Ausbildung, ihr Alter und Geschlecht, ihre individuelle Geschichte und momentane Situation. Je vertrauter diese gesprächsbestimmenden Zusammenhänge den jeweiligen KommunikationspartnerInnen sind, desto einfacher ist eine gegenseitige Verständigung.

Untersuchungen zur Behandlung von *MigrantInnen* im Gesundheitsbereich der Schweiz haben aufgezeigt, dass die Kommunikation als Hauptproblem wahrgenommen wird und die Einhaltung medizinischer Standards durch Kommunikationsprobleme erschwert ist. Vor allem die Vermittlung von emotionalen Inhalten und der Umgang mit belastenden Situationen in der Behandlung von fremdsprachigen PatientInnen verlangt nach neuen Lösungen. Hierbei wird sowohl von Patientenseite als auch von Seiten der Behandelnden der Wunsch nach Dolmetscherdiensten geäußert [vgl. dazu Sozial- und Präventivmedizin, 1999; Weiss/Stuker, 1998].

Übung

- Versuchen Sie in einer Ihnen bekannten Zweitsprache (Französisch, Englisch etc.) Folgendes zu schildern bzw. zu erklären:
- den Weg von Ihrem Arbeitsplatz zum nächsten öffentlichen Verkehrsmittel
- die unterschiedlichen Berufsabschlüsse des Pflegepersonals bzw. den Unterschied zwischen Assistenz- und OberärztInnen
- die Komplikationen, welche sich nach einer größeren Operation in der Folge ergeben können
- die Beziehungen zu Ihren verschiedenen Familienangehörigen
- die letzte Beziehungskrise mit Ihrem Partner bzw. mit Ihrer Partnerin.

3.2 Kommunikation mit fremd-sprachigen PatientInnen – Schwierigkeiten und Lösungen

Fallbeispiel: Ausschnitt aus einem Dolmetschergespräch[16]

- Patient spricht in schwer verständlichem Deutsch.

- Pflegende (deutsch): «Sie können mit ihr sprechen, sie wird es mir übersetzen.»

- Patient (deutsch): «Gut, sitzen.»

- Pflegende (deutsch): «Nein, nicht sitzen, übersetzen.»

- Dolmetscherin (Fremdsprache): «Sie sagt, sprechen Sie mit mir, es ist einfacher in deiner Muttersprache – und nachher sagen wir ihr, worum es geht ...»

Die Erschwernis oder die Unmöglichkeit einer Verständigung mit fremdsprachigen PatientInnen wirkt sich auf die Art der Pflege und den Umgang mit den PatientInnen aus. Aus Hilflosigkeit wird die Kommunikation in der Folge oftmals auf ein absolutes Minimum beschränkt oder gar ganz darauf verzichtet. Dadurch besteht die Gefahr, dass fremdsprachige PatientInnen nicht die erforderliche Behandlung erfahren. Zudem kann sich durch eine derart erschwerte Pflegesituation bei der behandelnden Person ein Gefühl der Unzulänglichkeit einstellen. Welche *Lösungen* stehen nun der Pflege für eine gelingende Kommunikation mit fremdsprachigen PatientInnen zur Verfügung?

Die Suche nach der richtigen Lösungsstrategie muss der konkreten Gesprächssituation angepasst erfolgen: So reicht es in manchen Pflegesituationen – z. B. bei *einfachen Handlungsanleitungen* oder *Mitteilungen* – aus, den Körper als Kommunikationsmittel einzusetzen und sich mithilfe von Zeichensprache zu verständigen. Häufig stehen in Spitälern für solche Gesprächssituationen auch *Bilder-* und *Symboltafeln* zur Verfügung. Die zunehmende Sensibili-

sierung für PatientInnen anderer sprachlicher Herkunft hat bewirkt, dass zunehmend auch *medizinische Sprachführer*[17] oder auch sogenannte *ethnic health files*[18] im Pflegealltag verwendet werden. Die Sprachführer bieten Hilfe auf der Suche nach bestimmten stehenden Ausdrücken oder Redewendungen. Die *ethnic health files* geben in der Regel Informationen über den historischen Hintergrund sowie über Sprache, Religion, soziale Normen und Werte unterschiedlicher Bevölkerungsgruppen. In der Kommunikation mit fremdsprachigen PatientInnen stellen Körpersprache, Bildertafeln, Sprachführer und *ethnic health files* allerdings lediglich *Hilfsmittel* dar und sollten auch mit dieser Absicht eingesetzt werden. Sie dürfen hingegen nicht als gängige Kommunikationsträger betrachtet werden, weil damit der kommunikative Austausch mit Fremdsprachigen zwangsläufig sehr stark eingeschränkt wird. Bei der Benutzung von *ethnic health files* besteht im Besonderen die Gefahr der Generalisierung und Stereotypisierung von Menschen bestimmter Herkunft: PatientInnen und deren Krankheit werden in erster Linie als «ethnisch» bestimmt betrachtet. In den Hintergrund rückt dabei die individuelle Lebenssituation eines Menschen, die von unterschiedlichsten Faktoren, wie z. B. sozialen und strukturellen Gegebenheiten geprägt ist.

Eine weitere Möglichkeit Verständigungsschwierigkeiten zu begegnen, bietet die Zusammenarbeit mit professionellen *DolmetscherInnen*. Die Frage, wann ein Dolmetschergespräch sinnvoll ist, wird an anderer Stelle ausgeführt (siehe Kap. II.4 von Bühlmann und Stauffer). In diesem Kapitel soll nun näher darauf eingegangen werden, *wie* sich ein Gespräch durch die Anwesenheit einer vermittelnden Person *verändert* und die Frage beantwortet werden, *wer* als dolmetschende Person einbezogen

---

16 Alle Fallbeispiele in diesem Kapitel stammen aus der Lizentiatsarbeit der Autorin [Stuker, 1998].
17 Vgl. dazu z. B. Hoffmann [1993].
18 Deutsch: Ethnische Gesundheitsnachschlagewerke (vgl. dazu z. B. Karmi).

Tabelle II-3-1: Lösungen bei Verständigungsschwierigkeiten mit fremdsprachigen PatientInnen in der Pflege

Inhalt und Ziel der Kommunikation	Mittel der Kommunikation
Einfache Handlungsanleitungen und Mitteilungen für den Patienten bzw. die Patientin	Zeichen- und Körpersprache Bild- und Symboltafeln
Tägliche Kommunikation mit dem Patienten bzw. der Patientin in der Pflege (mit vergleichsweise einfachem Verlauf und Inhalt)	LaiendolmetscherInnen, z. B. zweisprachiges Spitalpersonal (kein Reinigungs- bzw. Putzpersonal), oder externe DolmetscherInnen ohne Ausbildung (ListendolmetscherInnen)
Notfallsituationen und andere unerwartete Kommunikationssituationen mit PatientInnen	LaiendolmetscherInnen, z. B. zweisprachiges Spitalpersonal (kein Reinigungs- bzw. Putzpersonal), oder externe DolmetscherInnen ohne Ausbildung (ListendolmetscherInnen)
Einzelne Fachausdrücke aus dem Pflegealltag erklären	Medizinische Sprachführer [1]
Pflegeanamnestische Gespräche: Eintritts- und Austrittsgespräche, wichtige Gespräche während des Spitalaufenthaltes	Professionelle DolmetscherInnen

1 Vgl. Fußnote 17, S. 187

werden kann. **Tabelle II-3-1** gibt eine Übersicht der Lösungen bei Verständigungsschwierigkeiten mit fremdsprachigen PatientInnen in der Pflege.

3.3 Veränderungen des Pflegegesprächs durch die Zusammenarbeit mit DolmetscherInnen

Mit DolmetscherInnen zusammenzuarbeiten, bietet Chancen, aber auch Schwierigkeiten. Häufig werden allerdings entweder die *Probleme* dieser Zusammenarbeit in den Vordergrund gerückt, oder aber die DolmetscherInnen werden *idealisiert*, und es wird ihnen entsprechend zuviel Verantwortung für das Gelingen des Gesprächs übertragen. Im Folgenden soll darum der Umgang mit den *Veränderungen,* die das Gespräch durch die Anwesenheit von DolmetscherInnen erfährt, und den daraus erwachsenden *Möglichkeiten* und *Schwierigkeiten* diskutiert werden.

Die Zusammenarbeit mit einer dolmetschenden Person verändert die Gesprächssituation zwischen zwei Personen grundlegend. Die gewohnte direkte Gesprächssituation erweitert

sich zu einer Gesprächssituation, in der die *indirekte* Verständigung zentrales Kommunikationsmittel darstellt. Damit sind Veränderungen verbunden, welche die Arbeitsweise in der Pflege und damit die Beziehung zu den PatientInnen betreffen (s. **Abb. II-3-1**).

Durch die Anwesenheit einer dritten Person wird die *Beziehung* zu den PatientInnen beeinflusst. Die Gegenwart einer dolmetschenden Person kann einerseits als störend empfunden werden, was die Herstellung einer vertrauensvollen Gesprächsatmosphäre beeinträchtigen kann. Andererseits ermöglicht oft erst die Vermittlungtätigkeit der DolmetscherInnen eine Verständigung sowie die Schaffung eben dieses Vertrauens, was wiederum die Behandlungssituation und eine angepasste Pflege erleichtert.

Auch in methodischer Hinsicht wird die Kommunikationssituation durch die Anwesenheit einer dolmetschenden Person verändert: Der «Dialog zu dritt» stellt für die meisten eine ungewohnte und neue Gesprächskonstellation dar, die gewisser Übung bedarf.

Aus organisatorischer Perspektive verändert das Dolmetschergespräch vor allem die *Vorbereitung* auf ein Gespräch. Sowohl Pflegende als auch DolmetscherInnen müssen sich auf ein

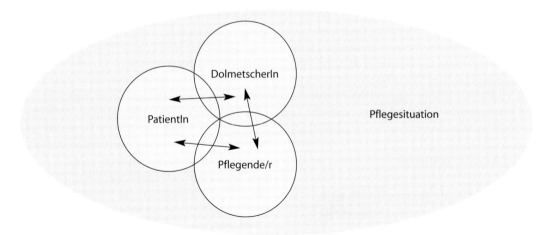

Abbildung II-3-1: Die Dolmetschsituation

solches Gespräch vorbereiten. Welche einleitenden Maßnahmen konkret erforderlich sind, wird weiter unten ausführlicher erläutert.

Auf welche Weise sich die Kommunikation durch eine dolmetschende Person im spezifischen Fall verändert, hängt neben den bereits erwähnten Faktoren außerdem von Setting, Rahmenbedingungen, Inhalt und Ziel des Pflegegesprächs mit den Dolmetschenden sowie von den einzelnen Beteiligten und ihren Beziehungen untereinander ab.

3.3.1 Chancen der Zusammenarbeit mit DolmetscherInnen

Durch die Zusammenarbeit mit DolmetscherInnen wird in erster Linie die *Grundlage* für eine hinreichende *Verständigung* zwischen Patient bzw. Patientin und pflegender Person geschaffen. Erst auf diesem Boden kann eine Pflegeplanung durchgeführt werden, die sowohl die Behandlungsvorstellungen und -wünsche der PatientInnen integrieren kann als auch den therapeutischen Ansprüchen der Pflegenden gerecht wird. Die für das Verständnis maßgebenden individuellen Erfahrungen und persönlichen Bedeutungszuteilungen, welche jede Krankheit begleiten und für deren Erklärung wesentlich sind, werden allerdings nur über den Gebrauch einer Sprache zugänglich, die feine Unterschiede machen kann. Dies ist oft aus-

schließlich über die *Muttersprache* möglich, die eng mit dem emotionalen und affektiven Geschehen verknüpft ist und somit erst erlaubt, die individuelle Ebene des Erlebens auszudrücken und in das Gespräch aufzunehmen.

Mit dem Einbezug von DolmetscherInnen tritt zudem eine (von außerhalb der Pflege kommende) *Fachperson* in den Pflegealltag ein. Dadurch kann sich seitens der Pflege im Gespräch das Gefühl einstellen, «überzählig» zu sein und als Folge davon eine Rivalität um die «Gunst» des Patienten bzw. der Patientin ergeben. Zum anderen ermöglicht jedoch die Anwesenheit einer vermittelnden Person eine neue *interdisziplinäre Teamarbeit*, welche für die pflegende Person als Gewinn und als Entlastung in der Behandlung fremdsprachiger PatientInnen erlebt werden kann. Es leuchtet ferner ein, dass durch eine umfassende Kommunikation die *Patientenzufriedenheit* erhöht und umgekehrt auf beiden Seiten die Gefahr der *Frustration* aus Missverständnissen heraus verringert wird.

Das Dolmetschergespräch trägt also in erster Linie dazu bei, dass sprachliche Barrieren abgebaut und ein differenzierter sprachlicher Ausdruck möglich werden. Die Zusammenarbeit mit einer für das Dolmetschen ausgebildeten Person schafft damit die Voraussetzung für eine *Vermittlung* unterschiedlicher Konzepte von Patientenseite und seitens der Behandelnden.

Professionelle DolmetscherInnen bringen

denn auch die Fähigkeit mit, in umfassendem Sinn zwischen zwei Sprachen zu vermitteln, was mehr als lexikalisches Wissen voraussetzt. Exakte Sprachvermittlung erfordert nämlich, über *Bezugswissen* zu verfügen und dies auch einsetzen zu können. Dieses Wissen bezieht sich z. B. auf institutionelle Gegebenheiten, politische Ereignisse, rechtliche Vorgaben, sowie gesellschaftliche Verhältnisse, welche den Kontext des jeweiligen Gesprächs darstellen.

Fallbeispiel: Ausschnitt aus einem Dolmetschergespräch[19]

Pflegende: «Die Schmerzen werden nicht besser, wenn man nicht die Depression behandelt.»

Dolmetscherin: «Wenn die Depression – verstehst du das Wort Depression?»

Patient: – – (schweigt)

Dolmetscherin: «Wenn du das nicht verstehst, kann ich es dir erklären.»

Patient: «Ja, wenn man traurig ist.»

Dolmetscherin: «Genau, wenn du traurig bist. Wenn du mit den Leuten nicht darüber redest, mit der Schwester, mit den Bekannten, ihnen das Herz nicht öffnest, sagt sie (die Pflegende), können die Schmerzen nicht besser werden. Die einzige Möglichkeit ist, dass du mit jemandem zusammen das Schlechte aus dem Bauch wegzunehmen versuchst, wenn du mehr darüber redest.»

Neben den erwähnten Chancen, welche die Zusammenarbeit mit einer dolmetschenden Person in der Pflege fremdsprachiger PatientInnen bieten, bleibt noch auf *rechtliche Aspekte* der Zusammenarbeit mit einer vermittelnden Person hinzuweisen – z. B. im Zusammenhang mit der sogenannten *Aufklärungspflicht*. Wenn auch keine verbindlichen gesetzlichen Grundlagen existieren, lassen sich entsprechende Forderungen z. B. aus dem Programm der Weltgesundheitsorganisation (WHO) ableiten. Dort wird nach «gleichen Zugangsmöglichkeiten zu den Leis-

tungen des Gesundheitswesens auch für Fremdsprachige» verlangt, sowie «das Recht verstanden zu werden» und «die Verbesserung der Gesundheit von MigrantInnen» erwähnt [WHO, 1992/1993]. Das Bundesamt für Gesundheit (BAG) hat diese Forderungen übernommen und 1994 im Zuge der Anpassung an die WHO-Strategie *Gesundheit für alle im Jahre 2000* als kurzfristige Maßnahme sogar explizit verlangt, «zwischen den im Gesundheitswesen Tätigen und Migranten ‹Übersetzungshilfen› anzubieten, die nicht nur sprachliche, sondern auch kulturelle Barrieren überwinden helfen» [Zeltner, 1994]. Auch dem in der Schweiz kantonal geregelten *Patientenrecht* kann in Bezug auf fremdsprachige PatientInnen in der Pflege teilweise nur durch eine Zusammenarbeit mit DolmetscherInnen entsprochen werden, wenn es da heißt: «Das Pflegepersonal hat die Patientinnen und Patienten *in geeigneter Weise* (Hervorhebung R. S.) über die Grund- und Behandlungspflege zu informieren» [Kanton Bern, 1989].

3.3.2 Schwierigkeiten in der Zusammenarbeit mit DolmetscherInnen

Die Zusammenarbeit mit DolmetscherInnen beinhaltet durch die grundlegende Veränderung in der Kommunikationssituation neben den fruchtbaren Seiten auch problematische Aspekte. Erwähnt sei hier zunächst eine grundsätzliche *Einschränkung*, welche sich aufgrund der Dolmetschersituation einstellt, insofern als jede Übertragung einer Sprache in eine andere – sei sie schriftlicher oder mündlicher Art – gewisse *Verzerrungen* nach sich zieht. Da in keinen zwei Sprachen korrespondierende Worte und Ausdrücke mit exakt denselben Bedeutungen ausgestattet sind, entspricht das Übersetzte auch im besten Fall immer nur einer Annäherung an die ursprüngliche Aussage. Dieser «Mangel» darf jedoch nicht auf die Unzulänglichkeit der DolmetscherInnen zurückgeführt werden, sondern muss im

---

19 Vgl. Fußnote 16, S. 187

Zusammenhang der Dolmetschsituation bewusst gemacht werden. Dennoch nicht ausgeschlossen sind unvollständige Übertragungen, Hinzufügungen oder gar folgenreiche Veränderungen von Mitteilungen durch die Vermittlung von DolmetscherInnen.

Fallbeispiel: Ausschnitt aus einem Dolmetschergespräch[20]

Pflegende: «Und – wie lange geht es – von der Spritze, bis zur Wirkung?»

Dolmetscher: «Wie lange dauert es, bis die Spritze wirkt?»

Patientin: «Vier bis fünf Stunden.»

Dolmetscher: «Eh, vier bis fünf Stunden.»

Pflegende: «Mhm, und wie lange geht's, von der, vom Stich, bis zum Eintreten der Wirkung – also zwischen Stechen, zwischen Spritzen und Wirken, wie lange geht das?»

Dolmetscher: «Mh, dass es wirkt, oder?»

Pflegende: «Nein, nicht wie lange es wirkt, sondern ...»

Dolmetscher: «... nein, wann – es zu wirken anfängt ...»

Pflegende: «... ja, richtig, ja.»

Dolmetscher: «vier ...»

Pflegende: «... das geht vier bis fünf Stunden ...»

Dolmetscher: «... vier bis fünf Stunden.»

Die unterschiedlichen *Beziehungen* zwischen den in der Dolmetschsituation beteiligten drei oder mehr Personen bergen ein zusätzliches Potential an Unsicherheit für das Dolmetschergespräch. Hier gehört die Tatsache erwähnt, dass die pflegende Person und der Patient bzw. die Patientin auf die Unterstützung der dolmetschenden Person angewiesen sind, um zu verstehen und verstanden zu werden. Damit wird der dolmetschenden Person zwangsläufig ein gewis-

ses Maß an *Kontrolle* über den Gesprächsinhalt und -verlauf übertragen. Dieser Sachverhalt kann das Gefühl von *Abhängigkeit* oder auch *Hilflosigkeit* erzeugen, und infolgedessen kann der *Einfluss* der DolmetscherInnen als Gefahrenquelle betrachtet werden. Konflikte in der Dolmetschsituation äußern sich häufig in *Rollen-* und *Loyalitätskonflikten* der dolmetschenden Person. Diese ergeben sich hauptsächlich aufgrund oft unklarer und differierender Erwartungen der Beteiligten an die DolmetscherInnen, welche dadurch zum Teil in ihrer Arbeit einem großem Druck und Stress ausgesetzt sind.

> «(...) die Aufgabe des Dolmetschens und der Vermittlung von unterschiedlichen Verständigungssystemen kann die Dolmetschenden in die verletzliche Position bringen, grundlegend entgegengesetzte Werte zu vermitteln.» [Kaufert/O'Neill, 1995: 74[21]

Nicht selten wird in Dolmetschergesprächen die Verantwortung für ein Scheitern der Kommunikation sowohl von Seiten der PatientInnen als auch von Seiten der Pflegenden auf die DolmetscherInnen übertragen. Dies muss u. a. darauf zurückgeführt werden, dass DolmetscherInnen per se zur Lösung grundsätzlich bestehender Konflikte eingesetzt werden. Denn das Heranziehen einer dolmetschenden Person stellt zwar eine Möglichkeit zu einer Verbesserung der Verständigung dar, doch können dadurch unter Umständen nicht alle der Kommunikation eigenen Schwierigkeiten bewältigt werden, wie z. B. Kommunikationsprobleme, welche auf Vorurteile zurückgeführt werden müssen, «kommunikationsarme» Behandlungskonzepte – z. B. durch eine ausschließlich medikamentöse Be-

---

20 Vgl. Fußnote 16, S. 187.

21 Übersetzung durch Autorin. Original: «(...) the emphasis upon mediation, interpretation and accomodation of alternate systems of understanding may place interpreter/advocates in a vulnerable position of brokering fundamentally irreconcilable values.» [Kaufert/O'Neill, 1995: 74].

handlung – oder auch kommunikationshindernde reduktionistische Schlüsse auf sogenannte «kulturspezifische» Verhaltensmuster.

3.3.3 Unterschiedliche Rollen und Aufgaben der DolmetscherInnen

Ob die Zusammenarbeit mit DolmetscherInnen in der Pflege positiv oder negativ erlebt wird, hängt zu einem großen Teil davon ab, welche *Rolle* der dolmetschenden Person zugeteilt bzw. von ihr eingenommen wird. Die Aufgabenteilung und die damit verbundenen Kompetenzbereiche der DolmetscherInnen hängen in erster Linie von einer im Voraus getroffenen Vereinbarung ab. Die Rollen der DolmetscherInnen umfassen ein Spektrum, das von Neutralität bis zur Identifikation mit den GesprächspartnerInnen reicht. Im einen Extrem wird die dolmetschende Person lediglich als «Instrument» – «Telefonleitung» – eingesetzt, das eine neutrale Informationsvermittlung gewährleisten soll. Im anderen Extrem nimmt sie eine Position aktiver Fürsprache ein, entweder für die PatientInnen oder für die Pflegenden. Beide Extreme stellen keine geeignete Vermittlung dar. Potentiale liegen im mittleren Bereich, wo das Dolmetschen dazu dient, weder neutralisierend noch verzerrend zum Verständnis und zur Vermittlung von teilweise sehr unterschiedlichen Vorstellungen und Ansprüchen beizutragen (s. **Tab. II-3-2**).

Die Rolle der vermittelnden DolmetscherInnen ist *nicht starr*, sondern passt sich dem Setting, Thema und Ziel des Gesprächs sowie den situativen Faktoren an. Je nachdem wird den DolmetscherInnen dabei mehr oder weniger Kompetenz und Eigenständigkeit übertragen. Wichtigster Faktor bezüglich der Rolle der DolmetscherInnen ist die konkrete *Vorbereitung* auf den «Dialog zu Dritt» in Form eines Vorgesprächs zwischen Pflegenden und Dolmetschen-

den. Dort wird deren Funktion bestimmt und mit klaren Aufgaben ausgestattet. Wie diese konkrete Vorbereitung auf das Dolmetschergespräch aussehen könnte, wird im nächsten Kapitel beschrieben.

3.4 Richtlinien für eine gelingende Zusammenarbeit mit professionellen DolmetscherInnen

Steht der Entscheid fest, in einer konkreten Situation mit einer dolmetschenden Person zusammenzuarbeiten, muss dieses Vorhaben als erstes dem betreffenden Patienten bzw. der betreffenden Patientin mitgeteilt werden und gleichzeitig dessen bzw. deren *Einverständnis* eingeholt werden. Vielleicht wird der Wunsch nach einer vermittelnden Person von Patientenseite geäußert, auch dann gilt das folgende Vorgehen.

3.4.1 Suche nach einer geeigneten Person

Bevor die Suche nach einer geeigneten Vermittlungsperson beginnt, muss geklärt werden, in welcher Sprache der Patient bzw. die Patientin sich «zu Hause» fühlt, d. h. für *welche Sprache* jemand gesucht werden muss. Zweitens muss bestimmt werden, wer dolmetscht: In der Regel werden DolmetscherInnen auf Abruf angefordert. Neben Spitälern und dafür spezialisierten *Dolmetschervermittlungsstellen* arbeiten auch Hilfswerke und andere Einrichtungen teilweise mit DolmetscherInnen zusammen, deren Namen auf Listen geführt werden und die von ihnen weitervermittelt werden. In einem nächsten Schritt muss geklärt werden, wer für die *Leistung* der dolmetschenden Person aufkommen wird.

Tabelle II-3-2: Rollenspektrum der DolmetscherInnen. Der Einfluss der bzw. des Dolmetschenden auf Verlauf und Inhalt des Gespräches nimmt von links nach rechts zu [vgl. dazu Stuker, 1998; Weiss/Stuker, 1998, 1999].

Wortwörtliches Dolmetschen	Sinngemäßes Dolmetschen	Vermittelndes; erklärendes Dolmetschen	Eingreifendes, wertendes Dolmetschen	Veränderndes, verzerrendes Dolmetschen

Ist dies der Patient bzw. die Patientin selber, oder werden die Dolmetscherkosten vom Spital übernommen?[22]

Ich finde professionelle DolmetscherInnen:

- auf Dolmetscherlisten (viele Spitäler führen solche Listen), allerdings sind dies nur selten professionelle DolmetscherInnen
- über Vermittlungsstellen (Adressen siehe am Ende des Kapitels)
- in Institutionen, die mit DolmetscherInnen zusammenarbeiten (Adressen siehe am Ende des Kapitels).

3.4.2 Das Vorgespräch

Das Vorgespräch zwischen der pflegenden und der dolmetschenden Person dient der konkreten Vorbereitung auf das bevorstehende Dolmetschergespräch. Je nach Rahmenbedingungen wird diese Vorbesprechung unterschiedlich viel Zeit in Anspruch nehmen. Wenn zum ersten Mal mit einer vermittelnden Person zusammengearbeitet wird und sich DolmetscherInnen und Pflegende nicht kennen oder wenn das Gespräch schwierig zu werden scheint, sollte für das Vorgespräch rund eine Viertelstunde eingeplant werden. Sind die Umstände günstiger, die Personen einander bereits bekannt, die indirekte Kommunikationssituation erprobt, so wird das Vorgespräch nicht mehr als fünf Minuten beanspruchen.

Folgende Punkte sollen im Vorgespräch von Pflegenden und DolmetscherInnen gemeinsam erörtert werden: Zunächst werden *Rollen- und Aufgabenteilung* zwischen DolmetscherInnen und Pflegenden vereinbart. Als sinnvoll erachte ich hier, dass explizit gemacht wird, dass die *Gesprächsleitung* in der Verantwortung der pflegerischen Fachperson liegt. Die DolmetscherInnen sind zuständig für die *Vermittlung* und verantwortlich dafür, die *ethischen Richtlinien* eben dieser Tätigkeit einzuhalten. Gemeinsam wird zweitens über *die Art der Vermittlung* verhandelt. In der Regel wird *konsekutiv* gedolmetscht: Die

Mitteilungen der GesprächsteilnehmerInnen werden dabei Satz-für-Satz zusammenfassend gedolmetscht. Drittens werden im Vorgespräch für das Verständnis notwendige *Informationen* zum Patienten bzw. zu der Patientin und der *Pflege-Vorgeschichte* an die dolmetschende Person weitergeleitet. Das Vorgespräch beinhaltet viertens Mitteilungen zu *Inhalt, Ziel* und *Ablauf* des bevorstehenden Gesprächs zuhanden der dolmetschenden Person.

Das Vorgespräch zwischen Pflegenden und DolmetscherInnen:

- dauert zwischen fünf und 15 Minuten
- beinhaltet die Klärung der Aufgabenteilung zwischen pflegender und dolmetschender Person
- umfasst die Definition der Rolle der dolmetschenden Person und damit der Art der Vermittlung
- schließt die Erläuterung der ethischen Richtlinien für die Dolmetschenden ein
- beinhaltet eine kurze Schilderung der Vorgeschichte des Patienten bzw. der Patientin
- enthält Informationen zu Inhalt, Ziel und Ablauf des bevorstehenden Gesprächs.

3.4.3 Während des Gesprächsverlaufes

Das eigentliche Dolmetschergespräch wird mit einer gegenseitigen *Vorstellung* der anwesenden Personen eröffnet. Anschließend wird die *Anwesenheit* der vermittelnden Person begründet so-

---

22 Es gibt in der Schweiz bisher weder verbindliche Regelungen zur Qualifizierung dolmetschender Personen noch zu deren Entschädigung. Noch 1996 verfügten z. B. lediglich 11 % der Medizinischen Abteilungen in den Allgemeinspitälern der Schweiz über ein spezielles Budget für Dolmetschleistungen [Bischoff/Tonnerre/Aryel/Bernstein/Loutan, 1999].

wie deren *Aufgabe* im Gespräch – entsprechend der Vereinbarung im Vorgespräch – erläutert. Während des Gesprächs ist auf folgende *gesprächstechnischen Besonderheiten* zu achten: Mit dem Patienten bzw. der Patientin soll – auch wenn mit der vermittelnden Person gesprochen wird – immer Augenkontakt hergestellt werden. Dies ist am einfachsten durch eine Sitzordnung im Dreieck gewährleistet. Zur besseren Verständigung in der Dolmetschsituation gehört zweitens eine klare *Sprache*. Dies bedeutet, kurze und eindeutige Aussagen zu machen. Vom Gebrauch von Doppeldeutigkeiten und suggestiven Formulierungen hingegen ist abzusehen, weil sie leicht zu Missverständnissen führen können. Ebenso ist von der Verwendung einer spezialisierten Fachsprache oder lokalen Umgangssprache abzusehen. Diese Maßnahmen verhindern Fehlübermittlungen und Missverständnisse, wie sie sich erwiesenermaßen häufiger beim Gebrauch eines komplizierten sprachlichen Ausdrucks ergeben. Wenn Unklarheiten auftreten, lohnt es sich in jedem Fall, zu intervenieren und nachzufragen. Ebenfalls im Zusammenhang mit dem Sprachgebrauch ist darauf zu achten, dass die *Anrede* der Patientin bzw. des Patienten im vermittelten Gespräch einheitlich gestaltet wird. Es wird entweder durchgehend in direkter Rede gesprochen («Wie geht es Ihnen?»), oder das ganze Gespräch wird in indirekter Rede gestaltet («Fragen Sie bitte, wie es ihm geht»). Durch die uneinheitliche Verwendung von Anredeformen wird die Vermittlung für die dolmetschende Person zusätzlich erschwert, so dass es sehr leicht zu «unnötigen» Missverständnissen kommen kann [Stuker, 1998]. Schließlich bietet die *Beobachtung* des nonverbalen Ausdrucks sowohl der PatientInnen als auch der DolmetscherInnen während des Gesprächs eine Ergänzung zur Vermittlung der gesprochenen Sprache. Der Ton, die Lautstärke, das Tempo und der Klang der muttersprachlichen Ausdrucksweise sowie die Körpersprache in Gesten und Mimik ist ebenfalls Teil der Kommunikation und kann bereits sehr aufschlussreiche Hinweise auf den Inhalt des Gesprächs und die Beziehung der GesprächspartnerInnen geben. Die Beobachtung der nonverbalen Kommunikation ermöglicht

der Fachperson aus der Pflege eine Art Kontrolle der Vermittlung von ihr unverständlichen Gesprächsabschnitten, indem diese mit der Aussage der dolmetschenden Person verglichen wird (siehe dazu auch Kap. II.2 von Altorfer und Käsermann).

Das Dolmetschergespräch zwischen Pflegenden, DolmetscherIn und PatientIn

Die *Eröffnung* des Gesprächs enthält:
- gegenseitiges Vorstellen von dolmetschender Person und PatientIn
- Erläuterung der Anwesenheit der dolmetschenden Person
- Darlegen der Rolle und Aufgabe der dolmetschenden Person.

Während des Gesprächs:
- Sitzordnung im Dreieck (oder Kreis) einhalten
- steter Augenkontakt mit Patient bzw. Patientin
- Wahl einer klar verständlichen Sprache
- Wahl der einheitlichen Anrede des Patienten bzw. der Patientin in indirekter oder direkter Rede
- Beobachtung der GesprächspartnerInnen und ihres nonverbalen Ausdrucks.

3.4.4 Das Nachgespräch

Das Nachgespräch bietet Gelegenheit für DolmetscherInnen wie auch Pflegende, Probleme oder Fragen, die sich im gemeinsamen Gespräch ergeben haben, nachzubereiten. Den DolmetscherInnen wird hier die Möglichkeit geboten, Bemerkungen und Beobachtungen zu äußern, die während des Dolmetschens nicht zur Sprache gekommen sind. Wie das Vorgespräch nimmt also auch das Nachgespräch je nach Setting, Gesprächsverlauf und emotionaler Belastung, welcher die Beteiligten im Gespräch ausgesetzt waren, unterschiedlich viel Zeit in

Anspruch. Ein Nachgespräch kann sich bei in der Zusammenarbeit erprobten GesprächspartnerInnen auf einen kurzen Austausch beschränken. Bei einer erstmaligen Zusammenarbeit sowie nach schwierigen Gesprächen müssen für ein Nachgespräch hingegen mindestens zehn bis 15 Minuten eingerechnet werden.

Das Nachgespräch zwischen Pflegenden und DolmetscherInnen:

- dauert je nach Gesprächsverlauf zwischen zehn und 15 Minuten

- beinhaltet die Klärung von Missverständnissen zwischen pflegender und dolmetschender Person während des Dolmetschergesprächs

- bietet Platz für Bemerkungen und Beobachtungen der vermittelnden Person.

3.5 Wer soll dolmetschen?

Nebst den bisher aufgezeigten Chancen und Schwierigkeiten des Dolmetschens und den Richtlinien, entlang derer eine Zusammenarbeit mit DolmetscherInnen konkret vorbereitet und gestaltet werden kann, ist von zentraler Bedeutung, wer diese Arbeit tun kann und soll.

Die Anforderungen, die DolmetscherInnen erfüllen müssen, damit sie den hohen Ansprüchen gerecht werden, welche von allen Seiten an diese Tätigkeit gestellt werden, sind beachtlich. Es sollte meines Erachtens bis hierher klar geworden sein, dass *Zweisprachigkeit* allein nicht ausreicht, um eine Dolmetschfunktion auszuüben. Allerdings ist die Tätigkeit des Dolmetschens für den Gesundheitsbereich in der Schweiz – ungleich z. B. in Schweden, Großbritannien oder Kanada[23] – kein geschützter Beruf, dem ein klar definiertes und verbindliches *Berufsprofil* mit entsprechender Ausbildung und Anerkennung zugrunde liegt. Trotzdem sind DolmetscherInnen sowohl im medizinischen wie auch in anderen Bereichen des sozialen und

öffentlichen Lebens in zunehmenden Maße tätig. Nicht alle diese Personen sind gleichermaßen *geeignet* für diese Arbeit. Da es bisher in der Schweiz eher schwierig war, professionelle DolmetscherInnen zu finden, wurden bis vor kurzem vor allem ungeschulte *LaiendolmetscherInnen* für diese Tätigkeit eingesetzt. Entweder waren dies Personen *aus dem Familien- oder Freundeskreis* der PatientInnen oder für diese Arbeit ebenfalls wenig geeignetes zweisprachiges Spitalpersonal (z. B. Reinigungspersonal oder Transportdienst). Solche DolmetscherInnen sollten ausschließlich in Ausnahmefällen – z. B. in Notfallsituationen – oder für sehr einfache und unbelastende Gesprächssituationen beigezogen werden. Dies gilt in verstärkter Weise für den Einsatz von Kindern als DolmetscherInnen. Hier besteht eine erhöhte Gefahr verzerrter Übermittlung von Aussagen, welche auf eine vielschichtige Überforderung dieser «HilfsdolmetscherInnen» zurückgeführt werden muss. Eine Überforderung ergibt sich hier sowohl aus emotionalen und persönlichen Gründen als auch aus Gründen häufig mangelhafter Sprachkenntnisse in den zwei Arbeitssprachen sowie aus fehlenden Dolmetschkenntnissen.

Wer nur in Ausnahmefällen oder überhaupt nicht dolmetschen soll:

- Familienangehörige oder FreundInnen des Patienten bzw. der Patientin (dies gilt insbesondere für die Kinder von PatientInnen)

- Spitalpersonal ohne Ausbildung im Pflegebereich (Reinigungs- und Küchenpersonal, Angestellte des Transportdienstes).

---

23 Für eine Aufstellung und einen Vergleich bestehender Aus- und Weiterbildungen im Bereich Dolmetschen in der Schweiz und im europäischen Ausland vgl. Weiss und Stuker [1998].

Um eine umfassende und zuverlässig vermittelte Kommunikation zu dritt zu sichern, muss mit professionellen DolmetscherInnen, welche folgende Voraussetzungen mitbringen, zusammengearbeitet werden. Diese verfügen erstens über gute mündliche *Sprachkenntisse* in den zwei Arbeitssprachen. Dies bedeutet, dass sie sich fließend und verständlich in diesen Sprachen ausdrücken können und diese ebenso gut verstehen. Ebenfalls in den Bereich der Sprachkenntnis gehört die Beherrschung der *Dolmetschtechnik*. Das Dolmetschen erfolgt nicht simultan, wie wir das aus anderen Zusammenhängen – mehrsprachigen Konferenzen – gewohnt sind. DolmetscherInnen, die im Gesundheits- und Sozialbereich vermitteln, verwenden meistens das konsekutive Dolmetschen. Mittels dieser Technik wird Aussage für Aussage der GesprächspartnerInnen zusammenfassend übersetzt. *Kommunikative Fähigkeiten* gehören neben dem Beherrschen der Sprache und der Dolmetschtechnik ebenfalls zu den Fähigkeiten guter DolmetscherInnen. Kommunikativ sein heißt, durch Aufmerksamkeit, Offenheit, Geduld und Klarheit zum Teil komplexe Kommunikationssituationen bewältigen zu können.

Zweitens beinhaltet die professionelle Haltung das Befolgen der *ethischen Regeln* der Dolmetschtätigkeit. Hierzu gehört in erster Linie die Erfüllung der *Schweigepflicht*. Eine dolmetschende Person arbeitet dann professionell, wenn sie nicht unaufgefordert aktiv in die Gesprächsführung eingreift, sondern eine *transparente* und *wertfreie* Wiedergabe und Vermittlung aller Informationen aus dem Gespräch sicherstellt. Die DolmetscherInnen sind dabei in der Lage, eine allparteiliche Position einzunehmen, die sich durch professionelle Distanz auszeichnet.

Drittens verlangt eine professionelle Dolmetschertätigkeit, über das relevante *Bezugswissen* zu verfügen. Dies bedeutet für DolmetscherInnen, welche im Pflegealltag eingesetzt werden, mit den üblichen Behandlungsabläufen vertraut zu sein, sich in der spezifischen *Terminologie* zurechtzufinden und sich in den Institutionen des Schweizer Gesundheitssystems auszukennen. Gerade dieses Wissen wird vor allem durch re-gelmäßige Tätigkeit erworben, kann allerdings durch Weiterbildungen für DolmetscherInnen vertieft werden.

DolmetscherInnen müssen viertens über Möglichkeiten verfügen, aus Gesprächen hervorgehende emotionale *Belastungen* bewältigen zu können. Neben dem Nachgespräch bieten auch eine fachliche Begleitung durch *Supervision* oder die Möglichkeit des Erfahrungsaustauschs unter DolmetscherInnen entsprechende Möglichkeiten dazu. Die Verantwortung dafür tragen allerdings nicht alleine die DolmetscherInnen, sondern vielmehr die AuftraggeberInnen, die dazu aufgefordert werden sollten, eine solche fachliche Begleitung anzubieten. Hierzu gehören auch ständige *Weiterbildungen* sowohl zu technischen als auch zu thematischen Fragen im Fachbereich Dolmetschen in der Pflege.

Professionelle DolmetscherInnen verfügen über:

- gute mündliche Sprachkenntnisse in den zwei Arbeitssprachen
- Kenntnis der Dolmetschtechnik
- kommunikative Fähigkeiten
- das Wissen der ethischen Richtlinien
- Bezugswissen
- Möglichkeiten des Umgangs mit belastenden Gesprächssituationen
- Bereitschaft, sich regelmäßig weiterzubilden und sich ggf. einer Supervision zu unterziehen.

3.6 Sicherung der Professionalisierung

Da für die Tätigkeit des Dolmetschens im Gesundheitsbereich in der Schweiz noch kein verbindliches Berufsprofil besteht, stellt sich die Frage der Qualitätssicherung dieser Arbeit. Solange mehr oder weniger jede Person dolmetschen darf und keine anerkannten Ausbildungen und Zertifikate diesen Beruf schützen, sind diesbezüglich heute in erster Linie jene Fachpersonen gefordert, die mit DolmetscherInnen zusammenarbeiten. Einerseits kann durch eine gute *Auswahl* der dolmetschenden Person, andererseits durch eine ausreichende *Vorbereitung* und *Nachbereitung* der Gespräche mit dieser und drittens durch ein regelmäßiges *Feedback* zuhanden der für die Vermittlung zuständigen Stelle eine Qualitätskontrolle vorgenommen werden.

Professionalität wird – wie oben bereits erwähnt – natürlich auch dadurch gewährleistet, dass den DolmetscherInnen Weiterbildungsmöglichkeiten und besonders für die Arbeit in belastenden Situationen Supervision und Möglichkeiten zum Erfahrungsaustausch unter DolmetscherInnen zur Verfügung gestellt werden. In einem weiteren Schritt wird für die Qualitätssicherung des Dolmetschens vor allem die For-

mulierung und das Durchsetzen von verbindlichen Standards zu Ausbildungsanforderungen und -inhalten sowie zum Berufsprofil der AusbilderInnen unbedingt notwendig sein.

Seit einigen Jahren wird in der Schweiz daran gearbeitet, aus der bis heute überall vorwiegend eher schlecht als recht bezahlten Arbeit einen anerkannten Beruf mit entsprechendem Profil und entsprechenden Anstellungsbedingungen zu schaffen. In diesem Zusammenhang wurde 1999 eine «Schweizerische Interessengemeinschaft zur Förderung von Übersetzung und kultureller Mediation im Gesundheits-, Sozial- und Bildungsbereich» gegründet. Die Interessengemeinschaft engagiert sich u. a. in mehreren Arbeitsgruppen in den Themenbereichen Aus- und Weiterbildung, Finanzierung, Forschung und Anerkennung (Kontaktadresse siehe «Hinweise» am Kapitelende).

Zusammenfassung

- Die Zusammenarbeit mit professionellen DolmetscherInnen in der Pflege ist für alle Beteiligten eine anspruchsvolle und meist unbekannte Tätigkeit, die einer guten Vorbereitung bedarf. Diese Vorbereitung beginnt bei der Entscheidung, wann eine dolmetschende Person beigezogen werden soll. Handelt es sich um eine Pflegeanamnese, ist die Zusammenarbeit mit einer Vermittlungsperson sicher wichtig, handelt es sich um einfache Handlungsanleitungen, reichen vielleicht andere Kommunikationsmittel, wie z. B. Bildertafeln, Zeichen- und Körpersprache aus.

- Wenn mit DolmetscherInnen zusammengearbeitet wird, muss entschieden werden, wer diese Tätigkeit ausführen soll. Reicht es, wenn jemand des zweisprachigen Spitalpersonals gefragt wird,

oder verlangt die bevorstehende Gesprächssituation nach professionellen DolmetscherInnen? Wenn außerhalb der Institution nach einer Vermittlungsperson gesucht werden muss, stellt sich die Frage, wo man eine solche findet. Dafür gibt es seit einiger Zeit eigens für diesen Zweck aufgebaute Vermittlungsstellen sowie Institutionen, die mit DolmetscherInnen zusammenarbeiten und diese teilweise auch weiter vermitteln.

- Als konkrete Schritte der Vorbereitung auf ein Dolmetschergespräch wird von der pflegenden Person mit der dolmetschenden Person ein Vorgespräch geführt. Auch während des Gesprächs gilt es einiges zu beachten, was vor allem die Wahl der Sprache und die Gesprächstechnik betrifft. Das Dolmetschergespräch wird schließlich mit der dolmetschenden Person nachbereitet.

Glossar

Dolmetschen: Mündliche Vermittlungstätigkeit, die über die enge wortwörtliche Übersetzung hinausgeht und sinngemäße Bedeutung von Aussagen mit einschließt.

Professionelles Dolmetschen: Professionelle DolmetscherInnen verfügen über eine praktische und theoretische Aus- und Weiterbil-

dung für das Dolmetschen im Gesundheits- und/oder Sozialbereich und kennen die ethische Richtlinien ihrer Tätigkeit.

LaiendolmetscherIn: In der Regel zweisprachige Person (meistens aus dem *Familien- oder Freundeskreis* der Patienten bzw. Patientinnen oder zweisprachiges Spitalpersonal), die auf Abruf als DolmetscherIn eingesetzt wird.

Hinweise

- Bischoff, A.; Loutan L.: Mit anderen Worten, Dolmetschen in Behandlung, Beratung und Pflege (Leitfaden). Département de Médecine Communautaire. Hôpitaux Universitaires de Genève, Bern und Genf 2000 (liegt auch in französischer und italienischer Sprache vor).

- Schweizerische Interessengemeinschaft zur Förderung von Übersetzung und kultureller Mediation im Gesundheits-, Sozial- und Bildungsbereich. Kontaktadresse: Koordinationsstelle, Interessengemeinschaft Interpret', Habsburgstr. 6, Postfach, CH-3006 Bern; E-Mail: coordination@inter-pret.ch.

- Sozial- und Präventivmedizin: Sonderheft: Übersetzung im Gesundheitswesen 44 (1999) 6, S. 245–297. Dieses Sonderheft fasst den Stand der Forschung im Bereich Dolmetschen in der Schweiz zusammen und verhilft den LeserInnen zu einem guten Überblick.

- Weiss, R.; Stuker, R.: Übersetzung und kulturelle Mediation im Gesundheitssystem. Forschungsbericht des Schweizerischen Forums für Migrationsstudien an der Universität Neuenburg. Bundesamt für Gesundheit, Bern 1998: Dieser Grundlagenbericht bettet das Thema Dolmetschen im Gesundheitssystem zunächst in einen theoretischen Zusammenhang, um anschließend einen ausführlichen Vergleich von Aus- und Weiterbildungsmöglichkeiten und Anstellungsbedingungen für DolmetscherInnen im In- und Ausland vorzunehmen.

- Weiss R.; Stuker, R.: Wenn PatientInnen und Behandelnde nicht dieselbe Sprache sprechen ... Fremdsprachige PatientInnen: Übersetzung und kulturelle Mediation im Gesundheitswesen. Eine Informationsbroschüre für Behandelnde und Behörden. Im Auftrag des Bundesamtes für Gesundheit, Bern, 1998.

Vermittlungsstellen in der Schweiz für DolmetscherInnen (Auswahl)

- Appartenances, c. p. 52, 1000 Lausanne 9, Tel.: (021) 341 12 50.

- Caritas Kanton Solothurn, Berntorstrasse 10, Postfach 227, 4501 Solothurn, Tel.: (032) 622 30 80.

- Derman – Beratungsstelle für interkulturelle Gesundheitsförderung für TürkInnen und KurdInnen (und AlbanerInnen), Schweizerisches ArbeiterInnenhilfswerk (SAH), Brauerstr. 4, 8004 Zürich, Tel.: (01) 241 82 88.

- Fachstelle «Interkulturelle Kommunikation», Caritas Luzern, Morgartenstr. 19, 6005 Luzern, Tel.: (041) 210 00 66.

- HEKS-Dolmetscherdienst, Socinstrasse 13, 4051 Basel, Tel.: (061) 261 48 80.

- ISA – Informationsstelle für Ausländerfragen, Bollwerk 39, 3011 Bern, Tel.: (031) 311 32 63.

- Service d'Interprétariat, Caritas Suisse, Service de réfugiés Fribourg, Rue Botzet 2, Case postale 11, 1705 Fribourg, Tel.: (026) 425 81 00.

- Therapiezentrum SRK für Folteropfer, Freiburgstr. 44a, 3010 Bern, Tel.: (031) 390 50 50.

- VERDI – Vermittlungsstelle für Dolmetscher und Dolmetscherinnen, Poststrasse 18, 9000 St. Gallen, Tel.: (071) 228 06 80.

Literatur

Bischoff, A.; Tonnerre, C.; Aryel, E.; Bernstein, M.; Loutan, L.: Addressing language barriers to health care, a survey of medical services in Switzerland. Sozial- und Präventivmedizin. Sonderheft: Übersetzung im Gesundheitswesen 44 (1999) 6, S. 248–256.

Hoffmann, P. (Hrsg.): Medizinischer Sprachführer – Arzt. Universimed, Sennwald/SG, 1993.

Kanton Bern: Patientendekret. Dekret über die Rechte und Pflichten der Patientinnen und Patienten in öffentlichen Spitälern. Gesundheitsgesetz Art. 10, Abs. 3, Bern, 1989.

Karmi, G. (Hrsg.): The Ethnic Health Factfile. A guide for health professionals who care for people from ethnic backgrounds. The Health & Ethnicity Programme, London.

Kaufert, J. M.; O'Neill, J. O.: Cultural Mediation of Dying and Grieving among Native Canadian Patients in Urban Hospitals. In: DeSpelder, L. A.; Strickland, A. L. (eds.): The path ahead: readings in death and dying. Mayfield Publishing, Mountain View, CA, 1995.

Sozial- und Präventivmedizin: Sonderheft: Übersetzung im Gesundheitswesen 44 (1999) 6, S. 245–297.

Stuker, R.: ÜbersetzerInnen im Gesundheitsbereich: Das medizinische Anamnesegespräch im Migrationskontext. Lizentiatsarbeit. Institut für Ethnologie der Universität Bern, Bern, 1998.

Weiss, R.; Stuker, R.: Übersetzung und kulturelle Mediation im Gesundheitssystem. Forschungsbericht des Schweizerischen Forums für Migrationsstudien an der Universität Neuenburg. Bundesamt für Gesundheit, Bern, 1998.

Weiss, R.; Stuker, R.: Sozial- und Präventivmedizin. Sonderheft: Übersetzung im Gesundheitswesen 44 (1999) 6, S. 257–263.

Weltgesundheitsorganisation (WHO): Platform on multicultural societies and mental health. WHO-regional office for Europe. 22–24 october 1992. Report on a meeting, Denmark, 1993.

Zeltner, T.: Nationale Aufgaben. Migrationsmedizin: Praxis und Forschung in der Schweiz. Symposium der Schweizerischen Akademie der Medizinischen Wissenschaften, Interlaken, 27.–28. Oktober 1994.

4. Bedeutung der Kommunikation in der Pflege

Renate Bühlmann und Yvonne Stauffer

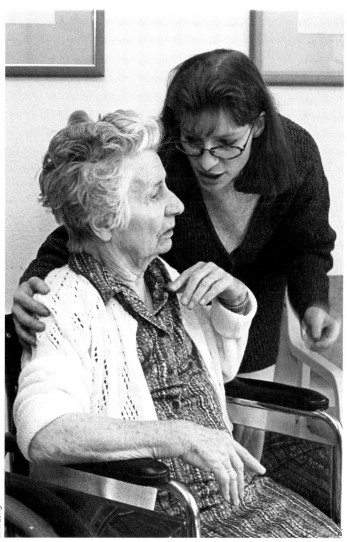

Irmi Long

«Pflegen heißt, dem anderen das Gesicht zuwenden.»

[Liliane Juchli]

4.1 Einleitung

In diesem Kapitel wird die Kommunikation in der Pflege als grundlegendes Element der pflegerischen Beziehung behandelt. Schwergewicht hat die Wahrnehmung der individuellen Persönlichkeit und der Situation der PatientInnen. Anhand verschiedener Konzepte wird die Wichtigkeit der zwischenmenschlichen Kommunikation für die Pflege dargestellt. Erläutert werden die Konzepte anschließend anhand eines Fallbeispiels aus der Praxis.

Kommunikation ist das Schlüsselelement der Pflege, denn Pflege ist immer eine Interaktion zwischen zwei oder mehreren Menschen. Dabei findet Kommunikation auf der verbalen, der averbalen, der kinästhetischen oder auf allen Ebenen gleichzeitig statt. Neben den inhaltlichen Aspekten der Kommunikation ist in der Pflege vor allem der Beziehungsaspekt von großer Bedeutung. Dieser ist verantwortlich für das Vertrauen zwischen den PatientInnen und den Pflegenden. Ohne Vertrauen und eine tragfähige Beziehung zwischen den PatientInnen und den Pflegenden kann Pflege im heutigen Verständnis nicht stattfinden.

Für das Wohlbefinden und die Sicherheit der PatientInnen zu sorgen ist von grundlegender Wichtigkeit. Ohne Wohlbefinden kann ein Mensch nicht gesund werden. Es ist Aufgabe der Pflege, die PatientInnen in ihrem Krankheitsprozess zu begleiten, ihnen zu helfen, sich in einer veränderten Rolle zurechtzufinden und ihr Selbstbestimmungsrecht und ihre Würde aufrechtzuerhalten. In allen Pflegemodellen und Theorien haben ethische Grundsätze einen hohen Stellenwert. Sie alle zielen auf eine individuelle, ganzheitliche Wahrnehmung der PatientInnensituation ab. Pflege heute heißt, die Krankheit mit den Augen der PatientInnen sehen, die Bedeutung der Erkrankung im individuellen Leben, die gemachten Erfahrungen, die

damit in Verbindung stehen, und die biografischen Zusammenhänge verstehen lernen. Nur so ist es möglich, die PatientInnen auf dem Weg zur Gesundheit zu begleiten oder ihnen die bestmögliche Lebensqualität zu erhalten.

4.2 Aufbau einer Beziehung

Der Aufbau einer Beziehung ist von einer stützenden und angstfreien Atmosphäre im Krankenzimmer oder im Spital abhängig. Diese wird von den Pflegenden mitgeprägt. Zum Aufbau einer Beziehung gehört auch, sich der eigenen Gefühle, Werte und Einstellungen bewusst zu sein und sie als eine der möglichen Formen des Lebens einzuordnen. Dieses Bewusstsein ermöglicht es, Menschen mit anderen Werten oder Einstellungen offen zu begegnen und sie vorurteilslos anzunehmen.

Um Beziehungen in der Pflege aufzubauen, braucht es Kommunikation, aber nicht unbedingt verbale. Offenheit, Anteilnahme und Mitgefühl werden durch Blick und Gesten, Berührung und Gesichtsausdruck vermittelt [Friedemann, 1996].

Pflegebeziehungen eingehen, heißt sich dem anderen zuzuwenden, ihn als Individuum zu erkennen und wahrzunehmen (siehe dazu auch Kap. II.6 von Domenig und Stauffer). Eine Beziehung, die auf Zuwendung basiert, ist mit Gleichgültigkeit und Unwissenheit unvereinbar. Pflegende, die einer anderen Person zugewandt sind, suchen den Kontakt mit dieser, sie sammeln Informationen über sie, um die Situation umfassend verstehen zu können.

Zuwendung bedeutet, Geduld zu haben, dem anderen Raum und Zeit zu geben, damit er sich in seiner Situation zurechtfinden kann und ihn in diesem Prozess zu unterstützen. Eine Pflegebeziehung, die auf Zuwendung basiert, ist geprägt von Achtung des anderen und Vertrauen.

Dazu gehören die Ehrlichkeit und die Bereitschaft, den anderen so zu nehmen, wie er ist, und nicht, wie wir ihn gerne hätten. Wenn die Pflegenden ihren PatientInnen offen und ehrlich gegenübertreten, können sie die wirklichen Probleme ihrer PatientInnen ermitteln. Nur so erhalten sie zuverlässige Informationen, die die Grundlage für eine effiziente und sorgsame Pflege bilden. Zu einer tragfähigen Pflegebeziehung gehört auch das Wissen der Pflegenden, dass ihre Möglichkeiten, anderen zu helfen, beschränkt sind. Zuwendung heißt, mit einer individuellen Person in einer konkreten Situation umzugehen und nach spezifischen Lösungen zu suchen [van der Arend/Gastmans, 1996].

4.3 Kommunikation in der Pflege

Mit MigrantInnen zu kommunizieren, stellt viele Pflegende erst einmal vor große Probleme. Die Kommunikation wird in diesem Kontext oft auf die sprachliche Verständigung reduziert. Wenn das Gegenüber nicht dieselbe Sprache wie die Pflegende spricht, bedeutet das meist auch eine gewaltige Einbuße in der Beziehung überhaupt. Erstaunlicherweise wird oft vergessen, dass es der MigrantIn ebenso geht, sie aber in der wesentlich schlechteren Position ist. Sie ist abhängig von den Pflegenden, denn erst durch sie erfährt sie viele wichtige Informationen und Hinweise über ihre Erkrankung, den Heilungsprozess, zu präventiven Maßnahmen und über die Möglichkeiten, zu ihrer Genesung beizutragen.

Was im Urlaub Anlass zu Heiterkeit ist und oft auch zu spontanen Bekanntschaften führt, scheint im Spitalalltag vergessen zu werden. Die Kreativität nämlich, mit der wir im Urlaub mit anderssprachigen Menschen zu kommunizieren versuchen. Da werden Hände eingesetzt, um mit Zeichensprache etwas verständlich zu machen, Bilder gezeigt oder gar Zeichnungen angefertigt. Man sucht nach Wörtern, von denen man annimmt, dass sie auch von einem anderssprachigen Menschen verstanden werden. Diese Art der Kommunikation wird im Urlaub selten als mühsam oder belastend empfunden, im Gegenteil. Wenn das Gegenüber vom Urlaub nun aber im Spitalbett liegt, scheint die Anderssprachigkeit manchmal kaum überwindbar. Es wird dann jeweils sehr viel Energie aufgewendet, nach jemandem zu suchen, der in dieser Situation helfen kann. Bis diese Person gefunden ist, ist die Kommunikation auf ein absolutes Minimum beschränkt. So kann es dann passieren, dass beispielsweise eine Migrantin vielleicht nicht einmal erfährt, wo sich die Toilette befindet, wann die Essenszeiten sind oder wie der Telefonapparat funktioniert.

Möglichkeiten der Verständigung mit anderssprachigen PatientInnen

- *Zeigen und demonstrieren*: Den PatientInnen Örtlichkeiten wie WC, Duschen oder Aufenthaltsräume zeigen. Die Handhabung von Telefonapparaten und Fernseher kann demonstriert werden.

- *Bildertafeln*: Dies sind Tafeln mit mehreren Feldern in denen sich kleine Zeichnungen, z. B. eine Toilette, Essen, Wasserglas usw. befinden, auf die PatientInnen oder Pflegende deuten können, um sich verständlich zu machen. Mit etwas Kreativität können diese ganz nach Bedürfnis der jeweiligen Situation angepasst werden.

- *Bild- und Wörterbücher*: Gut anwendbar sind auch «Wörterbücher ohne Worte». Diese bestehen aus Piktogrammen oder Fotos zu verschiedenen Sachgebieten. Obwohl sie für Reisende gedacht sind, können sie im Pflegealltag hilfreich sein.

- *Dolometer*: Sie beinhalten eine Skala von «Keine Schmerzen» bis «Unerträgliche Schmerzen». Mithilfe eines Schiebers kann die PatientIn die Schmerzstärke, die sie empfindet, ausdrücken.

Abgesehen von der sprachlichen Verständigung ist in der Pflege die nonverbale Kommunikation (siehe dazu Kap. II.2 von Altorfer und Käsermann) von großer Bedeutung. Die Körpersprache wird in der Regel viel schneller wahrgenommen als sprachliche Signale. Eine erfahrene Pflegende kann beim Anblick einer PatientIn intuitiv erkennen, wie sich diese fühlt, ob es ihr gut geht oder ob sie beispielsweise Schmerzen hat. Aber nicht nur die Befindlichkeit ist an der Körpersprache erkennbar, auch Interesse, Offenheit, Empathie werden ausgestrahlt und vom Gegenüber wahrgenommen. Ausgestrahlt werden natürlich auch negative Gefühle oder Haltungen, auch diese werden wahrgenommen. Allerdings ist es hier nicht ganz einfach, sie richtig zu deuten, denn eine ablehnende Haltung, um ein Beispiel zu nennen, kann mehrere Ursachen haben, wie etwa Unsicherheit, Desinteresse, Hilflosigkeit, um nur einige zu nennen. Das Gegenüber wird aber in erster Linie die ablehnende Haltung wahrnehmen, die es nicht einordnen kann, zum eigenen Schutz in eine defensive, vorsichtige Haltung verfallen und sich verschließen. Die Mauer, die dadurch entsteht, ist dann kaum mehr zu durchbrechen.

4.4 Wenn MigrantInnen zu PatientInnen werden

Gesundheit bedeutet für den Menschen die Sicherheit für seine Existenz. Ist sie bedroht, verändert sich das Leben des Betroffenen grundsätzlich. Die bis zur Erkrankung für sicher gehaltenen Werte und Vorstellungen für das eigene Leben sind in Gefahr, sogar die ganze Existenz kann gefährdet sein. Bei einem Spitaleintritt spitzt sich die Situation noch zu. Hier müssen sich die Betroffenen in einer fremden Umgebung, die sich ihrer Kontrolle entzieht, zurechtfinden. So werden MigrantInnen, die ins Spital eintreten müssen, gleich doppelt verunsichert, indem sie sich neben der Krankheit oder dem Unfall auch noch mit einem ihnen meist fremden Gesundheitssystem zurechtfinden müssen. Dazu kommen vielfach auch noch sprachliche Barrieren.

Das wohl größte Problem für die MigrantInnen im Pflegekontext ist aber, dass sie nicht als Individuum wahrgenommen werden. Sie treten nicht als Frau X. in das Spital ein, sondern als StellvertreterInnen einer Ethnie, einer Religionsgemeinschaft oder eines Landes. Vorurteile und Halbwissen seitens der Pflegenden führen daher oft dazu, dass die Wahrnehmung der PatientInnen mit Migrationshintergrund von unzutreffenden Vorstellungen bzw. Vorurteilen geprägt ist. Nicht als Individuum wahrgenommen zu werden, kann fatale Folgen nach sich ziehen, dann nämlich, wenn es um die Kooperation der PatientInnen bei ihrem Genesungsprozess geht. Entscheidend für die Kooperation der PatientInnen ist, dass die erhaltenen Informationen und Beratungen auf diese überzeugend wirken, das heißt, dass sie auf ihr Gesundheits- und Krankheitsmodell abgestimmt sind [Heim/Willi, 1986]. Aber nicht nur die Informationsvermittlung, sondern auch der Kontext der Verständigung ist wichtig. Je kürzer die Begegnung, desto schlechter die Kooperation: «Dort (...) wo *emotionale Spannungen* (z. B. wegen zurückweisenden, widersprüchlichen oder kontrollierenden Verhaltens des Arztes) der zwischenmenschlichen Verständigung im Wege stehen, ist die Kooperation des Patienten nachweislich schlechter» [ebd.: 74]. Vertrauen zum Arzt oder zur Ärztin, sich akzeptiert fühlen, erhöht die Kooperationsbereitschaft der PatientInnen und wirkt sich fördernd auf den Gesundungs- und Behandlungsprozess aus. Die Aussagen Heims über die Kommunikation zwischen PatientInnen und ÄrztInnen haben ihre Gültigkeiten auch für die Beziehung zwischen PatientInnen und Pflegenden. Die Situation, die sich aus einem Spitalaufenthalt ergibt, bei dem sich die PatientInnen nicht ernst genommen fühlen, ihre Probleme und Ängste nicht entsprechend wahrgenommen werden, kann sie in eine Krise führen. Im Folgenden soll daher auf die Bedeutung der Krise in der Pflege von MigrantInnen näher eingegangen werden.

4.5 Die Krise, ein wichtiger Schwerpunkt in der Pflege von MigrantInnen

4.5.1 Die Bedeutung der Krise

Eine Krise betrifft den ganzen Menschen. In der Krise wird das akute Problem in Zusammenhang gebracht mit allen früheren Problemen, alte Konflikte werden wieder belebt, all dies löst Angst aus. Krisen können krank machen, wenn diese Angst überhand nimmt, nicht mehr zu kontrollieren ist. Die Biografien von MigrantInnen sind häufig geprägt von schmerzhaften, nicht verarbeiteten Prozessen. Ihre seelische Stabilität ist oft sehr verletzlich, so dass eine zusätzliche Unsicherheit im Leben genügen kann, sie aus dem Gleichgewicht zu bringen.

Kast umschreibt die Krise als eine Störung des Gleichgewichtes, «als ein Ungleichgewicht zwischen der subjektiven Bedeutung des Problems und den Bewältigungsmöglichkeiten, die einer Person zur Verfügung stehen. Der Betroffene fühlt sich in seiner Identität, in seiner Kompetenz, das Leben einigermaßen selbständig gestalten zu können, bedroht» [Kast, 1989: 13]. Eine Krise besteht demnach dann, wenn die Gleichgewichtsstörung schwer, zeitlich begrenzt und durch die üblichen Bewältigungsstrategien nicht zu bewältigen ist: «Krisenzeiten sind Zeiten im Leben eines Menschen, die von größter beengender Intensität gekennzeichnet sind (...) Es versteht sich von selbst, dass sich solche Situationen der Intensität, der Angst, des Druckes nicht über lange Zeit halten können» [ebd.: 16]. Kast unterscheidet dabei verschiedene Krisenformen:

- *Entwicklungskrisen*, die sich durch das fortschreitende Lebensalter und die damit verbundenen Lebensprobleme ergeben
- *Anforderungskrisen*, die sich aus Anforderungen ergeben, denen sich der Mensch nicht gewachsen fühlt, z. B. berufliche Anforderungen, Forderungen der Familie, Arbeitslosigkeit, Umzüge, usw.
- *Verlustkrisen*, wie Tod, Trennung, Veränderungen des eigenen Körpers durch Krankheit, Alter, Verlust der Arbeit.

Kast [1989] unterscheidet zwei unterschiedliche Reaktionsweisen auf Krisen. Bei der «lauten» Krise sind die Menschen überstimuliert. Sie werden in der Krise von Emotionen wie Angst, Wut, Erregung überschwemmt. Die Betroffenen werden ganz von ihren Emotionen bestimmt. Diese Menschen müssen beruhigt werden, sie müssen dabei unterstützt werden, ihre Fassung wiederzufinden. Die «leisen» Krisen bleiben oft unbemerkt. Die betroffenen Menschen sind kontrolliert, sie spalten Emotionen vom bewussten Leben ab. Es scheint, als hätten sie alles im Griff, aber ihr Leben wird entleerter. Auf dem Höhepunkt der Krise hat nichts mehr Sinn, alle Stimulation, die sonst vom Leben ausgeht, scheint zu fehlen. Die Betroffenen werden ganz von ihrer Kontrolle bestimmt. Hier ist es wesentlich, den Menschen gefühlsmäßig zu erreichen, und die nicht so offensichtlichen Probleme zu erkennen, und ihn darin zu unterstützen, wieder in Beziehung zu treten.

Die Bewältigung von Krisen ist von der Schwere eines Ereignisses und der Art der Auseinandersetzung damit abhängig. Ziel ist die Bewältigung der Krise oder die bestmögliche Anpassung an die veränderte Situation. Der Bewältigungsvorgang stützt sich dabei auf die vorhandenen Ressourcen. Dazu gehören nach Heim die Persönlichkeitsstruktur, das soziale Netzwerk und die soziale Unterstützung [Heim, 1993, zit. in Otto, 1997: 143].

4.5.2 Pflege in Krisensituationen

Pflegende nehmen in Krisensituationen wichtige Rollen als ZuhörerInnen, MediatorInnen und BeraterInnen ein. Eine solche Krisenbegleitung ist jedoch nur möglich, wenn der Mensch als Individuum anerkannt bzw. seine individuelle Persönlichkeit akzeptiert wird. In der Krisensituation ist es daher wichtig, dass die Betroffenen in ihrer Angststimmung Entspannung und Erleichterung erfahren. Um dies zu erreichen, müssen Pflegende zu den Betroffenen einen Kontakt herstellen und die Bedrohung, welche MigrantInnen oft verspüren, verstehen können. Allein schon das Miteinander-Sprechen kann entlastend wirken. Pflegende können PatientInnen in einer Krisensituation jedoch auch begleiten und unterstützen, indem sie ihnen ganz praktisch helfen, die persönlichen und externen Ressourcen wahrzunehmen. Sie können Orientierungshilfen für die Zukunft geben, wenn sie wissen, was die Erkrankung im Leben der PatientInnen für eine Bedeutung hat. Sie können zudem PatientInnen darin unterstützen, nicht erstarrt in der Krise stecken zu bleiben, sondern fähig zu werden, ihre eigenen Ressourcen und Stärken zu mobilisieren und auch entsprechende Hilfe anzunehmen.

Durch den Aufbau einer offenen Beziehung, die Unterstützung in belastenden Situationen, die Vermittlung zwischen ÄrztInnen und PatientInnen und durch die Mobilisierung psychosozialer Unterstützung, helfen Pflegende den PatientInnen in der Krisenbewältigung.

Das Gespräch, eine der Pflegehandlungen in der Krise

Krisenbewältigung ist immer ein kreativer Prozess. Die Betroffenen mobilisieren innere und äußere Ressourcen, suchen nach neuen Möglichkeiten für die Problemlösung. Damit sich Kreativität aber entfalten kann, sind folgende Grundbedingungen nötig, die im Gespräch als eine der Pflegehandlungen in der Krisenbegleitung unbedingt beachtet werden müssen:

- Ein Individuum als bedingungslos wertvoll zu akzeptieren. Kreativität wird gefördert, wenn ein Mensch spürt, dass er geachtet wird, gleichgültig in welchem Zustand er sich gegenwärtig befindet oder welche Verhaltensweisen er zeigt.
- Ein Klima anbieten, in dem keine Wertsetzung von Aussen erfolgt. Ein Mensch kann Kreativität entwickeln, wenn er sich in einer Atmosphäre befindet, in der er nicht bewertet, nicht nach äußeren Maßstäben gemessen wird.
- Empathisch verstehen, das heißt, den anderen Menschen von seinem Standpunkt her wahrzunehmen und ihm aus diesem Verständnis heraus Sicherheit zu bieten [Rogers, 1988: 347].

4.6 Der Einsatz von DolmetscherInnen

In diesem Kapitel soll auf den Einsatz von DolmetscherInnen für «Alltagsübersetzungen» eingegangen werden (zum Einsatz von professionellen DolmetscherInnen siehe Kap. II.3 von Stuker), denn oft ist der Einsatz von nichtprofessionellen DolmetscherInnen nicht zu umgehen, da Pflegende nicht rund um die Uhr professionelle DolmetscherInnen beiziehen können.

Neben professionellen DolmetscherInnen werden in der Pflege meist Angehörige, Bekannte der PatientInnen oder Angestellte aus dem Betrieb eingesetzt.

Das Nächstliegende ist sicher jeweils der Beizug von Angehörigen oder Bekannten der PatientInnen. MigrantInnenkinder beispielsweise, welche häufig zum Dolmetschen beigezogen werden, beherrschen meist die hiesige Sprache besser als ihre Eltern. Die Pflegende muss sich jedoch bei einem solchen Einsatz immer auch überlegen, welche Themen sie mit den Kindern, die häufig noch recht jung sind, ansprechen kann und welche nicht. Doch auch wenn die Kinder erwachsen sind, können bestimmte Fragen sie und ihre Eltern in Verlegenheit bringen. In Fragen, in denen es um das Wohlbefinden geht, oder in alltäglichen Gesprächen bietet es für die Kinder meist kein Problem, als DolmetscherInnen zu fungieren. Häufig geben sie auch direkt Antwort auf die Fragen, ohne sie ihren Eltern zu übersetzen, da sie diese sehr gut kennen. Hier ist es wichtig, die PatientInnen trotzdem über diese, wenn auch nur alltäglichen Gesprächsinhalte zu informieren, so dass sie nicht das Gefühl haben, es werde über ihren Kopf hinweg gesprochen. Bei jungen Kindern muss man sich jedoch auch versichern, ob das Kind die Frage dem Inhalt nach verstanden hat, damit es sie dem Vater oder der Mutter richtig übermitteln kann. Grundsätzlich gilt jedoch, dass die Kinder nicht mit Fragen belastet werden dürfen, die sie vom Alter, aber auch von der Beziehung zu ihren Eltern her, überfordern. Gehen Gespräche über Alltagsfragen hinaus, müssen daher in jedem Fall professionelle DolmetscherInnen beigezogen bzw. dürfen in keinem Fall Kinder von MigrantInnen dafür eingesetzt werden.

> **Übung**
>
> Karim übersetzt seiner Großmutter die Instruktionen für die Antikoagulantien-Behandlung. Er übersetzt zügig die Informationen der Pflegenden, wann und wie das Medikament einzunehmen ist und welche Gefahren es birgt. Bei den Symptomen einer Blutung (Blut im Stuhl) stockt er und schaut die Pflegende etwas ratlos an. Die Pflegende fragt nach, ob er es nicht richtig verstanden habe. Karim druckst herum und fragt die Pflegende, ob das denn so wichtig sei, er könne dies seiner Großmutter nicht übersetzen.
>
> - Warum will Karim seiner Großmutter nicht alles übersetzen?
> - Hat die Pflegende hier richtig entschieden, Karim als Dolmetscher für diese Situation einzusetzen?
> - Welche anderen Möglichkeiten stehen der Pflegenden für die Antikoagulationsinstruktion zur Verfügung?

Neben den PartnerInnen dienen in der Praxis häufig auch andere Angehörige oder Bekannte als DolmetscherInnen im Gespräch mit den PatientInnen. Auch diese sollten möglichst nur für Alltagsfragen oder, falls keine professionellen DolmetscherInnen zur Verfügung stehen, nur nach genauen Kenntnissen über die Beziehungsebene zwischen den betroffenen PatientInnen und den als DolmetscherInnen fungierenden Personen eingesetzt werden.

> **Übung**
>
> Eine Migrantin leidet an einem Diabetes mellitus. Die Pflegende möchte wissen, wie sie Zuhause mit ihrer Krankheit umgeht. Sie befragt die Patientin über ihre Krankheit. Die Patientin gibt nur zögernd und kurz Antwort auf die Fragen. Während des Gesprächs erhält die Patientin Besuch einer Bekannten aus dem gleichen Herkunftsland. Die Pflegende ergreift die Gelegenheit, die auch deutsch sprechende Bekannte gleich als Dolmetscherin einzusetzen. Später stellt sich heraus, dass diese Frau nur eine «lose» Bekannte der Patientin ist, der die Patientin nichts über ihre Krankheit erzählen wollte.
>
> - Was hat die Pflegende hier falsch gemacht?
> - Was hätte sie stattdessen machen können?

Im Spital werden häufig auch Spitalangestellte als DolmetscherInnen eingesetzt, meist aus Arbeitsbereichen, in welchen mehrheitlich MigrantInnen arbeiten (Hausdienst, Transportdienst). Die Angestellten werden dazu oftmals von ihrem Arbeitsplatz weggeholt, was zur Folge hat, dass die reguläre Arbeit in kürzerer Zeit ausgeführt werden muss. Zudem wird im Normalfall die DolmetscherInnenarbeit nicht speziell entlohnt. Angestellte des Haus- oder Transportdienstes besitzen zudem kaum die für ein gutes Dolmetschen notwendigen medizinisch-pflegerischen Kenntnisse. Auch sind nicht alle mit dem hiesigen Spital- und Gesundheitssystem genügend vertraut, um neben dem Dolmetschen auch eine mediatorische Funktion einnehmen zu können (weitere Ausführungen dazu siehe Kap. II.3 von Stuker).

> **Übung**
>
> Eine Patientin, die nur ihre Muttersprache spricht und erst seit zwei Wochen im Aufnahmeland weilt, weint in der Nacht und windet sich vor Schmerzen. Die Pflegende kann nicht herausfinden, wo die Schmerzen sind. Sie ruft den Kollegen vom Transportdienst zu Hilfe, da sie weiß, dass er dieselbe Sprache spricht wie die Patientin. Der Kollege geht mit der Pflegenden ins Zimmer, und der Mann beginnt mit der Patientin zu sprechen. Plötzlich wirkt das Gespräch aggressiv. Die beiden schreien sich an. Der Kollege geht aus dem Zimmer, die Patientin weint noch mehr. Später stellt sich heraus, dass beide zwar dieselbe Sprache sprechen, jedoch aus zwei verschiedenen ethnischen Gruppen stammen, die sich zur Zeit als Kriegsparteien gegenüberstehen.
>
> - Was hat die Pflegende hier falsch gemacht?
> - Was hätte sie stattdessen machen können?

4.7 Kommunikation mit MigrantInnen im Spitalalltag

Das nachfolgende Fallbeispiel einer bosnischen Migrantin und der daran anschließende Kommentar mit Hinweisen für eine bessere Kommunikation soll die bisher gemachten Ausführungen illustrieren.

4.7.1 Fallbeispiel

Zur Person und familiäre Situation. Die Patientin ist 46 Jahre alt. Sie ist verheiratet und hat vier Kinder. Eine Tochter ist 22 Jahre alt und verheiratet. Eine zweite Tochter ist 20 Jahre alt, sie arbeitet als Schwesternhilfe. Eine weitere Tochter und ein Sohn, elf- und dreizehnjährig, gehen noch zur Schule. Der Ehemann ist berufstätig, er arbeitet im Schichtbetrieb. Die Patientin war früher Krankenschwester, sie leitete ein Spital in ihrer Heimatstadt. Jetzt ist sie Hausfrau. Die Familie ist vor zehn Jahren aus Bosnien-Herzegowina in die Schweiz gezogen. Eine Schwester der Patientin lebt ebenfalls in der Schweiz.

Religiöse Zugehörigkeit. Gemäß dem Patientenstammblatt ist die Patientin Muslimin.

Sprachliche Verständigungsmöglichkeiten. Die Patientin versteht und spricht Hochdeutsch. Ab und zu hat es den Anschein, dass sie kompliziertere Gespräche nicht immer versteht. Der Ehemann spricht gebrochen Deutsch. Die beiden älteren Töchter sprechen fließend Schweizerdeutsch.

Diagnose. Vor fünf Jahren wurde bei der Patientin ein metastasierendes Ovarialkarzinom diagnostiziert. Dieses wurde operiert und mit Chemotherapie und Bestrahlungen behandelt. Seit einigen Monaten leidet die Patientin an Nausea, Bauchschmerzen und Ileussymptomen. Sie hat Leber- und mesenteriale Metastasen. Erneut erhielt die Patientin einen Chemotherapiezyklus. Die Patientin war schon mehrere Male auf derselben Abteilung hospitalisiert.

Aktuelle Situation. Die Patientin tritt ins Spital ein, weil sie zu Hause immer erbrechen musste, zunehmend schwächer wurde, den ganzen Tag im Bett lag und grässliche Schmerzen im Bauchbereich hat. Sie hat seit langer Zeit keinen Stuhlgang mehr. Die Patientin sagt, es sei zu Hause, auch mit den Kindern, nicht mehr gegangen. Auf der Abteilung erhält die Patientin eine Infusion, Medikamente und eine Schmerztherapie mit MST (orales Analgetikum) und einer Schmerzpumpe. Auf der Abdomen-Leeraufnahme sieht man, dass die Patientin einen Subileus hat, und dass der Tumor stark zugenommen hat. Im Moment wird keine weitere Chemotherapie oder Bestrahlung durchgeführt. Die Patientin äußert den Wunsch, hier bleiben zu dürfen, solange es ihr so schlecht gehe.

Beobachtungen der Pflegenden. Die Patientin ist sehr schwach, sie schläft viel. Sie lässt sich ganz waschen, steht nur auf zum Betten oder wenn sie stuhlen muss. Mit der Schmerzpumpe und den oralen Analgetika sind die Schmerzen für die Patientin erträglich. Die Patientin isst sehr wenig. Die Angehörigen bringen ihr Essen von zu Hause mit, dieses kann die Patientin besser essen, obwohl es nach Angaben der Pflegenden schwer verdaulich ist. Während der Pflege spricht die Patientin nur auf Anfrage, sie gibt knapp Antwort. Sie hat die Augen geschlossen. Sie spricht mit den Pflegenden nicht über die Zukunft, auch nicht über das Sterben. Sie macht die Äußerung, es werde dann schon wieder besser. Auf der Arztvisite sagt die Patientin täglich, es gehe schon, sie sei müde, es werde aber dann schon wieder. Die Patientin erhält jeden Tag Besuch von ihrem Ehemann. Laut Beobachtungen der Pflegenden spricht das Paar selten miteinander. Der Ehemann sitzt neben dem Bett auf einem Stuhl und liest die Zeitung, die Patientin döst. Mit den Pflegenden spricht der Ehemann ganz selten, auch dann nur auf Ansprechen. Die älteste Tochter kommt hin und wieder zu Besuch, mit dieser spricht die Patientin. Die mittlere Tochter kommt ein- bis zweimal täglich vor oder nach der Arbeit vorbei. Sie kommt häufig bei den Pflegenden vorbei und fragt nach dem Zustand der Mutter. Einer Pflegenden sagt sie, diese Situation sei sehr schwer für sie, sie müsse zu Hause den ganzen Haushalt machen und auf die kleineren Geschwister achten. Dazu wisse sie nicht recht, wie es ihrer Mutter eigentlich ginge, der Vater und die Mutter haben ihr nicht viel gesagt. Die beiden jüngsten Kinder kommen nie zu Besuch.

Pflegemaßnahmen. Die Patientin wird täglich gewaschen. Die Pflegenden haben beobachtet, dass sich die Patientin während einer Massage gut entspannt. So versuchen sie, sie täglich zu massieren.

Während der Körperpflege sprechen sie nur das Nötigste mit der Patientin, da sie fast immer mit geschlossenen Augen vor sich hindöst. Es scheint, dass das Sprechen sie sehr anstrengt. Die Patientin erhält Wunschkost, ohne Schweinefleisch. Auf Wunsch erhält sie das mitgebrachte Essen der Angehörigen. Sie hat Infusionen mit Medikamenten. Die Pflegenden sprechen sehr selten mit dem Ehemann. Mit der mittleren Tochter sprechen sie häufiger, sie spüren ihre Verzweiflung. Sie hören ihr zu, verstehen sie. Die Pflegenden bitten den Arzt, nochmals mit dem Ehemann zu sprechen und ihm die Tragweite des schlechten Zustandes seiner Frau zu erklären.

Übung

Bearbeiten Sie das Fallbeispiel gemäß folgenden Fragen:

- Beschreiben Sie die unterschiedlichen Wertvorstellungen und Vorurteile, die diese Situation prägen.
- Inwiefern werden die Bedürfnisse der Patientin und ihrer Angehörigen in der Pflege berücksichtigt?
- Wie haben die Pflegenden die Situation der Patientin erfasst und in die Pflegemaßnahmen einbezogen?
- Beschreiben Sie die Kommunikation zwischen den Pflegenden und der Patientin, zwischen den Pflegenden und den verschiedenen Angehörigen und zwischen den Familienangehörigen untereinander.
- Warum sprechen die Pflegenden vor allem mit der mittleren Tochter?
- Versuchen Sie, eigene Pflegemaßnahmen aus der Fallgeschichte abzuleiten.

4.7.2 Kommentar

Auffallend an diesem Fallbeispiel ist die Tatsache, dass kaum eine Kommunikation zwischen der Patientin und den Pflegenden besteht, auch wenn diese einige Deutschkenntnisse hat und zudem auch den gleichen beruflichen Hintergrund aufweist. Es ist nicht auszuschließen, dass hier weniger sprachliche, sondern vor allem transkulturelle Barrieren auf Seiten der Pflegenden (transkulturelle Inkompetenzen, Unsicherheiten, Vorurteile) den Kontakt bzw. eine gute

Kommunikation erschwert haben. Infolgedessen fehlen auch wichtige Informationen für den Pflegeprozess, wie beispielsweise Informationen über die Beziehungen in der Familie, die besonderen Wünsche der Patientin und die teilweise unterschiedlichen Vorstellungen über Umgang und Bedürfnisse im Krankheits- und Sterbeprozess.

Ein Vorurteil, das die Pflege in diesem Beispiel besonders prägt, ist die Erwartungshaltung der Pflegenden, dass die Patientin mit ihnen über das Sterben sprechen müsse. Dabei verkennen sie, dass die starke Betonung der verbalen Bewältigung von Krisen eine nicht überall in gleichem Maße übliche Strategie ist. So erwarten die Pflegenden von der Patientin und ihrem Ehemann ein den hiesigen Wertvorstellungen entsprechendes, aktives Verhalten zur Bewältigung der Situation, ein sogenanntes passiveres, auch nonverbales Umgehen mit Krisensituationen bewerten sie eher negativ. Ebenso wird die Äußerung, es werde dann schon wieder besser, von den Pflegenden wahrgenommen als ein Zeichen, dass die Patientin die Schwere ihrer Erkrankung nicht wahrhaben will oder versteht. Diese Äußerung muss von den Pflegenden hinterfragt werden, denn sie steht im Gegensatz zu ihren Erfahrungen und Beobachtungen und führt so zu Missverständnissen und einer falschen Einschätzung der Situation. «Es wird dann schon besser» kann nämlich Verschiedenes bedeuten. Einerseits kann es auf Hoffnung hinweisen, wobei hier nur die Patientin beantworten kann, welche Hoffnung sie hegt. Hofft sie auf eine Stabilität im physischen Zustand, auf Ruhe, damit sie Kraft schöpfen kann, auf Erleichterung in ihrer sozialen Situation oder anderes? Es kann sich andererseits natürlich auch einfach um eine Floskel handeln, die ohne weiteres Nachdenken dahingesagt wird.

Ein weiteres Vorurteil ist in der Bewertung der Beziehung zwischen der Patientin und ihrem Ehemann durch die Pflegenden zu finden. Allein aus der Beobachtung einer doch sehr kurzen Zeit, betrachtet man das gesamte Eheleben der beiden, können kaum Rückschlüsse über die Beziehung gezogen werden. Das Neben-dem-Bett-Sitzen und Zeitunglesen kann Ausdruck einer starken emotionalen, nonverbalen Verbundenheit sein.

Auch mit dem Ehemann findet keine direkte Kommunikation statt. Aus dem Beispiel wird deutlich, dass die Pflegenden erwarten, dass er auf sie zukommt. Diese Erwartungshaltung ist ebenfalls aus der Vorstellung gewachsen, der Ehemann müsse in Anbetracht der Schwere der Erkrankung seiner Frau mit ihnen sprechen, um weitere Informationen zu erhalten. Diese Erwartungshaltung ist verständlich, denn die Pflegenden haben eigentlich kein Recht, über Diagnosen mit Angehörigen zu sprechen, aber sie dürfen natürlich antworten. Sie müssen defensiv kommunizieren. Ihnen ist das klar, wenn auch nur unbewusst. PatientInnen und ihren Angehörigen ist dieser Umstand aber nur selten bekannt. Diesem «Kommunikationsnotstand» weichen die Pflegenden aus, indem sie das Gespräch dem Arzt überlassen, mit der Bitte, dem Ehemann die Situation noch einmal zu erklären. Dass der Ehemann nicht auf die Pflegenden zukommt, kann verschiedene Ursachen haben. Vielleicht ist hier die Sprache wirklich eine Barriere. Es könnte jedoch auch sein, dass er keine Kommunikation mit den Pflegenden wünscht, weil er diese seiner Ehefrau überlassen will, oder weil er keine Notwendigkeit sieht, sich mit ihnen über die Situation zu unterhalten.

Die Kommunikation zwischen den Pflegenden und der mittleren Tochter hat verschiedene Aspekte. Einerseits kommt diese täglich auf die Pflegenden zu und wünscht von ihnen Informationen über den Zustand ihrer Mutter. Da sie im selben Spital als Pflegeassistentin arbeitet und die deutsche Sprache gut beherrscht, fällt es den Pflegenden leicht, mit ihr zu sprechen. Die Tochter verbalisiert ihre Ängste und Probleme. Dadurch entsteht zwischen ihr und den Pflegenden eine gewisse Verbundenheit, da diese aufgrund ihrer Äußerungen ihre ganze Situation nachvollziehen können. Die mittlere Tochter wird somit einerseits zur einzigen Informations- und Austauschquelle für die Pflegenden, die damit den einfachsten Kommunikationsweg in dieser Situation gehen. Sie kommunizieren, verkennen aber, dass die Patientin und die restliche Familie weiterhin aus der Kommunikation ausgeschlossen sind. Andererseits manövrieren sich die Pflegenden dadurch auch in eine Zwickmühle. Die Tochter erhält, wie sie selbst sagt, von ihren Eltern zuwenig Informationen über den Krankheitszustand ihrer Mutter. Die Pflegenden haben aber kein Recht, sie darüber zu informieren, ohne vorher das Einverständnis der Mutter eingeholt zu haben. Sie haben also gegenüber Mutter und Tochter immer eine Grauzone, über die sie nicht sprechen dürfen. Das kann sehr belastend sein. Es ist wichtig, dies mit der Patientin anzusprechen und zu erfahren, wieso sie mit ihrer Tochter nicht umfassend über ihre Erkrankung spricht.

Die Pflegenden gehen sehr behutsam mit der Patientin um. So versuchen sie, ihr möglichst viel Ruhe und Entspannung zukommen zu lassen. Sie helfen der Patientin, ihre noch vorhandene Energie einzuteilen, indem sie sie täglich waschen und ihr Massagen zur Entspannung anbieten. Sie ermöglichen der Patientin zudem, das von zu Hause mitgebrachte Essen einzunehmen, obwohl es in ihren Augen schwer verdaulich ist. Ebenso sorgen sie für eine adäquate Schmerztherapie. Die körperlichen Bedürfnisse der Patientin werden von den Pflegenden angemessen erfasst, und dementsprechend ist die Pflege. Die psychosozialen Bereiche der Pflege aber werden stark vernachlässigt. So wird beispielsweise von den Pflegenden nicht evaluiert, ob die Patientin tatsächlich nicht sprechen mag oder ob sich etwas anderes hinter diesen geschlossenen Augen während der Körperpflege verbirgt.

Die Pflegenden sind in ihrer Sichtweise der Situation gefangen. Es ist ihnen dadurch nicht möglich, sich der Patientin und ihren Angehörigen zuzuwenden und ihnen empathisch gegenüberzutreten. Dies würde heißen, die Situation aus deren Blickwinkel wahrzunehmen und zu verstehen.

Ein einfacher Einstieg liegt hier sicher darin, die Patientin auf ihren beruflichen Hintergrund anzusprechen. Dies ist ein gemeinsamer Boden zwischen den Pflegenden und der Patientin, auf dem Gespräche aufgebaut werden können. Das Bewusstsein darüber, dass die Patientin Krankenschwester war und in ihrer Heimat sogar ein

Spital leitete, müsste den Pflegenden auch Hinweise geben, dass sich die Patientin der Schwere ihrer Erkrankung sicher bewusst ist, auch wenn sie dies auf der verbalen Ebene nicht deutlich kommuniziert. Die Aufgabe der Pflegenden ist in dieser Situation, die Patientin in ihren Strategien zu unterstützen und ihr die Hilfe anzubieten, die sie gegenwärtig benötigt und nicht die, von der sie denken, die Patientin benötige sie. Dazu müssen sie das Gespräch mit ihr suchen, denn nur wenn die Pflegenden die Bedeutung der Erkrankung und der jetzigen Situation für die Patientin kennen, können sie diese auch effizient im Krankheitsprozess unterstützen.

Bedeutsam für die Pflege ist, dass von den Pflegenden reflektiert werden muss, wie die Kommunikation zwischen den einzelnen Beteiligten abläuft:

- Wer spricht mit wem und mit welchen Inhalten?
- Sind die Kommunikationswege richtig?
- Führen die Kommunikationswege zu einer Klärung der Situation?
- Sind die Ziele der Pflege für alle Beteiligten dieselben, und sind diese allen auch bekannt?

Dies sind die zentralen Fragen, die gestellt und beantwortet werden müssen.

Zusammenfassung

- Ohne Zuwendung und Interesse für andere kann keine Beziehung aufgebaut und somit auch keine sorgsame und effiziente Pflege geboten werden.
- Eine einseitige, nicht-reflektierte Sichtweise der Pflegenden lässt falsche Rückschlüsse ziehen, woraus Vorurteile und Missverständnisse entstehen, die den ganzen Pflegeprozess beeinflussen und für alle Beteiligten zu einer unbefriedigenden Situation führen.
- Gute Pflege ist nur möglich, wenn die Bedürfnisse der PatientInnen in den einzelnen Situationen bekannt sind und sich daraus, zusammen mit dem fachlichen Wissen und dem Erfahrungswissen der Pflegenden, Ziele erarbeiten lassen, über die sich Pflegende und PatientInnen einig sind.
- Die Schwierigkeiten in der Kommunikation mit MigrantInnen müssen von den Pflegenden in ihrem ganzen Ausmaß wahrgenommen werden. Denn nur so kann folgerichtig gehandelt werden, und nur so können entsprechend Dolmet-

scherInnen (professionelle oder nicht-professionelle, je nach Situation) eingesetzt werden.
- Wichtig ist das Bewusstsein, dass das Ziel auch beim Einsatz von Angehörigen als DolmetscherInnen in jedem Fall darin besteht, mit den PatientInnen zu kommunizieren. Es darf kein Gespräch über PatientInnen stattfinden, ohne diese mit einzubeziehen.
- Nur mit gezielten und richtigen Informationen kann effizient und vorurteilsfrei gepflegt werden. Dabei darf nicht vergessen werden, dass MigrantInnen zum Teil andere Gesundheitssysteme mit teilweise unterschiedlichen Wertvorstellungen und Gepflogenheiten kennen. Daher müssen MigrantInnen auch über das hiesige Gesundheitssystem informiert werden, um sich zurechtfinden zu können. Die Pflegenden haben hier aufgrund ihrer nahen und langen Präsenz bei den PatientInnen mit Migrationshintergrund eine wichtige vermittelnde Funktion.

Literatur

Bischoff, A.; Loutan, L.: A mots ouverts. Guide de l'entretien médical bilingue à l'usage des soignantes des intreprètes. Hôpitaux Universitaires de Genève, 1998.

Friedemann, M.-L.: Familien- und umweltbezogene Pflege. Verlag Hans Huber, Bern, 1996.

Heim, E.; Willi, J.: Psychosoziale Medizin. Band 2, Springer Verlag, Berlin, 1986.

Kast, V.: Der schöpferische Sprung. dtv, München, 1989.

Orlando, I. J.: Pflege im 21. Jahrhundert. In: Schaeffer, D.; Moeres, M. (Hrsg.): Pflegetheorien: Beispiele aus den USA. Verlag Hans Huber, Bern, 1997.

Otto, H.: Krisensituationen im Akutspital. In: Holenstein, H. (Hrsg.): Spielräume der Pflege. Verlag Hans Huber, Bern, 1997.

Rogers, C. R.: Entwicklungen der Persönlichkeit. 6. Auflage, Klett-Cotta, Stuttgart, 1988.

van der Arend, A.; Gastmans, C.: Ethik für Pflegende. Verlag Hans Huber, Bern, 1996.

Zeller-Forster, F.: Krise. In: Käppeli, S. (Hrsg.): Pflegekonzepte, Band 1. Verlag Hans Huber, Bern, 1998.

5. Die Bedeutung von Familien-zentriertheit und Individuum-zentriertheit im Migrationskontext

Soner Tuna

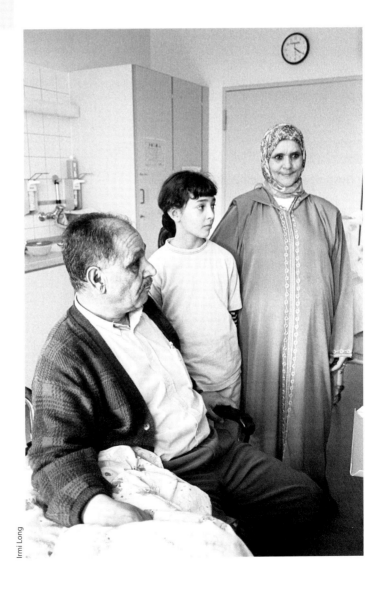

Irmi Long

«Die Lösung lauert überall.»

[Knut Friess nach Joseph O'Connor u. Ian McDermott, 1997]

5.1 Einleitung

Dieses Kapitel beschäftigt sich mit essentiell unterschiedlichen Betrachtungen eines alltäglichen Beispiels in einer Kinderklinik aus der Sicht von familienzentrierten und individuumzentrierten Gruppen oder Gesellschaften. Nach einer kurzen Beschreibung der Bedeutung von Transkulturalität wird auf die unterschiedlichen Sichtweisen in familien- bzw. individuumzentrierten Lebenswirklichkeiten eingegangen. Am Beispiel familienzentrierter, islamisch geprägter Gruppen wird die familienzentrierte Wirklichkeitskonstruktion dargestellt und auf das in der folgenden Übung beschriebene Fallbeispiel zurückgeführt.

Übung

Notaufnahme in einer Kinderklinik

Wegen einer Blutvergiftung durch eine infizierte Wunde wurde ein vierjähriges Mädchen mit hohem Fieber nachts in eine Kinderklinik eingewiesen. Nach Versorgung der Wunde wurde das Mädchen zur intravenösen Antibiotikabehandlung einige Tage stationär aufgenommen. Der Vater (Mutter deutscher Herkunft, Vater türkischer Herkunft) wollte als Begleitperson ebenfalls aufgenommen werden. Auf der Kinderstation trafen die Eltern auf die Pflegenden, welche ein Begleitbett in ein Doppelzimmer stellten. Im Zimmer lag schon eine libanesische Frau mit ihrem Kind. Der Vater des Mädchens bat das Pflegepersonal um ein anderes Zimmer, da er nicht mit der libanesischen Frau im selben Zimmer schlafen wollte. Das Pflegepersonal lehnte die Bitte des Vaters mit der Begründung ab, dass es nur ein freies Zimmer gebe, dieses jedoch für eine eventuelle Notaufnahme während der Nacht frei bleiben müsse. Der Vater, der über gute deutsche Sprachkenntnisse verfügte, erklärte der Schwester, warum es für ihn als Türken nicht möglich sei, mit einer ebenfalls islamischen Frau eine Nacht gemeinsam in einem Zimmer zu verbringen. Das Pflegepersonal bekundete sein Verständnis, betonte jedoch erneut, dass die Klinik sehr ausgelastet sei und es daher keine andere Möglichkeit gebe. Nachdem sich der Vater weigerte, in diesem Zimmer zu übernachten, wurde die Vereinbarung getroffen, dass der Vater im Einzelzimmer schlafen könne, dieses bei einer Notaufnahme jedoch wieder räumen müsse. Damit erklärte sich der Vater einverstanden. Am nächsten Tag bedankte sich die libanesische Frau bei der Mutter des Kindes, dass ihr Ehemann darauf bestanden habe, in ein anderes Zimmer verlegt zu werden. Für sie wäre es schlimm gewesen, wenn der Mann mit ihr im selben Zimmer übernachtet hätte.

● Überlegen Sie, welche Konfliktpotentiale in dieser Konstellation stecken.

5.2 Transkulturalität

Die Grundfrage der Transkulturalität lautet: Was passiert, wenn Menschen mit unterschiedlichen soziokulturellen Hintergründen bzw. aus verschiedenen Herkunftsländern zusammenkommen? Jeder Mensch verfügt über eine Vorstellung darüber wie Menschen miteinander kommunizieren. Hierfür stützt er sich auf Normen und Werte, die in seiner Lebenswelt dafür vorgesehen sind. Ein verlässliches Werkzeug für die Kommunikation ist die Sprache. Über die Sprache werden die Werte einer bestimmten Lebenswelt vermittelt. Schon als Kinder lernen wir die für unser Umfeld gültigen Regeln und Verhaltensweisen. Auch die Deutung eines bestimmten Verhaltens hängt von unserem soziokulturellen und lebensgeschichtlichen Hintergrund ab. Ob jemand während der Kommunikation etwas sagt oder schweigt, einem in die Augen blickt oder wegschaut, beeinflusst unsere Empfindung und damit die Bewertung eines bestimmten Verhaltens. Unser soziokultureller Hintergrund liefert uns Erklärungsmuster für unsere Beobachtungen. Die Bewertung dieser Beobachtungen ist für uns ganz normal. Treffen wir nun auf MigrantInnen aus unterschiedlichen Herkunftsländern, so stimmen zum Teil unsere Erklärungsmuster nicht mehr, und es kann zu Missverständnissen kommen. Gewohnte Normalität zu verändern, fällt zudem schwer, und so greifen wir in unserem Verhalten und unseren Bewertungen ständig auf gewohnte Muster zurück.

Transkulturalität bezieht sich auf Kontaktsituationen von Menschen mit unterschiedlichen soziokulturellen und lebensgeschichtlichen Hintergründen. «Trans» bedeutet «über». Ziel der Transkulturalität ist es somit, über unterschiedliche Lebenswelten und soziokulturelle Prägungen hinweg eine Verständigung zu ermöglichen. Dabei lassen sich zwei Voraussetzungen für das Gelingen einer transkulturellen Verständigung ausmachen, die im Folgenden kurz skizziert werden.

Der eigene soziokulturelle Hintergrund. Ich muss mir über meine eigenen soziokulturellen Prägungen mit all den Merkmalen und Standards für Bewertungen von Situationen und Verhalten bewusst werden und diese gut kennen.

Der Blick auf das sogenannte Fremde. Die *Art und Weise* des Blickes auf das sogenannte Fremde ist bei transkulturellen Kontaktsituationen entscheidend. Dabei hängt das Ergebnis eines Kontakts davon ab, ob ich davon ausgehe,

- dass ich es gar nicht nötig habe, mich mit anderen Lebenswelten auseinander zu setzen, oder ob ich davon überzeugt bin, dass ich selber aus der sogenannten «besseren Kultur» komme und demzufolge der andere das machen soll, was ich will. Hierbei spielen auch Machtverhältnisse eine bedeutende Rolle.
- dass die andere Lebenswelt von mir nicht zu erschließen ist, weil sie meiner eigenen Lebenswelt so fremd ist, dass sie nur von jemandem mit dem gleichen Hintergrund verstanden werden kann. Hier gibt es keine Ebene, auf der eine Verständigung möglich wäre.
- dass es zwischen den verschiedenen Lebenswelten Überscheidungen gibt und mir somit diese «Schnittmengen» eine Verständigung ermöglichen.

Erst die zuletzt genannte Haltung dem sogenannten Fremden gegenüber führt zu einer transkulturellen Begegnung. So bedeutet Transkulturalität, sich von den Vorstellungen der sogenannten eigenen und der sogenannten fremden Kultur zu verabschieden. Eine transkulturelle Kontaktsituation lebt von der Konstruktion (Herstellung einer Situation), eines «kulturfreien Dialograumes», in der Absicht zu kommunizieren. Die soziokulturellen Eigenarten, lebensweltlichen Prägungen und Bewertungsmuster der Beteiligten fließen in eine gemeinsame Betrachtung eines bestimmten Themas bzw. Kontextes ein. Somit ist Transkulturalität die Umkehrung einer gewohnten Haltung – also weg von der soziokulturellen Behaftung der Kommunikation hin zur ständigen, gemeinsamen Neubewertung von Kontexten.

Transkulturalität

- **Transkulturalität ist vergänglich.** Sie bezieht sich auf den Zeitabschnitt der Kontaktsituation. Hier wird Transkulturalität gemeinsam gestaltet.
- **Transkulturaliät bedeutet keine Selbstaufgabe.** Nur wer sich seiner eigenen soziokulturellen Prägungen bewusst ist, kann mit anderen gut kommunizieren. Diese Sicherheit bietet die Grundlage, gemeinsam Neues zuzulassen und transkulturelle Erfahrungen zu machen.
- **Transkulturalität fördert das persönliche Wachstum.** Die Sensibilität und die Neugier für die Ausgestaltung von immer neuen Gemeinsamkeiten für bestimmte Kontexte fördert die Fähigkeit, sich in unsicheren, undurchschaubaren und sogenannten fremden Situationen zurechtzufinden.

5.3 Familienzentrierte versus individuumzentrierte Gesellschaften

5.3.1 Basiskonzepte

Grundsätzlich gilt, dass unterschiedliche Lebenswelten nicht auf gegenseitig völlig fremden Prinzipien beruhen, sondern sie formieren sich unterschiedlich um dieselben menschlichen Basisdimensionen und haben Systeme entwickelt, die am besten mit ihren einmaligen ökologischen und soziohistorischen Bedingungen übereinstimmen [Fisek/Schepker, 1997]. Jede Gruppe von Menschen innerhalb eines bestimmten Kontextes entwickelt im Laufe der Zeit Regeln für das Zusammenleben. Diese werden durch die Sozialisation weitergegeben und ständig neu formiert. Soziokulturelle Regeln oder Standards sind demnach als dynamischer Prozess zu verstehen, in dem Modifikationen und neue Impulse ständig integriert werden. Dabei können verschiedene Basiskonzepte ausgemacht werden:

- **Traditionalismus-Modernitäts-Dimension.** Menschen und Gruppen unterscheiden sich hinsichtlich ihrer Tendenz, an Vergangenem, Überkommenem und Traditionellem (familienzentriert) festzuhalten oder aber für Neuerungen aufgeschlossen zu sein und auf Einflüsse von außen mit Veränderungsbereitschaft zu reagieren (individuumzentriert).
- **Partikularismus-Universalismus-Dimension.** Partikularismus, dieser wird häufig auch mit patriarchalistischer Orientierung gleichgesetzt, betont Freundschaftsverpflichtungen und zwischenmenschliche Beziehungen, welche die eigene Gruppe stärken (familienzentriert). Universalismus betont dagegen die Verpflichtung gegenüber der Gesellschaft und der Menschheit als Ganzes, die eigene Bezugsgruppe steht weniger im Vordergrund (individuumzentriert).
- **Dimension der Machtdistanz.** Diese Dimension bezeichnet den Grad der ungleichen Machtverteilung innerhalb einer Gruppe. Entscheidungen werden entweder autokratisch von oben nach unten getroffen (familienzentriert) oder eher auf horizontale Weise, indem Entscheide oft auch ausgehandelt werden (individuumzentriert).
- **Dimension der Maskulinität.** Diese Dimension unterscheidet danach, inwieweit die Mitglieder einer Gruppe auf Gewinn, Leistung, Durchsetzungsvermögen und Besitzstreben hin orientiert sind (individuumzentriert) oder sich eher beziehungs- oder kooperationsorientiert verhalten (familienzentriert).

- **Individualismus-Kollektivismus-Dimension.** In individuumzentrierten Gesellschaften ist der Handelnde in ein relativ unverbindliches und lockeres Netz sozialer Beziehungen eingebunden, was ihn oder sie dazu verpflichtet, nur für sich selbst und allenfalls für seine oder ihre nahen Angehörigen zu sorgen. Demgegenüber bestehen in kollektivistischen oder familienzentrierten Gesellschaften enge Gruppenbildungen und eine klare Trennung zwischen Eigen- und Fremdgruppe. Der Verpflichtung und Erwartung zur gegenseitigen Hilfe innerhalb der Eigengruppe kommt hohe Bedeutung zu.

Allen diesen Basiskonzepten ist gemeinsam, dass die Mitglieder einer Gruppe «mentale Modelle»[24] besitzen, mit der sie ihre Wirklichkeit konstruieren. Diesem Modell innewohnend ist auch eine Menschenbildkonzeption. Wenn wir menschliches Verhalten beobachten und interpretieren, so greifen wir auf unsere mentalen Modelle zurück. Bei der Begegnung mit «Fremden» werden diese Menschenbildkonzeptionen besonders wirksam.

Neben den oben angeführten Basiskonzepten von Einstellungs- und Verhaltensdimensionen sollen nun im Folgenden weitere Konzepte von familien- bzw. individuumzentrierten Gruppen vorgestellt werden.

---

24 Begriff aus der systemischen Theorie: Tief verwurzelte Annahmen, Handlungs- und Sichtweisen sowie Leitbilder, die in unser Tun und Handeln einfließen. «Mental» besagt, dass sie Teil unseres Denkens sind und unsere Handlungen auslösen. «Modell» besagt, dass wir sie aus unseren Erfahrungen konstruieren. Mentale Modelle sind unsere angewandten Theorien, vornehmlich gegründet auf Beobachtung und Erfahrung. Sie repräsentieren, was in der Vergangenheit erfolgreich war und was unseren Erfahrungen nach auch in der Zukunft zum Erfolg führen wird [O'Connor/Mc Dermott, 1998].

5.3.2 Externale versus internale Orientierung

Gruppen und Gesellschaften lassen sich auch bezüglich ihrer *externalen* bzw. *internalen* Orientierung einteilen. Zentral ist hier die Frage, ob eher internale, im Individuum selbst liegende Ursachen oder eher externale, auf andere Menschen wirkende bzw. auf die Umwelt zurückgehende Ursachen im Leben eines Menschen bestimmend sind.

Der *locus of control of reinforcement* [Rotter, 1955, 1966, 1972, 1975] wird im Deutschen mit *Kontrollüberzeugung* übersetzt. *Externale Kontrollüberzeugungen* liegen vor, wenn eine Person Ereignisse, die eigenen Handlungen folgen, nicht als kontingent zum eigenen Verhalten, sondern als Ergebnis von Glück, Pech, Zufall, Schicksal oder als unvorhersehbar wegen der Komplexität der Umwelt und von anderen Personen abhängig wahrnimmt und interpretiert. *Internale Kontrollüberzeugungen* liegen vor, wenn eine Person Ereignisse, die eigenen Handlungen folgen, als kontingent zum eigenen Verhalten oder zu eigenen Persönlichkeitscharakteristika wahrnimmt [Krampen, 1981]. Der *locus of control* ist neben der generalisierten Kontrollüberzeugung auch eine Situationsvariable. Hierbei geht es um die Frage der Kontrollierbarkeit von Situationen.

So werden bei individuumzentrierten Gesellschaften bzw. *internalisierenden Gesellschaften* Verhaltensrichtlinien im Individuum verinnerlicht bzw. starke Anforderungen an die «Moral» und das «Gewissen» des Einzelnen gestellt.

Umgekehrt dazu, wird in familienzentrierten bzw. *externalisierenden Gesellschaften* durch eine strenge Kontrolle der situativen Faktoren dafür gesorgt, dass gegen allgemeingültige Verhaltensnormen nur unter größten Schwierigkeiten verstoßen werden kann. Die starke soziale Kontrolle lässt dem Einzelnen nur geringen persönlichen Freiraum. Bei Verstößen gegen die Norm werden außer Persönlichkeitsvariablen in starkem Maße auch situative Faktoren verantwortlich gemacht [Özelsel, 1990]. In externalisierenden Gesellschaften ist das Zusammenleben stark von dem Einfluss anderer abhängig. Konzepte über das «Ich» sind nicht individualistisch getönt, wie dies in der westlichen Auffassung über die Persönlichkeit eines Menschen vorherrscht. Ein Angehöriger dieser Lebensform sieht sich in Verbindung zu den anderen und beschreibt sich selbst auch über andere, zum Beispiel: «Ich bin der Sohn von ...». Im angestrebten Idealfall entsteht durch gegenseitige Ergänzung eine Art «Kollektivwesen» [ebd.]. In Hongkong wird beispielsweise Konformität mit gesellschaftlichen Normen als Reife angesehen. So stellt nach der konfuzianischen Auffassung in China Selbstbescheidung und Unterordnung unter soziale Normen ein Zeichen der persönlichen Reife dar [Asendorpf, 1996]. Dieses Lebensgefüge lässt sich ähnlich wie ein Organismus beschreiben. Alle einzelnen Teile (Organe) wirken in Abhängigkeit voneinander zusammen und können erst dadurch als Gesamtes existieren. Die Wirklichkeitskonstruktion ist mit den anderen verbunden. Der Einzelne ist wichtig im Sinne seiner Einbettung in die übergeordneten Systeme der Familie und näheren Umgebung (Nachbarschaft). Hierbei überwiegt der kollektive Gedanke von Familie und/oder Gruppe, der als das Referenzsystem für die Organisation des Zusammenlebens gilt. Damit geht eine klare Trennung zwischen Eigen- und Fremdgruppe einher, und der Verpflichtung und Erwartung zur gegenseitigen Hilfe innerhalb der Eigengruppe kommt hohe Bedeutung zu. *Innen* ist die Kerngemeinschaft (Großfamilie) und *Außen* ist das nahe Umfeld und die Fremdgruppe. Die Regeln des Zusammenlebens der Kerngemeinschaften sind stark mit der Religion und der Tradition verwoben.

5.3.3 Das Selbst – Individuum versus Gruppe

Individuumzentrierte Gesellschaften gehen von einem weitgehend autonomen Selbst bzw. Individuum aus, das von Entscheidungsfreiheit geprägt ist. Mit der Zunahme an individueller Autonomie kommt es gleichzeitig zur Entfremdung des Einzelnen. Das individualistische Selbst bezieht sich auf eine «innere psychologische Organisation (...) die das Funktionieren in einer auf Autonomie beruhenden Gesellschaft ermöglicht, wo das Individuum vertragsgemäße egalitäre Beziehungen entwickeln muss.» [Roland, 1988, zit. in Fisek/Schepker, 1997: 400]. Die Individualisierung der Lebenswelten führt zum Zerbrechen traditioneller Lebensformen und zur Herauslösung der Menschen aus normativen Bindungen und sozialen Abhängigkeiten. Die individuelle Selbstbestimmung steht der Gemeinschaft entgegen. Dem Gewinn der Selbstentfaltung steht der Verlust an Gemeinsamkeiten in der Gruppe entgegen.

Bei einem Gruppenselbst ist die individuelle Entscheidungsfreiheit sehr gering. Die Gruppe bietet jedoch mehr Geborgenheit für den Einzelnen. Im Unterschied zum «individualistischen Selbst» bezieht sich das «Familien-Selbst» auf eine innere Organisation, die Männer und Frauen in die Lage versetzt, innerhalb der intimen hierarchischen Beziehungen der erweiterten Familie, der Gemeinschaft und anderen Gruppierungen gut zu funktionieren [ebd.: 400]).

5.3.4 Organisationsstrukturen der Familie

Die Organisationsstruktur in familienzentrierten Gruppen ist weitgehend autoritär und hierarchisch strukturiert, indem eine hierarchische sowie geschlechts- und rollengebundene Familienstruktur vorherrscht. Die einzelne Person ist familiär orientiert und definiert sich über die Familie. Die innerfamiliäre Gestaltung der Beziehungen kann als kollektivistisch und mit Bezogenheit aufeinander sowie Abhängigkeit voneinander beschrieben werden. Der Grad der Nähe unter den Familienmitgliedern ist hoch. Die Intimität wird durch gegenseitige Verbundenheit ausgedrückt [vgl. hierzu Fisek/Schepker, 1997].

Im Gegensatz zu familienzentrierten Gruppen ist das Lebensziel in individuumzentrierten Gruppen die «Selbstverwirklichung». Die Sozialstruktur beruht auf Gleichheit und Demokratie, familiäre Hierarchien sind eher schwach. Das Individuum ist individualistisch geprägt. Die Beziehungsgestaltung basiert auf Individualismus und Getrenntheit. Die Nähe der Beziehungen ist niedrig. Die Intimität wird durch Autonomie ausgedrückt [vgl. hierzu Fisek/Schepker, 1997].

Die Erziehung in individuumzentrierten Gruppen bezweckt die Vermittlung allgemeiner Handlungs- und Konfliktbewältigungskompetenzen und die Förderung der Eigenverantwortung, Selbständigkeit, Unabhängigkeit und Entscheidungskraft. In familienzentrierten Gruppen werden im Gegensatz dazu die Kinder primär zu funktionierenden Gruppenmitgliedern erzogen, gruppenorientierte Kompetenzen und Handlungsweisen stehen hier im Vordergrund. So steht der Selbständigkeit hier die Autorität, der Unabhängigkeit die Rangordnung und der Stärkung der Entscheidungskraft die Achtung vor den Älteren und die Unterordnung unter ihre Anweisungen entgegen (s. **Tab. II-5-1**).

Im Folgenden soll nun exemplarisch auf familienzentrierte, islamisch geprägte Gruppen eingegangen werden, um die Wirkfaktoren für Wertvorstellungen und Verhalten besser zu veranschaulichen.

Die Ausführungen im Text basieren auf soziokulturellen Dimensionen eines ländlichen Kontextes in der Türkei. Dabei gilt es jedoch zu beachten, dass die beschriebenen soziokulturellen Dimensionen ständigen Veränderungen und Modifikationen unterliegen, gerade auch bei Menschen, die eine Wanderung in die Stadt (Binnenwanderung) oder in ein anderes Land vollzogen haben. Die Bewertung von Gruppenidentitäten ist somit ein dynamischer Prozess, welcher sich durch die Interaktion mit der Umwelt in einer ständigen Gestaltungsdynamik befindet. So sind die Ausführungen nicht als starr und unverrückbar, sondern eher als Versuch zu verstehen, mögliche Unterschiede herauszuarbeiten.

5.4 Familienzentrierte, islamisch geprägte Gruppen

5.4.1 Basiskomponenten

Zur Charakterisierung der Kerngemeinschaft bzw. des *Innen* sind folgende Basiskomponenten von besonderer Bedeutung:

Tabelle II-5-1: Organisationsstruktur der Familie

	Familienzentriert	**individuumszentriert**
Sozialstruktur	autoritär hierarchisch	egalitär demokratisch
Stärke der Hierarchie	stark	niedrig
Struktur des Selbst	familiär	individualistisch
Beziehungsgestaltung	kollektivistisch auf einander bezogen	individualistisch autonom
Grad der Nähe	hoch	niedrig
Beziehungsstil	Intimität durch Verbundenheit	Intimität durch Autonomie

- ein einwandfreies moralisches Verhalten
- Geduld und Respekt anderen, vor allem Älteren gegenüber
- Liebe zu den Jüngeren
- Ehrlichkeit
- Freundlichkeit
- Gastfreundschaft
- gute Verwandtschafts- und Nachbarschaftsbeziehungen
- Mitleid und Hilfsbereitschaft den Armen und Kranken gegenüber
- Mütterlichkeit
- Autorität vor allem des Vaters
- Ehre und Ansehen
  [vgl. hierzu auch Yüksel, 1999].

5.4.2 Ehrbegriff und Ansehen

«Es ist besser das Leben, als die Ehre zu verlieren», lautet ein türkisches Sprichwort. So kann die Ehre zur absolut zentralen Wert- und Sinnfrage des Lebens werden, indem die Ehre das Einzige ist, wofür es sich zu leben lohnt. Den Wert, den man auf die Ehre legt, betont die Bedeutung der Integrität und Unversehrtheit der eigenen Person sowie der nächsten Angehörigen [vgl. Schiffauer, 1980]. Die Ehre als Wert- und Sinnfrage wird so zum Kristallisationspunkt des Lebens.

Semantisch lässt sich der Ehrbegriff in die in **Tabelle II-5-2** wiedergegebenen Bedeutungsinhalte aufteilen.

Die Ehre der Familie darf nicht «beschmutzt» werden. Dabei sind die weiblichen Mitglieder

Tabelle II-5-2: Bedeutungsinhalte des Ehrbegriffs

Ehre	<ul><li>Die Gefühle eines Menschen, die er/sie gegenüber den moralischen Regeln hat</li><li>Innerer Wert</li><li>Persönliche Würde</li><li>Der Wert, der einem durch den Respekt anderer entgegengebracht wird</li></ul>
Ehrenhaft	• Eine Person, die nach den Regeln der Moral lebt
Unehrenhaft	• Eine Person, die die Regeln der Moral missachtet (mit Füßen tritt)
Die Ehre antasten	• Den Stolz verletzen
Unehrenhaftigkeit	• Die Situation, seine Ehre nicht schützen zu können

der Familie (Ehefrau, Schwester, Tochter) Inhalt dieser Ehre. Sie sind das *Innen* der Familie. Ihre Integrität gilt es vor allem dadurch zu wahren, dass der Gefahr von Ehebruch oder außerehelichem Geschlechtsverkehr vorgebeugt wird. Sie sollen von den Männern der Familie gegen Übergriffe von *außen* geschützt werden, auch wenn diese Übergriffe lediglich verbal sein sollten. Der Verlust der Ehre betrifft bei «Versagen» sowohl die Frau als auch den Mann [Yüksel, 1999].

Die Ehre des Mannes. Die Ehre des Mannes ist kurz nach der Heirat und später noch einmal, wenn seine Töchter heiratsfähig werden, am verletzlichsten. Die Ehefrau stellt die größte Gefahr für die Ehre des Mannes dar, da sie es ist, welche die Ehre am nachhaltigsten ruinieren kann. Die Ehre des Mannes ist angegriffen, wenn eine unerlaubte Überschreitung der Grenze seines Besitzes stattfindet, wenn es zu einer Annäherung eines anderen Mannes an die ihm zugehörigen Frauen kommt oder wenn er oder ein Angehöriger seiner Familie verbal oder physisch angegriffen werden. Mit dem Ehrbegriff des Mannes werden Männlichkeit, Stärke, Selbstbewusstsein und die Fähigkeit, die Frauen seiner Familie davon abzuhalten, ihre Ehre aufs Spiel zu setzen, assoziiert [vgl. auch Petersen, 1985]. Die Ehre des Mannes ist weiterhin in öffentlichen Beziehungen (Außen) wichtig, die vorwiegend Männer unterhalten. Sie bezieht sich auf die Stellung des Mannes innerhalb der Gesellschaft. Männer begegnen sich als Repräsentanten ihrer Familie und damit ihrer Ehre. Ein Mann hat die Aufgabe, seine Ehre zu verteidigen. Verliert zum Beispiel eine Frau ihren «Ruf», so ist der Mann dafür verantwortlich in dem Sinne, dass er nicht auf sie aufpassen konnte. Damit wird seine Ehre angetastet. Der Verlust der Ehre ist gleichbedeutend mit dem öffentlichem Verlust des «Gesichts».

Die Ehre der Frau. Der Begriff der Ehre bezieht sich bei der Frau vor allem auf die Sexualität. Die Ehre kann nicht erworben werden. Eine Frau kann ihre Ehre nur besitzen oder diese «beflecken» bzw. verlieren. Eine Frau «befleckt» ihre Ehre, wenn sie vor oder außerhalb der Ehe mit einem Mann sexuell verkehrt oder sich in eine Situation begibt oder gezwungen wird, in der dies möglich wäre. Unabhängig davon, was tatsächlich geschieht, genügt die Möglichkeit, dass hätte etwas geschehen können, um sie zu entehren. Diese Entehrung ist dann endgültig. Geht die Frau eine vor- oder außereheliche Beziehung ein, so setzt sie neben ihrer Ehre zugleich die Ehre ihres Mannes und die Ehre ihrer ganzen Familie aufs Spiel. Sie gilt als ehrlos und schmutzig («befleckt»). Für die Frau gebietet der Ehrbegriff Keuschheit, sexuelle Enthaltsamkeit bis zur Ehe, Beschränkung ihrer sexuellen Beziehung auf die Ehe.

Dieses hier kurz beschriebene rigide Wertesystem hat eine Einschränkung der individuellen Entscheidungs- und Handlungsmöglichkeiten zur Folge. Ein Mensch, der sich nicht an die unumstößlich vorgegebene Normvorstellung hält, wird aus der Gemeinschaft ausgestoßen. Durch das «organische Lebensgefüge» wird ihm gleichzeitig damit auch die Existenzgrundlage in dieser Gemeinschaft entzogen.

Das Ansehen der Familie (Innen) soll der Gruppe/Gesellschaft (Außen) gegenüber gestärkt werden. Das Ansehen wird einerseits durch Erreichen einer bestimmten Position in der sozialen Gruppe erworben. Zudem erhöhen Tugendhaftigkeit, Bildung und Reichtum das Ansehen. Das erworbene Prestige wird auch im Sinne einer «persönlichen Würde» verstanden. Andererseits soll alles vermieden werden, was das Ansehen schwächen könnte. Wenn ein Familienmitglied sich so verhält, dass eine solche Schwächung eintreten könnte, sind alle Mitglieder, vor allem das Familienoberhaupt (in der Regel der Vater) dazu aufgefordert, dieses Fehlverhalten zu unterbinden. Das Fehlverhalten des Einzelnen wird seitens der Gesellschaft als Bewertungsgrundlage für die ganze Familie gesehen [vgl. auch Yüksel, 1999].

5.4.3 Respekt und Liebe

Einem älteren Mitglied der Gruppe gilt der Respekt des jüngeren Mitglieds. Dieser Wert regelt die Beziehung zwischen Personen, die sich zunächst hinsichtlich ihres Alters voneinander unterscheiden. Dabei hat stets die ältere Person Anspruch auf Achtung und Respekt, wobei die jüngere Person Anspruch auf Liebe hat, im Sinne von Rücksichtnahme und Fürsorge. Beide Begriffe sind unmittelbar aneinander gebunden und bedingen sich gegenseitig. Zeigt das jüngere Mitglied der Gruppe den Älteren gegenüber keine Achtung, so verliert das jüngere Mitglied auch deren Recht auf Liebe und umgekehrt. Die Älteren sind dazu verpflichtet, mit gutem Beispiel an Benehmen und Rücksichtnahme (siehe Kap. II.5.4.4) auf Jüngere voranzugehen. So gibt es eine Menge auch symbolischer Handlungen (z. B. nicht in Gegenwart der Älteren zu rauchen), durch die der Respekt bezeugt wird. Vor allem sollte Älteren nicht widersprochen werden.

5.4.4 Die Erziehung der Kinder

Die meisten Kinder wachsen in eindeutig strukturierten Kerngemeinschaften auf. Diese Kerngemeinschaft der Familie hält nach außen fest zusammen und wird nach innen vom ältesten Mann autoritär geleitet (siehe Kap. II.5.4.5). Die Geburt eines Kindes wird freudig begrüßt, denn es steigert das Ansehen der Familie, insbesondere wenn ein Junge geboren wird.

In der Kleinkindphase genießen Jungen und Mädchen ein relativ freies Leben, sie dürfen nahezu alles tun, ohne bestraft zu werden. Sie werden von allen Familienmitgliedern in aller Öffentlichkeit gehätschelt und liebkost.

Ab etwa dem vierten Lebensjahr wird das Verhältnis zum Vater mehr und mehr durch Gehorsamspflicht, Strenge und Angst vor seiner Autorität geprägt. Zum Ausgleich wird in der Beziehung zur Mutter Schutz, Vertrauen und Zuneigung gesucht. Die Erziehung zielt nunmehr darauf ab, den Eigenwillen des Kindes zu unterdrücken und es möglichst frühzeitig den orts- und gruppenüblichen Normen sowie der geschlechtsspezifischen und altersorientierten Rangordnung zu unterwerfen. Bedingungslose Unterwerfung und serviles Verhalten werden gelobt und verstärkt, Aufmüpfigkeit, Widerspruch und Eigensinn werden nicht geduldet. Der Vater ist für die Söhne und die Mutter im allgemeinen

für die Töchter die Erziehungs- und Strafinstanz.

Wesentlicher Inhalt familiärer Erziehung ist die Vermittlung und Verinnerlichung der Wertbegriffe Ehre, Ansehen, Respekt und Liebe. Mit etwa sechs bis neun Jahren haben Jungen und Mädchen ihre geschlechtsspezifischen Rollen gelernt. Sie haben internalisiert, welche Prinzipien der Ehre und Ehrfurcht die Beziehungen innerhalb und außerhalb der Familie ordnen, welche Verpflichtungen sie gegenüber ihren Angehörigen haben und welche Handlungsspielräume sich dadurch ergeben. Sie kennen die alters- und geschlechtsgebundene Aufteilung der Arbeit und der räumlichen Lebensbereiche.

5.4.5 Autorität

Die Familie ist eine hierarchisch und patriarchalisch gegliederte soziale Gruppe, das heißt, alle Familienbeziehungen und Verhaltensweisen der einzelnen Familienmitglieder orientieren sich am Vorrang und an der Autorität des Vaters sowie an einer von allen anerkannten familiären Rangordnung, die sich aus dem Geschlecht, dem Alter und der verwandtschaftlichen Position innerhalb der Großfamilie ergibt. Demnach nimmt der Vater den obersten Rang ein. Er genießt die höchste Autorität innerhalb der Familie, wobei diese Position auch außerhalb der Familie zu seinem Ansehen beiträgt. Die zweite Stelle innerhalb der familiären Hierarchie hat entweder der älteste verheiratete Sohn inne, der ggf. schon eigene Nachkommen hat, oder die Ehefrau des Familienoberhauptes, sofern sie ein höheres Alter erreicht und mehrere Söhne geboren hat. In der weiteren Rangfolge schließen sich vor den Töchtern die Söhne an. Im einzelnen hängt ihre Position vom Alter, vom Verheiratetsein und von der Nachkommenschaft ab. Die Beziehungen zwischen den Familienmitgliedern werden nach der familiären Hierarchie durch Respekt, Achtung und Gehorsam gegenüber anderen Familienmitgliedern bezeugt.

Als oberstes Erziehungsziel gilt die An- und Einpassung des Kindes in das in der Familie vorherrschende Autoritätsgefüge. Dementsprechend ist das praktische Erziehungsverhalten der

Eltern von der Notwendigkeit geprägt, Kinder zum Gehorsam zu erziehen. Die Nichteinhaltung bestimmter formalisierter Verhaltensweisen wird als Achtungslosigkeit seitens des Kindes und als fehlende Autorität von Seiten des Vaters, der ein solches Verhalten duldet, interpretiert.

5.4.6 Kommunikationsstruktur zwischen Innen und Außen

Die gesellschaftliche Orientierung und Verhaltensstandards haben ihr Regulativ im Außen, das bedeutet, die Einstellungen und Wertungen anderer sind für das eigene Verhalten bestimmend. Wahrnehmung und Beurteilung von Situationen werden durch externe Anforderungen und Erwartungen gefiltert, individuelle Vorstellungen treten dabei in den Hintergrund. Hierbei wird stark eine Trennung zwischen Innen und Außen vollzogen.

Nach außen muss «das Gesicht gewahrt werden», innerfamiliäre Probleme oder Schwächen dürfen nicht nach außen dringen. Ein Beispiel aus einer Biographie soll dies verdeutlichen:

> «Wenn jedoch Besuch zu uns kommt, ist es so, als wäre meine Krankheit gar nicht da. Sie stellen mir Fragen zu meinem Zustand, dass ich nicht so gut aussehen würde, doch ich entgegne dem Besuch immer: Nein, nein das ist die Müdigkeit und mir fehlt nichts. Ich erzähle ihnen nicht, dass ich krank bin.»

Themen, die zum einen das Ansehen der Respektpersonen und zum anderen der Familie in Mitleidenschaft ziehen könnten (u. a. Autorität, Respekt, Scham, Rollenverteilung und -hierarchie, Schwäche, Sexualität, Kriminalität, Drogen u. v. a.) werden dadurch zu Tabuthemen.

Im Innen regeln die geschlechts- und altersspezifischen Unterschiede die Kommunikation. Das Familienoberhaupt (zumeist der Mann) hat Rede- und Entscheidungsrecht. Ältere haben gegenüber Jüngeren Redevorrechte und Entscheidungsrechte. Durch all diese Normen schaffen Familien für Familienmitglieder sowohl Handlungsmöglichkeiten als auch Handlungsbegrenzungen hinsichtlich kommunikativer Akte in der Binnenstruktur der Familie.

Frauen unterstehen zudem gewissen «Schweigeregeln». Türkische Frauen beispielsweise schweigen in Abhängigkeit vom Grad ihrer Normgebundenheit, d. h. «je größer diese ist, desto größer ist auch die Tendenz zu schweigen. Neben der Normgebundenheit ist das Schweigen auch von stereotypen Vorstellungen und Bewertungen des Schweigens abhängig. Zudem spielen auch die Themen für das Schweigen eine bestimmte Rolle. Frauen reden meist mit ihren Männern nur über Themen, die ihnen erlaubt sind bzw. bei denen sie die Erlaubnis antizipieren können. Bei Themen, zu denen sie entweder kein Wissen vorbringen können oder die tabuisiert sind, schweigen sie eher». [Duman, 1995: 227 f.]

5.4.7 Familienzentrierte Gruppen in der Migration

Grundsätzlich lassen sich zwei Typen von Familiensystemen unterscheiden: das offene (individuumzentriert) und das geschlossene Familiensystem (familienzentriert). Im geschlossenen Familiensystem sind Informationen über und aus der Umwelt begrenzt, die Reaktionen auf Situationen kreisförmig und automatisch, indem sie Veränderungen im Kontext ignorieren. Im offenen System hingegen werden Reaktionen und Interaktionen von Veränderungen im Kontext oder von neuen Informationen beeinflusst.

Die Migrationssituation beinhaltet sehr viele Veränderungsprozesse, die sich dynamisch vollziehen, in sehr langsamen Schritten verlaufen und immer mit der Angst verbunden sind, Bewährtes aufgeben und Unbekanntes neu integrieren zu müssen. Solche Migrationsprozesse gehen mit dem Gefühl des Verlusts der kulturellen Herkunft einher. Die Angst vor dem «Verlust der Herkunft» und das Gefühl, in dem Umfeld der Lebensrealität «unerwünscht» und ausgegrenzt zu sein, begünstigen *geschlossene Familiensysteme*. Durch den gesellschaftlichen Status, der bestimmt ist durch Ausgrenzung und rechtliche und soziale Unsicherheiten sowie durch die erfahrene (nicht gewünschten Veränderungsprozessen unterliegende) Familiensozialisation, sind bei Familien in der Migrationssituation häufig geschlossene Systeme vorzufinden. Solche geschlossenen Familiensysteme funktionieren nach rigiden, unverrückbaren Regeln, die auf einen bestimmten Kontext angewandt werden, unabhängig davon, ob sie dazu passen. Obwohl diese Regeln überholt sind, ist die Anpassung an sie wichtiger als die Bedürfnisse der einzelnen Familienmitglieder. Macht, Abhängigkeit, Gehorsam, Deprivation, Konformität und Schuld sind im geschlossenen System beherrschende Faktoren. Es kann keine Veränderung zulassen, weil sie das Gleichgewicht stören würde. Natürlich gibt es dabei bei den einzelnen Familienmitgliedern Unterschiede, aber viele Menschen ziehen die Sicherheit den Risiken des Unbekannten vor. Geschlossene Systeme schützen sich stark gegen Einflüsse von außen. Die gemachten negativen Erfahrungen von MigrantInnen, die sich fast alle auf gesellschaftliche, institutionelle und gesetzliche Bereiche beziehen lassen, legen einen «Schutzmechanismus» nahe. Die Trennung von Eigen- und Fremdgruppe (d. h. innen versus außen) erfolgt in der Migration durch eine Trennung von *innen* (Familie, Herkunftsgesellschaft) und nach *außen* (Aufnahmegesellschaft). Mitglieder der Aufnahmegesellschaft gehören nun zum *Außen* mit der Konsequenz, dass im Verhältnis zur Aufenthaltsdauer die Kontakte mit der Aufnahmegesellschaft immer noch relativ gering sind.

5.5 Interpretation des Fallbeispiels: Notaufnahme in einer Kinderklinik

Die folgende Interpretation des Fallbeispiels erfolgt unter Berücksichtigung der Situation der Frau aus dem Libanon und der Situation des Vaters.

5.5.1 Die Situation der Frau aus dem Libanon

Die libanesische Frau kommt ohne ihr eigenes Zutun in eine schwierige Situation, auf die sie keinen Einfluss ausüben kann: Ein türkischer Mann soll im selben Zimmer wie sie neben seinem Kind schlafen. Die Frau liegt mit ihrem Kind allein in einem dunklen Raum. Sie nimmt die Situation wahr, liegt wach und ruhig auf ih-

rer Liege, um dem Fortgang zu lauschen. Ängstlichkeit, mangelnde Sprachkenntnisse und die Autorität des Klinikpersonals verhindern einen Einspruch ihrerseits. Wenn der fremde Mann sich in dieses Zimmer legen würde, hätte sie sich schweigend der Situation ergeben. Sie hätte sich in eine Lage gebracht, dass der Mann ihr beim Schlafen zusehen kann (evtl. offene Körperstellen betrachten kann) und mit ihr im selben Zimmer erwacht. Eine nicht den ganzen Körper verhüllende Kleidung und offene Haare (beides sexuelle Anreize) wären am Morgen nicht zu verhindern gewesen. Beide hätten sich in einer «intimen Situation» befunden. Aus dem Verständnis einer «ehrbaren Frau» ist dies jedoch verwerflich. Wehrt die Frau sich nicht gegen eine solche Situation, gilt sie als «unehrenhaft». Hätte ihr Mann diesen Umstand am nächsten Tag erfahren, wäre bei ihm der «Verdacht» erwacht, dass es für seine Ehefrau durchaus möglich ist, mit anderen Männern allein ein Zimmer zu teilen. Wie im Text oben erwähnt, geht es bei der Einschätzung der «Ehre einer Frau» nicht darum, ob wirklich ein «unehrenhaftes Verhalten» stattgefunden hat, sondern allein die Möglichkeit reicht bereits aus. Dass die Frau aus Ängstlichkeit vor einem Streit mit der Nachtschwester nicht agieren konnte, ist nicht von Bedeutung. Die Tatsache allein ist wichtig. Wäre also der Ehemann mit einem Verwandten zu Besuch gekommen, was nicht selten vorkommt, und beide hätten diesen Umstand mitbekommen, wäre der Mann gezwungen gewesen, dem *Außen* zu rechtfertigen, dass er mit so einer Frau zusammenlebt. Wichtig hierbei ist nicht sein Verständnis für die Situation, sondern, dass das *Außen* eine Beurteilungskategorie hat, die ihm unterstellt, dass es ihm nichts ausmacht, wenn seine Frau sich mit einem fremden Mann unbeobachtet eine ganze Nacht in einem Zimmer aufhält. Hier ist dann seine Ehre gefragt, denn wenn er dies duldet, ist er «ehrlos».

Natürlich kann nicht davon ausgegangen werden, dass jede libanesische Frau bzw. deren Ehemann auf diese Weise reagiert und entsprechende Befürchtungen hat. MigrantInnen, welche schon längere Zeit in einem westlichen Aufnahmeland leben, haben sich teilweise an andere

Wertvorstellungen angepasst, auch MigrantInnen aus städtischen Herkunftsgebieten haben zum Teil andere, mehr westlich geprägte Wertvorstellungen. So müssen die Pflegenden immer auch herausfinden, inwiefern die oben genannten Ausführungen in der konkreten Situation und im speziellen Kontext auch zutreffen. Generelles Hintergrundwissen, wie beispielsweise über familienzentrierte Gesellschaften, und individuelle Zuschreibungen bedingen sich daher gegenseitig. Die Berücksichtigung beider Seiten stellt somit eine Kernkompetenz der transkulturellen Pflege dar.

Die Tatsache jedoch, dass die libanesische Frau sich am nächsten Tag beim türkischen Vater bedankt, weist darauf hin, dass es sich hier um eine Frau handelt, für die solche familienzentrierte bzw. traditionelle Wertvorstellungen eine zentrale Rolle spielen.

5.5.2 Die Situation des Vaters

Hätte sich der muslimische Mann auf die Situation eingelassen, mit einer muslimischen Frau allein in einem Zimmer zu sein, hätte er sich implizit für die oben beschriebene Situation in der Nacht entschieden. «Das Antasten» der Ehre der Frau wäre ihm nicht wichtig gewesen, was wiederum Auswirkungen auf seine eigene Ehre als Mann zur Folge gehabt hätte. Der türkische Vater hätte sich vor dem Ehemann rechtfertigen müssen, warum er eingewilligt habe, mit der libanesischen Frau in einem Zimmer allein zu übernachten. Der Ehemann der libanesischen Frau muss die Ehre seiner Frau nach *außen* verteidigen, der türkische Vater wiederum seine eigene Ehre. Ein Streit der Männer auf dem Flur der Station wäre unausweichlich, weil keiner der Männer es gestatten darf, zu unterliegen. Das Ansehen beider wäre auf dem Spiel gestanden.

Das Verhalten des türkischen Vaters lässt sich somit dahingehend interpretieren, dass er zum einen die libanesische Frau in Schutz genommen hat, indem er verhindert hat, sie in eine schwierige Situation zu bringen. Zum anderen hat er seine eigene Ehre gewahrt. Hätte er die Nacht mit einer fremden Frau in dem Zimmer verbracht, hätte es aus muslimischer Sicht keine

andere Erklärung gegeben, als unehrenhaft zu sein und eine solche Situation bewusst akzeptiert zu haben.

5.5.3 Schlussfolgerungen

Die einleitend beschriebene Situation bringt das Pflegepersonal natürlich auch in eine schwierige Lage. Für einen reibungslosen Ablauf bedarf es klarer Organisationsstrukturen, denn sonst könnte ja jeder mit Sonderwünschen kommen. «Wir sind kein Hotel, sondern ein Krankenhaus», sind Formulierungen, die dann leicht über die Lippen kommen. Für Menschen mit einem anderen soziokulturellen Hintergrund ist jedoch die Kernfrage nicht die Organisationsstruktur, und auch nicht nur ihr persönliches Wohlbefinden in einem Einzelzimmer, sondern oftmals steht dahinter eine soziokulturelle Unterschiedlichkeit, die weitreichende Konsequenzen haben kann. Solche zum Teil fundamentalen Unterschiede in der Bewertung der Lebenswirklichkeit auf der einen Seite («Ich will nicht in dieses Zimmer») stehen dann rein organisatorische Erwägungen auf der anderen Seite («Es geht nicht anders, wir müssen ein Zimmer für Notfälle freihalten») gegenüber. Bleibt es in der Kommunikation zwischen dem Pflegepersonal und dem türkischen Vater auf dieser Ebene, so ist ein transkultureller Kommunikationskonflikt vorprogrammiert. Im beschriebenen Fallbeispiel wurde jedoch eine transkulturell kompetente Lösung ausgehandelt, indem beide Seiten sich auf eine Art und Weise einigen konnten, welche den unterschiedlichen Bedürfnissen und Realitäten gerecht wurde. Wird das freie Zimmer dann wirklich für einen Notfall benötigt, muss die Situation wieder neu ausgehandelt bzw. nach anderen Lösungen gesucht werden.

5.6 Transkulturelle Kompetenz

In transkulturellen Begegnungen, in denen Menschen aus den unterschiedlichsten Herkunftsländern aufeinandertreffen, welche sich zunächst nur an den eigenen soziokulturellen Werten und Normen orientieren, da sie andere

Bewertungsmaßstäbe nicht kennen, entsteht eine höchst komplexe Interaktionssituation mit spezifischen Anforderungen an die InteraktionspartnerInnen. Im Sinne einer transkulturellen Kompetenz ist daher folgendes gefordert:

- Neugier und Bereitschaft, sich auf neue Erfahrungen im transkulturellen Austausch einzulassen
- Reflexion der eigenen Wirklichkeitskonstruktion
- Kenntnis der Phänomene transkultureller Kommunikation
- soziokulturelles Hintergrundwissen über den jeweiligen Kontext
- kommunikative Interaktionsformen.

Der pflegerische Prozess in einem transkulturellen Kontext ist eine Herausforderung an das Pflegepersonal und an die PatientInnen zur Selbstreflexion und Überprüfung von soziokulturellen Wertvorstellungen und Normen auf ihre Gültigkeit in verschiedenen Kontexten. Dies gelingt jedoch nur, wenn PatientInnen mit Migrationhintergrund mit Wertschätzung begegnet wird und in der Kontaktsituation gegenseitige Bereitschaft und Aufrichtigkeit besteht, neue Wege transkultureller Erfahrungen zu gehen.

So benötigt die Arbeit mit MigrantInnen mehr Zeit und Kraft, da die allgemein üblichen «Normalitäten» teilweise keine Gültigkeit mehr besitzen. Das Herausarbeiten von Unterschieden, Sensibilitäten und Einstellungen, meist unter sprachlichen Schwierigkeiten, verlangt vom Pflegepersonal viel Geduld, aber auch transkulturelle Kompetenzen. Die Praxis zeigt jedoch, dass die eingesetzte Zeit und Geduld zu Anfang einer Kontaktsituation sehr viel Entspannung auf beiden Seiten bringen kann. Der Kampf gegen die eigenen Widerstände raubt die meiste Kraft im Umgang mit MigrantInnen. Gelingt jedoch die Umdeutung dahin, dass MigrantInnen auf der Station nicht als belastend, sondern als bereichernd gesehen werden, wird die Neugier mobilisiert. Neugier fördert den Kontakt und erleichtert den Umgang mit neuen PatientInnen mit Migrationshintergrund, da das eigene Wissen um Unterschiede, Bewertungen und Einstellungen immer umfangreicher wird. Ist ein bestimmter Grad an Sicherheit im Umgang erreicht, rücken gruppenspezifische Unterschiede in den Hintergrund und transkulturelle Kontaktsituationen, die jeweils kontextabhängig gestaltet werden können, in den Vordergrund. Der Fokus in der transkulturellen *Begegnung von Menschen* wird auf das konkrete Thema bzw. auf die Aushandlung eines bestimmten Sachverhalts gerichtet, *gruppenspezifische Bilder* werden nicht mehr auf einzelne Individuen projiziert.

Zusammenfassung

- In individuum- und familienzentrierten Gruppen bestehen unterschiedliche Basiskonzepte. Bei individuumzentrierten Gruppen bestehen eher internale Orientierungen (nach *innen*), bei familienzentrierten Gruppen eher externale Orientierungen (nach *außen*).

- Die unterschiedliche Wahrnehmung des *Selbst* (autonomes Selbst vs. Gruppenselbst) wirkt sich neben der Konstruktion der eigenen *Wirklichkeit* auch auf die Organisation von Familienstrukturen aus.

- Am Beispiel familienzentrierter, islamisch orientierter Gruppen werden exemplarisch wesentliche Grundhaltungen für das Zusammenleben und mögliche Auswirkungen familienzentrierter Orientierung für das Leben in der Migration (geschlossene Familiensysteme) beschrieben.

- An einem Fallbeispiel (Notaufnahme in einer Kinderklinik) werden weiter die Ebenen der unterschiedlichen Basiskonzepte der beteiligten AkteurInnen interpretiert, und eine gelungene transkulturelle Aushandlungssituation wird exemplarisch dargestellt.

- Der pflegerische Prozess in einem transkulturellen Kontext ist eine Herausforderung an das Pflegepersonal und an die PatientInnen zur Selbstreflexion und Überprüfung von soziokulturellen Wertvorstellungen und Normen auf ihre Gültigkeit in verschiedenen Kontexten. Dies gelingt jedoch nur, wenn PatientInnen mit Migrationshintergrund mit Wertschätzung begegnet wird und in der transkulturellen Kontaktsituation gegenseitige Bereitschaft und Aufrichtigkeit bestehen, neue Wege transkultureller Erfahrungen zu gehen.

Literatur

Asendorpf, J. B.: Psychologie der Persönlichkeit. Bern, Hans Huber, 1996.

Duman, S.: Schweigen: zum kommunikativen Handeln türkischer Frauen in Familie und Gruppe. Waxmann, Münster, 1999.

Fisek, G. O.; Schepker, R.: Kontext-Bewußtsein in der transkulturellen Psychotherapie. Familiendynamik 22 (1997) 4, S. 396–413.

Krampen, G.: IPC-Fragebogen zu Kontrollüberzeugungen («locus of control») Handanweisung. Verlag für Psychologie Hogrefe, Göttingen, Toronto, Zürich, 1981.

O'Connor, J.; McDermott, I.: Die Lösung lauert überall – Systemisches Denken verstehen & nutzen. VAK Verlags-GmbH, Kirchzarten bei Freiburg, 1998.

Özelsel, M.: Migration und Gesundheit. Profil, München, 1990.

Petersen, A.: Ehre und Scham. Express Edition X-Publikationen, Berlin, 1985.

Rotter, J. B.: The role of the psychological situation in determining the direction of human behaviour. Nebraska Symposium on Motivation 3, 1995: 245–268

Rotter, J. B.: Generalized expectations for internal versus external control of reinforcement. Psychological Monographs 80, 1. Whole No. 609, 1996.

Rotter, J. B.: An introduction to social learning theory. In Rotter, J. B.; Chance, J. E.; Phares, E. J. (ed.): Applications of a social learning theory of personality. New York, Holt, Rinehart & Winston 1972: 1–43.

Rotter, J. B.: Some problems and misconceptions related to the construct of internal versus external control of reinforcement. Journal of Consulting & Clinical Psychology 43, 1975: 56–67.

Schiffauer, W.: Die Gewalt der Ehre. In: Vielvölkerstaat Bundesrepublik, Kursbuch 62. Rotbuch Verlag, Berlin, 1980.

Yüksel, T.: Der kulturelle Aspekt in der Suchthilfe – Türkisch-islamische Grundhaltungen und ihre Auswirkungen auf das Drogenhilfesystem. In: Salman, R.; Tuna, S.; Lessing, A. (Hrsg.): Handbuch interkulturelle Suchthilfe. Psychosozial Verlag, Gießen, 1999.

6. Transkulturelle Pflegeanamnese

Dagmar Domenig und Yvonne Stauffer

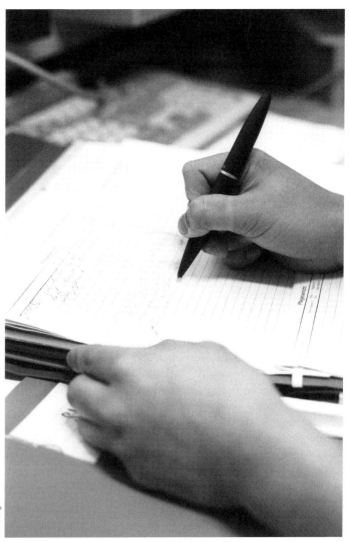

Irmi Long

«Die Worte meines Mitmenschen sind vor allem Zeichen in einem objektiven Bedeutungszusammenhang.
Ferner sind sie auch Anzeichen (‹Symptome›) für den subjektiven Sinn,
den alle seine Erfahrungen, einschließlich seines aktuellen Sprechens für ihn haben.
Ich bin es aber, der die Zeichen in objektiven und eventuell subjektiven Sinnzusammenhängen auslegt;
der Auslegungsvorgang gehört folglich der Wir-Beziehung an, obwohl er sie voraussetzt.»

[Schütz, A., 1994]

6.1 Einleitung

In der Krankenpflege hat sich der Pflegeprozess als Teil des professionellen Handelns etabliert. Die Pflegeanamnese, auch Eintrittsgespräch genannt, ist ein wichtiger Teil dieses Prozesses. Zusammen mit Beobachtungen und Wahrnehmungen der Pflegenden ist die Pflegeanamnese der erste Schritt, der zum Erstellen einer Pflegediagnose führt. Diese liefert, unter Berücksichtigung der Mitbestimmung der PatientInnen, die Grundlage zur Auswahl von Pflegehandlungen und zum Erreichen erwarteter gemeinsamer Pflegeziele. Das Pflegeanamnesegespräch zu Beginn des Spitalaufenthaltes soll den Pflegenden und den PatientInnen ermöglichen, sich gegenseitig kennenzulernen und eine Beziehung aufzubauen, die auf den Krankheits- und Genesungsprozess förderlich wirkt [Fiechter/Meyer, 1981] und die Grundlagen für ein gegenseitiges Vertrauen, Offenheit und Sicherheitsgefühl legt. Eine gute Informationssammlung setzt die Herstellung einer Beziehung zu den PatientInnen, ein grundsätzliches Interesse an ihrer Lebenswelt und eine bewusste Zuwendung voraus. Diese Fähigkeit zur Empathie beinhaltet einerseits, die PatientInnen zu verstehen, andererseits sie dieses Verstehen auch wissen zu lassen. Erst auf diesem Boden kann eine «echte» Beziehung hergestellt werden [Tschudin, 1990].

Bei PatientInnen mit Migrationshintergrund besteht die Gefahr, dass aufgrund sprachlicher bzw. kommunikativer Barrieren und mangelnder transkultureller Kompetenz bei den Pflegenden keine «echte» Beziehung aufgebaut werden kann. Meist wird schon beim Pflegeanamnesegespräch die Gelegenheit verpasst, einerseits für die Pflege wichtige Informationen aufzunehmen, andererseits erste Schritte einer Vertrauensbeziehung einzuleiten. Dies hängt neben kommunikativen Barrieren auch mit Unsicherheiten und mangelnden Kenntnissen bei den Pflegenden in Bezug auf eine migrationsspezifisch angepasste Informationssammlung zusammen (siehe Kasten). Daher wird in diesem Kapitel einerseits die konkrete Pflegeanamnese im Migrationskontext behandelt, andererseits das Instrument «Transkulturelle Pflegeanamnese» vorgestellt, welches in einer Übersicht die wichtigsten Fragen und Themenkomplexe darstellt.

Fragen, die sich Pflegenden beim Eintrittsgespräch mit MigrantInnen stellen

● Wie kann ich mit meinen Gefühlen der Unsicherheit und meiner teilweisen transkulturellen Inkompetenz umgehen?

● Kann ich eine gute transkulturelle Pflegeanamnese in der mir zur Verfügung stehenden Zeit überhaupt durchführen?

● Welche der anwesenden Personen soll ich in das Pflegeanamnesegespräch einbeziehen, und wie gehe ich dabei vor?

● Versteht der Patient bzw. die Patientin den Sinn und Zweck meiner Fragen?

● Verstehe ich die Information, welche mir der Patient bzw. die Patientin gibt, in ihrer symbolischen und lebensgeschichtlichen Bedeutung?

● Darf ich den Patienten bzw. die Patientin auf ihre Migrationsgeschichte ansprechen, oder ist das zu intim für ihn/sie?

● Wie reagiert der Patient bzw. die Patientin, wenn ich Fragen über seinen/ihren Aufenthaltsstatus stelle?

- Wie kann ich verhindern, dass ich den Patienten bzw. die Patientin durch meine Fragen in seinen/ihren Gefühlen verletze?

- Von welcher Bedeutung sind Fragen nach dem Kontext und der konkreten Lebenswelt für die Pflege?

- Wie reagiere ich auf Aussagen, die mir fremd sind und meine eigene Lebenswelt und ethischen Prinzipien in Frage stellen?

- Wie prägen mich meine persönlichen Erfahrungen und Erlebnisse?

- Wie kann ich verhindern, dass sich Vorurteile und stereotype Bilder zwischen die PatientInnen und mich schieben?

- Wo liegen meine eigenen Grenzen in der Beziehungsgestaltung?

- Wie kann ich verhindern, dass ich mich aus der Beziehung zurückziehe und eine zu distanzierte Haltung einnehme?

6.2 Pflegeanamnese im Migrationskontext

Beim Pflegeanamnesegespräch mit MigrantInnen sollte der Aufbau einer Vertrauensbeziehung im Vordergrund stehen, denn erst auf diesem Boden können wichtige Informationen für die Pflege gesammelt werden. Nicht alle PatientInnen sind es gewohnt, der Pflegenden als einer für sie völlig fremden Person Vertrauen entgegenzubringen. Vor allem auch diejenigen MigrantInnen, welche wenig Erfahrungen im Umgang mit dem hiesigen stark professionalisierten Hilfssystem aufweisen, haben teilweise Mühe, sich persönlich zu öffnen, bevor sie zu den Pflegenden eine Vertrauensbeziehung hergestellt haben. Um einen Vertrauensaufbau zu fördern, müssen Pflegende daher gegenüber MigrantInnen vermehrt Interesse und Empathie zeigen (siehe dazu auch Kap. II.1 von Domenig) und gegen ihre persönlichen Vorurteile und Ängste vorgehen.

Im Migrationskontext kann – auch wenn es im sogenannten professionellen Verständnis vie-ler medizinisch-therapeutischer Berufe als «distanzlos» und somit unprofessionell ausgelegt werden kann – das Sich-Einbringen der Pflegenden auf einer persönlicheren Ebene vorher verschlossene Türen öffnen. Pflegende können ihr Interesse deklarieren, indem sie über alltägliche Fragen in das Gespräch einsteigen, Fragen zum Herkunftsland stellen oder eigene Erfahrungen mit dem Herkunftsland erzählen, und so die Beziehung auf eine alltägliche, familiäre Ebene stellen. Das Zulassen einer teilweise «familiarisierten» professionellen Beziehung kommt dem Hilfeverständnis vieler vor allem in familienzentrierten Gesellschaften sozialisierten MigrantInnen eher entgegen, als der Rückzug auf eine distanzierte, rein professionelle Beziehung [Domenig et al., 2000: 101 ff. Vgl. dazu auch: Domenig, im Druck]. Unsicherheiten und Unklarheiten, die während des Gesprächs auftauchen, sollten wenn möglich direkt angesprochen werden. Nicht Bücher mit «Kulturrezepten» sondern nur die Betroffenen selber können Antworten über ihre eigenen Konzepte und Lebenswelten und deren Bedeutung für die Pflege geben. Auch sollten Pflegende sich nicht davor scheuen, die Fragen zu stellen, die sie interessieren, und die sie für eine gute Pflegeanamnese als notwendig erachten. MigrantInnen sind nicht Opfer von unliebsamen oder zu intimen Fragen, sondern wissen sich sehr gut selbst zu wehren, wenn sie z. B. Fragen nach ihrem Herkunftsland, nach ihrer Migrations- und Fluchtgeschichte oder zu ihrem gegenwärtigen Aufenthaltsstatus nicht beantworten möchten. Meistens kann man jedoch in der Praxis feststellen, dass MigrantInnen keine Mühe mit solchen Fragen haben, im Gegenteil: Sie freuen sich über das Interesse an ihrer Person und ihrer Lebensgeschichte, ein Interesse, das ihnen in der hiesigen Gesellschaft meist nur wenig entgegengebracht wird. Doch auch für die Pflegenden bergen empathische Beziehungen zu MigrantInnen im Pflegealltag ein großes Potential, ihre eigenen Vorurteile und stereotypen Bilder abzubauen und vermehrt auch eigene Haltungen und Wertvorstellungen zu hinterfragen und entsprechend zu relativieren. Erst in der konkreten Begegnung entstehen transkulturelles Verstehen, gegenseitige Anerkennung und Respekt. So bietet der Pflegealltag aufgrund der vielfältigen alltäglichen Begegnungen ein großes Feld für gegenseitige transkulturelle Annäherungen. Diese Möglichkeiten sollten vermehrt als Chance für transkulturelle Erfahrungen wahrgenommen und entsprechend genutzt werden.

Auch wenn die Pflegeanamnese mit MigrantInnen von den Pflegenden ein großes Engagement, transkulturelle Professionalität und vor allem auch mehr Zeit erfordert, so erleichtert sie in der Folge die Pflege und spart auch wieder Zeit ein, indem sie das transkulturelle Verstehen fördert. Sie hilft Probleme rascher zu erkennen und effizienter zu lösen und leitet migrationsspezifisch angepasste, individuelle Pflegemaßnahmen ein. Dies wiederum hat Auswirkungen auf den Erfolg der getroffenen Pflegemaßnahmen, die Erreichung der Pflegeziele und letztlich auf den gesamten Verlauf des Gesundungsprozesses.

6.3 Vorbereitungen für das Pflegeanamnesegespräch

Nicht alle Themenbereiche der «Transkulturellen Pflegeanamnese» (s. **Abb. II-6-1**) können und müssen bereits beim Eintrittsgespräch angesprochen und geklärt werden. So gilt es Schwerpunkte zu setzen, indem man sich vor dem Gespräch bereits überlegt, mit wem man es vermutlich zu tun haben wird, was Ziel und Zweck des Spitalaufenthaltes sind und welche Themen infolgedessen geklärt werden müssen (siehe Kasten). Andere Themenbereiche können auch erst während des Spitalaufenthaltes durch weitere Gespräche und Beobachtungen im Pflegealltag in den Pflegeprozess einfließen. Zudem gibt es Themenkomplexe, die für den aktuellen Spitalaufenthalt vielleicht weniger relevant sind oder aber erst zu einem späteren Zeitpunkt aktuell werden. So kann die «Transkulturelle Pflegeanamnese» auch bei einer Fallbesprechung oder bei der Überprüfung der Pflegequalität beigezogen werden, indem Pflegende ihren eigenen Informationsstand überprüfen und allenfalls bestimmte Punkte mit den PatientInnen im Nachhinein noch klären.

Vorbereitung für das Pflegeanamnesegespräch mit einer Migrantin bzw. einem Migranten

- Wie gut versteht sie/er unsere Sprache? Wie gut kann sie/er sich in der hiesigen Sprache ausdrücken? Kann sie/er lesen und schreiben?
- Ist es sinnvoll, wenn eine zusätzlich anwesende Person das Gespräch übersetzt, oder muss ich eine Dolmetscherin bzw. einen Dolmetscher organisieren?
- Welche Personen werden sonst noch am Gespräch teilnehmen, und welche Rolle spielen sie?
- Wo finde ich einen geeigneten Raum für ein ungestörtes Gespräch?
- Ist die Patientin bzw. der Patient über den Zweck, den Ablauf und den zeitlichen Rahmen des Gesprächs informiert?
- Gibt es Informationsmaterial oder bebilderte Dokumente in der Sprache der Patientin bzw. des Patienten?
- Was weiß ich bereits von der Biographie der Patientin bzw. des Patienten? War sie/er bereits einmal auf der Abteilung? Kann ich mir von KollegInnen Informationen holen, oder bestehen noch Pflegedokumentationen von früheren Aufenthalten?
- Wie lange ist die Patientin bzw. der Patient bereits in der Schweiz? Sind ihre/seine Eltern migriert, und ist sie/er selbst jedoch in der Schweiz aufgewachsen?
- Welche Themenbereiche muss ich dringend ansprechen, welche Fragen kann ich zu einem späteren Zeitpunkt klären?
- Welche Informationen muss ich der Patientin bzw. dem Patienten geben, damit sie/er sich sicher fühlt? Gibt es dabei Informationen, deren Vermittlung ich auf ihren/seinen Kontext und Hintergrund anpassen muss?
- Gibt es Abmachungen, die ich mit der Patientin bzw. dem Patienten treffen muss (z. B. Zeichen, wichtige Wörter in der Muttersprache, Telefonnummern, etc.), damit eine Kommunikation auch ohne Dolmetscherin bzw. Dolmetscher möglich ist?

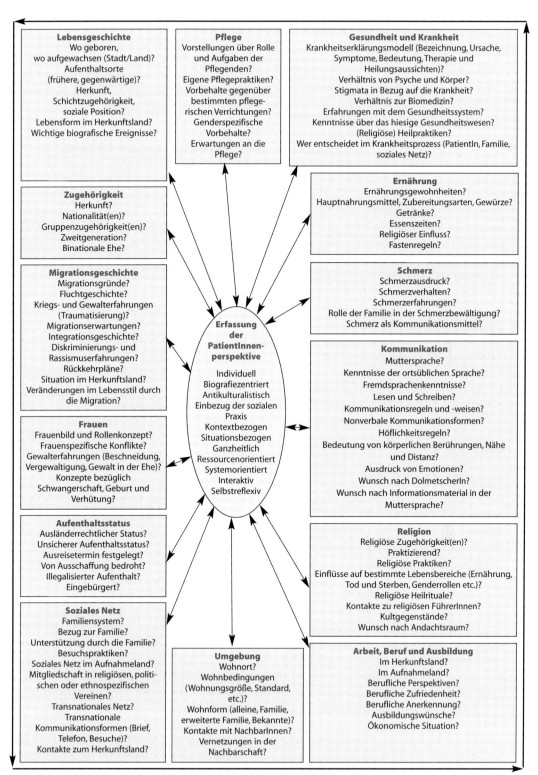

Abbildung II-6-1: Transkulturelle Pflegeanamnese (© Dagmar Domenig)

6.4. Vorurteile, Lücken und Ungenauigkeiten

Vorurteile, falsche Annahmen oder eine mangelhafte Informationssammlung führen zu teilweise zwar gutgemeinten, doch unangepassten Pflegemaßnahmen. Zudem können sich mangelhaft informierte Pflegende gegenüber den ÄrztInnen nur ungenügend für die Anliegen der PatientInnen einsetzen. Im Folgenden werden Beispiele aufgelistet, welche aufzeigen, was falsche Annahmen bzw. eine mangelhafte Anamnese bewirken können (siehe Kasten).

Wohin falsche Annahmen bzw. nicht gestellte Fragen führen können ...

- Auf dem PatientInnenblatt in der Kategorie Religion steht Moslem. Die Pflegende streicht das Schweinefleisch von den Esskarten. Der Patient ist erstaunt, dass er kein Schweinefleisch erhält. Er lebt schon seit 20 Jahren in der Schweiz, ist nicht praktizierender Moslem und isst heute problemlos auch Schweinefleisch.

- Die Pflegende sieht auf dem PatientInnenblatt, dass der Patient, welcher heute aufgenommen wird, als Hilfsangestellter in einer Küche arbeitet. Der Patient muss sich einem komplizierten diagnostischen Verfahren unterziehen und sollte noch über diverse Verhaltensweisen informiert werden. Die Pflegende versucht auf eine sehr einfache Weise, dem Patienten diese Informationen zu vermitteln. Der Patient, der im Herkunftsland an der Universität studiert und lange Jahre als Lehrer gearbeitet hat, wundert sich, dass die Pflegende, ihm diese Informationen nur auf eine so vereinfachende Weise vermitteln kann. Er stellt ihre Fachkompetenz in Frage.

- Eine Ärztin informiert eine Patientin über weitere Behandlungsmöglichkeiten und stellt sie vor die Wahl. Die Patientin fällt gemeinsam mit der Ärztin eine Entscheidung über den nächsten Behandlungsschritt und konkrete Verhaltensmaßnahmen. Einige Tage später bemerkt die Ärztin, dass die Patientin sich nicht an die getroffenen Abmachungen hält. Infolgedessen hält sie die Patientin für nicht kooperativ. Die Patientin hat jedoch die weiteren Behandlungsmöglichkeiten mit der Familie gemeinsam besprochen. In diesem Entscheidungsprozess ist die Familie zu einer anderen Entscheidung gekommen. Diese Entscheidung ist für die Patientin verbindlicher als das Gespräch mit der Ärztin. Daher hält sie sich nicht an die Abmachungen.

- Ein Patient wirkt auf die Pflegenden «aggressiv». Sie erklären sich diese Haltung mit der angeblich hohen Gewaltbereitschaft dieser MigrantInnengruppe. Dem Patient ist jedoch kurz vor Spitaleintritt die Ausreisefrist bzw. der Termin, bis zu welchem er die Schweiz definitiv verlassen muss, mitgeteilt worden.

- Eine Frau kommt in Begleitung ihres Ehemannes ins Spital. Der Ehemann will beim Anamnesegespräch dabei sein. Die Pflegende richtet sich primär an den Ehemann, da sie glaubt, die Frau sei als Moslemin unterdrückt und dürfe daher nicht selber für sich reden. Das Ehepaar ist in einer Stadt aufgewachsen, die Frau hat studiert, beide sind in der politischen Bewegung aktiv gewesen, und die Frau war zudem Mitglied in einer Frauengruppe. Die Frau ärgert sich darüber, dass die Pflegende sich mit ihren Fragen fast nur an den Mann richtet.

- Ein Patient erhält nach einer großen Operation Aufbaukost nach Schema: Schleim, Haferbrei und Kompott. Der Patient isst nur zögernd und erbricht nach jeder Mahlzeit. Die Darmfunktion wird erneut überprüft und der Patient auf Nahrungskarenz gesetzt. Nach zwei Tagen erhält er wiederum Schleim, Brei und Kompott. Der Patient erbricht wieder. Die Pflegende erfährt vom Patienten, dass er noch nie Haferbrei und Schleimsuppe gegessen hat. Die neue Aufbaukost mit Trockenreis, Bouillon und Kompott isst der Patient mit großem Appetit. Er erbricht auch nicht mehr.

- Der Arzt meldet einen Patienten für eine Magnetresonanztomographie an, ohne ihn über den genauen Ablauf zu informieren. Beim Patienten, der erst vor vier Wochen in der Schweiz als Flüchtling aus einem Kriegsgebiet aufgenommen worden ist, löst das gewehrsalvenähnliche Geräusch des Magnetresonanztomographen Panik aus. Die Untersuchung kann nicht durchgeführt werden.

- Zwei Patientinnen aus dem gleichen Herkunftsland werden heute auf der Abteilung hospitalisiert. Die Pflegenden beschließen, aus folgenden Gründen die beiden Frauen ins gleiche Zimmer zu legen: Beide Frauen werden vermutlich sehr viel Besuch haben, so dass sich andere Mitpatientinnen gestört fühlten könnten. Die betreffenden Frauen sind hingegen sicher froh, wenn sie mit jemandem in ihrer Muttersprache sprechen können. Zudem ist es auch für die Pflegenden so bequemer, da eine der beiden Frauen recht gut deutsch kann und somit als Dolmetscherin einspringen kann. Die Patientinnen werden also ins gleiche Zimmer gebracht. Die Pflegenden machen in den darauffolgenden Tagen folgende Beobachtungen: Die Patientinnen sprechen nicht miteinander, sie schauen sich nicht einmal an. Eine der beiden Frauen erwartet ihre BesucherInnen bereits beim Aufzug und geht dann mit ihnen direkt in den Aufenthaltsraum. Die beiden Frauen stammen zwar aus dem gleichen Herkunftsland, aber aus unter sich verfeindeten Gruppen. Sie haben auch nicht die gleiche Muttersprache.

- Ein Patient wird wegen seinen chronischen Rückenbeschwerden zur weiteren Abklärung in das Spital eingewiesen. Die Pflegende beobachtet, dass der Patient seine Schmerzen immer dann sehr expressiv äußert, wenn seine Familienangehörigen zu Besuch kommen. Kaum sind diese jedoch nach Hause gegangen, kann der Patient recht gut mit seinen Schmerzen umgehen. Die Pflegende ärgert sich darüber, dass der Patient vor seinen Angehörigen so ein «Theater» macht. Eine Kollegin, welche aus dem gleichen Herkunftsland wie der Patient stammt, erklärt ihr, dass dieses Verhalten bei ihnen normal sei. Der Patient dürfe seine Schmerzen der Familie sehr offen mitteilen, das würde bei ihnen nicht als Gejammer oder Theater betrachtet. Durch diese Äußerungen würde er dann auch die entsprechende Zuwendung erhalten.

- Ein Patient hat Magenkrebs im Endstadium. Er kommt auf die Abteilung, um einen palliativen Eingriff vornehmen zu lassen. Im Anschluss an die Operation entscheidet der zuständige Arzt, dem Patienten erneut eine Chemotherapie zu verabreichen. Der Arzt geht davon aus, dass dieser sicher nichts dagegen hat, da er ja schon mehrere Male auf der Abteilung eine Chemotherapie erhalten hat. Der Patient wünscht sich jedoch, in sein Herkunftsland zurückzukehren, damit er noch einmal seine Familienangehörigen sehen kann. Eigentlich möchte er auch lieber dort sterben. Er weiß jedoch nicht, ob das überhaupt möglich ist und wie er das organisieren müsste. Da er erst seit einem Jahr in der Schweiz ist, kennt er sich noch nicht gut aus. Auch kann er sich kaum verständigen. Ein paar Monate später stirbt der Patient. Er ist nicht mehr in sein Herkunftsland zurückgekehrt.

- Eine Frau kommt in Begleitung ihres Ehemannes ins Spital, um zu gebären. Die Hebamme bittet auch den Mann in den Gebärsaal. Für das Paar ist dies sehr komisch. In ihrem Herkunftsland ist die Geburt eine reine Frauensache. Sie wagen es aber nicht, zu widersprechen, denn sie möchten nicht unangenehm auffallen. Der Mann fühlt sich sehr unwohl, die Frau durch die Anwesenheit ihres Ehemannes zusätzlich gestresst. Die Geburt verläuft schwierig. Die Hebamme hat den Eindruck, dass die Frau sich nicht richtig entspannen kann.

6.5 Durchführen einer transkulturellen Pflegeanamnese

Ziel einer transkulturellen Pflegeanamnese ist die Erfassung der Perspektive der PatientInnen. Dabei sollen individuelle Zuschreibungen von migrationsspezifischen Hintergründen und soziokulturellen Konzepten aufgrund einer gezielten Anamnese im Vordergrund stehen. Einer kulturalisierenden Herangehensweise wird somit ein biographiezentriertes (unter Einbezug der transnationalen Biographie bzw. der Migrationsgeschichte), kontext- und situationsbezogenes Vorgehen entgegengesetzt. Ziel ist das Verstehen der konkreten, individuellen oder familiären sozialen Praxis und nicht das Anwenden von «Kulturrezepten» auf einzelne PatientInnen. Erst auf diese Weise kann verstanden werden, was für die einzelnen PatientInnen und deren Familienangehörige im Moment von Bedeutung ist, und inwiefern sich dies auf den Spitalaufenthalt auswirkt. Dabei sollten PatientInnen mit Migrationshintergrund nicht einfach als passive Opfer der Migrationssituation, sondern als aktive Frauen und Männer mit eigenen Strategien und Interessen wahrgenommen werden. Dies fördert einen ressourcenorientierten Ansatz, eine gleichberechtigte gegenseitige Interaktion und lässt Raum für selbstreflexives Denken (siehe auch Kap. II.1 von Domenig).

Die transkulturelle Pflegeanamnese eignet sich jedoch nicht nur für PatientInnen mit Migrationshintergrund, sondern in weiten Zügen auch generell für eine bessere Erfassung der PatientInnenperspektive. Viele der aufgelisteten Fragen werden auch PatientInnen ohne Migrationshintergrund kaum gestellt, dabei würde eine transkulturelle Pflegeanamnese auch bei ihnen einen ganzheitlicheren Blick auf deren Lebenswelt fördern. So fügt die transkulturelle Pflegeanamnese generell dem Pflegeprozess eine weitere Dimension hinzu. Denn letztlich kann es nicht darum gehen, für MigrantInnen ein spezifisches Modell einzuführen, sondern nur darum, in die Pflege vermehrt auch transkulturelle Dimensionen einfließen zu lassen bzw. die Sicht der PatientInnen auf das Krankheitsgeschehen und ihre Lebenswelt bzw. ihre soziale Praxis vermehrt in der Pflege zu berücksichtigen.

Die «Transkulturelle Pflegeanamnese» dient als Überblick über migrationsspezifische Themenschwerpunkte und listet entsprechende Fragen auf. Dabei stellen die Fragen keine abschließende Auflistung dar, sondern sollen Anhaltspunkte liefern, in welche Richtung die Informationssammlung gehen sollte. Der Schwerpunkt wurde auf Fragen mit einer migrationsspezifischen Dimension bzw. auf Fragen gelegt, die in der Praxis oft vergessen oder ungenügend berücksichtigt werden. Die transkulturelle Pflegeanamnese soll daher dem migrationsspezifischen Pflegeprozess dienen und keinesfalls einen Ersatz für die auf der Abteilung üblichen Instrumente bieten. Die Fragen über mögliche migrationsspezifische Einflussfaktoren und Hintergründe können jedoch dazu anregen, die vorhandenen Instrumente zu überprüfen und mit der transkulturellen Pflegeanamnese sinnvoll zu verknüpfen. Oft wird den Pflegenden erst in der Auseinandersetzung mit der transkulturellen Pflegeanamnese bewusst, wie viele Themen im Pflegeprozess eine Rolle spielen, wie viele der aufgelisteten Fragen sie noch nie gestellt haben und wie wenig sie eigentlich über die Perspektive der PatientInnen (nicht nur der PatientInnen mit Migrationshintergrund), welche sie täglich pflegen, wissen.

An dieser Stelle werden keine weiteren Ausführungen zu den einzelnen Themenbereichen der «Transkulturellen Pflegeanamnese» gemacht, sondern es wird auf die entsprechenden Kapitel in diesem Buch oder auf weiterführende Literatur verwiesen.

6.6 Von der Pflegeanamnese zur Pflegeplanung

Im Anschluss an das Pflegeanamnesegespräch müssen die erhaltenen Informationen für die weitere Pflege sinnvoll genutzt werden können. Daher ist eine gegliederte Niederschrift von großer Wichtigkeit. In den meisten Spitälern existieren für die Dokumentation der Pflege standardisierte, nach Themen strukturierte Formulare. Die in der Pflegeanamnese erhaltenen migrationsspezifischen Aussagen lassen sich in diese meist problemlos integrieren. Anhand der Informationen erfolgt dann das Analysieren der Schwerpunkte für die Pflege und die Planung der einzelnen Maßnahmen. In allen Phasen des Pflegeprozesses ist jedoch der Einbezug der PatientInnen und ihrer Angehörigen nach wie vor äußerst wichtig. Hier kann die «Transkulturelle Pflegeanamnese» immer wieder die Möglichkeit bieten, auf Punkte aufmerksam zu machen, die im meist sehr hektischen Spitalalltag vergessen werden können.

Für die Pflegenden ist es manchmal jedoch auch schwierig, aus der Fülle der Aussagen, die PatientInnen gemacht haben, diejenigen weiterzuleiten, die für die Pflege und das Verstehen der PatientInnen von Wichtigkeit sind. Oft erhalten die Pflegenden neben pflegerelevanten auch vertrauliche Aussagen, welche belastend sein können. Hier kann ein Nachfragen bei den betreffenden PatientInnen, ob diese Informationen ans Pflegeteam weitergeleitet werden dürfen, entlastend wirken. Im Team können dann gemeinsam Probleme, Unsicherheiten und Ängste besprochen und Lösungen gesucht werden.

Zusammenfassung

- Voraussetzung für eine transkulturelle Pflegeanamnese ist das Bestehen einer Vertrauensbeziehung. Dies sollte beim Eintrittsgespräch berücksichtigt werden, indem der Einstieg über vertrauensstiftende Alltagsgespräche gemacht wird.

- Empathie und Interesse an der Geschichte der MigrantInnen fördern eine «echte» Beziehung zu MigrantInnen und erleichtern die Informationssammlung.

- Eine umfassende transkulturelle Pflegeanamnese erfordert zwar mehr Zeit und entsprechende Kompetenzen, erleichtert aber in der Folge den Pflegeprozess, indem Probleme rascher erkannt und effizienter gelöst und migrationsspezifisch angepasste, individuelle Pflegemaßnahmen eingeleitet werden.

- Eine transkulturelle Pflegeanamnese muss gut vorbereitet werden, indem man im Voraus je nach Person und Ziel des Spitalaufenthaltes entsprechende Schwerpunkte setzt. Zusätzliche Informationen können auch während des Spitalaufenthaltes durch weitere Gespräche und Beobachtungen in den Pflegeprozess einfließen.

- Vorurteile, falsche Annahmen bzw. eine mangelhaft durchgeführte transkulturelle Pflegeanamnese führen zu teilweise zwar gutgemeinten, doch unangepassten Pflegemaßnahmen.

- Die transkulturelle Pflegeanamnese eignet sich nicht nur für PatientInnen mit Migrationshintergrund, sondern in weiten Zügen auch generell für eine bessere Erfassung der PatientInnenperspektive.

Literatur

Domenig, D.: Salis Gross, C.; Wicker, H.-R.: Migration und Drogen. Implikationen für eine migrationsspezifische Drogenarbeit am Beispiel Drogenabhängiger italienischer Herkunft. Schlussbericht. Institut für Ethnologie und Bundesamt für Gesundheit, EDMZ, Bern, 2000.

Domenig, D.: Migration, Drogen, Transkulturelle Kompetenz. Verlag Hans Huber, Bern, im Druck

Fiechter, V.; Meyer, M.: Pflegeplanung, eine Anleitung für die Praxis. Recom Verlag, Basel, 1981.

Schütz, A.. Luckmann, Th.: Strukturen der Lebenswelt. 5. Aufl., Bd. 1, Suhrkamp Taschenbuch Wissenschaft, Suhrkamp Verlag, Frankfurt a. M., 1994, S. 92.

Tschudin, V.: Helfer im Gespräch. Recom Verlag, Basel, 1990.

7. Die Vermittlung der transkulturellen Pflege in der Aus- und Weiterbildung

Karl Stanjek

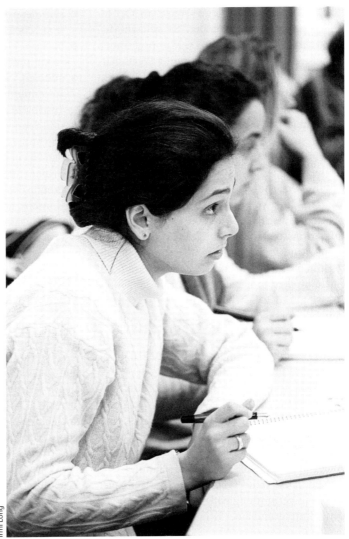

Irmi Long

«Gäste, die heute kommen und morgen bleiben.»

[J. M. Simmel]

7.1 Einleitung

«Gäste, die heute kommen und morgen bleiben.» Dieser Satz des deutschen Soziologen Simmel (1858–1918) beschreibt die Situation vieler MigrantInnen. Die meisten von ihnen sind als ArbeitsmigrantInnen bzw. sogenannte «GastarbeiterInnen oder AussiedlerInnen gekommen und haben sich über die Jahre mit ihren Angehörigen in unterschiedlicher Weise vor Ort familiär und sozial eingebunden. Sie sind zu MitbürgerInnen geworden. Diesen MitbürgerInnen bzw. MigrantInnen sollte man mit Wertschätzung und Offenheit, mit Neugier und Respekt begegnen. Besonders dann, wenn sie wegen Alter, Krankheit oder Behinderung Unterstützung, Betreuung, Behandlung und Pflege benötigen. In der sozialen und pflegerischen Praxis zeigt sich immer wieder, dass es Probleme mit der Umsetzung dieser Anforderungen gibt.

Eine Ursache liegt in der Aus-, Fort- und Weiterbildung von Pflegekräften. So fehlen bisher in Deutschland Themen und Inhalte zu migrationsspezifischen Fragen in den Ausbildungs- und Prüfungsordnungen für die Berufe der Alten-, Kranken- und Kinderkrankenpflege. Auch in den gängigen Curricula (siehe Kap. II.7.3), also den Lehrplänen für die verschiedenen Bildungsgänge, sucht man (überwiegend) vergebens nach Themen wie:

- soziokulturelle Einflüsse auf das Verständnis von Gesundheit und Krankheit
- transkulturelle Kommunikation
- transkulturelle Pflege
- lebensweltorientierte Unterstützungs- und Betreuungsnetzwerke.

Allein das katholische AKOD-Curriculum (siehe Kap. II.7.3.1) hatte schon Ende der achtziger Jahre die Vermittlung einiger Pflegethemen vor dem Hintergrund eines Religionsvergleichs vorgesehen.

Um den Entwicklungen in der Europäischen Union sowie einer zunehmenden Globalisierung, den sich daraus ergebenden gesellschaftlichen Veränderungen und dem sozialen Wandel gerecht zu werden, formulierte die Kultusministerkonferenz im Jahre 1996 für alle Bildungsbereiche Ziele für die Vermittlung und den Erwerb «interkultureller Kompetenzen»:

- sich der jeweiligen kulturellen Sozialisation und Lebenszusammenhänge bewusst werden
- Neugier, Offenheit und Verständnis für andere kulturelle Prägungen entwickeln
- anderen kulturellen Lebensformen und -orientierungen begegnen, sich mit ihnen auseinander setzen, dabei Ängste eingestehen und Spannungen aushalten
- das Anderssein der anderen respektieren
- den eigenen Standpunkt reflektieren, kritisch prüfen und Verständnis für andere Standpunkte entwickeln
- Konsens über gemeinsame Grundlagen für das Zusammenleben in einer Gesellschaft bzw. in einem Staat finden [vgl. Schulte, 1998: 62 f.].

Für die Aus-, Fort- und Weiterbildung in der Pflege stellt sich die Frage, welche Didaktik am besten in der Lage ist, diesen Bildungszielen gerecht zu werden. Bei der Überprüfung unterschiedlicher didaktischer Modelle [vgl. z. B. Jank/Meyer, 1994] scheint die *Hermeneutik* mit ihrem verstehenden Ansatz dafür gut geeignet zu sein. Die Hermeneutik geht von der Situation des Subjektes aus, nämlich des Lernenden bzw. des Lehrenden. Das Subjekt versucht, mithilfe seines Vorverständnisses aus Kenntnissen und Erfahrungen menschliche Lebensäußerungen in seiner Umwelt zu verstehen, also z. B. Berichte, Zeichnungen, Fotos, Tagebücher, Dokumente usw. subjektiv zu interpretieren (Fremdverstehen). Diese Lebensäußerungen werden Zeichen oder Symbole genannt. Sie bilden Lebenswirklichkeit ab oder anders ausgedrückt: Sie konstruieren Wirklichkeit (Konstruktion). Alles, was gesagt oder getan, abgebildet oder festgehalten wird, ist Lebenswirklichkeit und damit subjektiv wahr. Das interpretierende Subjekt versucht, den in der Umwelt wahrgenommenen Zeichen Sinn und Bedeutung zu geben (Rekonstruktion), sie also mithilfe seines Vorverständnisses zu übersetzen.

Durch die Beschäftigung mit anderen oder «fremden» Lebensäußerungen wird das Vorverständnis des Subjekts bestätigt oder widerlegt. Es kommt zu Veränderungen im Bewusstsein und im Handeln. Die (Deutungs-)Perspektive auf das Fremde verändert sich. Dieser Prozess braucht Zeit und muss, z. B. im Unterricht oder Seminar, schrittweise erfolgen. Der Weg vom Vertrauten zum Neuen verläuft nicht gradlinig, sondern spiralförmig (hermeneutische Spirale oder hermeneutischer Zirkel). Erst wenn aus Verstehen Verständnis geworden ist, sich also neue Kenntnisse und Erfahrungen gefestigt haben, kann nach einer Ruhepause (Lernplateau) der nächste Schritt erfolgen.

Zur *hermeneutischen Methode* gehört es, neben der Rekonstruktion und dem spiralförmigen oder zirkulären Lernen, einen Nutzen aus der Wechselwirkung zwischen Einzelheiten und dem Ganzen zu ziehen. Aus vielen Einzelheiten ergibt sich ein Ganzes (Synthese, induktive Methode), die Perspektive vom Ganzen auf die Einzelheiten (Analyse, deduktive Methode) erleichtert die Interpretation von Einzelheiten. So entsteht z. B. aus vielen biographischen Informationen wie bei einem Puzzle das Bild eines Menschen. Man erfährt etwas über seine Stärken und Schwächen, über Ressourcen und Defizite, über Höhepunkte im Lebenslauf und über kritische Lebensereignisse. Andersherum lassen sich z. B. einzelne Einstellungen und Handlungsweisen besser verstehen, wenn man sie von der Gesamtpersönlichkeit eines Menschen und seiner Lebenswirklichkeit her betrachtet.

Das verstehende Subjekt nähert sich zirkulär dem gesamten Aktivitäts- und Erfahrungsraum eines Menschen an (Lebenswelt, siehe Kap. II.7.2.1). Er nimmt ihn in seinen Lebenszusammenhängen wahr und rekonstruiert Sinn und Bedeutung der wahrgenommenen Zeichen. So lernen SchülerInnen zu verstehen, welche Bedeutung die eigene Wohnung mit ihren Möbeln für die Identität eines alten Menschen hat (siehe Kap. II.7.2.2). Oder welcher Sinn sich für einen behinderten Menschen aus einem Märchen oder der Musik ergibt (z. B. Entspannung, Erregung, Lebenshilfe, Glück). Oder welche Bedeutung Pflegekräfte und ihre Tätigkeiten für den Gesundungsprozess von PatientInnen haben.

Die Interpretation von Lebensbedeutsamkeiten im und durch den Unterricht muss methodisch kontrolliert erfolgen. Nur wenn subjektives Verstehen mit empirischen Daten konfrontiert wird, trägt der Lern- und Erkenntnisgewinn zum ganzheitlichen Verständnis bei. Hierbei helfen z. B. Statistiken über die Bevölkerungsentwicklung, über Lebens- und Arbeitsbedingungen, über Geburten und Todesfälle sowie über Krankheitsentstehung und -verlauf (s. **Tab. II-7-1**). Diese Daten müssen im historischen Kontext und im internationalen Vergleich betrachtet werden. So lassen sich z. B. Berichte über Auftreten und Verlauf von Kinderkrankheiten einer deutschen und einer koreanischen Weiterbildungsteilnehmerin mit den epidemiologischen Daten aus anderen Nationen vergleichen.

Im wechselseitigen Verstehen von Lebensbedeutsamkeiten der Menschen unterschiedlicher Herkunft werden die oben genannten Bildungsziele der Kultusministerkonferenz als *Schlüsselqualifikationen* in der Aus-, Fort- und Weiterbildung vermittelt und erworben. Dies sind z. B. folgende Fähigkeiten:

- Bewusstheit
- Empathie
- Kommunikation
- Respekt
- Reflexion
- Kooperation.

Diese Schlüsselqualifikationen werden, wie es der Pädagoge Pestalozzi bereits im 19. Jahrhundert formuliert hat «mit Kopf, Herz und Hand» (kognitiv, affektiv und pragmatisch) in einem Theorie-Praxis-Bezug vermittelt und erworben.

Tabelle II-7-1: «Transkulturelle Pflege» als fächerübergreifendes Thema lässt sich lebensweltorientiert in die gesamte Aus-, Fort- und Weiterbildung integrieren (exemplarische Darstellung).

Schlüsselbegriffe	Fächer	Didaktische und methodische Zugänge (thematische Zuordnung)
Demografische Daten	Soziologie	Statistiken, Interviews, Literaturrecherche
Feste und Feiern	Geragogik	Biografien, Essen und Trinken, Musik, Lieder, Tänze, Märchen und Geschichten
Versorgungsstrukturen	Pflege Soziologie Gesetzes- und Staatsbürgerkunde	Pflege-, Betreuungs- und Unterstützungsnetzwerke Hospitationen/Praktika Kontaktaufnahme
Lebenslage und Lebensstil	Soziologie Psychologie, Ethnologie	Statistiken, Interviews, Literaturrecherche, Identitätskonzepte
Biografie Pflegebedürftigkeit	Pflege Krankheitslehre Psychologie Rehabilitation	Biografievergleich Gespräch/Interview Fallbeispiele Gedichte/Prosatexte, Fotos und Filme
Kommunikation	Pflege Psychologie Soziologie Pädagogik Ethnologie	Sprache/Sprachbarrieren Gesten Körpersprache Dolmetschen/«Übersetzungs-Fehler» Beratungskonzepte
Lebensthemen: Schwangerschaft und Geburt	Pflege Psychologie Soziologie Ethnologie	Identitätskonzepte/Biografien Gespräch/Interview Rituale Lebenszyklus und Passage, Übergänge
Tod und Sterben	Pflege Psychologie Soziologie Ethnologie	Identitätskonzepte/Biografien Gespräch/Interview Rituale, Lebenszyklus und Passage Religionen, Sterbebegleitung Trauerarbeit, Angehörigenarbeit Unterstützungsnetzwerke
Gesundheit und Krankheit	Pflege Psychologie Soziologie Ethnologie Rehabilitation Gesetzes- und Staatsbürgerkunde/Recht	Identitätskonzepte/Biografien Lebenszyklen und Passagen Krankheitsverständnis Psychosomatik Altersspezifische Erkrankungen Bewältigungsstrategien/Therapie Soziale Netzwerke Versorgungsstrukturen Gesundheitsförderung/Beratung
Sexualität	Pflege Psychologie Soziologie Pädagogik Gesetzes- und Staatsbürgerkunde Ethnologie	Identitätskonzepte/Biografien Gespräch/Interview, Fotos und Filme Entwicklung, Sozialisation/Erziehung Soziale Rolle, Werte und Normen Einstellungen und Vorurteile Konflikte und ihre Bewältigung Abweichendes Verhalten

Sie gehören zum beruflichen Selbstverständnis von Pflegekräften (Berufsidentität, siehe Kap. II.7.2.3) und lassen sich jeweils den vier Kompetenzfeldern zuordnen:

- Selbstkompetenz
- Sozialkompetenz
- Fachkompetenz
- Methodenkompetenz.

Zusammen ergeben diese eine Deutungsmatrix für Lehrende und Lernende, um sich mit pflegerelevanten Themen, also auch der «Transkulturellen Pflege» auseinandersetzen zu können. Im Prozess der Professionalisierung müssen (angehende) Pflegekräfte für ihre Pflegepraxis lernen, die Handlungs- und Entscheidungsautonomie von PatientInnen und BewohnerInnen sowie deren Angehörigen zu respektieren, diese zu beraten und zu unterstützen und die Folgen von Pflegemaßnahmen gemeinsam und fachspezifisch kollegial zu reflektieren.

Partizipation als Beteiligung aller AkteurInnen ist ein wesentliches Ziel in diesen Aushandlungsprozessen. Dazu gehört es, im Kontext der «Transkulturellen Pflege» Bewusstheit für MigrantInnen und ihre Lebenszusammenhänge zu entwickeln und nach Zugängen in eigenen und fremden Lebenswirklichkeiten zu suchen.

7.2 Lebensweltorientierung

7.2.1 Lebenswelt ist Lebenswirklichkeit

«Das ist nicht meine Welt.» Diese Aussage macht deutlich, dass sich hier ein Mensch nicht zu Hause, sondern fremd fühlt. Er vermisst z. B. vertraute Gegenstände, Personen und deren Tätigkeiten. Ihm fehlen bekannte Geräusche und Gerüche. Dieser Mensch wird mit einer Welt konfrontiert, in dem ihm die Orientierung fehlt.

Der deutsche Sozialphilosoph Schütz (1899–1959) hat sich bereits in den zwanziger und dreißiger Jahren des vergangenen Jahrhunderts mit dem «Sinnhaften Aufbau der sozialen Welt» (1932) beschäftigt. Er ging von dem Gedanken

aus, dass Menschen schon immer und allein durch ihr Dasein die Räume verändern, in denen sie leben. Sie greifen in die Natur ein und gestalten *Naturwelt*: Sie suchen Schutz in einer Höhle, bauen ein Zelt oder eine Hütte, sie sammeln Früchte, halten Tiere, kultivieren den Boden und bearbeiten die Rohstoffe der Erde. Durch ihre Arbeit eignen sich Menschen Natur an.

Gleichzeitig belegen sie diese Naturwelten mit Sinn und Bedeutung. Menschen deuten Naturereignisse (Blitz und Donner, Sturm und Regen usw.). Sie nehmen ihre Umwelt subjektiv wahr, betrachten sie also aus ihrer Sicht. Menschen unterscheiden zwischen dem, was für alle da ist, z. B. für ihre Horde, ihre Sippe oder ihr Volk, und dem, was nur ihnen persönlich verfügbar, also privat ist. Diese Gestaltung des Zusammenlebens und der Abgrenzungen im Alltag, mit den Gemeinsamkeiten und Konflikten zwischen den Menschen (intersubjektiv) bezeichnet Schütz als *Sozialwelt*.

Es entstehen Dörfer und Städte, Verkehrsanbindungen und Freizeiteinrichtungen, Kindergärten und Schulen, Fabriken und Dienstleistungsunternehmen. Treibriemen des Fortschritts sind Bildung und Technik, Wirtschaft und Politik, Wissenschaft und Religion. Sie sind die Bindekräfte, die Sinnstrukturen schaffen und erhalten, die soziales Handeln ermöglichen und Gemeinschaft stiften. Der Mensch wird geprägt durch die *Kulturwelt,* in die er hineingeboren wird oder in der er lebt. Sie gibt ihm Handlungsorientierung und bestimmt sein Verhalten («Das tut man. Das denkt oder sagt man. Das wird von mir erwartet.»).

Lebenswelt: der gesamte Aktivitäts- und Erfahrungsraum eines Menschen, in dem Gegenstände, Personen und ihre Tätigkeiten sowie Ereignisse und deren Deutungen enthalten sind, mit denen er sich in seinem Alltagsleben auseinandersetzen muss. Lebenswelt ist Lebenswirklichkeit. Sie ist eingebettet in die soziale Umwelt, von der sie beeinflusst wird.

Schütz fasst erst in seinem von Thomas Luck-mann herausgegebenen Werk «Strukturen der Lebenswelt» [1979/81] Natur-, Sozial- und Kulturwelt unter dem Begriff der Lebenswelt zusammen. Er weist darauf hin, dass das *Fremdverstehen*, also das Deuten von Sinnzusammenhängen der unterschiedlichen Lebenswelten, der Schlüssel zum Verständnis von Alltäglichem, von Lebenswirklichkeit ist.

Hier knüpft der deutsche Philosoph und Soziologe Habermas (geb. 1929) an. Ihn interessiert, wie Menschen durch den Austausch, durch das kommunikative Handeln zu einer Verständigung oder Abgrenzung kommen. Durch die verschiedenen Perspektiven und Argumente der Gesprächspartner können im Kommunikationsprozess die jeweiligen Geltungsansprüche von Werten und Normen verdeutlicht und begründet werden. Es kommt idealerweise zur Klärung von Missverständnissen und zum gemeinsamen Handeln.

7.2.2 Lebenswelt prägt Identität

Jeder Mensch ist ein einmaliges, unverwechselbares Subjekt mit bestimmten Eigenschaften und Einstellungen, Fähigkeiten und Fertigkeiten, Kenntnissen und Verhaltensmustern. Durch seine Mitgliedschaft in verschiedenen Gruppen und die Übernahme sozialer Rollen (z. B. Kind, Ehefrau, Vater, Angestellte, Vereinsmitglied usw.) entwickelt er eine subjektive *Identität* (s. **Abb. II-7-1**), die im kommunikativen Handeln, also im Austausch mit anderen Menschen und Organisationen bestätigt wird. Sie beinhaltet die persönliche, soziale und kulturelle Identität.
Dieser Mensch macht im Laufe seines Lebens

die Erfahrung, trotz aller Veränderungen und Entwicklungen eine gleichbleibende Einheit zu sein *(persönliche Identität)*. Dazu gehören:

- Geschlechtsidentität (sich als Junge oder Mädchen, als Mann oder Frau fühlen und verhalten)
- Altersidentität (sich jung oder alt fühlen und verhalten)
- Körperidentität (sich groß oder klein, dick oder dünn, schön oder hässlich fühlen und verhalten).

Kommt es im Prozess der Selbstfindung (Ich-Identität, Selbstbild, Biografie) zu Störungen und Beeinträchtigungen, z. B. durch Ausgrenzungen in der Schule wegen einer anderen Hautfarbe, so kann es zu Identitätsstörungen bis hin zum Identitätsverlust kommen («Wer bin ich eigentlich? Warum mögen die anderen mich nicht? Ich möchte unsichtbar sein!»).

Im Austausch mit anderen Menschen und Organisationen entwickelt sich neben der persönlichen die *soziale Identität*. An jede im Leben übernommene Rolle werden unterschiedliche Erwartungen geknüpft. So gehört es zur Erwartung an die (Kultur-)Rolle «Ausländer», angepasst und unauffällig zu sein. Ein Rollenträger übernimmt die Zuschreibung in sein Selbstbild, weil er annimmt, dass die Umwelt dann positiv auf das gewünschte Verhalten reagiert. Andernfalls drohen Ausgrenzungen oder andere Sanktionen.

Kommt es trotz (über-)angepasstem Verhalten zur Ablehnung, wird dies vom Rollenträger, hier einem «Ausländer», als Beschädigung der Identität empfunden. Der amerikanische Soziologe und Sozialpsychologe Goffman (1922–

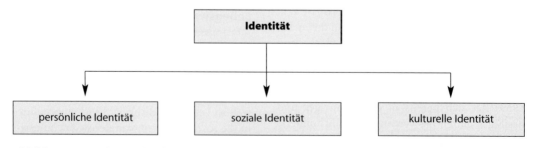

Abbildung II-7-1: Identität beinhaltet die persönliche, soziale und kulturelle Identität

1982) fand heraus, dass diese Menschen unterschiedliche Muster einsetzen, um ihre Identität zu wahren und zu schützen. Dies reicht von aggressivem Verhalten über Rückzug bis zur Konservierung von überlieferten Mustern. So kann ein älter werdender spanischer Mitbürger seine Wohnung «wie ein Museum» mit unzähligen Gegenständen aus seiner Heimat einrichten. In diese Privatsphäre flüchtet er sich, wie in eine zweite Haut oder eine rekonstruierte Heimat, wenn er am Arbeitsplatz oder auf der Straße Ablehnung oder Ausgrenzung erlebt. Dieser Mann pflegt überlieferte Traditionen und Rituale. Sie helfen ihm, verletzende Situationen symbolisch zu verarbeiten.

Besonders *Passagen,* also lebenszyklische Übergänge, in denen Menschen sich körperlich, psychisch und sozial umstellen, sind krisen- und konfliktbesetzt (z. B. Wechseljahre). Wie bei der Häutung in der Tierwelt sind Menschen in Passagen ungeschützt und empfindlich. Wenn das Kind kein Kind mehr, aber noch kein Jugendlicher, wenn die mit einem Schwarzafrikaner verheiratete Frau nicht mehr «Inländerin», aber auch keine «Ausländerin» ist, kann es zu Stresssymptomen, Ängsten oder psychosomatischen Erkrankungen kommen. Hier helfen vertraute Personen, Rituale und Übergangsobjekte (Gegenstände aus der vorherigen Lebensphase, z. B. ein Foto, ein Möbelstück, ein Kleid, eine Pflanze).

Übung

Frau Checci (69 Jahre, schwer gehbehindert und herzkrank) entscheidet sich nach langem Zögern, aus ihrer Wohnung in ein Pflegeheim zu ziehen. Ihr Mann ist mit 47 Jahren bei einem Arbeitsunfall ums Leben gekommen. Die Tochter lebt mit ihrer Familie in einer kleinen Wohnung und kann die Mutter nicht bei sich aufnehmen. Frau Checci packt ihre Koffer. Sie weint und klagt laut, nimmt jeden Gegenstand in ihre Hand und kann sich nicht entscheiden, was sie mitnehmen will. Ein Krankenpfleger des ambulanten Dienstes, der dreimal am Tag eine Mitarbeiter/in entsendet, steht rat- und hilflos im Raum.

● Wie könnte der Krankenpfleger Frau Checci in dieser Passage unterstützen?

Aber auch das ständige Wechseln zwischen verschiedenen Lebenswelten ist eine starke Belastung für die Betroffenen und kann zu Beschädigungen der Identität führen. So erwartet der strenggläubige Vater einer türkischen Pflegeschülerin, dass seine Tochter sich auch in der Schule an die Regeln des Koran hält. Dies bringt die Schülerin immer wieder in Rollenkonflikte.

Die *kulturelle Identität* eines Menschen drückt sich in Eigenschaften und Handlungsmustern aus, die durch die soziokulturelle Umgebung geprägt wurden, in der er aufgewachsen ist. Dazu gehören z. B. Sprache, Sitten und Gebräuche, Musik, Literatur, Architektur und Religion. Menschen identifizieren sich mit typischen kulturellen Formen. So löst das Hören einer Volksweise oder der Geruch eines Gewürzes Erinnerungen und Gefühle aus.

Religiöse Rituale und Kulthandlungen prägen die Identität eines Menschen. Viele Religionen bieten Deutungsmuster für Gesundheit, Krankheit, Behinderung und Altersgebrechen an, z. B.:

● Strafe oder Sühne für vergangenes Fehlverhalten
● Behinderung als Folge des «bösen Blicks» oder der verletzten Ehre
● letzte Prüfung, die vor dem Tod bestanden werden muss.

Religionen halten aber auch Bewältigungsmuster (Coping) und Gegenstände bereit, die schützen und bewahren: Gebete und Sprüche, Berührungen durch Auserwählte, rituelle Waschungen, Fasten, Wallfahrten, Amulette usw.

Die Befriedigung persönlicher, sozialer und kultureller Bedürfnisse trägt wesentlich zur Sicherung der Lebensqualität bei und dient damit dem Erhalt bzw. der Wiederherstellung der Gesundheit im Sinne der WHO-Definition vom umfassenden Wohlbefinden. Eine transkulturell ausgerichtete Pflege muss diese Erkenntnis in ihre Maßnahmen integrieren und im kommunikativen Handeln berücksichtigen.

7.2.3 Berufsidentität entwickeln

Die Berufsidentität, z. B. von Pflegekräften, wird durch Aus-, Fort- und Weiterbildung mit ihren Praxisphasen vermittelt und angeeignet. Sie drückt sich im beruflichen Selbstverständnis aus und setzt sich zusammen aus:

- persönlicher Identität, z. B. den individuellen Eigenschaften, Einstellungen, Fähigkeiten, Fertigkeiten, Kenntnissen und Verhaltensmustern
- sozialer Identität, z. B. den Erwartungen an die Berufsrolle von Seiten der Gesellschaft, des Arbeitgebers, der KollegInnen, der PatientInnen und BewohnerInnen sowie den eigenen Vorstellungen von der Ausgestaltung des Berufs
- kultureller Identität, z. B. von ethischen oder religiösen Grundhaltungen als Maßstab für das berufliche Handeln.

Werden professionell Pflegende nach Merkmalen für ihr berufliches Selbstverständnis gefragt, nennen sie neben Fachkompetenz Eigenschaften wie Belastbarkeit, Flexibilität, Einfühlungsvermögen oder Toleranz (Selbst- und Sozialkompetenz, siehe Kap. II.7.1).

Diese Eigenschaften oder Schlüsselqualifikationen benötigen besonders die Pflegekräfte, die mit MigrantInnen arbeiten. Sie müssen sich über das kommunikative Handeln mit PatientInnen und BewohnerInnen sowie deren Angehörigen austauschen. Im gesundheits- oder krankheitsorientierten Diskurs werden Argumente ausgetauscht, unterschiedliche Perspektiven eingenommen («... aus meiner Sicht ...») und Geltungsansprüche von Werten und Normen begründet. Ziel ist es, verstehend (hermeneutisch) zum gemeinsamen Handeln zu gelangen und Missverständnisse aufzuklären.

Manchmal geraten Kommunikationsversuche zu einer Expedition auf einen anderen Kontinent. Unverständliche Sätze, unbekannte Gesten oder mehrdeutige Körperhaltungen müssen entschlüsselt und gedeutet werden.

Ein Krankenhaus mit seiner internen Logik ist für Außenstehende ein komplexer, undurchschaubarer Organismus. Er löst bei vielen Pa-

---

> **Übung**
>
> **Fremdverstehen I**
> - Welche Bedeutung haben die Gesten «den Magen reiben» oder «die Faust schütteln»?
> - Was bedeutet die Information einer Pflegekraft an eine Patientin: «Wir müssen bei Ihnen noch ein CTG machen!» oder die Aussage eines Bewohners: «Mein Herz ist durchstochen»?
> - Finden Sie weitere Bedeutungen zu typischen Gesten und Aussagen von «In- und AusländerInnen» sowie von Pflegekräften.

---

tientInnen und Angehörigen Ängste aus und vermittelt Gefühle der Ohnmacht und Hilflosigkeit. Für ältere In- und AusländerInnen ist, wie es Koch-Straube (siehe Kap. III.7) beschreibt, das Altenheim eine fremde (Lebens-) Welt, in der man eine kundige Führerin bzw. einen kundigen Führer braucht.

Internationale Konzerne beschäftigen *relocation specialists*. Diese Fremdenführer für ArbeitsmigrantInnen unterstützen vor Ort leitende MitarbeiterInnen, die in ein fernes Land versetzt worden sind, bei der Wohnungssuche und dem lästigen Papierkram, helfen bei Sprachproblemen, verhandeln mit Behörden oder führen in die ungeschriebenen Regeln einer Lebenswelt ein.

Vielleicht sollten Pflegekräfte diese Funktionen in ihr Selbstverständnis integrieren und Teil ihrer Berufsidentität werden lassen. Besonders Pflegende, die selbst MigrantInnen und damit GrenzgängerInnen zwischen verschiedenen Lebenswelten sind, bieten sich als *relocation specialist* an. Für eine Pflegeeinrichtung wäre es ein Qualitätsmerkmal, wenn sie ihren «ausländischen» Kunden verstehende Bezugspersonen (z. B. muttersprachliches Personal, DolmetscherInnen usw.) anbieten könnte.

7.2.4 Lebenswelten gestalten

Die Gestaltung der Lebenswelten hat Auswirkungen auf das Wohlbefinden und die Gesundheit der in ihr lebenden Menschen. So ist die räumliche Lebenswelt eines mobilen Menschen weiträumiger und vielfältiger als die einer immobilen Person. Ihr Aktionsradius ist größer, und die Möglichkeiten, mit anderen zu kommunizieren und Erfahrungen zu machen, sind vielfältiger. Die räumliche Lebenswelt eines immobilen, bettlägerigen Menschen besteht vielleicht nur aus dem Zimmer, in dem er sitzt oder liegt. Eine eingeschränkte, reizarme Umgebung kann zu Halluzinationen, also Sinnestäuschungen führen. Ein vertrauter Raum bietet Sicherheit und Orientierung. Selbst mit verbundenen Augen würden sich die darin lebenden Menschen zurechtfinden. Jedes Möbelstück hat seinen Platz, jede Stufe und alle Wege sind im Gedächtnis festgehalten (*mind map*). Geräusche und Gerüche sind untrennbar mit den räumlichen Lebenswelten verbunden. So orientiert sich eine bettlägerige Frau am Zeittakt der vorbeifahrenden S-Bahn-Züge. Für sie ist jeder Zug eine Zeitansage.

Übung

Fremdverstehen II

- Was sieht ein bettlägeriger Mensch von seinem Bett aus?
- Welche Geräusche hört er, welche Gerüche könnte er wahrnehmen?
- Was könnte er greifen und ertasten?
- Zu welchen Sinnestäuschungen könnte es durch eine eingeschränkte, reizarme Umgebung kommen?
- Welche Deutungen ergeben sich für den bettlägerigen Menschen aus all diesen Wahrnehmungen und Beobachtungen?

Die soziale Lebenswelt konkretisiert sich in *Privatsphäre* und *öffentlichem Raum*. Menschen bewegen sich auf der Straße und dem Gehweg, sie besuchen Parks und öffentliche Gebäude, sie gehen zur Arbeit und zum Einkaufen, sie suchen Abwechslung in Freizeiteinrichtungen und Geborgenheit im häuslichen Bereich.

Der private Raum bietet Schutz. In ihn können sich Menschen zurückziehen und «sich gehen lassen». Es ist ihre, durch das Grundgesetz der Bundesrepublik Deutschland (Art. 13 GG: Unverletzlichkeit der Wohnung) geschützte Intimsphäre. Alte, kranke und behinderte Menschen gestatten Pflegekräften, ÄrztInnen und MitarbeiterInnen sozialer Einrichtungen, in ihre Privatsphäre einzutreten. Manchmal erdulden sie nur widerwillig deren Eindringen.

Durch das Identifizieren eines Menschen als pflege- und betreuungsbedürftig wird dieser zum Objekt von Hilfehandlungen professioneller HelferInnen. Diese professionellen «BerufsberührerInnen» gelangen über ihr soziales Handeln in die Intimsphäre von alten, kranken und behinderten Menschen und deren Angehörigen. Ihre Legitimation leiten sie ab aus der Durchsetzung von Geltungsansprüchen, z. B. der Kranken- und Pflegeversicherung oder von Werten und Normen, z. B. Hilfsbedürftige zu betreuen, zu pflegen und zu besuchen oder sie und ihre Angehörigen beim Sterben zu begleiten.

Professionelle müssen sich an der *Lebenslage* des Pflegebedürftigen orientieren. Sie wird in der persönlichen Lebensführung und deren Haltungen und Merkmalen deutlich. So sind die Ausgestaltung der Wohnung oder die Nutzung von Bildungsangeboten abhängig von den gesellschaftlichen, ökonomischen und sozialen Bedingungen. Untersuchungen zeigen, dass die finanzielle und materielle Situation vieler MigrantInnen z. B. in Deutschland vergleichsweise schlecht ist. Ein Teil von ihnen lebt am Rande oder unterhalb der Armutsgrenze in kleinen, schlecht ausgestatteten Wohnungen. Viele von ihnen nehmen aus Angst vor einer Ausweisung kein Wohngeld oder keine Sozialhilfe in Anspruch. Über Leistungen aus der Pflegeversicherung wissen nur wenige Bescheid. Diese Defizite könnten durch ein umfassendes Informations- und Beratungsangebot ausgeglichen werden.

Lebensstil: für Menschen in der jeweiligen Lebenslage (z. B. Herkunftsfamilie, Ausbildungen, Einkommen usw.) typische Muster der Lebensführung. Im Lebensstil wird deutlich, wie Menschen mit ihren Ressourcen ihr Leben gestalten.

Der französische Soziologe Bourdieu (geb. 1930) spricht vom persönlichen Lebensstil, dem *Habitus*. Aus ihm heraus wird die Umwelt wahrgenommen und interpretiert, wird Wirklichkeit gestaltet, wird Lebensführung organisiert (z. B. Wohnen, Konsum, Freizeit).

Zum Habitus gehören:

- die innere Haltung, z. B. das Fühlen, Denken und Bewerten
- das äußere Erscheinungsbild, z. B. Körperhaltung und Auftreten, Kleidung und Wohnungseinrichtung.

Beides ergibt die unverwechselbare, identische Struktur eines Menschen. Sie wird im Sozialisationsprozess vermittelt und erworben. Deshalb ist für Bourdieu Habitus «verinnerlichte Gesellschaft« (Internalisierung). Der Habitus bestimmt das soziale Handeln und ermöglicht es dem Menschen, selbst unter veränderten Bedingungen seine soziale Identität zu bewahren. Mithilfe des Habitus gestalten auch MigrantInnen ihre Lebenswelten. Einige pflegen ihren Lebensstil, indem sie sich beispielsweise auch in der Fremde landestypisch kleiden, andere halten sich streng an die Regeln entsprechend ihrer Religionszugehörigkeit, wieder andere legen bei Festen und Feiern Wert auf Speisen und Getränke aus ihrer Heimat.

Übung

Fremdverstehen III

- Suchen Sie in Ihrem Fotoalbum nach Bildern, auf denen Sie einen Zusammenhang zwischen Habitus und Lebenswelt erkennen (z. B. «Hier stehe ich im Hochzeitskleid vor der Kirche»).
- Suchen Sie bitte in Zeitschriften oder (Versandhaus- oder Reise-)Katalogen nach Abbildungen, auf denen «InländerInnen» oder «AusländerInnen» aus ihrem Habitus heraus Lebenswelten gestalten.

Bourdieu empfiehlt, auf die «feinen Unterschiede» zu achten. Menschen in gleicher Lebenslage (z. B. mit identischem Einkommen oder gleichwertiger Bildung) können einen völlig unterschiedlichen Lebensstil pflegen. Er plädiert für eine differenzierte Betrachtung und warnt vor Klischees.

»Türkenfamilien kommen vom Dorf, tragen Kopftuch oder einen Schnauzbart». Diese und ähnliche Vorurteile fanden Frankfurter ErziehungswissenschaftlerInnen in herkömmlichen Schulbüchern. Ein Fazit ihrer Studie [6/2000]: «Nach zehn Schuljahren wissen die Migrantenkinder, dass sie kulturell ‹fremd› sein müssen, um angenommen zu werden». In Texten und Fotos werden eher die Gegenteile im Sinne von «wir» und «sie» herausgestellt, als dass nach verbindenden Gemeinsamkeiten gesucht würde.

Gemeinsamkeiten und Unterschiede, also Möglichkeiten der Differenzierung ergeben sich aus der teilhabenden Gestaltung von Lebenswelten. Mithilfe hermeneutischer Methoden (siehe Kap. II.7.1) wird das subjektiv Wahrgenommene gedeutet und interpretiert. Über den geistigen Nachvollzug, das nachfühlende Verstehen und die «erlebnismäßige Identifikation» werden Zusammenhänge erschlossen (Lebensbedeutsamkeit). Die so (subjektiv) gewonnenen Erkenntnisse müssen allerdings objektiviert werden. Hier können z. B. Lehrende in der Aus-, Fort- und Weiterbildung unterstützend und kontrastierend wirken, indem sie empirische Daten, Theorien, Modelle und Konzepte oder narrativ gewonnene sowie literarische Lebensweltschilderungen im Unterricht oder in Seminaren anbieten.

Auf diese Weise werden an den Schnittstellen von Lebenswelten für SchülerInnen und Pflegekräfte Entwicklungen erfahrbar. Sie können z. B. nachvollziehen:

- wie die eigene und fremde Identitäten geprägt wurden und werden
- welche Bedeutung Passagen für die Lebensgeschichte haben
- welche unterschiedlichen Deutungsmuster für Gesundheit, Krankheit, Behinderung und Altersgebrechen «InländerInnen» und «AusländerInnen» benutzen
- welche Auswirkungen Lebensstil und Habitus für das Wohlbefinden und die Gesundheit von Menschen haben.

Das erworbene Wissen und die gewonnenen Erfahrungen sollen SchülerInnen und Pflegekräfte in ihrem Pflegealltag anwenden können (Transfer). Dazu bietet sich in der Aus-, Fort- und Weiterbildung als Umsetzungsmöglichkeit geradezu ein erfahrungs- und handlungsorientierter Unterricht an, der sich selbst- und fremdreflexiv mit unterschiedlichen Lebenswelten befasst.

7.3 Umsetzungsmöglichkeiten

Entsprechend den jeweiligen curricularen Ansätzen gibt es für die Bearbeitung des Themas «Transkulturelle Pflege» folgende Möglichkeiten:

- Es wird als kompakte Unterrichtseinheiten angeboten.
- Es wird in Modulen angeboten.
- Es wird, an die Zielgruppe der MigrantInnen gebunden, während der gesamten Ausbildungs- oder Weiterbildungsdauer berücksichtigt.
- Es wird fächerübergreifend in alle Lernbereiche integriert.

7.3.1 «Transkulturelle Pflege» als kompakte Unterrichtseinheiten

Nach dem Curriculum der Arbeitsgemeinschaft krankenpflegender Ordensleute Deutschlands (AKOD, nach einem der Autoren, Prof. Dr. Georg Wodraschke, auch Wodraschke-Curriculum genannt) kann «Transkulturelle Pflege» zu Beginn des 1. und 3. Ausbildungsjahres in einem Umfang von ca. 20 Unterrichtsstunden (UStd) angeboten werden. Diese kompakten Unterrichtseinheiten hätten jeweils zwei Schwerpunkte:

- Religionsgemeinschaften: Katholische Kirche/Protestantismus/Ökumenische Bewegung/Judentum/Christliche Glaubensgemeinschaften/Islam
- Interkulturelle Kommunikation: Der andere/Europäische Kulturtraditionen/Kulturraum des Islam/Kulturen Asiens: Hinduismus und Buddhismus.

An einigen Pflegeschulen werden beide Schwerpunkte, z. B. im 3. Ausbildungsjahr, im Block unterrichtet.

Aus dem Vergleich verschiedener Religionen und Religionsgemeinschaften, ihrer Werte und Traditionen lassen sich Verbindungen zu Lebenswelten und die Ausprägung von Identitäten aufzeigen. Der Praxisbezug wird durch die transkulturelle Kommunikation in Pflegebeziehungen hergestellt. Exemplarisch lassen sich die Themen «Altern», «Krankheit und Gesundheit» oder «Tod und Sterben» bearbeiten.

7.3.2 «Transkulturelle Pflege» in Modulen

Das «offene, fächerintegrative Curriculum» für die Krankenpflegeausbildung von Uta Oelke sieht fünf Lernbereiche vor:

- Lernbereich I: Pflegetechniken und Pflegemaßnahmen
- Lernbereich II: Krankwerden – Kranksein – Patientsein
- Lernbereich III: Pflege spezieller Patientengruppen
- Lernbereich IV: Betreuung spezieller Personengruppen
- Lernbereich V: Zur Situation der/des Krankenpflegeschülers/in bzw. des Krankenpflegepersonals.

Jeder Lernbereich enthält Lerneinheiten (Module) mit entsprechendem Stundenumfang. In einer Tabelle werden, auf das jeweilige Ausbildungsjahr bezogen, die Schwerpunktthemen mit der Vernetzung aus den jeweiligen Lernbereichen genannt). In die Bearbeitung der jeweiligen Themen fließen (fächerintegrativ) verschiedene professionelle Perspektiven ein: Pflege, Krankheitslehre, Psychologie, Soziologie, Ethnologie, Pädagogik, Gesetzes- und Staatsbürgerkunde und Rehabilitation.

Beispielsweise können im Lernbereich II unterschiedliches Gesundheits- und Krankheitsverständnis sowie Schmerzerleben und Schmerzausdruck thematisiert werden. Obwohl es im Curriculum nicht vorgesehen ist, könnte die Lehrkraft im Lernbereich IV die Situation älter werdender MigrantInnen und in Lernbereich V die Situation der PflegeschülerInnen mit Migrationshintergrund behandeln (z. B.

Sprachprobleme, Akzeptanz, Empathie, Rollenkonflikte, beschädigte Identitäten usw.).

7.3.3 «Transkulturelle Pflege» als zielgruppengebundenes Thema

Alle aus- und weiterbildungsrelevanten Themen werden auf ihre Bedeutung für MigrantInnen geprüft. So kann bei der Behandlung der zwölf «Aktivitäten des täglichen Lebens (ATL)» nach Juchli gefragt werden: «Welche Bedeutung haben ‹essen und trinken› für MigrantInnen aus …?» oder «Welche Bedeutung haben ‹sich waschen und kleiden› für …?». Die Ergebnisse lassen sich z. B. unter Berücksichtigung aller Sinne anschaulich und praxisbezogen darstellen (z. B. Speisen und Getränke, Körperpflege, Kleidungsstücke als identitätsstiftende zweite Haut: das Kopftuch).

Bei der Bearbeitung von Krankheitsbildern wird auf migrantenspezifische Ursachen, die besondere Symptomatik sowie spezielle Pflege und therapeutische Maßnahmen eingegangen. Grenzerfahrungen und Passagen eignen sich, um psychosoziale Aspekte in den Unterricht einzubeziehen: «Welche Bedeutung hat die Beschneidung im Entwicklungsprozess eines Jungen?» oder «Was ist im Umgang mit sterbenden MigrantInnen und ihren Angehörigen zu beachten?».

Möglich ist auch, Vergleiche zwischen den Bedürfnissen von inländischen und ausländischen PatientInnen und BewohnerInnen herzustellen (z. B. Wohnen, Konsum, Freizeit).

7.3.4 «Transkulturelle Pflege» als fächerübergreifendes Thema

Dieser Ansatz beruht auf einem lebensweltorientierten Unterrichtsangebot. Für die AkteurInnen sind Schule oder Weiterbildungseinrichtung, Altenheim, Krankenhaus oder der häusliche Bereich Lebenswelten, die gestaltet werden müssen. Dies erfordert kommunikatives Handeln. Im Diskurs werden verschiedene Perspektiven und Argumente ausgetauscht, werden Geltungsansprüche verdeutlicht und begründet.

Verstehend versuchen SchülerInnen sich in die Lebenswelten alter, kranker und behinderter Menschen und ihrer Angehöriger einzufühlen und hineinzudenken. Bei der Entwicklung von Angeboten und Maßnahmen helfen ihnen die mit der Pflege vernetzten Bezugswissenschaften: Medizin, Psychologie, Soziologie, Pädagogik, Ethik, Ethnologie, Recht usw.

Im Fremdverstehen anderer Lebenswelten reflektieren die SchülerInnen und WeiterbildungsteilnehmerInnen ihre eigene Identität. Sie bilden diskursiv ihre Berufsidentität heraus und entwickeln so über ein reflexives (Berufs-)Rollenverständnis Handlungskompetenz und Professionalität.

«Transkulturelle Pflege» wird nicht als Zusatzthema, MigrantInnen werden nicht als Problemgruppe verstanden. Es wird nicht dichotom von «wir» und «sie», nicht wertend von «normal» oder «abweichend» (z. B. Mama-mia-Syndrom, Morbus Bosporus usw.) gesprochen, sondern differenziert nach Gemeinsamkeiten und Unterschieden innerhalb der Lebenswelten gefragt. Hilfreich ist es, über *Schlüsselbegriffe* didaktische und methodische Zugänge für die unterschiedlichen Lebenswelten zu suchen. So können entsprechende Zugänge (s. Tab. II-7-1) sein:

- demographische Daten, z. B. Feste und Feiern, Versorgungsstrukturen
- Lebenslage und Lebensstil, z. B. Wohnen, Bildung, Konsum, Freizeit
- Biografien, z. B. Vergleich von eigenen und fremden Biografien, Gedichte und Prosatexte, Fotos, Bildbände, Filme
- Kommunikationsformen, z. B. Sprache, Sprachbarrieren, Gesten, Körpersprache
- Lebensthemen, z. B. Gesundheit und Krankheit, Lebenszyklen und Passagen, Schwangerschaft und Geburt, Sexualität, Tod und Sterben

7.4 Methodische Überlegungen

Von zentraler Bedeutung für den Unterricht oder ein Seminar ist der *Einstieg*. In dieser ersten Unterrichtsphase wird Aufmerksamkeit geweckt sowie Motivation für die Begegnung und Auseinandersetzung mit einem (neuen) Lerninhalt erzeugt. Dies gelingt immer dann, wenn möglichst viele Sinne (visuell, akustisch, haptisch, olfaktorisch, gustatorisch) angesprochen werden.

Beim Thema «Transkulturelle Pflege» wären als lebensweltorientierte Unterrichtseinstiege denkbar:

- *Raumgestaltung:* Der Unterrichtsraum wird durch die Lehrkraft mit Gegenständen ausgestattet, die unterschiedliche Herkunftsländer symbolisieren (z. B. Möbel, Geschirr, Teppiche und Tücher, Wandbehänge, Pflanzen, Instrumente, Nahrungsmittel usw.) und Lebenswelten visualisieren (z. B. Plakate, Fotos, Bücher, Zeitschriften und Zeitungen).
- *Bilder:* Sie halten Situationen fest und provozieren bei den BetrachterInnen Interpretationen. Besonders geeignet für den Einstieg ist ein Vergleich. So ergibt sich aus der Betrachtung der gleichen Situation (z. B. eine Hochzeitsfeier in Deutschland und in Ghana oder ein Krankenzimmer in Deutschland und in Pakistan, s. a. Fremdverstehen III, Kap. II. 7.2.4) spontan ein Gespräch. Unterschiedliche BetrachterInnen nehmen Unterschiedliches in den Bildern wahr und projizieren eigene Einstellungen und auch Vorurteile in sie hinein.
- *Karikaturen:* Durch Vereinfachung und Übertreibung wird auf eine wesentliche Aussage oder Handlung hingewiesen (z. B. «Das Boot ist voll!»). Wichtig ist dabei, dass die Bildsprache für alle verständlich ist und damit die Darstellung einen Zugang zum Thema eröffnet.
- *Zeitungsartikel:* Besonders Berichte über aktuelle Ereignisse sprechen SchülerInnen und TeilnehmerInnen an (z. B. «Ohne Deutschkenntnisse bleibt Fatma Elaldi bei Herztransplantation außen vor», Frankfurter Rundschau vom 21.08.00). Zu beachten ist, dass das Gespräch nach dem affektiv orientierten Einstieg auf die Sachebene gelenkt wird (z. B. «Zum Stand der medizinischen und pflegerischen Versorgung von MigrantInnen – Möglichkeiten und Grenzen»).

- *Gedicht oder Sinnspruch:* Einige Verse oder Zeilen geben den Impuls für die kognitive Auseinandersetzung mit dem Thema. Sie binden ein Unterrichtsgespräch an einen Text und eignen sich auch zur Ergebnissicherung. Die Lehrkraft kann am Ende der Unterrichtsstunde oder des Seminartages darauf zurückkommen und im Lichte des Textes das Erarbeitete reflektieren. Die SchülerInnen oder TeilnehmerInnen nehmen das Gedicht oder den Sinnspruch mit in ihre Lebenswelten (Transfer).

Zur Aktivierung von Gruppen eignen sich *Spiele.* Zu allen Zeiten und in allen Gesellschaften haben Spiele ihre Bedeutung z. B. für die Abfuhr von Energie, für die Erholung, für das Erlernen von Regeln oder für das Einüben von Handlungsmustern. So werden in Rollenspielen durch Identifikation und Imitation Erfahrungen mit der sozialen Umwelt verarbeitet [vgl. Stanjek, 1998: 110].

- *Spiel:* Eine Gruppe wird in PatientInnen und Pflegekräfte geteilt. Jede/r TeilnehmerIn aus der Gruppe der PatientInnen erhält eine Karte, auf der eine Aufgabe aus den zwölf «Aktivitäten des täglichen Lebens (ATL)» steht: «Du möchtest etwas essen. Die Nahrung darf kein Schweinefleisch enthalten» oder «Du möchtest dich umkleiden. Weil du eine Frau bist, darf dir keine männliche Pflegekraft behilflich sein» oder «Du möchtest ausscheiden. Weil du dich schämst, möchtest du, dass die Pflegekraft deinen Mitpatienten aus dem Zimmer holt» usw. Während des Spiels darf nicht gesprochen werden. Die Kommunikation erfolgt nur nonverbal. Die PatientInnen müssen ihre Bedürfnisse so äußern, dass die Pflegekräfte sie «verstehen» können. Dies trainiert Einfühlungsvermögen (Empathie) und Frustrationstoleranz. Nach dem Spiel werden die erlebten Gefühle und Kommunikationsbarrieren reflektiert, und es wird nach weiteren Lösungsmöglichkeiten gesucht.
- *Rollenspiel:* Die Gruppe erhält ein Arbeitspapier mit einem Fallbeispiel (siehe Kap. II. 7.2.2). Eine TeilnehmerIn übernimmt die

Rolle der Frau Checci, eine andere die des Krankenpflegers. Nach einer kurzen Einweisung durch die Lehrkraft entwickeln die beiden DarstellerInnen ihr Spiel. Es geraten immer mehr eigene Erfahrungen und eigenes Erleben der AkteurInnen in die Inszenierung. Das Spiel bekommt eine unerwartete Dynamik und zeigt Lösungsmöglichkeiten auf, die auf das reale Handeln übertragen werden können (Transfer).

● Die restliche Gruppe verfolgt in der Rolle der ZuschauerInnen die Darstellung. Die beiden AkteurInnen handeln stellvertretend für die ZuschauerInnen (stellvertretendes Lernen). Nach Beendigung des Rollenspiels werden die Lösungsmöglichkeiten diskutiert und bei Bedarf mit neuer Besetzung noch einmal gespielt.

Etwas mehr Zeit erfordert ein *Projekttag* oder eine *Projektwoche*. Hier werden fächerübergreifend Einzelstunden in einen Gesamtzusammenhang gestellt. Auf das Thema «Transkulturelle Pflege» bezogen hieße dies, Inhalte, z. B. aus Pflege, Psychologie, Soziologie, Ethnologie und Pädagogik, zeitlich zu vernetzen und unter ein gemeinsames Motto, z. B. Kommunikation, zu stellen (siehe Tab. II-7-1). Über verschiedene Zugänge werden folgende Themenbereiche behandelt:

● *Sprache/Sprachbarrieren:* verbale und nonverbale Kommunikation, Störungen in der Kommunikation. Verständnis und Verstehen, kommunikatives Handeln nach Habermas: Diskurs- und Streitkultur
● *Gesten:* Sinn und Bedeutung von Gesten, Entschlüsselungscodes, unterschiedliche Gesten und Rituale
● *Körpersprache:* der Körper als Medium, Körperbild und Emotion, Körpersprache und Krankheitserleben
● *Dolmetschen/«Übersetzungsfehler»:* übersetzen und übertragen, Rolle und Funktion von DolmetscherInnen in Pflegeeinrichtungen, gelungene und misslungene Übersetzungen
● *Beratungskonzepte:* Ziele von Beratung (z. B. Hilfe zur Selbsthilfe, Kompetenzen steigern, Ressourcen aktivieren, Defizite kompensie-

ren), Modelle und Konzepte, Transfer in die Lebenswelten.

Ebenfalls mehr Zeit und Raum braucht eine *Zukunftswerkstatt*. Diese anspruchsvolle Lernform hat die Verbesserung der Verständigung und damit der Lebensqualität zum Ziel (Zukunftsorientierung). Ohne starre zeitliche und räumliche Rahmung arbeiten die beteiligten Gruppen selbstbestimmt und eigenverantwortlich am Thema. So tauschen sich z. B. SchülerInnen einer Pflegeschule oder TeilnehmerInnen einer innerbetrieblichen Fortbildung mit einem Arbeitskreis von MigrantInnen über das Thema «Biografie und Pflegebedürftigkeit» (siehe Tab. II-7-1) aus:

● Sie vergleichen anhand mitgebrachter Fotos ihre Biografien.
● Sie interviewen einander und stellen aus dem Material ein Video her.
● Sie versuchen über Fallbeispiele ihr jeweiliges Verständnis von Gesundheit und Krankheit festzuhalten.
● Sie suchen nach Möglichkeiten und Grenzen der ambulanten, teilstationären und stationären Pflege.
● Sie fragen nach Unterstützungsnetzwerken für Angehörige im Rahmen der häuslichen Pflege.
● Sie suchen nach neuen Formen der Zusammenarbeit.
● Sie drücken ihre Gedanken und Gefühle in Gedichten und Prosatexten, im Theaterspiel oder im gemeinsamen Musizieren aus.
● Sie dokumentieren ihre Werkstatt-Ergebnisse und präsentieren diese einer interessierten Öffentlichkeit.

Wichtig ist, dass die beteiligten Gruppen die Möglichkeit haben, während der Werkstattarbeit untereinander Kontakt zu halten (vereinbarte Meetings oder Treffen von GruppensprecherInnen). So kann eine Rückkoppelung durch wechselseitige Information erfolgen und auf Werkstatt-Ergebnisse hingearbeitet werden. Lehrkräfte haben in einer Zukunftswerkstatt die Rolle der ModeratorIn und KoordinatorIn.

Zusammenfassung

- Die hier vorgestellten Umsetzungsmöglichkeiten und methodischen Überlegungen zeigen auf, dass es unterschiedliche, zum Teil curricular bedingte Erarbeitungs- und Präsentationsformen gibt. Wichtig erscheinen differenzierte Angebote, also die Beachtung der «feinen Unterschiede» (Bourdieu), bei der Bearbeitung des Themas «Transkulturelle Pflege».

- Mithilfe hermeneutischer Methoden kann es gelingen, Verstehen und Verständnis für die Lebensbedeutsamkeiten von MigrantInnen zu entwickeln und nach Zugängen zu eigenen und fremden Lebenswirklichkeiten zu suchen.

- SchülerInnen und TeilnehmerInnen in der Aus-, Fort- und Weiterbildung erfahren, welche Bedeutung Lebenswelten für die Entwicklung von Identität haben.

- Über das reflektierende Fremdverstehen bildet sich die eigene Berufsidentität aus.

- Professionalität drückt sich in der Beteiligung aller AkteurInnen am Pflegeprozess aus.

- MigrantInnen und ihre Angehörigen werden in ihrer Handlungs- und Entscheidungsautonomie respektiert.

- Die Fähigkeit zur Kommunikation und Kooperation ist nötig, um lebensweltorientiert beraten und unterstützen, behandeln und pflegen zu können.

- Professionelle Pflege als Aushandlungsprozess muss (kollegial) reflektiert werden: Gerade dieser Aspekt sollte in der Aus-, Fort- und Weiterbildung stärker beachtet werden. Damit Lehrende nicht durch eigene migrationsbezogene Missverständnisse und eventuelle Vorurteile in Kommunikations- und Beziehungsfallen geraten (Beispiel: eine türkische Pflegeschülerin ist allein schon wegen ihrer Herkunft eine Expertin und deshalb ideal im Unterricht als Berichterstatterin einzusetzen), ist eine kollegiale Unterrichtsreflexion unerlässlich.

- Förderlich ist auch ein kontinuierlicher Erfahrungsaustausch von Lehrenden über gelungene und misslungene Unterrichtsentwürfe sowie der Austausch mit PraxisanleiterInnen und MentorInnen über themenbezogene Erfahrungen im Pflegealltag.

Glossar

CTG: Abkürzung für Cardiotokogramm; apparative Ableitung und Aufzeichnung der Herzschlagfrequenz des Föten und der Wehentätigkeit der Mutter.

Didaktik: Wissenschaft vom Lehren und Lernen. Theorie und Praxis der Gestaltung von Lehr- und Lernprozessen.

Diskurs: Durch die verschiedenen Perspektiven und Argumente der GesprächspartnerInnen können im Kommunikationsprozess die jeweiligen Geltungsansprüche von Werten und Normen verdeutlicht und begründet werden. Es kommt zur Klärung von Missverständnissen und zum gemeinsamen Handeln.

gustatorisch: den Geschmackssinn betreffend (schmecken).

haptisch: den Tastsinn betreffend (begreifen, anfassen, fühlen).

Hermeneutik: geisteswissenschaftliche Kunst der Deutung, Auslegung, Interpretation. Durch hermeneutische Verfahren wird das subjektiv Wahrgenommene gedeutet und interpretiert. Mithilfe des geistigen Nachvollzugs, des nachfühlenden Verstehens und der «erlebnismäßigen Identifikation» werden Zusammenhänge erschlossen. Hermeneutisch gewonnene Erkenntnisse müssen objektiviert werden, z.B. durch empirische Überprüfung.

Identität: Ich-Sein eines Menschen, das durch seine individuellen Eigenschaften, Einstellungen, Fähigkeiten, Fertigkeiten, Kenntnisse und Verhaltensmuster geprägt ist.

Internalisierung: Verinnerlichung von Werten, Normen, Rollenbildern.

Methodik: Wissenschaft der Methoden und Verfahren. Theorie und Praxis der Gestaltung von Anleitung, Beratung und Unterricht.

mind map: kognitive Landschaft, Netzbild; inneres oder äußeres Bild, um assoziativ Zusammenhänge zu erschließen.

olfaktorisch: den Geruchssinn betreffend (riechen).

Rolle: Summe der von einer Person erwarteten Verhaltensmuster, auf die das Verhalten anderer Personen abgestimmt wird (z. B. Geschlechts-, Beziehungs-, Berufsrolle).

Rollenkonflikt: Konflikte durch Interessengegensätze in einer Person oder zwischen Personen.

Sozialisation: sozialer Entwicklungsprozess eines Menschen von der Geburt bis zum Tod in Wechselwirkung mit der Umwelt; ist abhängig von den gesellschaftlichen Einflüssen und Bedingungen.

Literatur

Bauer, I.: Die Privatsphäre der Patienten. Verlag Hans Huber, Bern, 1996.

Dreymüller, V.; Grandjean, J.; Magar, E.-M; Wodraschke, G.: Pflegen können – Ein Curriculum für die theoretische Ausbildung in der Krankenpflege. 2., neu bearb. Auflage, Lambertus Verlag, Freiburg i. Br., 1993.

Habermas, J.: Theorie des kommunikativen Handelns. Bd. 1 und 2, Suhrkamp Verlag, Frankfurt a. M., 1985.

Hentig, H. von: Bildung. Beltz Verlag, Weinheim, Basel, 1999.

Jank, W.; Meyer, H.: Didaktische Modelle. 3. Auflage, Cornelsen Scriptor, Frankfurt a. M., 1994.

Klafki, W.: Neue Studien zur Bildungstheorie und Didaktik. 2., erw. Auflage, Beltz Verlag, Weinheim, Basel, 1991.

Norddeutsches Zentrum zur Weiterentwicklung der Pflege (Hrsg.): Dokumentation der Fachtagung: «Alter und Krankheit in der Fremde» am 20.11.1997 in Hamburg (Schriftenreihe Bd. 2), Kiel, 1998.

Oelke, U.-K.: Planen, Lehren und Lernen in der Krankenpflegeausbildung – Ein offenes, fächerintegratives Curriculum für die theoretische Ausbildung. Recom Verlag, Basel, 1991.

Petzold, Chr.; Petzold, H. (Hrsg.): Lebenswelten alter Menschen – Konzepte, Perspektiven, Praxisstrategien. Vincentz Verlag, Hannover, 1992.

Pfluger-Schindlbeck, I.: «Achte die Älteren, liebe die Jüngeren» – Sozialisation türkisch-alevitischer Kinder im Heimatland und in der Migration. Athenäum Verlag, Frankfurt a. M., 1989.

Schmidt, B. (Hrsg.): Reader zur Fachtagung «Die Kultur der Pflege ist die Pflege der Kultur». Karlsruhe, 2000.

Schütz, A.; Luckmann, Th.: Strukturen der Lebenswelt. Bd. 1 und 2, Suhrkamp Verlag, Frankfurt a. M., 1979/81.

Schulte, G.: Gesprächskreis Arbeit und Soziales – Multikulturelle Einwanderungsgesellschaften in Westeuropa: Soziale Konflikte und Integrationspolitiken. Bonn, 1998.

Schusser, G. et al. (Hrsg.): Pflegecurricula entwickeln – Das APOC Curriculum. Verlag Ullstein Medical, Wiesbaden, 1999.

Stanjek, K. (Hrsg.): Altenpflege konkret. Sozialwissenschaften, G. Fischer Verlag, Lübeck, Stuttgart, Ulm, Jena, 1998.

Tan, D.: Das fremde Sterben – Sterben, Tod und Trauer unter Migrationsbedingungen. IKO – Verlag für Interkulturelle Kommunikation, Frankfurt a. M., 1998.

Wodraschke, G. et al.: Curriculum: Theoretische Ausbildung in der Krankenpflege. Lambertus Verlag, Freiburg i. Br., 1988.

8. Vermittlung der transkulturellen Pflege anhand einer didaktischen Fallstudie

Iris Ludwig Gysin, Elisabeth Stucki und Dagmar Domenig

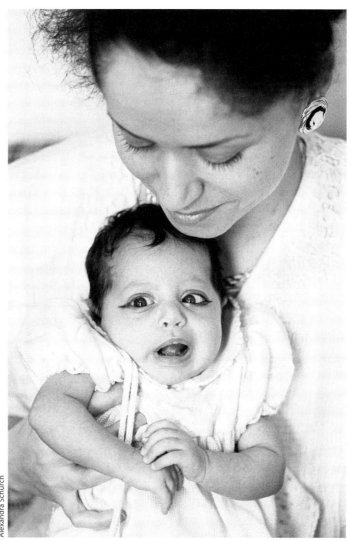

Alexandra Schürch

«Im Süden wird der Mensch berührt.
Die Hände sind keine Werkzeuge zur Versorgung des eigenen Körpers,
sondern Antennen und Brücken zum Anderen. Sie senden und empfangen.»

[Rafik Schami]

8.1 Einleitung

Das Kapitel bietet Einblick in eine Unterrichtssequenz «Transkulturelle Pflege» am WE'G[25], die von den Autorinnen am Weiterbildungszentrum für Gesundheitsberufe/WE'G durchgeführt worden ist. Die Autorinnen[26] erarbeiteten eine didaktische Fallstudie, die von einer BerufsschullehrerInnenklasse im Sommer 2000 über einen Zeitraum von sechs Wochen an sechs Studien- bzw. Unterrichtstagen bearbeitet wurde. In diesem Kapitel soll einerseits die Bearbeitung der Fallstudie durch die Studierenden beschrieben sowie eine Übersicht über die verwendeten Unterlagen dargelegt werden. Andererseits wird der Lernprozess der Studierenden beleuchtet, und es werden entsprechende Schlussfolgerungen aufgezeigt. Ziel ist es, Möglichkeiten eines transkulturellen Lernprozesses anhand einer didaktischen Fallstudie zu beleuchten.

8.2 Die Fallstudie in den Diplomausbildungen in Gesundheits- und Krankenpflege an den vom Schweizerischen Roten Kreuz anerkannten Schulen[27]

Fallstudien sind in der Berufsausbildung von Pflegenden spätestens seit 1992, dem Inkrafttreten der vom SRK erlassenen sogenannten Neuen Ausbildungsbestimmungen (NAB) zu einem gewichtigen Bestandteil in Curricula und Unterricht geworden. Sie stellen somit ein bedeutendes Element der vom SRK reglementierten Diplomprüfungen dar [SRK, 1992: 11].

Aus pädagogischer Sicht wird die Fallstudie als Weg betrachtet, wie «(...) Alltagserfahrungen in professionelles Wissen umgewandelt werden (...) und theoretisches Wissen zur Klärung von Alltagssituationen eingesetzt wird.» [Holenstein, 2000: 1]. Ziel einer Fallstudienarbeit ist es, dass die Lernenden möglichst in Kleingruppen lernen, «wie man Probleme analysiert, Informationen sammelt, alternative Lösungsvarianten entwickelt und Entscheidungen findet.» [Kaiser, 1983: 21]. So gesehen spielen Fallstudien eine bedeutende Rolle im Verbinden-Können von Theoriewissen und praktischer Erfahrung. Kaiser, der oft als «Vater der Fallstudie» bezeichnet wird, definiert die Fallstudie als Lehr- und Lernmethode: «Die Fallstudie ist eine methodische Entscheidungsübung aufgrund selbständiger Gruppendiskussionen am realen Beispiel einer konkreten Situation.» [ebd.]. Er stellt den Ablauf des Lernprozesses in sechs Phasen mit entsprechenden Zielsetzungen dar (s. **Tab. II-8-1**).

8.3 Pflegerische und fachdidaktische Überlegungen

Pflegende und Lernende der Pflege sehen sich in zunehmendem Maße mit Fragen im Bereich der transkulturellen Pflege konfrontiert. So nimmt auf der einen Seite der Anteil an PatientInnen, auf der anderen Seite der Anteil an Mitpflegen-

---

25 Das WE'G ist das Weiterbildungszentrum für Gesundheitsberufe des Schweizerischen Roten Kreuzes in Aarau/Schweiz. Am WE'G werden unterschiedliche Aus- und Weiterbildungsangebote mehrheitlich im Pflegebereich durchgeführt, u. a. auch die Ausbildung für BerufschullehrerInnen in der Pflege.

26 Die Autorinnen haben die Fallstudie gemeinsam vorbereitet und durchgeführt mit teils unterschiedlichen Aufgabenbereichen.

27 In der Schweiz hat das Schweizerische Rote Kreuz den Auftrag der Kantone, die Ausbildungen der Gesundheits- und Krankenpflege zu regeln und zu überwachen, respektive zu anerkennen.

Tabelle. II-8-1: Sechs Phasen der Fallstudie und ihre Zielsetzungen [nach Kaiser, 1983, zit. in Holenstein, 2000: 5]

Phasen des Lernprozesses	Ziel(e)
1. *Konfrontation* mit dem Fall	Erfassen der Problem- und Entscheidungssituation
2. *Information* über das bereitgestellte Fallmaterial und selbstständiges Erschließen von Informationsquellen	Lernen, sich die für die Entscheidungsfindung erforderlichen Informationen zu beschaffen und zu bewerten
3. *Exploration*: Diskussion alternativer Lösungsmöglichkeiten	Denken an Alternativen
4. *Resolution*: Treffen der Entscheidung in Gruppen	Gegenüberstellen und Bewerten der Lösungsvarianten
5. *Disputation*: Die einzelnen Gruppen verteidigen ihre Entscheidung	Verteidigen einer Entscheidung mit Argumenten
6. *Kollation*: Vergleich der Gruppenlösungen mit der in der Wirklichkeit getroffenen Entscheidung	Abwägen der Interessenzusammenhänge, in denen die Einzellösungen stehen

den mit Migrationshintergrund kontinuierlich zu. Gleichzeitig wird von den Pflegenden erwartet, dass sie eine Pflege garantieren können, welche von ihnen selbst geplant, durchgeführt und evaluiert wird. Zur Planung einer solchen Pflege gehört jedoch ein Assessment, das die Lebenswelt der PatientInnen berücksichtigt, so auch deren soziale Herkunft und Zugehörigkeit. Doch auch die Bedeutung, die eine Erkrankung für die Betroffenen hat, deren Vorstellungen von Gesundheit und Kranksein und nicht zuletzt auch die Erwartungen an die Pflege müssen Teil des Assessments sein.

Die Thematik der transkulturellen Pflege wurde bisher wenig bis gar nicht in die neuen Curricula der Pflege aufgenommen oder wenn, dann meist nur marginal, subsumiert unter «Pflege bei PatientInnen mit anderem religiösem Hintergrund» oder aber unter der Thematik «erschwerte Kommunikation». Die zunehmende Fremdenfeindlichkeit, welche sich aktuellerweise in politischen Vorlagen und Vorstößen manifestiert, gepaart mit wiederkehrenden Auftritten von rechtsradikalen Gruppierungen, zeigt, dass diese Thematik nicht auf das Wissen über sogenannte Eigenarten «fremder Kulturen» reduziert werden darf, sondern Bereiche wie Ethik, Menschenrechte, Geschichte und Kommunikation einbeziehen muss. Dieses Wissen anschließend mit den aktuellen Erkenntnissen der Pflegewissenschaft zu verbinden, ist der Anspruch, der an die Lehrenden der Pflege heute gestellt wird. Es muss ihnen gelingen, die Thematik der transkulturellen Pflege generell im Pflegeunterricht zu integrieren oder in Lernberatungssequenzen zum Thema zu machen. Unterricht zu Pflegekonzepten, wie Schmerz, Angst, Verlust und Übergänge, eignen sich dabei vorzüglich, um dieser Thematik Rechnung zu tragen.

Dem Anspruch, Sensibilität für so viele, teils neue Wissensgebiete zu erreichen, kann man methodisch so gerecht werden, dass die Konfrontation mit möglichst realitätsnahen Beispielen und das Erkennen von fehlendem Wissen für die Lösung und das bessere Verstehen der dargestellten Situation die lernenden Lehrpersonen zum Heranziehen, Ermitteln und Erschließen neuer Wissensgebiete zwingt. Im erkenntnisorientierten Unterricht [Landwehr, 1994] wird somit versucht, echte Problemstellungen für die betreffenden Lernenden zum Ausgangspunkt zu nehmen und dadurch einen Lernprozess auszulösen. Eine Problemstellung ist dann «echt», wenn sie mit bisherigem Wissen und der aktuellen Erfahrung nicht einer Lösung zugeführt werden kann.

So wird die Problemstellung didaktisch so

aufbereitet, dass es zu einer *Problemkonfrontation* kommt [ebd.: 107 ff.].

Im vorliegenden Fall wird die Problemkonfrontation mit einer didaktischen Fallstudie erreicht, zu deren Erschließung in einem ersten Schritt neues Wissen aus transkultureller Sicht erarbeitet und dieses anschließend mit bestehendem Wissen aus der Pflegewissenschaft verknüpft werden muss. Dabei spielt die Fallgeschichte eine entscheidende Rolle im Auslösen des *kognitiven Konfliktes* [ebd.], indem sie deutlich macht, dass in der dargestellten Pflegesituation das Wissen aus transkultureller Sicht vollumfänglich fehlt. Zudem verlangt auch die Darstellung der Fallgeschichte aus einer rein medizinischen Optik nach einer erweiterten Perspektive.

8.4 Fallgeschichte

Eine Lernende im 3. Semester analysiert in einer schriftlichen Arbeit den medizinisch-pathologischen Verlauf einer Krankengeschichte in der Geburtshilfe. Die Fallgeschichte betrifft eine 22 Jahre alte Mutter (Frau A.) mit ihrem Erstgeborenen, welche die Lernende während des Wochenbettes (sieben Tage im Frühdienst) betreut und gepflegt hat. Die Aufgabenstellung, welche die Lernende erhalten hat, ist uns nicht bekannt. Sie ist informiert und einverstanden, dass diese Geschichte als Beispiel für die Fallstudie «Transkulturelle Pflege» verwendet wird.

8.4.1 Zusammenfassung der Fallgeschichte[28]

Herkunft. Frau A. kommt aus dem Sudan und lebt seit neun Monaten in der Schweiz. Ihren Ehemann, der seit vielen Jahren in der Schweiz lebt und als Übersetzer arbeitet, lernte Frau A. erst kurz vor ihrer Heirat im Sudan kennen. Die Heirat wurde mit ihrem Einverständnis arrangiert. Frau A. spricht Arabisch und ein wenig Englisch, ihr Ehemann spricht Arabisch, sehr gut Deutsch, Französisch und Englisch. Ihr in der Schweiz lebender Bruder spricht gut Französisch. Frau A. trifft sich oft mit Frauen aus dem Sudan.

Aus der persönlichen Anamnese. Frau A. ist seit ihrer Kindheit von Malaria betroffen. Sie hatte vor zwei Jahren eine Schilddrüsenoperation.

Aus der gynäkologischen Anamnese. Die intermediäre Zirkumzision[29] sollte unter der Geburt eröffnet und anschließend korrigiert werden. Frau A. hat spitze Kondylome.

Aus der geburtshilflichen Anamnese. Frau A. litt während ihrer Schwangerschaft an Harnwegsinfekten, an einer Blutung aus Hämorrhoiden und an einem Gardnerellen- und Soorinfekt. Während eines sechswöchigen Aufenthalts im Sudan wurde sie wegen einer Vaginalinfektion mit einer Salbe behandelt. Das Wachstum des Kindes entspricht dem normalen Schwangerschaftsverlauf.

Spitaleintritt. Frau A. kommt in der 41. Schwangerschaftswoche auf die geburtshilfliche Abteilung eines Frauenspitals. Auf Grund der Befunde wird am nächsten Morgen die Geburt medikamentös eingeleitet. In der folgenden Nacht wird entschieden, wegen protrahiertem Geburtsverlauf und pathologischem Kardiotokogramm (CTG, Kind ist gefährdet) eine Sectio caesarea in Periduralanästhesie vorzunehmen. Die Operation verläuft gut, Frau A. schenkt einem gesunden Knaben das Leben.

8.4.2 Wochenbettverlauf

Wochenbettverlauf (acht Tage) aus medizinischer Perspektive (Symptome, Untersuchungen, Pathophysiologie und Diagnose):

● Frau A. kann nach der Operation und nach Entfernung des Dauerkatheters spontan Wasser lösen.

---

28 Die Daten zur Fallgeschichte wurden aus der Arbeit der Lernenden übernommen und sprachlich zum Teil überarbeitet.
29 Siehe zur Frauenbeschneidung auch Kapitel III.4 von Béguin Stöckli in diesem Buch.

- Am ersten postoperativen Tag steigen die Leukozyten, Puls und Temperatur an, letztere sinken gegen Abend wieder.
- Am zweiten Tag steigt die Temperatur auf 39,7 °C, Frau A. hat Kopfschmerzen. Die Vaginalblutung ist schwach, die Lochien können wegen der Zirkumzision nicht gut abfließen. Frau A. bewegt sich wenig.
- Vom zweiten auf den dritten postoperativen Tag entzündet sich die Gebärmutter von Frau A. aufgrund der Lochialstauung. Symptome der Endometritis puerperalis werden beschrieben. Die Temperatur steigt weiter an, begleitet von Schüttelfrost, Tachykardie und deutlicher Verschlechterung des Allgemeinzustandes von Frau A. Am Abend sinkt die Temperatur, das Blutbild zeigt deutliche Infektzeichen. Blutkulturen werden abgenommen.
- Am fünften postoperativen Tag zeigt Frau A. viele Symptome einer Sepsis. Sie schwitzt und ist unruhig. Ihre Operationsnaht ist zunehmend geschwollen, gerötet, verhärtet, erwärmt und druckdolent. Im Operationssaal wird die Naht eröffnet und revidiert. Es wird ein Penrose-Drain eingelegt.
- Am sechsten postoperativen Tag hat Frau A. auch mit intravenöser Antibiotikagabe noch septische Temperaturen und eine Leukozytose mit extremer Linksverschiebung. Der Uterus ist gut kontrahiert, und die Lochien fließen normal ab.
- Am siebten Tag normalisieren sich Temperatur und Puls. Frau A. fühlt sich deutlich besser.
- Am achten Tag wird die Wunde noch täglich zweimal gespült, sie wird weicher und ist weniger schmerzhaft, die Spülflüssigkeit wird klarer. Die Lochien fließen durch die erhöhte Mobilität der Frau besser ab.

8.4.3 Pflegeplanung

Den Studierenden wird die von der Lernenden erstellte Bedürfnisanalyse bzw. Pflegeplanung zur Verfügung gestellt. Ausgehend von den Aktivitäten des täglichen Lebens (ATL) sind darin Beobachtungen oder Vorkommnisse (z. B. hohe

Leukozyten, Zirkumzision, Weinen) und deren Ursachen sowie Ressourcen, Problemdefinition, Zielsetzung, Maßnahmen, Zielüberprüfung und neue Ziele aufgelistet. In der Beobachtung der Leukozyten unter der ATL «Sich sicher fühlen» werden z. B. die physiologischen Ursachen sowie das Allgemeinbefinden und die gute Überwachung der Infekt- und Vitalzeichen der Frau als Ziel beschrieben. In der Beobachtung des Weinens, welches unter der ATL «Sinn finden» notiert ist, werden z. B. relevante Ursachen, wie Schmerzen, Verzweiflung, Überforderung, emotionale Verletzung, Heimweh, Einsamkeit und Schutzlosigkeit aufgeführt. Ressourcen werden bei ihrem Mann, dem Kind und im Glauben gesehen. Das Ziel wird gesteckt, der Ursache des Weinens nachzugehen.

Die Ausrichtung der Beschreibungen dieser Pflegeplanung liegt allerdings vorwiegend auf den physischen und medizinischen Problemen von Frau A. Ihre Biographie, die spezifische Lebenssituation und ihr Erleben werden in der Pflegeplanung wenig beachtet und wenn, dann ohne die notwendigen pflegerischen Konsequenzen.

8.5 Fallstudienarbeit (in Anlehnung an Holenstein [2000] zur transkulturellen Pflege)

8.5.1 Ziel der Fallbearbeitung

Ziel der Fallbearbeitung ist die Auseinandersetzung mit der transkulturellen Pflege entlang folgender je nach Gruppen unterschiedlicher Themenbereiche:

- Herkunftsland und Übergänge im Leben der Frau A.
- Migration, Gesundheit, Familienplanung im Migrationskontext
- Frauenbeschneidung.

Weiter sollen Verknüpfungen zum bisherigen Pflegeunterricht am WE'G hergestellt und Überlegungen zum Unterricht an der eigenen Institution bezüglich der Implementierung der transkulturellen Pflege im Unterricht angestellt werden.

8.5.2 Ablauf der Fallstudienarbeit

Im Mai 2000 wird die Fallstudienarbeit der Klasse angekündigt. Vor der Sommerpause, Mitte Juli, wird der Arbeitsauftrag vergeben und erläutert. Es sollen drei Arbeitsgruppen gebildet werden. Den drei Gruppen werden je ein Ordner mit ausgewählter Literatur, Bücher und Broschüren zum Gruppenthema (siehe Kasten) gegeben, die arbeitsteilig studiert werden kann. Die Studierenden werden zudem aufgefordert, ergänzende Literatur aus der Pflegewissenschaft zu suchen (mindestens zwei Artikel pro Grup-

pe). Allen Studierenden werden die Fallgeschichte mit dem Pflegeprozess (Bedürfnisanalyse, Pflegeplanung) und der schriftliche Arbeitsauftrag mit den spezifischen Fragestellungen (siehe Kasten) und den Kriterien für die Präsentation (siehe Kasten) ausgehändigt. Studien- und Arbeitstage (insgesamt vier Tage) mit Fachbegleitung an der Schule sowie das Programm zur Präsentation sind festgelegt. Die Studierenden werden darauf aufmerksam gemacht, dass es sich bei der Fallgeschichte um eine reale Situation handelt, welche ohne Veränderungen von den Autorinnen übernommen und in einem gestuften Verfahren zur Bearbeitung vorgelegt wird. Infolgedessen soll auch der Datenschutz gewahrt werden.

Arbeitsaufträge: Spezifische Fragen für die Gruppen

Gruppe 1: Herkunftsland und Übergänge im Leben der Frau
- Status und Prestige der Frau im Herkunftsland?
- Bedeutung und Definition von Familie im Herkunftsland?
- Heirat und Mutter werden im Herkunftsland?
- Bedeutung der Übergänge für die Frau durch die Migration?
- Wie stellt sich die Beziehung der Hebamme zur Frau, dem Neugeborenen und dem Vater in Beziehung zur Literatur dar?

Gruppe 2: Migration, Gesundheit, Familienplanung im Migrationskontext
- Gesundheitsverständnis der Frau im Sudan?
- Worin zeigen sich die Unterschiede zur Schweiz?
- Gesundheitssystem im Sudan?
- Bedeutung von Geburt und Wochenbett? Wer hat das Wissen darüber?
- Regeln, Rituale, Abläufe, Rolle der Hebamme hier und dort rund um die Geburt?
- Erklärungen zur Anämie in der Schwangerschaft?
- Migrantinnen und geburtshilfliche Vorsorge in der Schweiz?
- Die Bedeutung der Familienplanung und Sexualität im Sudan?
- Persönliche und soziale Konsequenzen der Sectio caesarea für die betroffen Frauen?

Gruppe 3: Frauenbeschneidung
- Was löst das Thema bei mir aus? Persönliche Haltung zum Thema?
- Medizinische Auseinandersetzung mit der Frauenbeschneidung, verschiedene Formen und Vorkommen?
- Gesundheitliche, psychische und soziale Folgen für die Frau?
- Folgen für Geburt und Sexualität?
- Die Bedeutung der Frauenbeschneidung für den Mann in der betreffenden Gesellschaft?
- Wer bekämpft mit welchen Mitteln die Frauenbeschneidung?
- Was hat Frauenbeschneidung mit Menschenrechten zu tun?
- Konsequenzen für die Pflege? Rückschlüsse auf die Fallgeschichte?

Kriterien für die Präsentation der Gruppenprodukte

- Ziel der Gruppenpräsentationen (je 40 Minuten Präsentation und je zehn Minuten Fragen an die Gruppe) ist es, ein Gesamtbild der Fallbearbeitung aus transkultureller Sicht zu erhalten.

- Alle Gruppenmitglieder übernehmen einen sichtbaren Teil der Präsentation.

- Der Prozess des zunehmenden Wissens (von Juli bis 30. August 2000) zur Thematik wird ersichtlich.

- Jede Gruppe verfasst eine drei- bis fünfseitige Zusammenfassung ihres Produktes. Die Kopien für die Studierenden und die drei Lehrpersonen liegen bereit.

- Die zeitlichen Vorgaben von 40 Minuten Präsentation und zehn Minuten für die Fragen werden eingehalten.

Literatur für die Gruppen[30]

Alle: Schweizerischer Berufsverband der Krankenschwestern und Krankenpfleger: Ethische Grundsätze für die Pflege, Bern, 1990/98.

Gruppe 1

- Böhringer-Abdalla, G.: Frauenkultur im Sudan. Athenäum, Frankfurt a. M., 1987.

- Boos-Nünning, U.: Familien in der Migration – Lebens- und Wohnsituation und Auswirkungen für soziale Versorgungsstrukturen. In: David, M.; Borde, Th.; Kentenich, H. (Hrsg.): Migration – Frauen – Gesundheit, Perspektiven im europäischen Kontext. Mabuse Verlag GmbH, Frankfurt a. M., 2000, S. 13–26.

- Collatz, J.: Zur Notwendigkeit ethnomedizinischer Orientierungen der psychosozialen Gesundheitsversorgung in Europa. In: Collatz, J.; Brandt, A.; Salman, R.; Timme, S.: Was macht Migranten in Deutschland krank? Zur Problematik von Rassismus und Ausländerfeindlichkeit und von Armutsdiskriminierung in psychosozialer und medizinischer Versorgung. Ethnomedizinisches Zentrum Hannover e. V., E.B.-Verlag Rissen, Hamburg, 1992, S. 86–112.

- Domenig, D.: Die Vermittlung der transkulturellen Pflege im klinischen Kontext: Eine Gratwanderung. Plege 6 (1999), S. 362–366.

- Ismail, E.; Makki, M.: Frauen im Sudan. Hammer Verlag, Wuppertal, 1990.

- Pfeiffer, W. M.: Migration als persönliche Erfahrung. In: Koch, E.; Özek, M.; Pfeiffer, W. M.; Schepker, R. (Hrsg.): Chancen und Risiken von Migration. Deutsch-türkische Perspektiven. Lambertus Verlag, Freiburg i. Br., 1998, S. 11–22.

- Pfleiderer, B.; Greifeld, K.; Bichmann, W.: Ritual und Heilung. Dietrich Reimer Verlag, Berlin, 1995.

---

30 Es handelt sich hier um eine Auswahl mit den wichtigsten zur Verfügung gestellten Texten und Büchern.

- Schär Sall, H.: Überlebenskunst in Übergangswelten. In: Ninck Gbeassor, D. et al.: Überlebenskunst in Übergangswelten. Ethnopsychologische Betreuung von Asylsuchenden. Asyl-Organisation für den Kanton Zürich, Dietrich Reimer Verlag GmbH, Berlin, 1999, S. 77–107.

- Wicker, H.-R.: Einführung: Nationalstaatlichkeit, Globalisierung und die Ethnisierung der Politik. In: Wicker, H.-R. (Hrsg.): Nationalismus, Multikulturalismus und Ethnizität. Verlag Paul Haupt, Bern, 1998, S. 9–37.

Gruppe 2

- Aku-Njang, J.: Malaria und Geburtshilfe in Kamerun. Curare Sonderband 15 (1998): 153–158.

- Dech, H.; Sandermann, St.: Transkulturelle Aspekte psychischer Störungen bei Schwangerschaft und Geburt. Curare 20 (1997) 2, S. 189–193.

- Hüni, Th.; Zihlmann, D.; Dämmig, E.: Familienplanung mit Migrantinnen in der Schweiz. Beratungsstelle für Familienplanung, Schwangerschaft und Sexualität, Aarau und Brugg, 1999.

- Kuntner, L.: In Wellen zur Welt. Das traditionelle Wissen über Schwangerschaft und Geburt. Midena Verlag, Augsburg, 1997.

- Kürsat-Ahlers, E.: Migration als psychischer Prozess. In: David, M.; Borde, Th.; Kentenich, H. (Hrsg.): Migration – Frauen – Gesundheit, Perspektiven im europäischen Kontext. Mabuse Verlag GmbH, Frankfurt a. M., 2000, S. 45–56.

- Pette, G. M.: Unterschiedliche Versorgungsbedingungen für deutsche und ausländische Patientinnen in einer gynäkologischen Notfallambulanz. In: David, M.; Borde, Th.; Kentenich, H. (Hrsg.): Migration – Frauen – Gesundheit, Perspektiven im europäischen Kontext. Mabuse Verlag GmbH, Frankfurt a. M., 2000, S. 241–244.

- Pflege: Die wissenschaftliche Zeitschrift für Pflegeberufe, 5/1999, Verlag Hans Huber, Bern.

- Richters, A.: Soziokulturelle Vielfalt in Geburtshilfe und Gynäkologie in den Niederlanden – Gesundheit, Gesundheitsversorgung und -forschung in einer soziokulturellen pluralistischen Gesellschaft. In: David, M.; Borde, Th.; Kentenich, H. (Hrsg.): Migration – Frauen – Gesundheit, Perspektiven im europäischen Kontext. Mabuse Verlag GmbH, Frankfurt a. M., 2000, S. 99–118.

- Soziale Medizin: Krankheit in der Migration. 1/00, Februar 2000.

Gruppe 3

- Beck-Karrer, Ch.; Schädeli, S.: Frauenbeschneidung in Afrika/Frauenbeschneidung im Islam. Institut für Ethnologie, Bern, 1992.

- Bossaller, A.: Weibliche Beschneidung in islamischen Gesellschaften. Curare 20 (1997) 2: 209–214.

- Dirie, W.; Miller, C.: Wüstenblume. Ullstein Verlag, Berlin, 1999.

- IAMANEH Schweiz, International Association for Maternal and Neonatal Health: Beschneidung von Mädchen und Frauen. Basel, 1999.

- MONA LISA, ZDF: Grausame Rituale, Video, 1997.

- Organisation mondiale de la Santé: Les mutilations sexuelles féminines en milieu urbain précaire. Cas de Médina Gounass, Genève, 1999.

Ende August findet der fünfte Arbeitstag mit den Präsentationen der drei Gruppenprodukte statt. Alle Autorinnen sind anwesend und kommentieren die Präsentationen aus ihrer jeweiligen fachspezifischen Sicht. Es werden erste Konsequenzen für Unterricht und Curricula in den Institutionen der angehenden BerufsschullehrerInnen diskutiert.

Am sechsten Arbeitstag erhalten die Studierenden von der Autorin und Ethnologin D. Domenig eine Einführung in die Grundlagen der transkulturellen Pflege mit folgenden Themenschwerpunkten:

- Wandel des Kulturbegriffs
- kritische Würdigung des Modells von Leininger
- medizinethnologische Konzepte
- Migration und Gesundheit
- transkulturelle Kommunikation inklusive professionelles Dolmetschen.

An diesem Tag finden angeregte Diskussionen zu den aufgegriffenen Themen statt. Die von den Studierenden selbständig erarbeiteten Inhalte fließen in den Diskussionsprozess mit der Ethnologin ein.

Am Schluss des Tages findet eine Gesamtevaluation der Fallstudienbearbeitung mit allen drei Autorinnen statt.

8.6 Auswertung der Fallstudienbearbeitung aus der Sicht der Autorinnen

Die Auswertung beruht einerseits auf Eindrücken, welche die Autorinnen bei den Präsentationen der Gruppenprodukte erhielten, anderseits auf den Rückmeldungen, welche von den angehenden BerufsschullehrerInnen am Ende der Unterrichtssequenz im Rahmen der Gesamtevaluation geäußert wurden.

- Die eigene Bearbeitung einer Fallstudienarbeit stellte für die Studierenden eine wichtige Erfahrung dar, zumal die Mehrheit von ihnen sich zwar bereits an der Erstellung von Fallstudien oder an Diplomprüfungen auf Fall-

studienbasis beteiligte, das eigene Erleben und die Erfahrung, welche Anforderung sich mit dieser Thematik verbindet, ihnen jedoch fehlte.
- Die Studierenden konnten erstmals Tuchfühlung mit einer für sie unbekannten Art von Fallstudie, nämlich der *didaktischen Fallstudie*, aufnehmen und so auch Hinweise für die Erarbeitung einer Fallstudie für den eigenen Unterricht erhalten.
- Die Erfahrung der Selbstorganisation einer Kleingruppe, die über eine bestimmte Zeit thematisch zusammenarbeitet mit dem Auftrag, anschließend ein Gruppenprodukt zu präsentieren, welches die durch die Literatur aus einer neuen Wissenschaftsdisziplin und durch die Diskussion erworbenen Kenntnisse zum Ausdruck bringt, wurde positiv gewertet.
- Die Fülle der vorliegenden Literatur implizierte ein arbeitsteiliges Vorgehen, die Aufteilung und Auswahl der Artikel für die differenzierte Bearbeitung stellte für die Gruppen eine große Herausforderung dar.
- Die Sensibilisierung für die Thematik der transkulturellen Pflege über das von allen bekannte Pflegemodell von Madeleine Leininger hinaus war ein hoher Anspruch, der sich nach der Wissensvermittlung aus ethnologischer Sicht am fünften Arbeitstag weiter konkretisierte. Der kulturalistischen Sicht des Pflegemodells von Leininger (siehe dazu auch Kap. II.1 von Domenig) konnte eine individuumorientiertere und migrationsspezifischere Optik entgegengesetzt werden, welche von den Studierenden weitgehend nachvollzogen werden konnte.
- Durch Verknüpfungen mit Konzepten wie Lebenswelt, Schmerz und Stress aus der Pflegewissenschaft bzw. Pflege, aber auch aus der Psychologie konnten mögliche Verbindungen in einem transkulturellen Kontext verdeutlicht werden. Auf diese Weise konnten auch Verbindungen zum Pflegeunterricht in den eigenen Pflegeschulen hergestellt werden.
- Die Fallgeschichte als «Negativbeispiel» löste viel Betroffenheit aus und muss somit als bedeutender Anteil der Kompetenzvermittlung

gewertet werden, indem sie u. a. verdeutlichte, dass eine transkulturelle Sichtweise durch den Einbezug der verschiedenen lebensweltlichen Einflussfaktoren einer «patientenignorierenden Haltung» [Wittneben, 1998] etwas entgegenzusetzen vermag.

8.7 Auswertung aus der Sicht von Rebekka Flüeler, einer Studierenden

8.7.1 Arbeitsauftrag

Wahl der Thematik. Da ich in meinem persönlichen Umkreis Kontakte mit AusländerInnen pflege, galt mein besonderes Interesse vor allem der Frage nach Gesundheit und Krankheit im Migrationskontext. So teilte ich mich für die Auseinandersetzung in die Gruppenarbeit zur Thematik «Migration, Gesundheit und Familienplanung im Migrationskontext» ein. Meine Erwartungen bezogen sich vor allem auf das Auffinden wissenschaftlich möglicher Erklärungen für migrationsbedingte Auswirkungen auf Psyche und Gesundheit von Frauen.

Fallgeschichte und Textbearbeitung. Die Fallgeschichte stammte aus einem mir unbekannten pflegefeldspezifischen Bereich. So kannte ich viele medizinische Ausdrücke nicht. Diese konnte ich mir durch eine Arbeitskollegin erklären lassen, die früher als Hebamme tätig war. Ansonsten konzentrierte ich mich beim Lesen der Fallgeschichte auf die Erlebnisebene der Patientin. Mir fehlten die dazugehörenden Angaben in der Fallgeschichte. Die Ausrichtung der Fragestellungen der Autorin der Fallgeschichte auf medizinische Probleme führte mich weiter zur Frage, ob eine Patientin mit für die Hebamme verstehbarer Sprache wirklich zu anderen Fragestellungen geführt hätte. Dabei schöpfte ich den Verdacht, dass möglicherweise auch eine Patientin ohne Migrationshintergrund genauso über medizinisch-diagnostische Fragestellungen gepflegt und womöglich auch ihre Lebenswelt ebenso wenig berücksichtigt worden wäre.

Bei der Textbearbeitung erhielt ich einerseits ein Bild darüber, wie Frauen südlich der Sahara mit Anämie oder Malaria erschwerte Bedingungen während der Schwangerschaft, während der Geburt, aber auch nach der Geburt auf sich nehmen müssen. Andererseits erhielt ich einen Einblick zur Problematik der gesundheitlichen Versorgung der Bevölkerung in Entwicklungsländern. In Bezug auf die Fallgeschichte erkannte ich die Bedeutung der in der Kindheit erlebten Malaria, da ich nicht wusste, dass Malaria auch durch eine Schwangerschaft oder nach einer Geburt reaktiviert werden kann. Der Text zur Anämie zeigte mir nicht viel Neues auf; mich interessierten darin vor allem die traditionellen heilkundlichen Maßnahmen bei Eisenmangelanämie in Kamerun.

Interessant waren für mich die beiden Texte zu den Erkrankungen bei MigrantInnen. Darin fand ich auf wissenschaftlicher Ebene bestätigt, wie wichtig Anerkennung und die Möglichkeit zur Teilnahme am gesellschaftlichen Leben für AusländerInnen in unserer Gesellschaft sind. In den Artikeln wurde auch aufgezeigt, welcher Art Erkrankungen als Folge von Isolation und extrem vermehrten Stressbelastungen (bedrohte Aufenthaltsbewilligung, unsichere, schlechte Arbeitsbedingungen mit einhergehendem Prestigeverlust, verschiedenste Probleme auch innerhalb familiärer oder innerethnischer Strukturen, etc.) entstehen können. Neu war für mich die Erkenntnis, dass MigrantInnen im Krankheitsfall als Folge der bestehenden ungelösten Verständigungsprobleme konsequenterweise sowohl schlechtere anamnestische Abklärungen erfahren als auch vermehrt diagnostische Untersuchungen über sich ergehen lassen müssen. Auch dass im Falle von psychosomatisch bedingten Erkrankungen MigrantInnen zu viele Medikamente erhalten, weil sie u. a. auch über ein anderes Gesundheits- und Krankheitsverständnis verfügen und oftmals eine psychotherapeutische Behandlung als «Nicht-Behandeln-Wollen» des Arztes interpretieren, war für mich eine interessante Information.

Die Lektüre der Texte vergegenwärtigte mir auch die Wichtigkeit der Entwicklung kreativer Rahmenbedingungen, die es Pflegenden erlauben würden, die Lebenswelt ihrer PatientInnen besser zu erfassen und in die Pflege zu integrieren.

8.7.2 Lernprozess während der Gruppenarbeit

Arbeitsteilung Literaturbearbeitung. Der Ordner mit der zu bearbeitenden Literatur war so dick, dass es an der Zeit fehlte, uns einen Überblick zu den vorhandenen Artikeln zu verschaffen. So verteilten wir die vorhandenen Artikel aufs Geratewohl. Dabei achteten wir vor allem darauf, dass jedes Gruppenmitglied in etwa gleich viel zu lesen hatte. Kriterien wie persönliche Interessen oder Schwierigkeitsgrad bezüglich Verständlichkeit des Artikels berücksichtigten wir offiziell nicht. Ich selber achtete bei der Verteilung darauf, Artikel zu wählen, die meinem ursprünglichen Interesse an der Thematik entsprachen.

Gemeinsamer Wissenserwerb und Ergebnisse zu den Fragen im Arbeitsauftrag. Das gegenseitige Vorstellen der bearbeiteten Artikel benötigte sehr viel Zeit. Wir gelangten dadurch auch unter einen enormen Zeitdruck. Aufgrund des hohen Interesses an den Zusammenfassungen aller Gruppenmitglieder trafen wir zu Anfang des zweiten Arbeitstages bereits die Entscheidung, die im Auftrag formulierte Suche nach zusätzlicher Literatur im weiteren Prozess nicht zu befolgen. Während des Vorstellens der Inhalte der gelesenen Texte diskutierten wir im Laufe der Zeit immer mehr über Fragen, wie Pflegende sich in den bestehenden Rahmenbedingungen einen Zugang zu PatientInnen mit Migrationshintergrund verschaffen sollten. Dabei wurde uns klar, dass in der Fallgeschichte durch die Ausnutzung des Ehemanns als Übersetzer viele Fragen zur psychischen Verfassung der jungen Mutter, aber auch des Vaters aufgrund soziokultureller Unterschiede und des wahrscheinlich fehlenden Wissens der an der Pflege beteiligten Personen gar nicht geklärt werden konnten. Wir fragten uns auch, in welcher Art wohl die Gespräche zum Thema «Zirkumzision» geführt worden sind. Eindrücklich

zur Art, in der Beratungen durchgeführt werden könnten, waren die Informationen aus dem Bericht der Beratungsstelle für Migrantinnen in Aarau und die Vorschläge von E. Kürsat-Ahlers im Artikel «Migration als psychischer Prozess». Die Informationen aus den Artikeln zur Frauenbeschneidung lösten bei uns emotionell starke Betroffenheit aus. Wir benötigten sehr viel Zeit, um uns in der Gruppe über unsere Wut, aber auch über unsere Grenzen in der Suche nach Verständnis für eine solche Tradition auszusprechen.

Am meisten Verknüpfungen zu anderen Unterrichtseinheiten am WE'G konnten wir mit dem Stressmodell herstellen, das wir dann auch für die Umsetzung einer transkulturellen Pflege als wichtige und geeignete Grundlage befanden. Eine weitere Verknüpfungsmöglichkeit sahen wir in der Berücksichtigung verschiedener Pflegekonzepte nach Dr. Silvia Käppeli (z. B. Selbstkonzept, Ermüdung und Erschöpfung, Krise, Verlust/Trauer etc).

Bedürfnisanalyse und Entscheidungen zur Art der Gruppenpräsentation. Die Bedürfnisanalyse der Autorin erachteten wir zum Thema «Transkulturelle Pflege» als wenig aussagend, und wir fragten uns denn auch, ob sie für eine weitere Fallstudienbearbeitung eventuell sogar weggelassen werden sollte.

Bei der Entscheidung über die Art der Präsentation unseres erarbeiteten Wissens wäre es am einfachsten gewesen, die im Arbeitsauftrag formulierten Fragen im Plenum einfach als Antworten vorzutragen. Diese Vorgehensweise befriedigte uns aber nicht, da wir wegen unserer Gruppengröße Schwierigkeiten darin sahen, die Fülle des erarbeiteten Wissens knapp genug und doch auf die Fallgeschichte bezogen auf jede einzelne Person unserer Gruppe zu verteilen und zu verfassen. Die Begleitung der Lehrperson in diesem Moment und deren Unterstützung für unsere These, dass die in der Fallgeschichte beschriebene Pflege auch aus ihrer Sicht von fehlendem Fachwissen zeuge, half uns in der Entscheidung zur Art der Gruppenpräsentation. So beschlossen wir, ausgehend von dieser These, eine Analyse der These mit eigens erarbeiteten

Kritikpunkten zu erarbeiten. Die Kritikpunkte sollten die Mängel der beschriebenen Pflege in der Fallgeschichte aufdecken. Mit dem erarbeiteten Wissen gedachten wir aufzuzeigen, wie eine patientenorientierte Pflege an einer Migrantin aussehen könnte. Dieses Vorgehen zeigte sich für unsere Gruppe denn auch als geeignet.

8.7.3 Beurteilung meines eigenen Lernprozesses

Ich habe mir in dieser Fallstudienbearbeitung einerseits Wissen zum transkulturellen Bereich der Pflege angeeignet, andererseits hatte ich auch die Gelegenheit, einmal selber das Lernen in der Gruppe in Zusammenarbeit mit KollegInnen zu erleben und mitzugestalten. Da ich mir sonst eher gewohnt bin, Wissen in Einzelarbeit zu erarbeiten, ist die Erfahrung einer Bearbeitung der Thematik in der Gruppe für meine zukünftige Rolle als Lehrerin in verschiedenster Hinsicht aufschlussreich. Ich habe erlebt, in welcher Art soziale Kompetenz in Lerngruppen gelebt wird. Dadurch habe ich mir vermehrt Gedanken darüber gemacht, wie soziale Kompetenz in dieser Situation konkret gefördert werden kann. Ich habe auch erlebt, wie wichtig es in gruppendynamisch schwierigen Momenten sein kann, dass ein Mitglied der Gruppe die Sensibilität auf solche Momente richtet und den Mut aufbringt, die ungünstige Situation anzusprechen. Mit der Übernahme solcher Verantwortung wird der Grundstein für eine Klärung innerhalb der Gruppe gelegt, was wiederum zu einer ruhigeren und effizienteren Weiterarbeit führen kann. Einmal mehr wurde mir auch wieder bewusst, wie wichtig die unterstützende Haltung der Lehrperson in schwierigeren Momenten des Arbeitsprozesses für die Gruppe sein kann. Durch meine Teilnahme an der Gruppenarbeit zu dieser didaktischen Fallstudie habe ich außerdem ein besseres Augenmerk auf wichtige pädagogische und didaktische Fragestellungen im Erstellen und Durchführen didaktischer Fallstudien entwickeln können.

Den Wissenszuwachs zur transkulturellen Pflege beurteile ich durch diese Fallstudienbearbeitung als sehr hoch. Im gegenseitigen Vorstellen unserer bearbeiteten Texte konnte ich einerseits mein Grundwissen aus den von mir bearbeiteten Texten noch vertiefen und andererseits stellten mir meine KollegInnen auch neues Wissen aus ihren Texten vor. Durch unsere vielen Diskussionen während dieses Arbeitsprozesses, aber auch durch den an unsere Präsentationen anschließenden Unterricht zur transkulturellen Pflege wurde meine Sensibilität daraufhin geschärft, dass eine echte Empathie in der interaktiven Beziehung zwischen Pflegenden, PatientInnen und deren Angehörigen im Migrationskontext erst zu Stande kommen kann, wenn Pflegende über ein vertieftes Wissen und über Erfahrungen zur jeweiligen kulturellen Prägung von Einstellungen, aber auch vom Gesundheits- und Krankheitsverständnis von MigrantInnen entwickelt haben und in ihrer Selbstreflexion das eigene Pflegeverständnis in der jeweiligen Situation zu überprüfen fähig sind. Es wurde mir auch deutlich, wie wichtig professionelle DolmetscherInnen zum Beispiel auch beim Erfassen von Unterschieden zwischen familienzentrierter oder individuumzentrierter Lebensweise sind. In den Diskussionen unserer Gruppe hatte ich auch die Möglichkeit, selber zu erfahren, wie mein eigenes Pflegeverständnis von meiner kulturellen Herkunft geprägt ist und wie leicht wir vielleicht alle ohne diese Auseinandersetzung MigrantInnen unser eigenes Pflegeverständnis weiterhin übergestülpt hätten, ohne uns dessen überhaupt bewusst zu sein.

Als berufspolitischen Diskurs trage ich heute die noch wenig bearbeitete eigene Fragestellung mit mir, ob es nicht doch auch an der Zeit wäre, Rahmenbedingungen für mögliche an Pflegeberufen interessierte MigrantInnen zu erleichtern, indem zum Beispiel das bisher vielerorts in der Schweiz gültige Aufnahmekriterium des Verstehens von Mundartsprache hinterfragt würde. Die Auseinandersetzung mit Fragen zur transkulturellen Pflege führt mich heute auch zur Einschätzung, dass es eine wertvolle Bereicherung für die Pflege wäre, wenn an der Entwicklung dieses Bereichs MigrantInnen auch selber mitwirken würden.

8.8 Schlussfolgerungen

Die Form der didaktischen Fallstudie ist sicher geeignet, um gerade auch Inhalte der transkulturellen Kompetenz zu vermitteln. Das Mittel des kognitiven Konfliktes bzw. der Problemkonfrontation zwingt Studierende, sich auch mit neuen Thematiken auseinanderzusetzen und Lernprozesse einzugehen.

Der hohe Anspruch, sich selbständig in Gruppen auch neue Wissensgebiete anzueignen, sollte jedoch nicht unterschätzt werden. Dies zeigte sich vor allem daran, dass die theoretische Auseinandersetzung um den Wandel des Kulturbegriffs und die Kritik am Modell von Leininger als ein im kulturalistischen Denken verhaftetes Modell von den Gruppen nur zum Teil geleistet werden konnte. Besonders deutlich wurde dies bei der Gruppe 1, welche den Arbeitsauftrag hatte, sich auch mit dem Herkunftsland der Frau A. auseinander zu setzen. Schon durch die Formulierung der Fragen durch die Autorinnen wurde eine kulturalisierende Perspektive bzw. die Gefahr, das Migrationsspezifische zu wenig zu gewichten, gefördert, trotz der auch vorliegenden migrationsspezifischen Literatur. Doch die Gruppe stützte sich gemäß ihren eigenen Aussagen hauptsächlich auf die beiden Bücher, welche einer kulturalisierenden Sichtweise entgegenkamen [Böhringer-Abdalla, 1987; Ismail, 1990]. So wurde die Entscheidung, die Wissensvermittlung durch eine Ethnologin auch hinsichtlich des Wandels des Kulturbegriffs erst nach der Gruppenarbeit anzuhängen, diesbezüglich zu einem Bumerang. Für eine nächste Durchführung sollte daher dieser Teil der Wissensvermittlung an den Anfang der Fallstudienbearbeitung gestellt werden, damit die Studierenden diese Sicht bereits in die Textverarbeitung und anschließende Würdigung der Fallgeschichte einfließen lassen können und nicht auf Irrwege geführt werden, die dann aus ethnologischer Sicht wieder dekonstruiert werden müssen.

Weiter wurde auch offenkundig, dass die Themenbereiche der Gruppe 1 und 2 zu weitläufig gesteckt waren, so dass sich die Studierenden in der Themenfülle etwas verloren haben und dann richtigerweise selber thematische Begrenzungen vornahmen. Auch dies führte dazu, dass wichtige Inhalte aus der Literatur in den Präsentationen zu wenig Raum fanden, bzw. nur am Rande bearbeitet werden konnten. So konzentrierte sich die Gruppe 1 mehrheitlich auf Inhalte zum Sudan und die Situation der Frauen im Sudan. Auch die Gruppe 2 empfand das zusätzliche Thema der Familienplanung im Migrationskontext als zu weitläufig. Die Gruppe 3 hatte ihren klar auf die Frauenbeschneidung begrenzten Themenbereich gut bearbeitet. Infolgedessen sollten die Themenbereiche der Gruppe 1 und 2 folgendermaßen eingeschränkt werden:

- Gruppe 1: Lebensbedingungen von Frauen in der Migration unter Einbezug der spezifischen Lebenswelt der Frau A.
- Gruppe 2: Gesundheit von Frauen im Migrationskontext unter besonderer Berücksichtigung von Schwangerschaft, Geburt und Wochenbett.

Der Kritik an der zu kurzen Zeit für die doch recht aufwändige Bearbeitung der zur Verfügung gestellten Literatur sollte insofern Rechnung getragen werden, als für eine solch umfangreiche Fallstudienarbeit mehr Studientage eingeplant werden sollten. Zudem sollte auch die Aufgabenstellung gemäß der didaktischen Fallstudie noch mehr auf Entscheidungen in der Gruppe und für die Pflege angelegt werden, z. B.: Welche spezifischen Pflegebedürfnisse könnte diese Frau A. am zweiten postoperativen Tag gehabt haben? Wie hätte das erkannt werden können? Welche pflegerischen Interventionen wären notwendig gewesen? Auch für die Präsentationen sollte am Schluss genügend Zeit zur Verfügung stehen, um die erarbeiteten theoretischen Inhalte, aber auch die konkrete Fallbearbeitung präsentieren zu können.

Die unterschiedlichen Schwerpunkte und Fachkompetenzen der Autorinnen (Pflege/Pflegewissenschaft, Pädagogik, Ethnologie) haben eine interdisziplinäre Zusammenarbeit bei der Erarbeitung der Fallstudie ermöglicht. Dies hat sich insofern bewährt, als die unterschiedlichen Hintergründe und Herangehensweisen bereits in die Vorbereitung der Fallstudie einbezogen werden und auch in den anschließenden Prozess der Durchführung und Auswertung der verschiedenen Perspektiven einfließen konnten.

Zusammenfassung

● Anhand einer didaktischen Fallstudienbearbeitung nach Holenstein [2000] wurde in einer BerufsschullehrerInnenklasse des Weiterbildungszentrums für Gesundheitsberufe SRK (WE'G) der Versuch gemacht, anhand dieses didaktischen Mittels transkulturelle Inhalte zu vermitteln.

● Den Studierenden wurde zur Bearbeitung eine Fallstudie einer angehenden Hebamme vorgelegt, welche aufgrund einer stark medizinisch orientierten Optik kaum Informationen für eine transkulturelle Pflegeplanung enthielt.

● Für die Bearbeitung des durch die ausgewählte Fallgeschichte («Negativbeispiel») beabsichtigten kognitiven Konflikts wurde diverse Literatur zur Verfügung gestellt mit dem Auftrag, durch die theoretische Bearbeitung des Themas Verknüpfungen mit der Fallgeschichte herzustellen und Empfehlungen für eine transkulturelle Pflege abzuleiten.

● Im Anschluss an die präsentierten Gruppenprodukte wurden Grundlagen der transkulturellen Pflege vermittelt, die das von den Studierenden in den Gruppen und einzeln erarbeitete Wissen vertieften und ergänzten.

● Die Fallstudienbearbeitung wurde mehrheitlich positiv erlebt und erzielte den beabsichtigten Lernerfolg sowohl hinsichtlich transkultureller Lerninhalte wie auch in Bezug auf die Bearbeitung von didaktischen Fallstudien.

● In der Auswertung zeigte sich, dass eine Einführung zum Wandel des Kulturbegriffs aus ethnologischer Sicht vor die Bearbeitung der Fallstudie in den Gruppen gestellt werden muss, um nicht kulturalisierende Sichtweisen zu fördern. Zudem sollte genügend Zeit für die Bearbeitung einer solchen Fallstudie zur Verfügung gestellt werden, handelt es sich doch zum Teil um die Erarbeitung neuer Wissensgebiete. Zudem sollten die Themenbereiche pro Gruppe eingegrenzt werden, damit die Studierenden die Möglichkeit erhalten, sich in die Thematik zu vertiefen.

● Die Interdisziplinarität der Dozierenden (Pflege/Pflegewissenschaft, Pädagogik, Ethnologie) hat sich in der Erarbeitung der Fallstudie bewährt, da auf diese Weise die unterschiedlichen Schwerpunkte und Fachkompetenzen auf eine synergetische Weise einfließen und den Prozess gestalten konnten.

Literatur

Holenstein, H.: Die Fallstudie – eine effiziente Methode zur Förderung und Überprüfung beruflicher Handlungskompetenz. Skript Nr. 25, Bereich Berufsbildung. Schweizerisches Rotes Kreuz, Bern, 2000.

Kaiser, F. J.: Die Fallstudie. Julius Klinkhardt, Bad Heilbrunn, 1983.

Landwehr, N.: Neue Wege der Wissensvermittlung. Sauerländer, Aarau, 1994.

Schweizerisches Rotes Kreuz, Bereich Berufsbildung: Bestimmungen für die Diplomausbildungen in Gesundheits- und Krankenpflege. Bern, 1992.

Wittneben, K.: Pflegekonzepte in der Weiterbildung zur Pflegelehrkraft: über Voraussetzungen und Perspektiven einer kritisch konstruktiven Didaktik der Krankenpflege. Europäische Hochschulschriften, Reihe Pädagogik. 4. Auflage, Lang Verlag, Frankfurt a. M., 1998.

Dritter Teil
Spezifische Themen aus transkultureller Perspektive

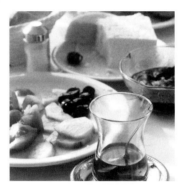
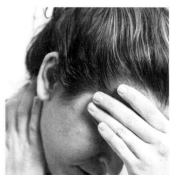
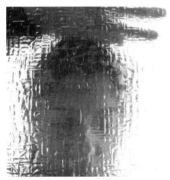
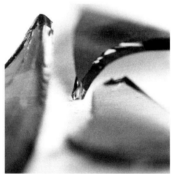
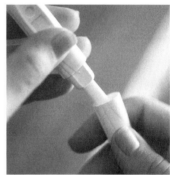
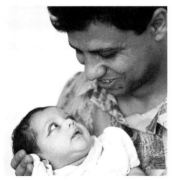
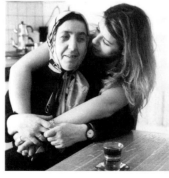

1. Religiöse Hintergründe und soziale Praktiken

Judith Baumgartner Biçer

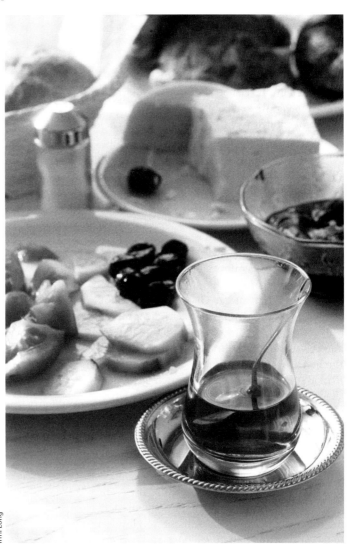

Irmi Long

«Eigentlich habe ich mich hier ja ganz gut eingelebt, ich fühle mich auch wohl. Nur weißt du, wenn du im Spital im Bett liegst, da sieht alles plötzlich ganz anders aus. Ich weiß nicht, aber da – in dieser Situation – habe ich gemerkt, dass ich hier eben doch fremd bin.»

[45-jährige Patientin aus der Türkei]

1.1 Einleitung

Lange Zeit war die Mehrheit in unserer Gesellschaft Mitglied der evangelisch-reformierten und der römisch-katholischen Kirche. Daneben gab es Minderheiten wie die jüdische Gemeinde, die Altkatholische (Christkatholische) Kirche oder die verschiedenen Freikirchen. Heute gehören jedoch immer mehr Menschen Religionen oder religiösen Bewegungen außerhalb der Großkirchen an. Dabei sind die Großkirchen mit Kirchenaustritten konfrontiert, und die Zahl der konfessionell nicht gebundenen Menschen in unserer Gesellschaft steigt. Viele Menschen sind auf der Suche nach neuen ethischen und spirituellen Orientierungen. Zu beachten ist dabei einerseits, dass Menschen bei verschiedenen Gruppierungen Orientierung suchen, und dass das Feld von einer großen Dynamik geprägt ist. Bei immer mehr Menschen ist die Zugehörigkeit zu einer bestimmten Religionsgemeinschaft deshalb keine feste oder unveränderbare Beziehung. Andererseits bringen MigrantInnen aus ihren Herkunftsländern andere Glaubensformen mit. In den letzten Jahren ist vor allem die Zahl der MuslimInnen, Hindus, Sikhs und BuddhistInnen gewachsen. Auch innerhalb der christlichen Kirchen bringen ChristInnen – insbesondere aus Afrika – mit ihrem soziohistorisch geprägten Glauben neue Impulse mit. Um sich eine Übersicht über die verschiedenen Religionen und religiösen Gruppierungen zu verschaffen, helfen offizielle Statistiken meist nicht weiter, da diese viel zu undifferenziert sind. Es lässt sich jedoch feststellen, dass in vielen städtischen Agglomerationen mittlerweile «Konfessionslose» die größte Gruppe bilden. Baumann [2000] stellt für die Schweiz fest, dass es mehrere Hundert Religionsgemeinschaften, religiöse und pseudoreligiöse Gruppierungen, Bewegungen und Aktivitäten gibt.

Das folgende Kapitel gibt einen Einblick in die Vielfalt der Religionen und religiösen Gruppierungen in der hiesigen Gesellschaft und beleuchtet die damit verbundenen sozialen Praktiken.

1.2 Vielfalt der Religionen und religiösen Gruppierungen in der hiesigen Gesellschaft

Für die unten aufgeführten Kurzportraits verschiedener Religionen wurde eine Auswahl getroffen, die für den deutschsprachigen Raum sinnvoll erscheint. Sie sind lediglich als Skizzen gedacht, um einen Überblick zu vermitteln. Es handelt sich dabei um verschriftlichte Religionen, die durch ein Lehrsystem gestützt werden. Es gilt zu berücksichtigen, dass oft regional geprägte Vorstellungen in der Praxis mit einbezogen werden und die «Volksfrömmigkeit» ganz eigene Formen desselben Glaubens hervorbringen kann. Vielerorts ist zu beobachten, dass Spuren von früheren Religionen – integriert in die heutigen religiösen Vorstellungen oder parallel dazu – noch in unserer Zeit wirksam sind. So haben viele lokale Heiligenverehrungen und Wallfahrtstraditionen im Islam und im Christentum ihre Wurzeln in vorislamischer und vorchristlicher Zeit. In weiten Teilen Afrikas – obwohl weiträumig christianisiert und islamisiert – ist die Ahnenverehrung tief verwurzelt. Auch Vorstellungen zu Magie und Hexerei sind im «Volksglauben» verbreitet [von Barloewen, 1996].

Hinduismus

Der Begriff «Hinduismus» umfasst eine Vielzahl von Religionen und religiösen Gruppierungen, die oft mehr Unterschiede als Gemeinsamkeiten aufweisen. Der Hinduismus kennt keinen Gründer, er ist über Jahrtausende gewachsen und hat immer wieder neue Elemente aufgenommen. Trotz der unterschiedlichen Richtungen lassen sich Gemeinsamkeiten aufzeigen. Im Hinduismus wird der Glaube an ein zyklisches Weltbild zum Ausdruck gebracht: Alle Wesen werden erschaffen, sterben und werden wieder neu erschaffen. Dieser Reinkarnationsglaube impliziert, dass gute und schlechte Taten und Gedanken in einem Kreislauf von Strafe und Belohnung stehen. Das jetzige Leben einer Person ist somit eine Folge ihres Verhaltens im letzten Leben, und was sie in diesem Leben tut, beeinflusst das nächste und so fort. Gemäß der Karmalehre erfolgt die Geburt in eine bestimmte Kaste. Heute gibt es im Hinduismus unter vielen anderen zwei große Bewegungen: die VischnunitInnen und die SchivaitInnen. Hindus werden als Polytheisten bezeichnet, weil sie mehrere Gottheiten verehren. Es gibt auch die Erklärung, dass alle Gottheiten lediglich verschiedene Erscheinungsformen des Einen Gottes sind. Beinahe für jeden Aspekt des Lebens ist ein anderer Gott oder eine andere Göttin zuständig. Die Bedeutung und Verehrung der einzelnen Göttinnen und Götter variiert auch regional. Der Umgang mit dem Tod ist geprägt durch den Glauben an die Reinkarnation. Der Tod bedeutet nicht nur Ende, sondern er ist gleichzeitig auch Neuanfang. Das Ziel jeder Seele ist, Vollkommenheit zu erreichen, um so mit Gott wieder vereint zu werden und nicht ins Diesseits zurückkehren zu müssen.

Judentum

Die jüdische Religion ist eine der ältesten Religionen. Aus ihren Wurzeln entstanden sowohl das Christentum als auch der Islam. Allen drei Religionen gemeinsam ist der Glaube, dass die Welt und die ganze Schöpfung das Werk des allein wirkenden und allein existierenden Gottes sind. Juden erwarten den Messias und das Gericht am Ende der Zeiten. Halacha – der jüdische Weg – ist in ausgeprägtem Maß Lebensform und Handlungssystem. Basis der Halacha ist die Tora, in der 613 religiöse Pflichten aufgeführt sind. Zur Auslegung und Anwendung der Gesetze wird der Talmud, eine Sammlung von Diskussionen beigezogen. Von zentraler Bedeutung sind die Einhaltung des Schabbat (Samstag als heiliger Wochentag) und des Kaschrut (Ernährung nach den Vorschriften des jüdischen Religionsgesetzes). Im Judentum gibt es orthodoxe, reformistische und liberale Ausrichtungen. Obwohl der Glaube an ein Leben nach dem Tode und an eine Wiederauferstehung der Toten vorhanden ist, wird das diesseitige Leben stark bejaht. Den Schrecken des Todes mildern die Vorstellung, dass der Einzelne nach seinem Hinscheiden körperlos weiterlebt, und das Vertrauen in die Gerechtigkeit Gottes, nach welcher die Gerechten belohnt und die Gottlosen bestraft werden.

Buddhismus

Buddha (um 560 v. Chr.), der Erwachte, lehrte die «Vier Edlen Wahrheiten» – vom Leiden, von der Entstehung des Leidens, von der Aufhebung des Leidens und von dem Weg, der zur Aufhebung des Leidens führt. Dieser Weg wird durch das «Edle achtgliedrige Rad» dargestellt. Ein zentraler Aspekt ist die Betonung des Mönchtums. Es gibt keine Aufnahme, etwa in Form einer Taufe. Jeder Mensch in jedem Alter kann sich durch das dreifache Aussprechen der

Zufluchtsformel zum Buddhismus bekennen, er braucht auch nicht aus der bisherigen Religionsgemeinschaft auszutreten. Das Zufluchtnehmen beruht auf eigener Einsicht. Es gibt denn auch nicht nur Buddhisten, die in eine buddhistische Familie geboren wurden und mit dieser Religion aufgewachsen sind. Zunehmend findet der Buddhismus AnhängerInnen im Westen. Zudem bietet der Buddhismus die Möglichkeit, seine Meditationstechniken zu lernen und zu praktizieren, ohne sich selbst zum Buddhismus zu bekennen. In den 2500 Jahren seit dem Bestehen der Religion entwickelten sich verschiedene regionale Ausrichtungen, u. a. Theravada-Buddhismus, Tibetischer Buddhismus und die Erleuchtungsschule Zen. Wie im Hinduismus gilt auch im Buddhismus der Glaube, dass jedes unerlöste Wesen nach dem Tod immer wieder einen neuen Körper annimmt. Die im jetzigen Leben vollbrachten Taten bestimmen das nächste Leben. Von Buddha heißt es, dass er nicht wiedergeboren wurde, sondern nach seinem Tod Eingang ins Nirvana fand.

Christentum

Das Christentum ist die Religion der AnhängerInnen Jesu, den sie als Sohn Gottes verehren und der ihnen durch sein Leben und seine Lehre einen Weg zu Gott eröffnet hat. Die Botschaft Jesu Christi ist das Reich Gottes, das mit ihm begonnen hat. Gott nahe sind insbesondere die Armen, Unterdrückten und Schwachen. Gott manifestiert sich in der Heiligen Dreifaltigkeit: Vater, Sohn und Heiliger Geist. Als Basis dient dem Christentum die Bibel. Die Aufnahme in die christliche Kirche erfolgt durch die Taufe. Im christlichen Glauben spielt neben den Gottesdiensten das persönliche Gebet eine bedeutende Rolle. Im Gebet manifestiert sich die persönliche Beziehung zu Gott. Neben den Großkirchen gibt es zahlreiche evangelistische und freikirchliche Gruppierungen. Die verschiedenen Kirchen stimmen in den meisten grundlegenden Glaubensfragen überein, gewichten sie jedoch zum Teil sehr unterschiedlich. Das zentrale Symbol des Christentums ist das Kreuz. In den Ostkirchen kommt Ikonen eine spezielle Bedeutung zu. Der Tod Jesu und die Auferstehungshoffnung stehen im Mittelpunkt des christlichen Todesverständnisses. Durch das Bewusstsein, dass der Wert eines Menschen weder durch eine besondere gesellschaftliche Position noch durch hervorragende Leistungen zu überbieten ist, wird der Tod zu einer ernst zu nehmenden, alles durchdringenden Angelegenheit. Die Auferstehungshoffnung weist jedoch über den Tod hinaus auf den Ursprung des Lebens, als dessen Abbild der Mensch erschaffen wurde und zu dem er am Ende zurückkehrt.

Islam

Der Islam ist eine der drei großen monotheistischen Offenbarungsreligionen. Sprachlich lässt sich der Begriff «Islam» mit «Ergebung in Gottes Willen» erfassen. MuslimInnen anerkennen die fünf Säulen des Islam (Glaubensbekenntnis, fünf tägliche Pflichtgebete, Fasten im Monat Ramadan, die jährliche Sozialabgabe, die Wallfahrt nach Mekka) als Pflicht. Der Koran – das unveränderliche Wort Gottes – sowie die Überlieferungen (*hadithe*) bilden die Grundlage des ethischen Lebens. Durch die daraus abgeleiteten Gebote und Vorschriften wird eine Vielzahl von Abläufen im Alltag strukturiert. So ist auch der Islam in ausgeprägtem Maß Lebensform und Handlungssystem. Es gibt verschiedene Richtungen und Gruppierungen, die Mehrheit lässt sich jedoch dem Sunnismus zuordnen. Einzig im Iran bilden die SchiitInnen die Mehrheit. Der Islam wird jedoch in verschiedenen regionalen und sozialen Formen gelebt, dies kommt besonders auf der Ebene der «Volksfrömmigkeit» zum Ausdruck. Einige Gruppierungen haben stark abweichende Auffassungen und Vorschriften entwickelt. Sie sind deshalb umstritten und werden zum Teil als Glaubensabtrünnige betrachtet. Im deutschsprachigen Raum sind als zahlenmäßig bedeutende Gruppe die AlevitInnen aus der Türkei zu nennen (siehe nächster Kasten). Es gibt religiöse Orden und Gruppen, die sich mit der islamischen Mystik auseinandersetzen. Der Tod und die Auferstehung sind häufig wiederkehrende Themen im Koran. Zu den Vorstellungen über das Sterben, das Jenseits, das Jüngste Gericht, die Paradiesfreuden und die Höllenqualen gibt es zahlreiche Überlieferungen. In der Hingabe an Gott verliert der Tod seinen Schrecken.

Alevismus

Zwanzig bis 25 % der Bevölkerung türkischer und kurdischer Abstammung in der Türkei sind AlevitInnen. Sie waren lange Zeit unterdrückt, erst seit den neunziger Jahren treten sie vermehrt öffentlich auf und organisieren sich in Vereinen. AlevitInnen bekennen sich zu Humanität und Demokratie. Mann und Frau gelten als gleichberechtigt. Jedem Menschen wird Selbstbestimmung zugestanden und Selbstverantwortung übertragen. Wichtig sind die Beziehung zum Mitmenschen und das Streben nach dem «Perfekten Menschen». Ali, der Schwiegersohn des Propheten Mohammed, dient als Vorbild. Ein wichtiger Leitspruch lautet: «Hüte deine Zunge, deine Hände und deine Lenden». Durch das Glaubensbekenntnis bekennen sich AlevitInnen zum Islam, die anderen Pflichten und die Scharia – die aus Koran und *hadithen* abgeleiteten Gesetzessysteme – werden jedoch abgelehnt. Als ethische Grundlage wird der Koran anerkannt. Da es sich jedoch um von Menschenhand niedergeschriebene Offenbarungen handelt, wird er kritisch diskutiert. AlevitInnen gehen nicht in die Moschee. In der Regel treffen sie sich einmal jährlich zu einem *cem*, einer religiösen und sozialen Versammlung, an der Frauen und Männer teilnehmen. Bedingung ist, dass Streit und Feindschaft beigelegt sind. So wird der *cem* zum Ort der Aussöhnung und des Friedens, der Belehrung und der Spiritualität. Es wird getanzt, gesungen und gemeinsam gegessen. Die traditionellen religiösen Gedichte und Lieder werden von der Saz (Saiteninstrument) begleitet.

Sikhismus

Der Sikhismus (*Sikh* bedeutet Anhänger) ist eine monotheistische Religion und wurde von dem als Hindu geborenen Guru Nanak (1469–1539) gegründet. Sein Ziel war die Rückkehr zum Wesentlichen der Religion, zur Beziehung des Individuums zu Gott und zu der Idee, dass der Mensch das Heil nur erlangen kann, indem er in diesem Leben Gutes tut. Die Sikhs treffen sich im Gurdwara, dem Sikhtempel, in dem viele Gruppenaktivitäten stattfinden, dabei ist das gemeinsame Mal von zentraler Bedeutung. Die Lehre basiert auf dem Guru Granth Sahib, dem Werk von Guru Nanak und seinen neun Nachfolgern. Seit Guru Gobind Singh (1666–1708) tragen initiierte Männer und Frauen fünf religiöse Symbole:

- *kesh*, ungeschnittenes Haar als Knoten getragen (bei Männern mit einem Turban bedeckt)

- *kangha*, ein Kamm, mit dem der Haarknoten befestigt wird

- *kara*, ein stählernes Armband

- *kirpan*, ein symbolischer Dolch, Zeichen der Bereitschaft, Arme und Unterdrückte zu schützen

- *kaccha*, eine knielange Unterhose, Symbol für Sittsamkeit.

In Bezug auf die Reinkarnation gleichen die Lehren der Sikhs dem Hinduismus, indem jede Seele viele Geburts- und Wiedergeburtskreise durchwandert und das Karma als ein Kreislauf von Belohnung und Strafe gilt. Sikhs glauben jedoch, dass gute Taten den Kreislauf unterbrechen können, und dass die Gnade Gottes über die Erwartungen des Menschen hinausgehen kann. Der Tod ist deshalb nicht erschreckend, denn das Ziel jeder Seele ist es, Vollkommenheit zu erreichen, um so mit Gott wieder vereint zu werden und nicht ins Diesseits zurückkehren zu müssen.

1.3 Religion als beeinflussender Teilfaktor im Gesundheitsbereich

Die großen Weltreligionen haben großräumige Gebiete während Hunderten von Jahren auf politischer und sozialer Ebene in vielerlei Hinsicht geprägt. Religiöse Konzepte beeinflussen Staatskonzepte, Gesetzesnormen und Bildungsdoktrinen, sie prägen politische und wirtschaftliche Beziehungen. Politische und wirtschaftliche Interessen ihrerseits manipulieren die Beziehungen zwischen den Religionen, so dass in der Geschichte immer wieder Religion als Vorwand für kriegerische Auseinandersetzungen missbraucht wird. So betrachtet, bedeutet Religion auf der gesellschaftlichen Ebene nicht eine bloße Sammlung von Glaubens- und Wertvorstellungen, sondern es besteht vielmehr eine Wechselbeziehung zu den verschiedenen gesellschaftlichen Teilsystemen. Auch im Bereich des Gesundheitsverhaltens sind viele Konzepte zu Körper, Krankheit und Sexualität von dieser Wechselbeziehung geprägt.

1.3.1 Geschlechterbeziehung: Aushandlungen zwischen gesellschaftlichen Normen und Religion

Der von Religionen skizzierte Umgang zwischen den Geschlechtern kann nicht losgelöst vom politischen, ökonomischen und gesellschaftlichen Kontext betrachtet werden. Die vieldiskutierte Situation der muslimischen Frau wird oft undifferenziert mit Unterdrückung gleichgesetzt und diese wiederum unreflektiert «dem Islam» zugeschrieben. Ausgeklammert werden dabei seit Jahrhunderten wirkende patriarchale Gesellschaftsstrukturen, komplexe Ehr- und Schamkonzepte, welche die gesellschaftlichen Rahmenbedingungen für Frauen maßgeblich prägen. Geschlechterbeziehungen nur auf der Ebene der Religion anzugehen ist auch eine Verschleierung von Machtverhältnissen. Religiös-moralische Richtlinien setzen zusammen mit gesellschaftlichen Normen Rahmenbedingungen für die Beziehung zwischen den Geschlechtern. Normabweichendes Verhalten wird sozial sanktioniert, was im einen Fall als Schutz, im andern Fall als Einschränkung erlebt wird. Es gibt jedoch diesbezüglich nicht «*die* Vorschriften *des* Islam» (oder einer anderen Religion), vielmehr sind es gesellschaftliche Aushandlungen, was in welcher Situation als Normverhalten zu verstehen ist.

Kontakte im Pflegebereich finden außerhalb der familiären Privatsphäre statt und sind deshalb in besonderem Maß vom Handlungsspielraum betroffen, den religiöse Richtlinien und gesellschaftliche Normen beschreiben. Insbesondere Berührungen durch das andere Geschlecht werden oft tabuisiert und nur unter speziellen Bedingungen zugelassen. Es ist aber nicht zuletzt das Vertrauensverhältnis, welches ausschlaggebend ist, wann eine Berührung als tabubrechend und die Integrität oder Schamgefühle verletzend empfunden wird. Auch die «Spitalbekleidung», wie die meist am Rücken offenen Spitalhemden, kann die Privatsphäre oder Schamgefühle verletzen. Das sich Entblößen ist für viele Menschen (ob religiös oder nicht religiös) mit unangenehmen Gefühlen verbunden. Es ist von Vorteil für alle Beteiligten, wenn in der Pflege dem geschlechtsspezifischen Thema, dem Respekt vor Schamgefühlen und der Wahrung der Privatsphäre eine zentrale Bedeutung beigemessen wird.

> **Übung**
>
> - Überlegen Sie, inwiefern gesellschaftliche Normen auch «umgekehrt» wirken können: Wie ergeht es Frauen in der sogenannten modernen Gesellschaft, die sich nicht der normativen Freizügigkeit anpassen wollen oder können?
> - Überlegen Sie, wann und wo Ihre persönlichen Schamgefühle Ihnen Grenzen setzen.

1.3.2 Soziale Realitäten, Zugehörigkeiten und Identitäten

Wir alle leben in unterschiedlichen sozialen Realitäten und werden in unserem Wahrnehmen und Handeln durch verschiedene Faktoren wie soziale Position, Ausbildung, Beruf, Alter, Geschlecht, ethnische und religiöse Identität, ökonomische Verhältnisse, verschiedene soziale Gruppen, Familie, FreundInnen und nicht zuletzt durch unsere individuellen Erfahrungen beeinflusst. Wann immer zwei Individuen etwas unterschiedlich wahrnehmen, kommt dies zum Ausdruck. Das Zusammentreffen von Pflegenden und PatientInnen ist immer auch ein Zusammentreffen unterschiedlicher sozialer Realitäten.

> **Übung**
>
> Stellen Sie sich einige mögliche Situationen nur aufgrund unterschiedlicher Berufe und Herkunft von PatientInnen vor: Auf der gleichen Abteilung liegen ein Landwirt aus dem Einzugsgebiet, eine Journalistin aus Istanbul, ein Bauarbeiter aus Italien, eine Architektin aus der Stadt, ein Hotelfachangestellter aus Sri Lanka, eine Hausfrau aus einem Dorf in der Osttürkei, ein Gymnasiallehrer aus der näheren Umgebung, eine Informatikerin aus Indien und eine Hausfrau aus der näheren Umgebung.

Es wird klar, dass die Distanz zwischen sozialen Realitäten sehr unterschiedlich sein kann, und dies, obwohl wir die religiöse Praxis dieser Personen nicht mit einbezogen haben. Vorstellungen über Körper und Krankheit, Erklärungsmuster für Krankheiten, Verhaltensweisen von kranken Personen (einschließlich der Erwartung an die Behandlung) und die Art, in der Freundeskreis und Familie, Behandelnde und Pflegende auf eine kranke Person reagieren, Tabuisierungen und Stigmatisierungen sind allesamt Ausdruck sozialer Realitäten. Einer dieser Einflussfaktoren ist die Religion. Glaubt zum Beispiel ein Mensch, dass sich in einer Krankheit der Wille Gottes manifestiert, so wird sein Gesundheitsverhalten insofern beeinflusst als er viele Sachen in einer speziellen Weise wahrnehmen und interpretieren wird. Dies kann sogar dazu führen, dass er eine spezifische Behandlung ablehnt.

Aus den Unterlagen ist in der Regel die Religionszugehörigkeit ersichtlich. Daran erkennen wir jedoch nicht, wer Religion wirklich praktiziert bzw. wer sich selbst als religiös bezeichnet. Religion kann dem Leben grundlegende Bedeutungen, spirituelle Unterstützung und moralisch-ethische Ausrichtung verleihen sowie Handlungs- und Wahrnehmungsmuster vermitteln, welche den Alltag sinngebend bewältigen helfen. So kann Religion einerseits im praktischen Leben den Alltag in vieler Hinsicht strukturieren, andererseits kann sich Religion jedoch ebenso gut auf die bloße Zugehörigkeit zu einer bestimmten Gruppe beschränken. Ausschlaggebend ist also, wie ein Mensch sich selbst definiert, welchen Gruppen er sich zugehörig fühlt und welche Erfahrungen er mit sich bringt. Diesbezüglich ist jeder Mensch ein Individuum, das von seiner persönlichen Geschichte und Sinngebung geprägt ist. Selbst innerhalb einer Familie können Menschen eine ganz unterschiedliche Beziehung zu Religion und Glauben pflegen. Gut gemeinte Rezepte und pauschale Aussagen zu Angehörigen von religiösen und ethnischen Minderheiten versagen daher dann, wenn wir eine Patientin als «Muslimin» oder als «Türkin» betrachten, ohne dabei auf ihre Biographie, ihre individuellen Wahrnehmungs- und Handlungsmuster einzugehen.

Übung

● Beschreiben Sie Ihre religiöse(n) und soziale(n) Zugehörigkeit(en).

● Welche Bedeutung nimmt Religion in Ihrem Leben ein?

1.3.3 Die Bedeutung von Religion ist kontextabhängig

Für Menschen, die einer ethnischen oder religiösen Minderheit angehören, kann der Glaube, aber auch die Reaktion der Umwelt auf diesen Glauben von großer Bedeutung sein, da Religion in solchen Kontexten auch die Funktion der Abgrenzung bzw. Identitätsstiftung erhalten kann.

Sind Angehörige einer religiösen Minderheit ausgegrenzt, diskriminiert oder gar Verfolgungen ausgesetzt, kann Religion zudem eine politische Bedeutung erhalten (z. B. AlevitInnen in der Türkei).

Doch auch die Migration kann die Bedeutung von Religion verändern. Da Integration bedeutet, sich im neuen Umfeld einzuleben, persönliche Ressourcen und bisher gemachte Erfahrungen sinnvoll zur Bearbeitung der neuen Lebenssituation zu nutzen, verlangt Migration (auch innerhalb des eigenen Landes) nach einer neuen Lebensorientierung. So kann der Integrationsprozess am neuen Ort im einen Fall dazu führen, dass ein Mensch, der in seiner Heimat kaum religiös praktizierend war, sich nun einer religiösen Gemeinschaft anschließt, um die neuen Lebensumstände sinnvoll zu bearbeiten. Im anderen Fall kann genau das Gegenteil passieren: Der Wegzug aus der gewohnten Umgebung führt dazu, dass ein Mensch bisher praktizierte Glaubensformen aufgibt und am neuen Ort andere Identitätsquellen nutzt.

Ebenso von Bedeutung sind biographische Dimensionen: Mit zunehmendem Alter kann Religion an Bedeutung gewinnen, aber auch persönliche Krisen, Schicksalsschläge, Krankheiten und die Begegnung mit dem Tod eines nahestehenden Menschen können dazu führen,

dass sich die persönliche Einstellung gegenüber der Religion verändert. Denn sowohl in praktischer als auch in spiritueller Hinsicht können Religion und Glauben Unterstützung und einen tieferen Sinn für alles menschliche Leiden bieten. Doch nicht immer wirkt der Glaube unterstützend. So gibt es zum Beispiel auch Menschen, die in ihrem Leben gegen Regeln ihrer Religion verstoßen haben und infolgedessen Schuldgefühle entwickeln oder daran glauben, mit einer Krankheit dafür bestraft zu werden.

Mit der Frage, wo sich denn im transkulturellen Zusammenleben Religion konkret manifestiert, stellt sich auch die Frage der Annäherung. Es kann sich nicht primär um die Annäherung an theologische Systeme handeln. Vielmehr geht es darum, zu erkennen, dass Menschen ihre Handlungen religiös (oder auch nicht-religiös) orientieren, Religion also als Lebensform und Handlungssystem zu verstehen. In diesem Sinne strukturiert Religion – in der Regel mittels Geboten und Vorschriften – eine Vielzahl von Abläufen im Alltag. In der Begleitung und Betreuung von PatientInnen begegnen wir dem vor allem im Bereich der Essensvorschriften, des Fastens, der rituellen Reinheit und des Gebets. Offene Fragen gibt es jedoch auch im Bereich der medizinisch-therapeutischen Maßnahmen, besonders im Zusammenhang mit neueren medizinischen Errungenschaften:

● Sind zum Beispiel Bluttransfusionen erlaubt?
● Wie ist es mit lebenserhaltenden Maßnahmen?
● Wie steht es mit Organtransplantationen?

In diesen Fragen lässt sich oft kein verbindlicher und einheitlicher Standpunkt ausmachen, da diese Punkte auch innerhalb der einzelnen religiösen Gruppen diskutiert und ausgehandelt werden. Ein Bereich, der aufgrund der demographischen Entwicklung zunehmend an Bedeutung gewinnt, ist der Umgang mit Sterben, Tod und Begräbnis.

Im Folgenden wird nun auf einzelne Bereiche näher eingegangen und versucht, Hinweise für die Begegnung und den Umgang mit Religion und Glauben im Pflegealltag zu geben.

1.4 Begegnung und Umgang mit Religion und Glauben im Pflegealltag

Begegnung und Umgang mit unterschiedlichem Glauben verlangt in erster Linie Respekt. Insbesondere bei heiligen Büchern und Schriften – wie im Islam der Koran, im Christentum die Bibel oder bei den Sikhs der Guru Granth Sahib – ist große Vorsicht geboten. Am besten ist es, wenn Nichtgläubige diese Bücher gar nicht berühren. Auch Abbildungen und Statuen von Heiligen und Gottheiten sowie jeglichen religiösen Symbolen sollte mit dem entsprechenden Respekt begegnet werden. Für ein Mitglied einer orthodoxen Kirche kann das Aufstellen einer Ikone wichtig sein. Eine Hindufrau wiederum hat vielleicht das Bedürfnis neben dem Bett ein Abbild einer für sie sehr wichtigen Gottheit aufzustellen. Für eine Katholikin kann es ein Kruzifix, eine Madonna oder ein Fläschchen mit geweihtem Wasser sein, die ihr die nötige Unterstützung bieten. Ist es unumgänglich, anlässlich einer Operation das stählerne Armband eines Sikhs aufzuschneiden und zu entfernen, so sollte daran gedacht werden, dass es sich nicht um ein gewöhnliches Schmuckstück handelt, sondern um ein religiöses Symbol mit einer tiefen Bedeutung für den betroffenen Menschen. Respekt aufzubringen gilt es ebenso für religiöse Praktiken, Rituale und Gebete. Glauben kann kranke und leidende Menschen spirituell und emotional unterstützen, Trost spenden und Sicherheit geben. Für gläubige PatientInnen ist der Glaube deshalb Teil der Therapie und des Genesungsprozesses. Praktizierte Religion sollte deshalb nicht bloß geduldet, sondern in ihrer breiten Bedeutung erkannt werden.

1.4.1 Rituale, Gebete und rituelle Waschungen

Rituale

Als rituell wird ein körperliches und sprachliches Handeln dann bezeichnet, wenn es keinem rational-technischen Zweck dient. Rituale werden mit festgelegtem Ablauf zu bestimmtem Anlass vollzogen. Sie können religiös oder nicht-religiös sein. Viele Rituale stehen im Zusammenhang mit jahreszeitlichen Zyklen (Winter-Sommerwende, Erntezeiten, Regenzeiten), mit Lebensabschnitten (Geburt, Pubertät, Heirat, Tod) sowie mit der Therapie von Krankheiten.

Rituale. Rituale können für die Menschen wichtige spirituelle, soziale und emotionale Bedeutung haben, wie folgende alltägliche, einfache Rituale:

- Kerzen oder Öllampen anzünden
- Räucherwerk verbrennen
- rituelle Waschungen
- rituelle Körperbewegungen (zu einem bestimmten Anlass sich verbeugen, hinknien, sich bekreuzigen usw.)
- symbolische Gegenstände in einer bestimmten Weise anordnen

Komplexe Rituale gibt es insbesondere anlässlich von Übertrittsmomenten im Lebenszyklus: Geburt, Pubertät, Heirat, Tod. Rituale können in einer speziellen oder ungewohnten Lebenssituation einen Handlungsrahmen geben, um sich zurechtzufinden. Bei schwerer Krankheit und in der Auseinandersetzung mit dem Sterben können Rituale auch für religiös nicht praktizierende Menschen an Bedeutung gewinnen.

> **Übung**
>
> - Viele Menschen haben ihr privates Morgenritual, mit dem sie den Tag beginnen. Überlegen Sie, welches Morgenritual Sie anwenden.
> - Gibt es andere Rituale (religiöse oder nicht-religiöse), die in Ihrem Leben eine Bedeutung haben?

Gebete. Gläubigen Menschen ist es oft gerade auch im Spital ein Bedürfnis, ihre Gebete zu verrichten. Gebete werden alleine oder in Gemeinschaft – mit Angehörigen, Glaubensbrüdern und -schwestern, Ordensangehörigen oder

Priestern – verrichtet. Es gibt stille, gesprochene und gesungene Gebete, welche kurz oder lang sein können. So stehen praktizierende Sikhs in der Regel sehr früh auf, um vor dem Frühstück ein bis zwei Stunden zu beten. BuddhistInnen wiederum halten nur kurze Gebete zur Verehrung Buddhas, daneben ist für sie die tägliche Meditation von zentraler Bedeutung. Gebete können auch unterschiedliche Formen aufweisen: So werden entweder nach genau vorgeschriebenem Ablauf Formeln rezitiert oder aber freie Gebete formuliert, durch welche die Beziehung zu Gott oder zu den Ahnen gesucht wird. Für Gebete und Meditation gibt es zudem auch unterschiedliche Körperhaltungen: Sie werden stehend, sitzend, kniend oder auf dem Boden liegend verrichtet. MuslimInnen müssen sich zudem während des Gebets Richtung Mekka wenden.

Einige Religionen kennen vorgeschriebene Gebetszeiten. So verrichten praktizierende MuslimInnen ihre fünf täglichen Pflichtgebete zu exakt bestimmten Tageszeiten. Orthodoxe JüdInnen kennen drei tägliche Gebetszeiten. Es gibt auch unterschiedliche Kleidervorschriften: Im Islam wird beispielsweise zum Beten das Haupt bedeckt gehalten. MuslimInnen ziehen zudem ihre Schuhe aus. Sie benötigen zum Gebet auch einen rituell reinen Platz. Dazu dient der Gebetsteppich, der dementsprechend mit Sorgfalt behandelt wird. Im Notfall kann auch ein sauberes Tuch (Badetuch oder Bettlaken) verwendet werden.

> **Übung**
>
> Gebete und Meditation werden bevorzugt in einer ungestörten, ruhigen Umgebung praktiziert. Es wäre vorteilhaft, wenn im Spital dazu ein spezieller Raum zur Verfügung stünde, in den man Betten oder Rollstühle hineinschieben kann.
>
> - Überlegen Sie, wie ein Mindestmaß an Privatsphäre geschaffen werden kann, falls ein solcher Raum nicht zur Verfügung steht.

Rituelle Waschungen. Für Gläubige unterschiedlicher Religionen dient die alltägliche Körperpflege nebst der Hygiene gleichzeitig auch der spirituellen und rituellen Reinigung.

Viele Religionen verlangen vor dem Gebet oder der Meditation eine rituelle Waschung. Hindus verrichten ihre rituelle Waschung vor dem Morgengebet. Auch im Islam, im orthodoxen Judentum und für Sikhs sind diese rituellen Waschungen religiöse Pflicht, und es kommt ihnen deshalb eine zentrale Bedeutung zu. Die rituelle Waschung hat in der Regel unter fließendem Wasser zu erfolgen. Hierzu sei angemerkt, dass allgemein die bei uns übliche Badekultur weltweit nicht sehr verbreitet ist. Viele Menschen empfinden das Baden in der Badewanne wohl als entspannend, jedoch als unhygienisch, so dass nach dem Bad der ganze Körper gründlich unter fließendem Wasser gereinigt wird. Normalerweise kann die rituelle Waschung in der Dusche vollzogen werden. Bei bettlägerigen PatientInnen empfiehlt es sich, einen Waschkrug mit Becken bereitzustellen. PatientInnen, die Hilfe benötigen, werden dankbar für Verständnis und Unterstützung sein. Es kann durchaus sein, dass eine solche Waschung auch vor einer Operation ein wichtiges Bedürfnis ist.

1.4.2 Religiöse Feiertage

In allen Religionen bestehen spezielle religiöse Feiertage. Der heilige Wochentag im Islam ist der Freitag. Praktizierende muslimische Männer begeben sich an diesem Tag in die Moschee, um in der Gemeinschaft zu beten und der Predigt beizuwohnen. Im Judentum ist der heilige Wochentag der Samstag, der Schabbat. Orthodoxe Juden und Jüdinnen vermeiden es, am Schabbat zu arbeiten und weite Distanzen zurückzulegen. Die Mahlzeiten für den Schabbat werden am Vortag, vor dessen Beginn zubereitet. Im Christentum ist der Sonntag der «Tag des Herrn». Er wird bevorzugt in Ruhe und Besinnung verbracht. Für KatholikInnen kann es ein Anliegen sein, allenfalls dem spitalinternen Gottesdienst beizuwohnen oder im Fernsehen eine Messe mitzuverfolgen.

Die hiesigen öffentlichen Feiertage sind auf christliche Feiertage beschränkt, wie Weihnachten, Ostern, Auffahrt/Himmelfahrt und Pfingsten. Gesundheitsdienste sind an diesen Tagen nur für Notfälle offen, und die Belegung in den

Spitälern wird so niedrig wie möglich gehalten. Für PatientInnen ist es an diesen Tagen meist wichtig, ihre Zeit im Familienkreis verbringen zu können. Für Frauen sind Festtage meist mit viel Arbeit für die Herstellung von speziellen Speisen und anderen Festvorbereitungen verbunden.

Doch nicht nur christliche, sondern auch nicht-christliche PatientInnen feiern ihre religiösen Feiertage, nur dass gewöhnlich die Arbeitswelt und die Dienstleistungsbetriebe in unserer Gesellschaft davon nicht Kenntnis haben. So muss an nicht-christlichen religiösen Festtagen im Spital mit mehr Betrieb gerechnet werden, wie zum Beispiel die größere Anzahl an BesucherInnen, welche oft auch spezielle Geschenke mitbringen. Zudem besteht meist auch der Wunsch, spezielle Rituale durchzuführen. Es ist deshalb von Vorteil zu wissen, wann welche religiösen Feiertage stattfinden und durch welche besonderen Rituale sich diese auszeichnen. Eine Übersicht über die verschiedenen Festtage gestaltet sich jedoch schwierig, da sie im jeweiligen Kalenderjahr nicht immer zur gleichen Zeit stattfinden. Die islamische Zeitrechnung bedient sich zum Beispiel des Mondkalenders, so dass die alljährlich wiederkehrenden großen Feste – das Opferfest und das Fest am Ende des Fastenmonats Ramadan – sich im Datum laufend rückwärts verschieben. Es empfiehlt sich daher, einen von interreligiösen Organisationen oder kirchlichen Stellen herausgegebenen interreligiösen Jahreskalender zu bestellen, in welchem die wichtigsten Festtage verschiedener Religionen für das laufende Kalenderjahr festgehalten sind. Zudem enthalten diese Jahreskalender meist noch weitere nützliche Informationen.

1.4.3 Essgewohnheiten, religiöse Speisevorschriften und Fasten

> **Übung**
>
> Stellen Sie sich vor, Sie verbringen ihren Urlaub in der Türkei und müssen umständehalber ins Spital. Zum Frühstück werden Ihnen schwarze Oliven, Brot und Tee serviert. Wie reagieren Sie, wie fühlen Sie sich?

Essgewohnheiten. Auf Reisen mögen wir lokal übliche Speisen im Hotel mit Neugierde entgegennehmen. Falls es uns nicht schmeckt, können wir ja anschließend unterwegs etwas anderes zu uns nehmen. Anders sieht es aus, wenn wir in einem Spitalbett liegen und keine Alternative haben. Es sind dies Momente, in denen sich ein Mensch fremd, ja gar verlassen fühlen kann, Momente, in denen Sehnsucht nach dem Gewohnten und der gewohnten Umgebung aufkommen. Essgewohnheiten betreffen in besonderem Maß unser Wohlbefinden, welches mit ein Teil des Genesungsprozesses ist.

Im laienmedizinischen Bereich sind zudem die Anwendung von speziellen Nahrungsmitteln und das Einhalten von Diäten weltweit verbreitet. Diese beruhen auf lokalen Erklärungsmustern zur Entstehung und Therapie von Beschwerden und Krankheitssymptomen. So können bestimmten Nahrungsmitteln in der therapeutischen Anwendung je nach Region unterschiedliche Bedeutungen zukommen. Auch komplexe Medizinsysteme, wie z. B. die ayurvedische Medizin in Indien oder auch die chinesische Medizin, legen großen Wert auf die Ernährung und setzen Nahrungsmittel gezielt in der Therapie ein.

Essgewohnheiten sind primär das Produkt von Sozialisation, Familie, Umfeld, persönlichen Vorlieben und Entscheidungen. Regionale Essgewohnheiten sind geprägt durch dominante Grundnahrungsmittel wie Brot, Kartoffeln, Mais oder Reis, spezielle Gewürze und typische Kombinationen. Die heutige Vielfalt der Essgewohnheiten ist nicht nur bedingt durch den Zuzug von Menschen aus den unterschiedlichsten Regionen der Welt, sondern auch durch die Globalisierung in unseren Küchen: Mal essen wir italienisch, mal griechisch, mal asiatisch.

> **Übung**
>
> Frau H. begibt sich für einen kleineren Eingriff ins Spital. Ihren Papieren ist zu entnehmen, dass die Frau Muslimin ist. Beim Essen lässt sie das Fleisch stehen. Eine aufmerksame Pflegende versichert ihr, dass es sich nicht um Schweinefleisch handle. Frau H. ist etwas irritiert, warum denn kein Schweinefleisch? Sie ist überzeugte Vegetarierin und isst überhaupt kein Fleisch. Überlegen Sie sich, welches Missverständnis hier vorliegt.

Religiöse Speisevorschriften. Abweichende Essgewohnheiten können, aber müssen nicht religionsbedingt sein. Religionen beeinflussen Essgewohnheiten, indem der Genuss gewisser Nahrungsmittel mit einem Tabu belegt, indem ein bestimmter Umgang mit Nahrungsmitteln vorgeschrieben oder indem ganz allgemein zu maßvollem Genuss angehalten wird. Verbreitet ist die Einteilung in reine und unreine Speisen. Zum Teil betrifft dies einzelne Nahrungsmittel, zum Teil ganze Nahrungsmittelgruppen:

- im Hinduismus ist die Kuh als Schöpfungssymbol und Milchspenderin heilig. Deshalb wird weder Rind- noch Kalbfleisch gegessen.
- Im Judentum und im Islam besteht ein striktes Schweinefleischverbot.
- Für AlevitInnen ist Hasenfleisch tabu.
- Im Islam, im Judentum und bei den Zeugen Jehovas gilt das Blut als unrein, deshalb ist nur ausgeblutetes Fleisch erlaubt.
- MuslimInnen, Sikhs und manche BuddhistInnen meiden Alkohol, Mormonen zusätzlich weitere Rauschmittel, wie Tabak, Bohnenkaffee und schwarzen Tee.
- Bestimmte Nahrungsmittel können auch nur zu bestimmten Zeiten mit einem Tabu belegt sein. Unterschiedlich verbreitet ist z. B. bei KatholikInnen der Verzicht von Fleisch an Freitagen in Erinnerung an den Tod Jesu.

Auch bei der Zubereitung von Speisen müssen teilweise Regeln berücksichtigt werden. So gilt in vielen Religionen, dass reine Speisen durch die direkte oder indirekte Berührung mit Unreinem selbst unrein werden. Für einen gläubigen, vegetarisch lebenden Sikh zum Beispiel ist Gemüse nicht mehr genießbar, wenn es mit dem gleichen Messer in Berührung kommt, mit dem zuvor Fleisch geschnitten worden ist. Jemand, der aus religiösen Gründen Alkohol ablehnt, wird auch keine Speise essen, die mit Alkohol zubereitet worden ist, auch wenn der Kochvorgang den Alkohol verdunsten lässt.

Grundsätzlich gilt es jedoch immer zu bedenken, dass Menschen ganz unterschiedlich mit religiösen Speisevorschriften umgehen. Nicht-

Praktizierende fühlen sich oft den religiösen Speisevorschriften nicht verpflichtet, halten sie jedoch aus Gewohnheit oder wegen des sozialen Drucks zum Teil dennoch ein. Andere gläubige Menschen interpretieren Vorschriften in einer gemäßigten Weise und gehen so auch Kompromisse ein.

Es gibt jedoch Menschen, denen es ein Bedürfnis ist, sich trotz der erschwerten Situation in der Diaspora strengstens an die Vorschriften zu halten. Für sie ist nur dies der rechte und gesunde Weg und alles andere nicht akzeptabel und verwerflich. Für strenggläubige MuslimInnen beispielsweise ist es nicht so einfach, sich mit entsprechenden Nahrungsmitteln einzudecken, da es eine Unmenge von Lebensmitteln – insbesondere Fertiggerichte und Instantprodukte – gibt, welche (deklariert oder nicht deklariert) Alkohol oder Produkte vom Schwein enthalten. Auch viele als Kalb- oder Geflügelfleisch deklarierten Produkte enthalten zusätzlich Schweinefett. Mittlerweile finden sich jedoch in Supermärkten auch Produkte, die deklariert keinen Schweineanteil enthalten. Dennoch stellt sich bei diesen Produkten die Frage, inwiefern deren Produktion als rein eingestuft werden kann. Dies ist mit ein Grund, weshalb gerade in der Lebensmittelbranche viele Geschäftsgründungen von muslimischen MigrantInnen, die spezielle Produkte anbieten, einen so großen Erfolg haben. Auch Moscheevereine verfügen meist über eine Verkaufsstelle, in der *Halal*-Produkte angeboten werden.

halal und haram

Halal (auf Türkisch *helal*) bedeutet nach den islamischen Religionsgesetzen «erlaubt». Alles was vom Schwein stammt ist auf jeden Fall *haram*, verboten. Zu den erlaubten Tieren gehören unter anderem Kalb, Rind, Schaf, Ziege und Geflügel. Als erlaubt und rituell rein gilt Fleisch dann, wenn beim Schlachten des Tieres der Name Gottes angerufen wurde und das Tier richtig ausgeblutet ist.

koscher

Koscher bedeutet nach jüdischem Religionsgesetz «einwandfrei». Die Einhaltung der Speise- und Reinheitsvorschriften – Kaschrut – ist im jüdischen Leben zentral. Es gibt verbotene und erlaubte Nahrungsmittel. Das Fleisch von einem erlaubten Tier darf nur nach ritueller Schlachtung und richtig ausgeblutet verwendet werden. Speisen, die mit Milch oder Fleisch zubereitet werden, müssen bei der Herstellung, Lagerung und beim Verzehr strikt auseinandergehalten werden. Dazu bedarf es einer doppelten Kücheneinrichtung.

Auch wer auf einwandfreie, *koschere* Nahrung achtet, ist angewiesen auf spezielle Verkaufsstellen oder Geschäfte, in denen es eine *Koscher-*Abteilung gibt. Zum Teil organisieren jüdische Gemeinden Verkaufsstellen und Mahlzeitendienste, die unter anderem auch Spitäler und Altersheime beliefern. Jüdische Gemeinden führen auch Kaschrutlisten, die den Einkauf erleichtern helfen.

VegetarierInnen

Hinduismus, Buddhismus und Sikhismus lehnen jegliche Gewalt gegen Lebewesen ab. Aus diesem Grund sind viele Angehörige dieser Religionen VegetarierInnen. Sie essen aus religiöser Überzeugung kein Fleisch und keine Speisen, die mit Fleisch in Berührung gekommen sind. Zum Teil wird auch auf den Verzehr von Eiern verzichtet, da sie als Lebensquelle betrachtet werden. VegetarierIn kann ein Mensch jedoch auch auf Grund seiner persönlichen Wahl sein.

Die bereits unter *halal* und *koscher* gemachten Anmerkungen zum Einkauf gelten auch hier: Wer strikt darauf achtet, nichts Tierisches zu sich zu nehmen, wird auf die meisten industriell verarbeiteten Produkte wie Brot, Kuchen, Sahnetorten, Eis, Suppen, Kraftbrühwürfel (auch auf Gemüsebasis), Speisen mit Gelatine, sowie

Fertig- und Halbfertigprodukte verzichten müssen, da diesen in der Produktion oft tierische Fette (meist Schweinefett) zugeführt werden. Diverse Zusatzstoffe mit E-Nummern werden aus tierischen Fetten gewonnen und müssen deshalb vermieden werden. Da sich oft schwierig feststellen lässt, welche Zutaten ein Produkt tatsächlich beinhaltet, verzichten viele Menschen auf Nahrung, die nicht sie oder nahe Angehörige zubereitet haben.

Übung

- Strenggläubige Hindus, MuslimInnen, Sikhs und orthodoxe JüdInnen werden alle Speisen ablehnen, die nicht separat gekocht und serviert werden. Überlegen Sie sich, wie sich das Pflegepersonal darauf vorbereiten kann, und welche Möglichkeiten es gibt, ggf. spitalintern oder -extern spezielles Essen zu organisieren.
- Welche Möglichkeiten kann ein Spital Menschen bieten, die sich nicht in solch strikter Weise an Nahrungsvorschriften halten, dennoch aber gewisse Speisen ablehnen?
- Welche Möglichkeiten hat ein Spital generell, um den unterschiedlichen Essgewohnheiten in unserer Gesellschaft gerecht zu werden?

Fasten. Ein weiterer Bereich, in dem Religion Einfluss auf Essgewohnheiten nimmt, sind Fastentage und Fastenzeiten. In den meisten Religionen kommt dem Fasten eine wichtige Bedeutung zu:

- Das Fasten während des Monats Ramadan ist eine der fünf Pflichten im Islam. Vor Beginn des Fastenmonats sollten Unstimmigkeiten und Streit beigelegt werden. Ab Sonnenaufgang wird weder gegessen noch getrunken. Nach dem Sonnenuntergang wird in der Gemeinschaft das Fasten «gebrochen» und gebetet. Kurz vor Sonnenaufgang wird eine weitere Malzeit eingenommen. Der Ramadan ist eine spezielle Zeit, welche in der Gemeinschaft stark emotional erlebt wird.
- AlevitInnen gedenken im schiitischen Trauermonat Muharrem mit einer zwölftägigen Fastenzeit des Martyriums von Kerbala. Daneben gibt es Fastentage zu Ehren von Heiligen.

- Im Judentum ist der Jom Kippur (Versöhnungstag) ein absoluter Fastentag. Daneben kennt das jüdische Jahr fünf weitere öffentliche und zusätzlich freiwillige Fastentage.
- Die Fastenzeit im Christentum ist weniger restriktiv und beschränkt sich auf den Verzicht von Genussmitteln. Sie umfasst 40 Tage vor Ostern. Diese Zeit dient der Besinnung und Neuorientierung. In der katholischen Kirche gilt zudem für Aschermittwoch und Karfreitag ein Fleischverbot. In den orthodoxen Kirchen werden alle großen Feste des Kirchenjahres durch Fastenzeiten vorbereitet. Daneben gibt es weitere Fastentage, an denen vor allem auf Fleisch verzichtet werden sollte.
- Auch einige Sikhs und Hindus legen einzelne Fastentage ein. Unter Hindu-Frauen, besonders unter Witwen und älteren Frauen, ist Fasten recht verbreitet.

Kranke Menschen sind in der Regel nicht dazu verpflichtet, zu fasten. Sie können die Fastentage auch nachholen. Viele gläubige PatientInnen werden sich dennoch für das Fasten entscheiden, da Fasten für sie eine tief spirituelle Erfahrung und ihnen daher persönlich wichtig ist. Gibt es Komplikationen mit der Behandlung – wenn ein muslimischer Patient zum Beispiel jegliche Aufnahme von körperfremden Stoffen tagsüber ablehnt und eine sinnvolle Medikation in Frage gestellt wird – oder ist das Fasten aus medizinischer Sicht bedenklich, sollte das Gespräch, ggf. mit Angehörigen oder VertreterInnen der religiösen Gemeinschaft, gesucht werden, um gemeinsam eine Lösung zu finden.

1.4.4 Auseinandersetzung mit dem Tod und dem Sterben

Heutzutage sterben in unserer Gesellschaft die meisten Menschen nicht mehr im vertrauten Zuhause, sondern im Spital. In weniger komplexen und modernisierten Gesellschaften sterben auch heute noch die meisten Menschen in ihrer familiären Umgebung. Dabei wird beim Sterben in Gesellschaften, wo die Familie, die Großfamilie oder der Stamm wichtiger sind, als das einzelne Individuum, der drohende Verlust der In-

dividualität anders erfahren, als in sozialen Gemeinschaften, in denen die Betonung des Ichs sehr ausgeprägt ist. (s. Kap. II. 5) So brechen die Toten beispielsweise in vielen, familienzentrierten afrikanischen Gesellschaften auf, um die Reise ins Land der Ahnen anzutreten, wo sie in die soziale Gemeinschaft der Ahnen integriert werden, die Verbindung mit den Lebenden bleibt jedoch weiterhin bestehen. Im Unterschied dazu bedeutet Sterben in individuumzentrierten Gesellschaften meist den Verlust der Individualität, ohne Angebot auf Reintegration in eine neue soziale Gemeinschaft, was für Sterbende sehr bedrohlich wirken kann. Somit wird Sterben eine sehr individuelle Angelegenheit.

Der zweckrationale Mensch der westlichen Gesellschaften neigt dazu, Ansichten an eine posthumane Reise der Seele, sowie den Glauben an ein Leben nach dem Tod als in archaischen Ängsten gründende Vorstellungen zu werten, die sich mit dem naturwissenschaftlichen Fortschritt nicht in Einklang bringen lassen. Alter, tödliche Krankheiten und letztlich das Sterben werden nicht als Bestandteile des gesamten Lebensprozesses betrachtet, sondern als eine Kapitulation, eine Niederlage und ein schmerzhaftes Gewahrwerden der Grenzen des Menschen, welche sich der totalen Beherrschung der Natur entgegenstellen. Tod wird somit an den Rand gedrängt und gesellschaftlich tabuisiert. Für viele Menschen beginnt die Auseinandersetzung mit diesem zentralen Thema menschlicher Existenz erst durch die direkte Betroffenheit, wenn z. B. eine ihnen nahestehende Person schwer erkrankt oder stirbt. Demgegenüber bieten Religionen Ansätze, durch den Glauben den Tod als Teil des Schöpfungszyklus zu akzeptieren. Der Glaube soll die Kraftquelle sein, die hilft, die Angst vor dem Tod zu überwinden.

Übung

- Welche Rolle kommt den Pflegenden im Sterbeprozess zu?
- Welche Rolle übernehmen die Angehörigen?
- Welche Auswirkungen hat es, wenn keine Angehörigen präsent sind?

Der Tod ist eine Erfahrung, die von den Menschen in der ganzen Welt geteilt wird. Seit jeher mussten Menschen Wege finden, um die Todeserfahrung zu akzeptieren und sinngebend in die Lebensgestaltung zu integrieren. Auf der einen Seite ist der Tod sehr konkret, indem er das unausweichliche Ende des Lebens darstellt. Andererseits ist der Tod mysteriös, da wir nicht wissen, was uns nach dem Tod erwartet. Religiöse und weltanschauliche Werte, kosmologische Vorstellungen und soziale Abmachungen helfen Menschen, die Todeserfahrung zu akzeptieren. Insbesondere Religionen bieten diesbezüglich ein Netz von Erklärungs-, Vorstellungs- und Handlungsmustern, indem sie Rituale vorgeben, die den Menschen – sowohl den Sterbenden als auch den Angehörigen – helfen, diese schwierige Zeit während des Sterbeprozesses zu bestehen:

- das Singen bestimmter Lieder
- das Sprechen von Gebeten
- das Lesen religiöser Texte
- die Unterstützung mit Symbolen, wie Kerzen anzünden, Ikonen aufstellen, heilige Gegenstände in der Hand halten
- das Vollziehen von Ritualen, welche das Loslassen unterstützen, wie die letzte Ölung und die Beichte in der katholischen Kirche.

Für Menschen ist es in der Regel wichtig zu wissen, was mit ihrem Körper nach dem Tod passiert, daher gibt es auch spezielle Begräbnisrituale. So bestehen klare religiöse Richtlinien darüber, was mit dem Körper geschieht, ob er beerdigt, ob er verbrannt, ob und wo die Asche verstreut oder ob er in einer ganz bestimmten Art und Weise begraben wird. Es gibt jedoch auch Rituale der Trauer, die den Toten und seine Seele begleiten und somit dem Sterbenden die Sicherheit vermitteln, dass der Tote nicht alleingelassen wird. Diese Rituale geben gleichzeitig den Angehörigen einen Rahmen für ihre Trauerarbeit.

Die ganzen Rituale rund um den Tod sind stark mit den Vorstellungen über das Seelenleben und über das Diesseits bzw. das Jenseits verbunden. Rituale und Vorschriften beziehen sich nicht auf losgelöste Handlungen, sondern stehen in einem komplexen Vorstellungszusammenhang. Weshalb ist es zum Beispiel in der Regel für MuslimInnen unvorstellbar, sich verbrennen zu lassen, während es für Hindus, BuddhistInnen und Sikhs selbstverständlich ist? Eine Muslima erzählt, was nach ihrer Vorstellung nach dem Tod passiert:

«Soviel ich weiß, geht das so: Nach dem Tod kommt der Todesengel Izra'il und trennt die Seele vom Körper. Das passiert noch vor dem Begräbnis. Wenn du zu den Verlorenen gehörst, dann kommst du an den Ort der Verdammten. Gehört deine Seele zu den Geretteten, so wird sie direkt zu Gott geführt und alle ihre Sünden werden ihr vergeben. Dann kehrt die Seele zum Kopf des Leichnams zurück und bleibt dort. Nach der Bestattung kommt die Befragung. Die Engel Munkar (Verwerflich) und Nakir (Grässlich) befragen dich nach deinem Glauben und deinem Leben. Ist die Befragung gut, also wenn du gute Antworten geben kannst, dann kommen die Engel Bashir (Frohe Botschaft) und Mubashar (Verkünder der frohen Botschaft). Sie öffnen das Grab, und es kommt Licht hinein. Das ist das Zeichen der Auferstehung. Dann folgt eine lange Nacht. Die Seele schläft bis zum Tag des Jüngsten Gerichts. Ist die Befragung nicht gut, dann bekommt der Tote die Grabesstrafe, Munkar und Nakir schlagen und demütigen ihn. Wegen der Befragung solltest du vor dem Sterben das Glaubensbekenntnis sprechen. Oder jemand spricht es dir ins Ohr – überhaupt, wenn jemand stirbt, der dir nahe ist, dann denkst du an ihn, dann betest du für ihn – das hilft dir, dich auf die Befragung vorzubereiten, damit du die richtigen Antworten gibst, sonst bist du verloren.»

Die Darstellung dieser Frau entspricht zwar weit verbreiteten Vorstellungen, und es gibt auch entsprechende Überlieferungen, sie darf jedoch nicht als *die* theologische Darlegung islamischer Todesvorstellung verstanden werden. Sie ist vielmehr Ausdruck davon, wie ein Mensch das ihm zugängliche Wissen nutzt, um sinnvolle Erklärungen zu finden.

Übung

- Versuchen Sie zu klären, warum für diese Frau eine Kremation (Verbrennung) unvorstellbar ist.
- Was erwartet die Frau von ihren Angehörigen?
- Wie würde sie sich auf das Sterben vorbereiten?
- Welche Konsequenzen sehen Sie für das Leben vor dem Tod?

Grundsätzlich gehen alle Religionen davon aus, dass der Tod nicht das völlige Ende der Existenz ist. Der Tod wird als Übergang verstanden. Es gibt unzählige Erklärungen, und obwohl diese sehr unterschiedlich sind, lässt sich von den vergleichenden Religionswissenschaften aufzeigen, dass es immer wiederkehrende Themen gibt [von Barloewen, 1996]:

- Eine Vorstellung besteht darin, dass die Guten und die Gerechten nach dem Tod eine ewige Heimat finden, im Himmel, im Paradies, in den ewigen Jagdgründen oder im Schimmer des Nordlichts. Die christliche Tradition beispielsweise kennt zwei Arten der Himmelsdarstellung: in der einen Vision umgeben Scharen von Heiligen und Engeln Gott, in der anderen Vision besteht der Himmel aus dem Garten Eden, in dem alles im Überfluss vorhanden ist. Eine ähnliche Paradiesvorstellung zeichnet der Islam in Form einer Oase mit blühenden Gärten und üppiger Vegetation.
- Eine weitere Vorstellung besteht bei einer Vielzahl von Religionen im Glauben an die Hölle und an das Fegefeuer. Meist entscheidet eine Art Gericht, bei dem der Verstorbene Rechenschaft über sein Leben abgeben muss, darüber, ob jemand in den Himmel oder in die Hölle kommt. In hinduistischen und buddhistischen Vorstellungen werden das Paradies und die Hölle hingegen nicht als Orte verstanden, an denen die Verstorbenen für immer verharren, sondern als Durchgangsstadien im Zyklus von Geburt, Tod und Wiedergeburt: Die Seele strebt dabei immer weiter, versucht Vollkommenheit zu erreichen, um so mit Gott wieder vereint zu werden und nicht ins Diesseits zurückkehren zu müssen.
- Eine weitere, vor allem auf dem afrikanischen Kontinent sehr verbreitete Vorstellung ist, dass der Tod die Grenze zwischen dem Leben der Menschen und demjenigen der Geister, und somit zwischen dem Sichtbaren und dem Unsichtbaren darstellt. Trotz der weiträumigen Christianisierung und Islamisierung Afrikas sind auch heute noch viele Vorstellungen archaischer Religionen wirksam. So wird vielerorts davon ausgegangen, dass sterben bedeutet, in eine andere Welt aufzubrechen. Der Geist eines Toten kann jedoch immer zurückkehren, um den lebenden Familienangehörigen einen Besuch abzustatten. Deshalb werden die Verstorbenen geehrt, und es wird versucht, nicht wider ihre Wünsche zu handeln. Wird zum Beispiel das Ansehen eines Vaters nicht gewahrt, so kann der verstorbene Vater seine Ahnen anrufen, damit sie seinen Sohn bestrafen. Der Sohn riskiert dann Krankheit oder Unheil für seine Familie. Unheil, Krankheit und Tod werden häufig magischen Praktiken und der Hexerei zugeschrieben. Für die Lebenden ist die Verbindung zu den Ahnen deshalb ein bedeutendes Anliegen. Genauso wichtig ist es, selbst Nachkommen zu haben, die ihrerseits diese Verbindung pflegen.

Solche Vorstellungen sind Bestandteil der Auseinandersetzung mit dem Sterben. Welche Bedeutung einzelne PatientInnen Ritualen und Vorstellungen beimessen, ist jedoch sehr unterschiedlich und kann nur im persönlichen Gespräch eruiert werden. Viele Fragen zu allgemeinen Bedürfnissen von PatientInnen können im Eintrittsgespräch geklärt werden. Allenfalls wird auch in diesem Gespräch klar, ob der Einbezug von Angehörigen oder VertreterInnen der religiösen Gemeinschaft gewünscht oder abgelehnt wird. Nicht alle Religionen kennen eine Seelsorge oder pastorale Begleitung. In der Regel sind religiöse Gemeinschaften jedoch sehr hilfsbereit und werden sich bemühen, PatientInnen, Angehörigen und auch dem Pflegepersonal in schwierigen Situationen unterstützend zur Seite zu stehen. Beim Einbezug von Angehörigen in die Sterbebegleitung ist ebenfalls ein klärendes Gespräch nötig, so dass Missverständnisse und Störungen des Spitalalltags vermieden werden können. Dabei sollten folgende Fragen geklärt werden:

- Die Berührung der Toten und die Leichenwäsche sind ein sehr sensibler Punkt. Die Berührung durch Nichtgläubige oder eine falsche Behandlung kann als große Respektlosigkeit und Verletzung der Integrität des Toten empfunden werden. Wenn immer möglich sollte dieser Punkt im Vorfeld mit dem/der Sterbenden und dessen bzw. deren Angehörigen besprochen werden. In Notfällen ist die entsprechende religiöse Gemeinschaft zu fragen, nötigenfalls wird auch jemand vorbeikommen, um die rituelle Leichenwäsche durchzuführen.

● Wie bereits deutlich gemacht wurde, kommt der Bestattungsform eine zentrale Bedeutung zu. Falls diese Frage nicht im Voraus geklärt werden konnte, sollte ohne Rücksprache mit Angehörigen oder der religiösen Gemeinschaft nichts in die Wege geleitet werden. Im Islam, im Judentum und im Sikhismus muss der Leichnam so schnell wie möglich bestattet werden. Viele MigrantInnen wünschen zudem eine Bestattung in ihrer Heimat. Da MuslimInnen nicht verbrannt werden dürfen, ist eine Rückführung für sie ein kostspieliges und aufwendiges Vorhaben. In der Regel hilft die Solidaritätsgemeinschaft durch Geldspenden. Die Einrichtung muslimischer Friedhofsabteilungen sowie die zunehmende definitive Niederlassung ganzer Familien wird diese Problematik längerfristig wohl entschärfen.

Gerade in der Sterbebegleitung ist das Ernstnehmen von Bedürfnissen der PatientInnen von zentraler Bedeutung. Es ist nicht an uns zu entscheiden, was wichtig und was unwichtig ist. Oft begegnen wir Handlungen und Ritualen, die wir

Zusammenfassung

● Die Vielfalt, in der sich Religion in unserer Gesellschaft manifestiert und in der sie gelebt wird, ist einerseits auf die Veränderungen innerhalb der Gesellschaft und andererseits auf die durch Migration Neuzugezogenen und ihre religiösen Praktiken zurückzuführen. Grundsätzlich ist es hilfreich, sich über verschiedene Religionen zu informieren und entsprechende Lerninhalte auch in der Aus- und Weiterbildung einzuplanen. Dabei geht es sowohl um eine Sensibilisierung bezüglich der eigenen Sichtweise als auch um die Anerkennung der unterschiedlichen Möglichkeiten in der Gestaltung eines sinnvollen Lebens.

● Religion ist einer von vielen Einflussfaktoren im Gesundheitsbereich. Theologische Konzepte und soziale Aushandlungen über solche Konzepte können den Umgang mit Krankheit, Therapie, Sterben und Tod, aber auch Geschlechterbeziehungen, die Bedeutung von Lebenszyklen, Erwartungshaltungen, Stigmatisierungen, Rollenverhalten und Krankheitskonzepte beeinflussen.

● Die Alltagspraxis von Menschen kann religiös (oder auch nicht-religiös) orientiert sein. Zum Ausdruck kommt dies durch praktizierte Rituale, Gebete, Essgewohnheiten und religiöse Festtage. Daraus ergeben sich für Menschen ganz unterschiedliche Bedürfnisse. Es stellt sich die Frage, inwieweit und in welcher Art in der Pflege die unterschiedlichen Bedürfnisse von PatientInnen einbezogen werden können.

● Die Auseinandersetzung mit dem Tod ist ein transkulturelles Phänomen. Religionen bieten Interpretations-, Sinngebungs- und Handlungsansätze. Der ritualisierte Umgang kann Sterbende und ihre Angehörigen in dieser schwierigen Situation unterstützen. Von zentraler Bedeutung sind das Berühren und das Waschen des Leichnams sowie die Bestattungsform. Religiöse Vorschriften in diesem Bereich sind unbedingt zu respektieren, um die Integrität und Würde der/des Toten zu wahren.

● Religion strukturiert großräumig Kontexte. Die individuellen Wahrnehmungs- und Handlungsmuster sind jedoch stark geprägt durch die jeweilige Biographie und das soziale Umfeld. In der täglichen Auseinandersetzung mit PatientInnen sei deshalb vor Pauschalisierungen und Zuschreibungen gewarnt. So muss in erster Linie das Gespräch gesucht werden, um Bedürfnisse und Befindlichkeiten zu klären und allfälligen Missverständnissen vorzubeugen. Auf der Basis der persönlichen Beziehung lassen sich viele (transkulturelle) Problemsituationen auflösen. Je nach Situation und Kontext empfiehlt es sich, DolmetscherInnen, Familienangehörige oder allenfalls Angehörige derselben Religionsgemeinschaft beizuziehen.

beim besten Willen nicht verstehen können, doch das müssen wir auch nicht immer. Was Pflegende Sterbenden bieten können, ist letztlich, den Raum zu schaffen und die Möglichkeiten zu bieten, dass jeder Mensch auf seine Weise in Würde sterben kann.

Hinweis

Zur Vermittlung von Kontakten zu religiösen Gemeinschaften empfehlen sich folgende Informationsstellen:

- REMID, Religionswissenschaftlicher Medien- und Informationdienst, Wehrdaer Weg 16a, D-35037 Marburg, remid@t-online.de
- INFOREL, Information Religion, Winkelriedplatz 6, CH-4053 Basel, inforel@magnet.ch

Literatur

Abdullah, M. S.: Islam – Für das Gespräch mit Christen. Gerd Mohn, Gütersloh, 1992.

Barloewen, C. von (Hrsg.): Der Tod in den Weltkulturen und Weltreligionen. Diederichs, München, 1996.

Baumann, C. P. (Hrsg.): Religionen in Basel-Stadt und Basel-Landschaft. Manava Verlag und Vertrieb, Basel, 2000.

Bilmen, Ö. N.: Büyük Islam Ilmihali. Cile Yayinevi, Istanbul, 1997.

Buchs, M.: L'influence des croyances socio-religieuses sur le concept de maladie et sur les soins hospitaliers. Ethnologica Helvetica 17–18 (1993/1994): 75–90

Eliade, M. (Hrsg.): The Encyclopedia of Religion. Macmillan Publishing Company, New York, 1987.

Eren, S. N.: Ölüm, Kiyamet ve Ahiret – Cennet ve Cehennem, Kabir Alemi, Kiyamet Alametleri, Ruh, Ölüm ve Ötesi. Demir Kitabevi, Istanbul, 1995.

Henley, A.; Schott, J.: Culture, Religion and Patient Care in a multi-ethnic society. A Handbook for Professionals. Age Concern England, London, 1999.

Kehl-Bodrogi, K.: Die Kizilbas/Aleviten. Klaus Schwarz Verlag, Berlin, 1988.

Khoury, A. T.; Hünermann, P.: Weiterleben – nach dem Tode? Die Antwort der Weltreligionen. Herder, Freiburg i. Br., 1985.

Kübler-Ross, E.: Interviews mit Sterbenden. Gerd Mohn, Gütersloh, 1986.

Kübler-Ross, E.: Reif werden zum Tode. Kreuzverlag, Stuttgart, 1986.

Neuberger, J.: Die Pflege Sterbender unterschiedlicher Glaubensrichtungen. Ullstein Mosby, Berlin, Wiesbaden, 1995.

Schimmel, A.: Der Islam. Eine Einführung. Reclam, Stuttgart, 1990.

Solomon, N.: Judentum, Eine kurze Einführung. Reclam, Stuttgart, 1999.

2. Schmerz im Migrationskontext

Christa Hüper und Rosemarie Kerkow-Weil

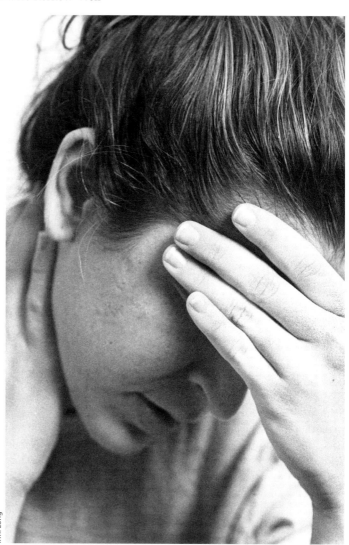

Irmi Long

«Der Schmerz ist das, was wir als das uns Eigenste und als das Fremdeste empfinden.»

[Paul Valéry]

2.1 Einleitung

Schmerz ist ein komplexes Phänomen. Wir erleben unseren Schmerz in vielfältigen Facetten und begegnen ihm auf immer neuen Wegen. Er gilt uns als bellender Wachhund und verkommt in dieser Funktion bis zur zermürbenden Sinnlosigkeit in seiner chronifizierten, also immer wiederkehrenden Form.

Ethnozentristisches Schmerzverstehen zu überwinden bedeutet zu allererst, die eigenen soziokulturellen Deutungsmuster sowie die behindernden Bedingungen und Möglichkeiten zu dessen Erweiterung und Überwindung zu erkennen. Im ersten Teil des Kapitels werden deshalb verschiedene Schmerzauffassungen und -ausdrucksformen sowie das Pflegehandeln bei Menschen mit Schmerzen behandelt. Im zweiten Teil werden die Behinderungen, aber auch die sich erschließenden Chancen betrachtet, die Perspektiven für verändertes Handeln entwickeln können.

2.2 Das Phänomen Schmerz

Der Schriftsteller Lenz veröffentlichte 1998 einen kleinen Essayband, der mit dem Nachdenken «Über den Schmerz» beginnt. Lenz geht es in seinen Überlegungen nicht um Schmerzdefinitionen, auch weniger um Schmerzanalysen oder Schmerztheorien, wenngleich auch all diese Aspekte von ihm angesprochen werden. Als Schriftsteller beschreibt Lenz vielmehr auf mannigfaltige und sensibelste Weise, indem er die von ihm erkannten Schmerzphänomene aufzeigt, wie das Phänomen Schmerz von ihm wahrgenommen wird und wie ihm der Schmerz begegnet. Lenz beginnt seinen Essay mit der kraftvollen schriftstellerischen Beschreibung eines Bildes seines norwegischen Lieblingsmalers Edvard Munch, das als «Der Schrei» betitelt ist.

Den LeserInnen, auf diese Weise ins Thema eingeführt, begegnet so der Schmerz in Gestalt und Haltung, Mimik und Gestik inmitten von Landschaft und Farbspielen. Es folgen Schmerzbilder und Schmerzfacetten, in denen der Schmerz als schmerzvolle Einsicht zum Tragen kommt: Schmerz, der in seiner Mehrdimensionalität schwer zu erfassen ist, Schmerz, der uns als Urphänomen unsere Lebensverletzlichkeit zeigt und der uns sprachlos machen kann, Schmerz, der Trauer, Erbitterung, Mitleid entstehen lässt, Schmerz, der durch Erkenntnis hervorgerufen wird und der schon immer ein Thema der Literatur war, Schmerz, der mit Mut und Tapferkeit einhergehen kann und der bei Chronizität zum Lebensbegleiter wird, aber auch Schmerz, der in unserer Zeit als «unwillkommene Beeinträchtigung unseres Lebens» gedeutet wird, mit der «nicht ausgesprochenen, aber geltenden Parole» des schmerzfreien Menschen [Lenz, 1998: 24]. Lenz rät abschließend, den Schmerz als naturgegebenes Seinsereignis, das zum Menschen gehört, anzunehmen: «Wenn wir ihn mit gelassener Aufmerksamkeit bestimmen, zeigt sich, dass er auch einen Offenbarungscharakter hat: er eröffnet uns nicht nur unsere Ohnmacht und Verletzlichkeiten, sondern lässt uns auch eine tröstliche Möglichkeit der Existenz erkennen – die Möglichkeit einer Bruderschaft im Schmerz» [ebd.: 29].

Der Schmerz ist bisher nicht immer so bilderreich wie bei Lenz, aber dennoch auf vielfältige Weise beschrieben und analysiert worden. In der Nachfolge des cartesianischen Dualismus trennt die Neuzeit den Körperschmerz vom Seelenschmerz. Erst in jüngster Zeit bezieht die biomedizinische Schmerzdefinition die Erlebensseite auch des Körperschmerzes ein. So definiert die Internationale Gesellschaft zum Studium des Schmerzes: «Schmerz ist ein unangenehmes Sinnes- und Gefühlserlebnis, das mit aktueller oder potentieller Gewebsschädigung verknüpft ist oder mit Begriffen einer solchen Schädigung beschrieben wird» [Schmidt/Struppler, 1983: 18]. Diese nahezu 20 Jahre alte Definition verweist auf die Enge einer allein körperlich definierten Schmerzempfindung. Schmerzreize und Schmerzleitung, also die Funktion der Nozizeptoren, des Vorderseitenstrangs, der Formatio reticularis, des Thalamus und des Großhirns sowie der sogenannten Morphine des Gehirns bilden kein starres Schmerzsystem. Sie sind gebunden und beeinflussbar durch die menschliche Wahrnehmung und das menschliche Erleben des Schmerzes und somit ohne die Einbeziehung der soziokulturellen Bedingungen des Menschen nicht analysier- und behandelbar. So bilden Sinnes- und Gefühlserlebnis eine Einheit [Hüper, 1994: 96 ff.].

Unbestritten wird der Schmerz heute in seiner Mehrdimensionalität gesehen, auch wenn wir noch keine entsprechende Schmerztheorie kennen [Zimmermann/Seemann, 1996]. Der Schmerz gilt uns als ein biopsychosoziales Phänomen:

- Er ist ein biologisches Phänomen aufgrund unserer körperlichen Daseinsweise, und selbst der Liebes-, Trennungs- oder Heimwehschmerz machen ein Zusammenziehen des Herzens oder ein Drücken im Magen. «Mein Bauch ist ganz hart, und die Ärzte finden nichts», schildert mir weinend meine türkische Nachbarin, deren Trennungsschmerz von ihrer in der Türkei begrabenen neunjährigen Tochter übermächtig ist.
- Er ist ein psychisches Phänomen, weil der Schmerz subjektiv erlebt wird. Als subjektives Erleben gleicht der eigene Schmerz keinem Schmerz eines anderen. Er ist verbunden mit den jeweils individuellen Gedanken, Gefühlen, Erfahrungen, dem eigenen Schmerzverständnis und der eigenen Schmerzgeschichte.
- Er ist ein soziokulturelles Phänomen, weil der individuell erlebte Schmerz, die Schmerzdeutung und der Schmerzausdruck von ihren soziokulturellen Bedingungen untrennbar sind. Was der Schmerz innerhalb eines bestimmten Lebenskontextes bedeutet, bestimmt, wie das Individuum jene Empfindungen deuten

lernt, die man Schmerz nennt, und beeinflusst innerhalb der organisch und biographisch gezogenen Grenzen das Erlernen dieses Schmerzes.

Eine der interessantesten Schmerzbetrachtungen der letzten Zeit stellt die Medizinhistorikerin und Psychotherapeutin Fischer-Homberger an. Wesentlich bekannt geworden durch den Forschungsschwerpunkt «Krankheit Frau», in der sie in der Medizingeschichte die Weiblichkeit als pathologischen Zustand dekuvriert [Fischer-Homberger, 1979, 1988], verweist sie für den traditionell neuzeitlichen Umgang mit dem Schmerz auf die Unterscheidung von Schmerzintegration und Schmerzdesintegration. Seine unangenehme Seite ist dem Desintegrativen, seine Sinngebung dem Integrativen zuzuschreiben: «Dem desintegrierenden Umgang mit dem Schmerz entspricht die Distanzierung, die Tendenz, den gehabten Zustand wiederherzustellen, die Lähmung und der Affekt der Wut; dem integrierenden die Zuwendung zum Ort des Schmerzes, die Gestaltung des Schadens und die Trauer wie das Lachen» [Fischer-Homberger, 1997: 103]. Welches Element in der Kombination stärker zum Tragen kommt, ist vom individuellen Erleben, den soziokulturellen Bedingungen und der historischen Situation abhängig.

Ausgehend von der Unterscheidung zwischen Prozessen der Schmerzintegration und der Schmerzdesintegration zeigt Fischer-Homberger die in der Medizingeschichte nachzuweisenden Distanzierungsprozesse vom Schmerz in der Neuzeit und deren schmerzdesintegrierenden Umgang. Zwei historische Entwicklungen sind dabei nach ihrer Auffassung wesentlich beteiligt:

- Durch die in den schmerztheoretischen Ausführungen vollzogene Trennung von Krankheit und Schmerz verliert der Schmerz seine in das Leben zu integrierende Schicksalhaftigkeit. Der Schmerz, mit «Sitz und Ursache im Nervensystem», wird zum Symptom, ist pathologisch-anatomisch lokalisiert und als rein körperliches Ereignis medizinisch-technisch zu bekämpfen. Der Schmerz und das Leiden an ihm sind gespalten.

● Durch die Anästhesiologie, die mit ihrer Schmerzfreiheit das Schmerzproblem auf Seiten der Behandelnden und Behandelten zu lösen schien, war der Weg zu immer invasiveren Körpereingriffen frei. Ein produktiver Umgang mit Schmerz schien obsolet.

Die im letzten Jahrzehnt insbesondere durch die *gate-control theory* [Melzack/Wall, 1982] initiierten Forschungsstudien zum Schmerz unterscheiden grundsätzlich zwischen akutem und chronischem Schmerz [Basler et al., 1996; Hoefert/Kröner-Herwig, 1999]. Nachdem der chronische Schmerz in den analgetisch bestens versorgten Ländern zu einem unübersehbaren Problem geworden war, sind für SchmerzchronikerInnen interdisziplinäre Behandlungsansätze entwickelt worden, die geeignet sein könnten, zu einem integrativen Schmerzumgang beizutragen. Die Hinwendung zum Schmerz durch sein therapeutisches Interesse an ihm, und zwar nicht nur im klinischen Bereich, sondern im Leben der PatientInnen mit Hilfe von Schmerztagebüchern, selbsthilfebestärkenden Bewältigungsversuchen und nicht zuletzt durch Dialoge mit und über ihn beinhalten den Richtungswechsel [Hüper, 1994; Kröner-Herwig, 1996]. Statt der illusionären schnellen Schmerzvernichtung bergen sie die Möglichkeit der Suche nach der von Lenz angeregten Freundschaft mit dem Schmerz.

Fischer-Hombergers medizinhistorische Analyse sieht in der so veränderten Schmerzwahrnehmung medizinischen Denkens jedenfalls einen Paradigmenwechsel. Anders als die Auffassung von Schmerzvernichtung und Schmerzabspaltung erkennt die Zuwendung zum Schmerz seine biopsychosozialen Dimensionen an. Auf diese Weise können «desintegrierender und integrierender Umgang mit dem Schmerz als Teile einer funktionalen Einheit begriffen werden, wobei die Art der Dynamik ihres Zusammenspiels von vitaler Bedeutung ist. Es gehen offenbar vom Schmerz auch jetzt wieder entscheidende Impulse aus für ein grundsätzliches Nachdenken über uns und unsere Welt» [Fischer-Homberger, 1997: 136].

Nachdem wir beginnen, unser eindimensio-nales Schmerzverständnis zu überwinden, kann der Schmerz nicht mehr als vom Subjekt gelöst betrachtet werden. Seine Erlebensweise sowie die Lebenswirklichkeit der Schmerzleidenden müssen ebenso unabdingbare Größen in Forschung und Therapie sein wie seine Körperlichkeit. Dieses gilt für den akuten Schmerz und in wesentlich bedeutsamerem Maße für den chronischen Schmerz. Während der Akutschmerz als alltägliche Erfahrung in der Regel mit einem deutlichen Auslöser einhergeht, wird der chronische Schmerz von Kröner-Herwig mit dem Prozess einer Erschöpfungsphase verglichen. Sie bestimmt den chronischen Schmerz durch folgende Merkmale [Kröner-Herwig, 1996: 9]:

● erhebliche Anzahl erfolgloser, meist kausaler Behandlungsversuche
● deutliche kognitiv-emotionale Beeinträchtigungen (Befinden, Stimmung, Denken), behaviorale Beeinträchtigungen (verstärktes schmerzbezogenes Verhalten, reduziertes Alternativverhalten)
● soziale Beeinträchtigungen (Arbeitsunfähigkeit, beeinträchtigte Interaktionen mit Familie, Freundes- und Bekanntenkreis), physiologisch-organische Beeinträchtigungen (Mobilitätsverlust etc.)
● Tendenz zur Schmerzausbreitung auf mehrere Körperstellen
● Entwicklung zu anhaltendem Schmerz ohne Erholungsphasen
● Tendenz zur Schmerzverstärkung.

Nach der von Zimmermann und Seemann [1986] erstellten Schmerzenquote leiden in Deutschland 5–7 % der Bevölkerung an chronischen Schmerzen. Die geschätzten Kosten für Behandlung und Arbeitsausfall belaufen sich auf 20 Milliarden Mark. Die Statistiken der Renten- und Krankenversicherungen weisen für jeden fünften Frührentenfall und jede dritte Krankschreibung Rückenschmerzen als Ursache aus. Die im hiesigen Verständnis medizinisch geprägte Schmerzbewältigung [Hüper, 1997] führt bei 10 % der Bevölkerung zur regelmäßigen Einnahme von Schmerzmitteln, wobei die beiden meistverkauften Schmerzmittel Arzneien aus der Gruppe der Kombinationspräparate sind, die neben der analgetischen auch psychotrope Wirkung haben [Glaeske, 1991: 40]. Das Medikament als dominante Schmerzbekämpfungsmethode hat sich längst zu einem lukrativen Geschäft entwickelt: 22,8 Millionen Packungen des Kombinationspräparates Thomapyrin sind beispielsweise im Jahre 1990 verkauft worden. Für das zum Pharmakonzern Thomae GmbH gehörende Präparat wurden einschließlich weiterer Medikamente 25,1 Millionen Mark Werbemittel im Jahre 1989 investiert. Hurrelmann musste in einer Studie zum Medikamentenkonsum der Zwölf- bis Siebzehnjährigen nicht nur einen Anstieg der Medikamenteneinnahme insgesamt, sondern auch einen erheblichen regelmäßigen Gebrauch von Kopfschmerzmitteln feststellen [Hurrelmann, 1988: 47]. Eine Studie zur Langzeitverordnung von Medikamenten durch in Praxen niedergelassene AllgemeinärztInnen, InternistInnen und NervenärztInnen zeigt für die Verordnung von Tranquilizern und Analgetika nicht nachvollziehbare Verschreibungen auf dem Hintergrund diagnostischer Angaben, Überschreitungen der Grenzwerte und eine progrediente Verordnung bei zunehmendem Lebensalter [Melchinger, 1992].

Dieser schmerzdesintegrierende Umgang hat sich mittlerweile selbst zu einem erheblichen gesundheitlichen Problem entwickelt. Und obgleich in allen Gesellschaften und Epochen eine Deutung des Schmerzes unverzichtbar war, ist die Schmerzübereignung von den Menschen nie so weitgehend an die Medizin übergeben worden [Morris, 1994]. Diese Entwicklung der medizinischen Eingriffe in die soziokulturelle Lebenswelt herrscht gemäß Lenzen [1991] nicht nur bei der Schmerzübereignung, sondern in Bezug auf die gesamte Lebensgestaltung.

Doch angesichts der erheblichen Zunahme von Menschen, die in einem analgetisch bestens versorgten Land an chronischen Schmerzen leiden, muss es zu einem Schmerzverständnis kommen, das den Schmerz weder von seiner Erlebensform, noch vom Leid oder vom Alltag des Menschen, der von ihm betroffen ist, trennt.

2.3 Soziokulturelle Kontexte des Schmerzes und pflegerisches Handeln

Im westlichen naturwissenschaftlichen Schmerzverständnis wird der Schmerz weitgehend in die Sprache der Physiologie und Biochemie gekleidet. Schwob, Vorsitzender der Französischen Migränegesellschaft und Mitglied der *International Association for the Study of Pain* dazu: «Der Schmerz ist ein komplexes neurologisches Phänomen. Aus einem einfachen, unangenehmen Reiz wie dem Stechen mit der Nadel wird ein Aktionsstrom, der die Nervenzellen – die Neuronen – erregt. Die wandeln die Information in eine chemische Nachricht um, die durch bestimmte Moleküle, sogenannte Neurotransmitter, übertragen wird. Die Nachricht gelangt ins Rückenmark, von dort ins Schmerzzentrum des Gehirns, den Thalamus, und dann schließlich in jene zur Erkenntnis fähigen Bereiche des Gehirns, die den Schmerz katalogisieren, lokalisieren und im Gedächtnis abspeichern. (...) Es geschieht aber gleichzeitig noch etwas anderes Wichtiges, und das war eine große Entdeckung am Ende des Jahrhunderts: Das Nervensystem selbst kontrolliert den Schmerz über ‹neurologische Schleifen›, welche die Schmerzleitung im Rückenmark blockieren, über zentrale Schaltkreise, welche die Schmerzreaktion modulieren, aber vor allem über noch rätselhafte Moleküle: die körpereigenen Morphine im Gehirn – die sogenannten Endorphine» [Schwob, 1999: 15]. Diesen Ausführungen folgen Erklärungen zum Neuron, zum Weg der Schmerzinformation und im zweiten Teil des Buches – Schwob ist Psychiater – Aussagen zum Leid bei Schmerzen. Diese im hiesigen biomedizinischen Verständnis übliche Annäherungsweise an den Schmerz finden wir in nahezu allen fachwissenschaftlichen Veröffentlichungen zum Schmerz. In der Regel geht es zunächst immer um den Schmerz in seiner Körperlichkeit [Zimmermann/Handwerker, 1994] und erst in zweiter Linie um den erlebnisgebundenen Schmerz des Menschen, der am Schmerz leidet.

Auch Pflegekräfte haben in der Mehrzahl eine an naturwissenschaftlicher Medizin ausgerichtete Ausbildung und Berufssozialisation erfahren. Obgleich dem Schmerz in den neueren deutschen Pflegelehrbüchern ein eigenes Thema gewidmet wird [Juchli, 1994; Schäffler, 1997], ist der Zugang zum Menschen mit Schmerzen noch weitgehend am biomedizinischen Modell orientiert. Transkulturelle Aspekte des Schmerzverstehens sind gänzlich ausgeblendet.

Welche Konsequenzen ein mangelndes transkulturelles Schmerzverständnis für die Schmerzversorgung der PatientInnen hat, sollen die nachstehend aufgeführten Untersuchungen [Schröck/Drerup, 1998] zeigen. In ihnen wird deutlich, dass der Umgang mit fremd anmutendem Schmerzausdruck sowohl zu mangelnder Glaubwürdigkeit als auch zur falschen Schmerzeinschätzung führt. Beide Untersuchungen sollen hier kurz dargestellt werden.

Studie zur Schmerzevaluation bei Frauen unterschiedlicher Herkunft. Calvillo und Flaskerud [1998: 42] haben in den USA eine Studie zu Ethnizität und Schmerz durchgeführt, in welcher sie Unterschiede in der Schmerzreaktion (aus Sicht der Patientinnen und aus Sicht der Pflegenden) bei mexikoamerikanischen und angloamerikanischen Frauen nach einer geplanten Cholezystektomie untersuchten. Weiter wurden in dieser Studie die beiden Vergleichsgruppen auf Unterschiede im Hinblick auf Angst, Selbstwertgefühl, Handlungsunabhängigkeit und soziale Unterstützung untersucht. Die Untersuchung von insgesamt 60 Patientinnen hatte folgende Ergebnisse:

● Es gab keine signifikanten Unterschiede bei den Schmerzvariablen (Maß der Schmerzeinschätzung, Schmerzmedikation, Vitalzeichen) zwischen den mexikoamerikanischen und angloamerikanischen Frauen nach einer Cholezystektomie. Beide Gruppen reagierten auf den Eingriff in ihrem Schmerzausdruck eher stoisch oder zurückhaltend.

● Es gab einen signifikanten Unterschied in der Bewertung der Schmerzen durch die Pflegenden, indem die Pflegenden bei den angloamerikanischen Frauen von mehr Schmerzen ausgingen.

● Es gab signifikante Unterschiede zwischen der Einstufung durch die Pflegenden und der Einschätzung der Schmerzen durch die Patientinnen. Die Pflegekräfte schätzten die Schmerzen geringer ein, als die Patientinnen beider Untersuchungsgruppen.

In der Studie wird abschließend betont, dass Pflegende die Schmerzen ihrer Patientinnen je nach Ethnizität unterschiedlich beurteilen. Darüber hinaus zeigen die Ergebnisse, dass Pflegende Angloamerikanerinnen und englischsprechenden, in den USA geborenen Mexikoamerikanerinnen mit höherer Bildung oder einer Ausbildung mehr Schmerzen zugestanden haben. «Dieses Ergebnis könnte, vorsichtig interpretiert, bedeuten, dass die Pflegenden Patientinnen mit einem höheren sozialen Status mehr Schmerz und mehr Glaubwürdigkeit bezüglich des Ausdrückens von Schmerz zugestehen» [Cavillo/Flaskerud, 1998: 50].

Studie zur Bedeutung der Muttersprache bei Schmerzen. Ausgehend von der Grundüberlegung eines Schmerzassessments, in dem der Schmerz durch die PatientInnen mittels Analogskalen eingeschätzt wird und die Basis für Schmerzbehandlungmaßnahmen [vgl. Mc Caffery et al., 1997] bildet, fragen Harrison et al. [1996] nach der Bedeutung der Muttersprache in der Schmerzversorgung. Vorherige Untersuchungen hatten eine mangelnde Übereinstimmung der Schmerzeinschätzung von PatientInnen und Pflegenden ausgewiesen, deren Gründe u. a. in der Ungenauigkeit und Unerfahrenheit der Pflegekräfte gesehen wurden. Das Ziel der Untersuchung, die Auswirkungen auf eine übereinstimmende Schmerzeinschätzung bei PatientInnen und Pflegenden in Abhängigkeit zur Muttersprache zu erforschen, wurde durch die Befragung von 50 PatientInnen einer allgemeinchirurgischen Station umgesetzt. Von den beiden befragten Pflegekräften beherrschte eine die Muttersprache (N+) der PatientInnen. Neben weiteren Parametern zeigte das Ergebnis der Studie, dass die Einstufung des Schmerzes durch die PatientInnen signifikant mit denen der ihre Muttersprache sprechenden Pflegekraft korrelierte. Allerdings war der Unterschied zu der nicht die Muttersprache beherrschenden Pflegenden (N–) nicht so stark, wie bisherige Studien erwarten ließen. «Es gab Anzeichen dafür, dass die gemeinsame Muttersprache die Pflegenden sensibler machte für die Abstufungen von Schmerz, die die Patienten berichteten, aber es gab keine markanten Unterschiede bei den Einstufungen durch Patienten und N-Pflegende» [Harrison et al., 1996: 33].

Die pflegerischen Werte und Normen, die eigenen soziokulturell erworbenen Vorstellungen zum Schmerzausdruck, zum Schmerzerleben und zu Formen seiner Bewältigung spiegeln sich sowohl in der pflegerischen Interaktion als auch im Pflegeprozess wider. Um Fehleinschätzungen zu vermeiden und eine adäquate Versorgung zu gewährleisten, sind daher folgende Voraussetzungen für das Pflegehandeln unverzichtbar, nämlich:

- das eigene Schmerzverständnis zu reflektieren
- mit den transkulturellen Determinanten des Schmerzerlebens vertraut zu sein
- über Schmerzeinschätzungen den Schmerz für die Schmerzbehandlung zu validieren.

Übung

- Rufen Sie sich ins Gedächtnis, auf welche Weise Ihre Mutter oder Ihr Vater Sie bei Schmerzen getröstet haben.
- Überlegen Sie, wie in Ihrer Kindheit innerhalb der Familie mit Schmerzen umgegangen wurde.
- Was tun Sie, wenn Sie Schmerzen haben?
- Wie könnten Sie einen erlebten Schmerz beschreiben?
- Welche Überlegungen stellen Sie bei Schmerzen an?
- An wen wenden Sie sich bei Schmerzen?
- Welche Erwartungen haben Sie an Ihre Umgebung bei Schmerzen?
- Imponiert es Ihnen, wenn jemand Schmerzen aushalten kann?

Die medizinisch geprägte Deutung unseres Schmerzverständnisses zu hinterfragen und deren Quasi-Selbstverständlichkeiten als soziokulturelle «Besonderheit des Begrenzten» [Wicklein, 1993: 85] zu erkennen, sollte in diesem Lern- und Reflexionsprozess der erste Schritt sein. Denn gerade für den menschlichen Schmerz in seinen vielfältigen, erlebnisreichen Ausdrucksformen konkretisiert sich ganz besonders, was für die Kommunikation allgemein gilt. «Es gibt in dem Komplex der menschlichen Kommunikation so viele Momente, die nicht durch kognitives Training, sondern durch die Gesamtheit der Kultur geprägt sind, dass es fast ausgeschlossen ist, sie auf der begrifflichen Ebene zu übersetzen» [Wessel, 1993: 26].

Verschiedene Studien belegen, dass die Schwelle, an der ein Reiz die Schmerzempfindung auslöst, universell ist, die Schmerztoleranz hingegen vom soziokulturellen Hintergrund geprägt wird [Larbig, 1999: 46]. So wies schon Ende sechziger Jahre die vielzitierte Untersuchung von Zborowski [1969] auf Ergebnisse hin, in welchen die soziokulturellen Normen für den Schmerzausdruck und das Schmerzerleben entscheidend sind. Während beispielsweise die von ihm interviewten und beobachteten ItalienerInnen bei Schmerzen meist eine schnelle Hilfe erwarteten, unterdrückten irische PatientInnen ihren Schmerz eher, und AmerikanerInnen schien eine gewisse phlegmatische Haltung gegenüber ihren Schmerzen eigen zu sein.

Gemäß statistischen Angaben des Ausländerzentralregisters im Bundesverwaltungsamt lebten in Deutschland 1998 ca. 7,5 Millionen AusländerInnen. Die größten ethnischen Gruppen sind Menschen aus der Türkei und dem ehemaligen Jugoslawien. Mit der hohen Zahl in Deutschland lebender MigrantInnen werden sowohl Probleme wie Chancen, die sich für die pflegerische Beziehung zwischen Pflegekräften und ausländischen PatientInnen ergeben, zunehmend pflegewissenschaftlicher Reflexions- und Untersuchungsgegenstand [vgl. Habermann, 1992; Dornheim, 1997; Dreut et al., 1997; Kollak/Küpper, 1997; Zielke-Nadkarni, 1997; Remmers, 1997; Domenig, 1999].

Doch bis anhin liegen keine neueren Forschungsergebnisse über die in Deutschland lebenden größten ethnischen Gruppen vor. Ebenso wenig sind Studien der Pflegeforschung bekannt, welche die Bedeutung des Schmerzes beispielsweise für die pflegerische Interaktion mit türkischen PatientInnen untersuchen. Neben dem Mangel an Wissenschaft und Forschung in diesem Bereich behindern auch die institutionellen und organisatorischen Strukturen die Aufhebung der Abspaltung des Fremden. So wird es kaum ausreichen, allein in Aus- und Fortbildungsprozessen ein transkulturelles Schmerzverstehen zu entwickeln und ein Bewusstsein zu schaffen, das ethnozentrische Einstellungen und Haltungen zu überwinden sucht. Auf diese strukturellen Behinderungen und entsprechende Möglichkeiten, um diese zu durchbrechen, soll im Folgenden näher eingegangen werden.

2.4 Strukturelle Behinderungen und Möglichkeiten für transkulturelles Pflegehandeln

Aus der Sicht von Pflegepersonen ergeben sich in alltäglichen Pflegesituationen zahlreiche, immer wiederkehrende Konflikte mit an Schmerz leidenden Menschen, für deren Lösungen bisherige Verhaltensmuster nicht ausreichen. Oftmals sind deshalb abwertende, bevormundende, ignorierende oder auch ängstliche Reaktionen die Folge. Damit werden Handlungsunsicherheiten ausgedrückt, die eine Distanz zu den PatientInnen begünstigen. Die Konflikte, die durch das Nichtverstehen sogenannter fremder Verhaltensweisen von PatientInnen mit Migrationshintergrund entstehen, bringen explizit die Widersprüche zum Vorschein, die in den die Pflegearbeit bestimmenden Strukturen des Krankenhauses enthalten sind. Die Strukturen – gesteuert durch den medizinischen Code – beinhalten Regeln und Normen für soziale Kontakte. Die Regularien produzieren jedoch permanent Fremdheiten, die sich einschränkend auf die individuelle und allgemeine Handlungsfähigkeit von Pflegenden auswirken. Die Ursachen der Behinderungen kommen insbesondere im rest-

riktiven Umgang mit Körperlichkeit sowie in den desolaten zwischenmenschlichen Beziehungen zum Ausdruck.

2.4.1 Umgang mit Körperlichkeit

Das Bild der Pflege über die Körperlichkeit ist medizinisch-naturwissenschaftlich geprägt. In dieser rationalen Denkform sind magische, religiöse, natürliche oder soziokulturelle Bedeutungen – wie sie MigrantInnen, aber auch hiesige PatientInnen in die Kommunikationen einbringen können – weitgehend ausgegrenzt. Damit ist zugleich die Wahrnehmung der Vielfalt der Beziehungsmöglichkeiten des Körpers zu seiner Umwelt eingeengt. Der weitgehende Ausschluss psychischer und soziokultureller Bedürfnisse weist dem Menschen einen Objektstatus zu und reduziert ihn auf den Träger der Krankheit, was Manipulationen des Körpers oder einzelner Organe erlaubt. Das Menschenbild der naturwissenschaftlichen Medizin kann als «Maschinenmethapher» [v. Münnich, 1986: 24] bezeichnet werden, deren Merkmale darin bestehen, dass Maschinen auf Bestandteile reduzierbar sind, das Ganze nicht mehr als die Summe seiner Teile darstellt, eine Emotionslosigkeit besteht und Einfluss von außen genommen werden kann, ohne dass ein Bezug zu inneren Zuständen hergestellt werden muss. Maschinen sind instrumentell und haben selbst keine Ziele und Absichten und sind deshalb nicht von Werten geleitet. Die eingeengte medizinisch-naturwissenschaftliche Wahrnehmung des Menschen hat sich – wie Kutschmann [1986] eindrucksvoll herausgearbeitet – historisch entwickelt und dient der vermeintlich objektiven Erkenntnis, in der menschliche Anteile als störend angesehen werden. War es zunächst der «Blick des Gärtners» [Foucault, 1988: 34], der Krankheiten in soziale, natürliche, magische oder religiöse Beziehungen setzte, so reduzierte sich das Augenmaß schließlich auf das kranke Organ und dessen biochemische Zusammenhänge, die beeinflussbar sind.

Die eingeengte medizinisch-naturwissenschaftliche Sichtweise vom Körper wird im Krankenhaus zusätzlich durch die restriktive Verwendung von Technik begrenzt. Technische

Geräte werden häufig nicht ergänzend in die sozialen Beziehungen zwischen Personal und PatientInnen aufgenommen, sondern ersetzen diese vielfach. Obwohl Technik eine immer größere Beherrschbarkeit von körperlichen Prozessen erlaubt, zeigt sich neben den positiven Errungenschaften auch eine negative Kehrseite, die sich einschränkend auf die Persönlichkeit aller Beteiligten auswirkt. Häufig geht der unmittelbare Kontakt zu den Kranken verloren, wenn z. B. PatientInnen für eine Spezialuntersuchung in verschlossenen Röhren untergebracht werden müssen, die sprachliche Kontakte – soweit bei MigrantInnen überhaupt möglich – nur über ein Mikrophon erlauben. Die Unterbrechung des direkten Kontakts führt dazu, dass Bewegungen, Hautveränderungen, Mimik usw. für das Personal nicht mehr sichtbar sind. Die PatientInnen können ihre Ängste nicht mehr direkt mitteilen und fühlen sich in dem Maße instrumentalisiert, wie ÄrztInnen und Pflegende ihre Aufmerksamkeit auf das Funktionieren der Geräte lenken. Unmittelbare Rückmeldungen der PatientInnen über die sozialen Fähigkeiten des Personals entfallen weitgehend, so dass diesen langfristig eine realistische Selbsteinschätzung ihres zwischenmenschlichen Verhaltens erschwert wird.

Die Unsicherheiten im Vermittlungsprozess fördern pflegerische und ärztliche Handlungsunsicherheiten, die man durch eine verstärkte Anpassung an die Technik zu überwinden versucht. Damit wird Technik zu einer unumgänglichen Gegebenheit, die persönliche Werte auf sich zieht und Adaption ermöglicht [vgl. Bauch, 1996]. Die Anpassung der Wahrnehmungsvorgänge ist nun auf die mit technischen Geräten verbundene erhöhte Informationsmenge gerichtet, die zwar das Wahrnehmungsfeld über spezifische Körperfunktionszusammenhänge verbreitert, zugleich aber die Fixierung auf konkrete Punkte erschwert. Die Eindrücke, die über die Krankheit gewonnen werden, konzentrieren sich deshalb auf die vielfältigen Informationen des Gerätes und weniger auf die auch soziokulturell geprägten Mitteilungen der PatientInnen. Die von PatientInnen häufig als inhuman erlebten Verhaltensweisen werden in ihrer Einseitigkeit aber zugleich notwendig, weil technikzentrierte Behandlungen neue körperliche Risiken erzeugen, deren Vermeidung im Krankenhaus die größte Aufmerksamkeit zukommt.

Die Wahrnehmung der PatientInnen im Kontext von Technik kommt gerade in Situationen mit MigrantInnen in ihrer Problematik zum Vorschein, denn das Nichtverstehen teils auch unbekannter Verhaltensweisen löst eine hochgradige Ratlosigkeit bei Pflegenden und ÄrztInnen aus. Die Unentschlossenheit im Handeln wird oftmals überwunden, indem «über die PatientInnen hinweg» gehandelt wird: «Eine türkische Frau, die kurz nach ihrer Immigration ein Kind in einem Krankenhaus zur Welt brachte, berichtet: ‹Sie haben mich festgehalten, da hingelegt und geschnitten. Ich habe geschrien, vergeblich, ich konnte mich nicht verständlich machen. Ich habe versucht, mich zu wehren, war aber völlig hilflos.›» [Sich, 1993: 150].

> ### Übung
>
> Marco, ein Patient italienischer Herkunft, jammert und bekundet immer wieder lautstark, er habe Schmerzen. Seine Frau ist sehr beunruhigt und wendet sich an die im Zimmer anwesende Pflegende Carola mit der Frage, ob diese ihrem Mann nicht noch eine Schmerzspritze geben könnte. Carola wundert sich, dass Marco schon wieder eine Schmerzspritze braucht, eben noch, bevor seine Frau zu Besuch kam, schien er keine Schmerzen zu haben. Etwas widerwillig geht Carola ins Stationszimmer und zieht die Spritze auf, dabei sagt sie zu ihrer Kollegin Eva: «Im Zimmer 5 liegt wieder einmal ein Mama-mia-Syndrom ...!»
>
> - Was löst diese Geschichte bei Ihnen aus? Diskutieren Sie gemeinsam über Ihre Gefühle.
> - Analysieren Sie, welche unterschiedlichen Schmerzverständnisse (Marco und Carola) in dieser Situation aufeinandertreffen.
> - Leiten Sie aus Ihren Überlegungen Konsequenzen für die Pflege ab.

Weil Schmerzdarstellungen nicht verstanden werden, wird intensiv nach den organischen Ursachen des Leidens gesucht. Die körperlichen Nachforschungen sind mit zahlreichen unangenehmen und schmerzhaften Untersuchungen verbunden, denn es wird «in jedes Loch hinein-geguckt» [Kerkow-Weil, 1999: 44], um die Unsicherheiten in der Krankheitserkennung überwinden zu können. Dazu werden PatientInnen kreuz und quer durchs Krankenhaus gefahren. Sie begegnen immer wieder fremden ÄrztInnen und Pflegepersonen, denen sie unter Zeitdruck ihre Beschwerden mitteilen sollen, ohne selbst eine Antwort auf Fragen zu bekommen. Sie müssen sich vor unbekannten Personen entkleiden und erleiden Kontrollverluste, was das Gefühl der Missachtung der eigenen Persönlichkeit auslöst.

In den Spezialabteilungen des Krankenhauses wird der Körper immer nur ausschnittweise betrachtet. Die auf einzelne Körperregionen ausgerichteten Beobachtungen beeinflussen die ärztliche Wahrnehmung negativ, denn durch die Spezialisierungen und die Verbreiterung der Erkenntnisse kann sich der einzelne Arzt immer weniger auf seinen eigenen Eindruck verlassen, «weil der die Untersuchung durchführende und das Bild interpretierende Arzt meist nicht mehr identisch ist mit dem Arzt, der den Befund im klinischen Zusammenhang werten muss. Der erste besitzt im günstigsten Fall eine intime Kenntnis des Gerätes, seiner Grenzen und Möglichkeiten, verfügt über eine – per Fragestellung kommunizierte – begrenzte Information über den zu untersuchenden Patienten. Der zweite kennt genau die individuellen Besonderheiten des Patienten, Symptome (...) weiß aber wenig über die Fallstricke und Fehlerquellen der Methode und der Abhängigkeit des diagnostischen Wertes dieser Methode von der Prävalenz der in Rede stehenden Krankheit. Der sichere Grund des eigenen Augenscheins, eigener Beobachtung wird ersetzt durch den verunsichernden Zwang, Entscheidungen mit fremder Evidenz zu treffen» [Mannebach, 1993: 186]. Durch die innere Arbeitsteilung der Medizin kommt es zu Problemen bei der Diagnosestellung, so dass undeutliche Erkenntnisse und die häufig nicht identifizierbaren Beschwerden in unklaren Krankheitsbeschreibungen wie «Morbus Bosperus» oder «Türkenbauch» [Leyer, 1991: 80] festgelegt werden. Die unpräzise ärztliche Krankheitsbezeichnung wiederum führt zu

Handlungsunsicherheiten bei der nachgeordneten Pflege, die ihrerseits keine Lösungsmuster für eine solche Krankheit entwickelt hat. Deshalb kommt es häufig zu Konflikten mit den PatientInnen, deren Ursachen als persönliche Unfähigkeit einzelner Pflegepersonen und nicht als strukturelles Defizit erscheinen, das durch die enge Wahrnehmung der Körperlichkeit im Krankenhaus bedingt ist. Die betroffenen Pflegepersonen müssen sich für ihr Handeln rechtfertigen, um die bedrohte Handlungsfähigkeit aufrechterhalten zu können. Häufig gelingt dies nur, indem beispielsweise distanzierte, anklagende oder schuldzuweisende Haltungen gegenüber den PatientInnen eingenommen werden.

Der weitgehende Ausschluss von gesellschaftlichen Einflüssen auf den Körper kommt ferner durch das ungenügende Einbeziehen von familiären Interaktionsstrukturen zum Ausdruck. Meist werden MigrantInnen von ihren Angehörigen häufiger besucht als Nicht-MigrantInnen. Die oftmals in großer Anzahl in den engen Krankenzimmern präsenten Personen werden von Pflegepersonen als störend und aufdringlich empfunden. Nicht erkannt wird, dass die Anteilnahme am Leiden die besondere Bedeutung von familiären Beziehungen im Krankheitsprozess ausdrückt. Die Gegenwart der Angehörigen verkörpert zugleich den «natürlichen Ort der Krankheit» [Foucault, 1988: 34], der zur Teilnahme am Krankheitsprozess legitimiert.

Der Anspruch, den Außenstehende erheben, stellt jedoch das Krankenhaus als medizinischen Ort der Krankheit in Frage, denn familiäre Auffassungen und Interventionen – so wird befürchtet – führen zu Täuschungen in der objektiven Einschätzung der Krankheit. Das Krankenhaus als der «neutrale, in allen seinen Teilen homogene Bereich» [Foucault, 1988: 123] wird durch Angehörige in Frage gestellt und damit das vorbehaltene Recht, jederzeit Zugang zum Körper des Kranken zu erhalten. Der Anspruch wird durch die Einheitlichkeit des Krankenhauses erreicht, dessen spezifische Raumaufteilung zu Gleichförmigkeit, Unpersönlichkeit und Neutralität verhilft, um die menschliche Natur überschaubar, berechenbar und erfassbar zu machen. Eine solche Neutralität kann nur durch das weitgehende Ausgrenzen der persönlichen Anteile der PatientInnen hergestellt werden. Bedürfnisignorierende Verhaltensweisen lassen sich immer wieder beobachten: Das Personal tritt plötzlich und unangemeldet in die Krankenzimmer ein oder deckt ungefragt den Körper eines Patienten auf und gibt ihn damit in entwürdigender Weise den Blicken von MitpatientInnen und BesucherInnen frei, weil beispielsweise schutzbietende Wände fehlen. Genau diese Missachtung der Person lassen sich viele PatientInnen mit Migrationshintergrund nicht gefallen. Sie verweigern den Zugriff auf den Körper, skandalisieren laut die Umgangsweisen und werfen Pflegenden ihr restriktives Verhalten vor. Pflegepersonen wiederum fühlen sich durch die Anklagen persönlich verletzt und distanzieren sich.

Eine wesentliche Ursache für Rückzugstendenzen aus sozialen Kontakten ist in unzureichend entwickelten Fähigkeiten für die Gestaltung von Beziehungen zu sehen. Die Pflege-Patient-Beziehung ist häufig nicht an humanen und zwischenmenschlichen Kriterien ausgerichtet, sondern orientiert sich am Kriterium der Sympathie. Sympathie wird dann aufgebracht, wenn geäußerte Verhaltensmerkmale einer anderen Person den eigenen ähneln. Die Gleichartigkeit der Verhaltensweisen der anderen Person schafft Vertrauen und fördert die Übernahme von Verantwortlichkeit, was jedoch nur so lange anhält, wie die Verhaltensmerkmale der anderen auch als sympathisch empfunden werden. Da sich äußere Verhaltensmerkmale aber verändern können, bleibt das Einbringen von Sympathie von Zufällen abhängig, so dass Beziehungsabbrüche gefördert werden. Gerade im Kontakt mit MigrantInnen ist die Wahrscheinlichkeit, auf bekannte äußere Verhaltensmerkmale zu treffen, geringer. Deshalb entwickeln sich leicht Antipathien, wenn keine Ähnlichkeiten festgestellt werden, wie z. B. beim als aufdringlich empfundenen Darstellen von Schmerzen. Die negative Bewertung der fremden Verhaltensweisen begünstigt instrumentelle Reaktionen. Restriktive Sympathiebeziehungen wiederum behindern die Entwicklung einer breiten Wahrnehmung für die Körperlichkeit

und deren Beziehungsvielfalt zur Umwelt. Das Gewinnen einer sicheren Handlungsfähigkeit wird Pflegepersonen hauptsächlich durch die negativen Umgangsformen im Krankenhaus erschwert.

2.4.2 Soziale Beziehungen

Die Entwicklung von allgemein mitmenschlichen Verhaltensweisen – die ja transkulturelles Handeln einschließen – wird im Krankenhaus insbesondere durch die Rangordnungen zwischen und innerhalb der Berufsgruppen eingeschränkt. Obwohl im Rahmen der gegenwärtigen Wandlungsprozesse kooperative Formen der Zusammenarbeit von der Krankenhausleitung favorisiert werden, lässt sich in der Alltagspraxis immer wieder beobachten, dass die Umsetzung dieser Ziele mit erheblichen Widerständen verbunden ist.

Die Denk- und Handlungsblockaden werden wesentlich durch das Fehlen von adäquaten Kommunikationsmöglichkeiten verursacht. Zwischen den Professionen – und insbesondere zwischen pflegerischer und ärztlicher Berufsgruppe – fehlen hinreichende Möglichkeiten des gleichberechtigten Austauschs, der Diskussion, des Abwägens von Lösungsoptionen oder des Setzens von Zielen für einen humanen Umgang mit MigrantInnen.

Mit dem formal verursachten Interaktionsmangel verringern sich Chancen, mit denen vielfältige soziokulturelle Erklärungsmöglichkeiten für Schmerzen in die eigene, eingeengte medizinisch-naturwissenschaftliche Denkform aufgenommen werden können. Nicht selten verlängern sich Behandlungs- und Pflegeabläufe, weil soziokulturelle Komponenten des Leidens in hektischen Situationen nicht berücksichtigt werden. So wird der sogenannte böse Blick von einigen türkischen PatientInnen als Ursache für rasende Kopfschmerzen benannt, was dem Krankenhauspersonal zwar nicht gänzlich unbekannt ist, jedoch als nicht-rationale Begründung für Schmerzen als wenig relevant bewertet wird. In dieser magischen Vorstellung werden bestimmte Symptome, welche plötzlich und ansonsten unerklärbar auftreten, dem bösen Blick einer Person zugeschrieben. Durch den Rückgriff auf das Erklärungsmodell des bösen Blicks gelingt es der betroffenen Person, unerwünschte Anteile der eigenen Person oder Gefühle, die sie sich selbst nicht zugestehen mag – wie Neid und Eifersucht – auf andere zu verschieben. Kutschmann [1986] spricht bei der Zuweisung des bösen Blicks deshalb vom heimlichen Blick auf sich selbst, einem verschobenen Blick, mit dem negative Gefühle zurückgedrängt werden, die aus sozial unerwünschten Verhaltensweisen resultieren. Das Nichtbeachten der soziokulturellen Erklärungsweise kann von Pflegenden und ÄrztInnen aber nur so lange durchgehalten werden, wie PatientInnen nicht aus eigener Initiative vorbeugende Maßnahmen gegen das erneute Treffen des bösen Blicks vornehmen wie z. B. das Abdunkeln des Krankenzimmers oder das Anzünden von Räucherstäbchen. Weil solche Präventionsmittel im Krankenhaus stören und MitpatientInnen beeinträchtigen, kommt es oftmals zu Streitereien zwischen ÄrztInnen und Pflegenden, weil letztere ihrer vermeintlichen Aufsichtspflicht nicht ausreichend nachgekommen seien [vgl. Ostermann, 1990]. Pflegepersonen werden nun in eine Rechtfertigungsposition gedrängt, die meistens durch ein verstärktes Anpassen an die medizinische Berufsgruppe überwunden wird. Die persönlichen Schuldzuweisungen und damit verbundenen Verhaltensunsicherheiten führen in interdisziplinären Kontakten zu hochgradigen Stressbelastungen, wenn es den Einzelnen nicht gelingt, ihre pflegespezifische Meinung begründet darzustellen.

An die Stelle von progressiven Lernprozessen treten deshalb häufig kurzfristige Lösungsmuster, die in professionsübergreifenden Situationen durch Rang entschieden werden. Nicht selten wird dabei die individuelle Handlungsfähigkeit von Pflegepersonen eingeschränkt, was mit selbstentwürdigenden Erfahrungen verbunden sein kann. Aufgrund der hierarchischen Nachgeordnetheit stellen Pflegende oftmals ihre Meinungen zum Geschehen zurück, was sich langfristig nicht nur selbstschädigend auswirkt, sondern vor allem auch zur Missachtung der Bedürfnisse von PatientInnen führen kann.

So verursachte Handlungseinschränkungen kommen beispielsweise dann zum Vorschein, wenn Pflegepersonen ihre psychosozialen Aufgaben nicht angemessen übernehmen: «Ein türkischer Patient kam mit der Verdachtsdiagnose Herzinfarkt, die sich auch sofort bestätigte. Der musste nun über die Therapie aufgeklärt werden. Aber es passierte nichts! Es wurde nun – zack, zack, zack – angeordnet, und ich musste eben vorbereiten. Und der Patient lag verängstigt auf dem Tisch! Ich sagte dem Arzt immer wieder: ‹Klären Sie den Patienten auf. Der versteht nichts!› Und dann hat der Arzt mich angeschrien und sich mit der Notfallsituation rausgeredet. Und das sind für uns Pflegekräfte sehr belastende Situationen.» [Kerkow-Weil, 1999: 49] Die Ohnmachtserfahrungen werden gegenüber den ÄrztInnen in der Regel nicht thematisiert, sondern zurückgedrängt, um die bedrohte Handlungsfähigkeit aufrechterhalten zu können.

Das Verdrängen der negativen Gefühle führt zu restriktiven Konsequenzen, die gerade das interdisziplinäre Entwickeln transkultureller Lösungsmuster behindern. So wird oft hinter dem Rücken des ärztlichen Personals über dessen bedürfnisignorierendes Verhalten mit anderen KollegInnen hergezogen, auf das aufbrausende Verhalten wird mit kindlichen Reaktionen wie Verlegenheitslachen, Einschmeicheln oder Auflaufenlassen reagiert, oder kompensierende Hilfeleistungen werden bei passenden Gelegenheiten unterlassen. Günstige Momente zum «Heimzahlen» von Ungerechtigkeiten bieten sich dann, wenn das mangelnde Informationsverhalten von ÄrztInnen gegenüber den PatientInnen zum Vorschein kommt. Die ungenügende Aufklärung über die Krankheit wollen die Betroffenen häufig durch Informationen der Pflegepersonen vervollkommnen, deren Auskunftsspielraum im Krankenhaus jedoch unklar definiert ist. Pflegende vermeiden deshalb Situationen der Interaktion mit den PatientInnen und begründen dies mit einem Zeitmangel. Das abweisende Verhalten löst Konflikte mit den PatientInnen aus, deren eigentliche Ursachen nicht in der Pflege-Patient-Beziehung begründet sind, aber hier vermittelt ausgetragen werden. Es verwundert nicht, dass die abwehrenden Verhaltensweisen von den PatientInnen als Ablehnung ihrer eigenen Person erfahren werden. Häufig schlussfolgern PatientInnen deshalb eine Feindlichkeit gegenüber MigrantInnen, was wiederum ein «schlechtes Gewissen» bei Pflegepersonen auslöst: «Die Frau wollte unbedingt Informationen über ihre Krankheit. Sie hat ständig nachgefragt. Aber ich konnte ja nichts sagen, nur ein bisschen, weil das der Arzt machen muss. Da hat die Frau voller Wut auf den Tisch gehauen und gesagt: ‹Ja, ja, Du machst hier im Zimmer alles, aber sagen tust Du nichts. Du kannst mich nicht leiden, weil ich Türkin bin!› Das hat mich echt getroffen, weil ich dachte, ich hätte das [unsichere Gefühl beim Weiterleiten von medizinischen Informationen, K.-W.] kaschieren können durch Emsigkeit. Das sind immer so Sachen. Da sitzt man zwischen den Stühlen.» [Kerkow-Weil, 1999: 49].

An diesem Beispiel wird zugleich eine weitere Problemlinie im Hinblick auf soziale Beziehungen deutlich, die sich im «Status des Fremden» ausdrücken, den MigrantInnen im Krankenhaus einnehmen. Bauman zufolge werden durch Fremde gewohnte Kriterien der Aufnahme sozialer Kontakte in Frage gestellt. In unserer Gesellschaft werden Beziehungsaufnahmen nach dem Freund-Feind-Schema entschieden. Das Schema enthält einen Gegensatz mit jeweils spezifischen Merkmalen, die bestimmte Verhaltensweisen nahe legen. Die Kategorie Freund bezeichnet positive Merkmale des Inneren, also das Bekannte und Vertraute, während die Kategorie Feind das Äußere, das aus dem Inneren Ausgegrenzte enthält. Das Schema ermöglicht klare Zuordnungen, indem dem Freund z. B. das Richtige und Wahre zugewiesen wird und damit Vertrauen und Bereitschaft zur Übernahme von Verantwortlichkeit entstehen. Dem Feind hingegen werden Merkmale wie das Böse, Hässliche oder Unwahre zugewiesen. Die scheinbar eindeutigen Orientierungen werden jedoch durch die Merkmale der fremden Person konterkariert, denn deren uneindeutige Verhaltensmerkmale – wie das exponierte Darstellen der Schmerzen – sind weder ein besonderer Grund zur Freundschaft noch einer zur Feindschaft. Deshalb wird

der fremden Person der «Weder-noch-Status» [Bauman, 1992: 33] zugewiesen. Diese Position löst Uneindeutigkeiten in der Zuordnung aus. Nun entstehen Ambivalenzen im Verhalten von Pflegepersonen, denn die fremde Person verlängert die Zeit der Ungewissheit zwischen dem wahrgenommenen Problem und der zu treffenden Entscheidung. Weil das Unvorhersagbare im Verhalten der fremden Person in der eigenen Wahrnehmung nicht schnell genug neutralisiert werden kann, entstehen Verzögerungen im Handeln. Der Moment der Unentschiedenheit wird nun von der fremden Person durch dessen spezifisches Merkmal des Weder-noch-Status besetzt, das darin besteht, Verantwortlichkeit zu beanspruchen und diese beständig einzuklagen. Die Merkmale, die Nähe und Distanz ordnen, werden chaotisiert und führen zu Unentschiedenheiten über das weitere Verhalten. Permanente, laute Schmerzäußerungen und Appelle an zuwendende Haltungen werden daher von vielen Pflegepersonen als aufdringlich empfunden und mit distanzierten Verhaltensweisen beantwortet, was zugleich das Gefühl nahe legt, nicht angemessen reagiert zu haben.

Der Eindruck vieler Pflegepersonen, mit den transkulturellen Problemen alleingelassen zu sein, hat eine weitere Ursache in den fehlenden Strukturen für kooperative Gemeinsamkeiten. Nicht nur Ungleichheiten zwischen den Berufsgruppen verursachen Konflikte, sondern auch informelle Rangordnungen innerhalb der Pflegegruppe erschweren das Entwickeln von bedürfnisbezogenen Verhaltensweisen.

In der Pflegegruppe wird der Status der einzelnen Pflegepersonen oftmals von deren Distanz zu den PatientInnen und der Nähe zu medizinischen und verwaltungstechnischen Aufgaben abhängig gemacht. Schon aus dieser Zuweisung ergibt sich eine Behinderung für bedürfnisbezogene Zuwendungen, die zugleich durch Konkurrenzen um die Gunst von ÄrztInnen begünstigt werden. Dazu ein strukturtypisches Beispiel, das Einschränkungen im Entwickeln von Vertrauen und Sicherheit zwischen Pflegepersonen verdeutlicht: «Ich kam morgens auf die Intensivstation und fragte die Stationsschwester, ob während der Nacht etwas Besonderes vorgefallen sei, was sie verneinte. Eine halbe Stunde später kam der Oberarzt und fragte mich nach den Ereignissen der vergangenen Nacht. Als ich nichts Interessantes zu berichten wusste, fragte er die in der Nähe stehende Stationsschwester nach dem Befinden des Patienten X. Sie antwortete ihm daraufhin: ‹X hat vor drei Stunden einen Adams-Stokes-Anfall (lebensgefährliche Störung der Erregungsleitung im Herzen) gehabt.› Der Oberarzt fuhr mich daraufhin an: ‹So etwas sollten Sie mir schon berichten!› Ich fragte daraufhin die Schwester: ‹Warum haben Sie mir das nicht erzählt?› Antwort: ‹Sie haben mich ja nur gefragt, ob etwas Besonderes vorgefallen sei. Sie sollten aber wissen, dass derartige Anfälle auf Intensivstationen nicht gerade selten sind.› Was kann man gegen solche Leute tun?» [zit. n. Grahmann/Gutwetter, 1997: 62]. Für die betroffene Pflegeperson ist ein solcher Zustand der Selbstentwürdigung mit erheblichen inneren Anspannungen verbunden, die sich in Schuld, Ärger, Wut oder Angst vor Beziehungsverlusten ausdrücken können. So verursachte Entfremdungs- und Vereinzelungserfahrungen wirken sich einschränkend auf die Erweiterung der individuellen Handlungsfähigkeit und damit auf die Entwicklung von kooperativer Gemeinsamkeit innerhalb der Pflege aus.

Begünstigend für die negativen Entwicklungen ist der Umstand, dass Pflegepersonen kaum Kommunikationszusammenhänge hergestellt haben, in denen spezifische und hier transkulturelle Themen beispielsweise in Form von Fallbesprechungen oder kollegialen Beratungen zum Diskursgegenstand werden. Deshalb erscheinen misslungene Interaktionen den einzelnen Pflegepersonen leicht als Ursache einer persönlichen Unfähigkeit, über die aus Scham nicht gesprochen werden kann. Durch die Personalisierung von Problemen werden wertvolle Beobachtungen, Erfahrungen oder Wahrnehmungen im Migrationskontext nicht benannt. Pflegepersonen nehmen ihre Wahrnehmungen in den Beziehungen zu den PatientInnen oftmals sogar nicht ernst, weil hinreichende Sicherheiten in den Kommunikationen mit den KollegInnen fehlen, welche die Basis für das Ausprobieren anderer schmerzbezogener Verhaltensweisen bilden.

Formen der Selbstbeschränkung sind auch das Erkenntnisinteresse in transkulturell ausgerichteten Praxisprojekten, die Studierende des berufsbegleitenden Studiengangs Pflegemanagement an der Evangelischen Fachhochschule Hannover an ihren Arbeitsstellen durchgeführt haben. In den Projektergebnissen weisen die Studierenden darauf hin, dass Pflegegruppen sich gegenüber progressiven Handlungen einzelner KollegInnen abwehrend verhalten und stattdessen vielerlei Ursachen – wie mangelnde Zeit, unangemessen fordernde PatientInnen, zuwenig Personal, Vordrängeln einzelner KollegInnen usw. – beklagen und transkulturelles Verhalten von Einzelnen behindern. Das Abwehrverhalten verdeckt die Tatsache, dass täglich für immer wiederkehrende Konflikte mit MigrantInnen erhebliche Zeit- und Energieressourcen aufgewendet werden müssen, um kurzfristige Lösungen finden zu können. Damit verbundene Anspannungen werden von vielen Pflegepersonen – meist nach Arbeitsende oder zwischendurch in Funktionsräumen auf den Stationen – in Cliquen abgelassen, in denen sich Unzufriedene treffen und ihre Frustationserfahrungen austauschen. Gerade diese Gemeinschaftserfahrung befreit jedoch die Einzelnen auch vom Veränderungsdruck.

Weil viele Pflegepersonen mit einem veränderten Handeln keine Verbesserung ihrer Situation antizipieren können, bleibt die Distanz zu den PatientInnen bestehen, so dass die Wahrnehmung von deren Individualität eingeschränkter und stereotyp werden kann. Dazu zwei Beispiele:

- «Herr M. wird von der Notfallaufnahme mit Verdacht auf einen Herzinfarkt auf der Intensivstation angekündigt. Kurze Zeit später wird ein laut stöhnender, etwa fünfzigjähriger Patient liegend in die Schleuse der Intensivstation gebracht. Das Umlagern des Patienten findet unter lauten Schmerzäußerungen statt. Der Ambulanzpfleger verdreht die Augen und übergibt ihn mit dem Wort ‹Türke› dem Krankenpfleger, der den Patienten betreuen wird und sich mit ‹Na toll› äußert, reicht die Unterlagen weiter und verabschiedet sich schnell vom Kollegen.» [Link, 1996: 22].

- Bei Pflegeplanungen kommt es vor, dass an die PatientInnen gerichtete Fragen von Pflegepersonen selbst beantwortet werden. Eine türkische Patientin berichtet: «Als die Krankenschwester gemerkt hat, dass ich nicht gut Deutsch spreche und so, die hat alles so selbst markiert und selbst geantwortet, auch ohne mich zu fragen oder ohne zu wissen, dass es irgendetwas gibt, was ich nicht verstanden habe. (...) Wenn man nicht viel versteht und nichts sagen kann, geht alles Zickzack, ich meine schnell. Die tun das halt, was sie tun müssen und gehen dann wieder raus.» [zit. n. Hunstein/Dreut/Eckert, 1997: 198].

Die immer wieder zum Ausdruck kommende Abwehr von Bedürfnissen von PatientInnen ist – so kann zusammenfassend gesagt werden – die Folge von Widersprüchen, die in den die Pflegearbeit bestimmenden Strukturen des Krankenhauses enthalten sind. Das Aufdecken der Widersprüche bietet zugleich Möglichkeiten für die Entwicklung transkultureller Fähigkeiten. Diese Chancen werden von Pflegepersonen aber erst dann aufgegriffen, wenn mit veränderten Handlungen auch eine Verbesserung der eigenen beruflichen Situation antizipiert werden kann. Daher sind neben konstanten disziplinären und interdisziplinären Personalentwicklungskonzepten vor allem auch «kleine» Maßnahmen in der konkreten Alltagspraxis notwendig, in denen Handlungserfolge direkt erfahrbar sind. Dazu gehören z.B. zeitlich befristete, ergebnisorientierte Projekte in den konkreten Arbeitsfeldern. Anknüpfend an die vorhandenen Erfahrungen mit SchmerzpatientInnen können Pflegepersonen Lösungsmuster für ihre spezifischen Bereiche entwickeln. Dadurch wird nicht nur die Verantwortlichkeit der/des Einzelnen gestärkt, sondern vor allem können auch – oftmals verborgene – Schlüsselfähigkeiten, wie Kreativität oder Intuition, in die Lernprozesse eingebracht werden. Unterstützend dabei wirken – neben notwendigem neuem und reflexivem Wissen – erweiterte Kommunikationsstrukturen, in denen z.B. kollegiale Beratungen, Fallbesprechungen oder Balint-Gruppen initiiert werden, die den Einzelnen Sicherheiten für veränderte, auch transkulturelle Handlungsweisen vermitteln.

Zusammenfassung

- Die allgemein defizitäre Schmerzversorgung in Deutschland trifft MigrantInnen in besonderem Maße. In dem Maße, in dem schon der Schmerz bei Nicht-MigrantInnen fremd bleibt, kann dies in weit höherem Maße für den Schmerzausdruck und die Schmerzverhaltensweisen von MigrantInnen zutreffen.

- Sich des eigenen Schmerzverständnisses bewusst zu werden, den desintegrierenden Umgang mit dem Schmerz zu erkennen, ihm die notwendige Aufmerksamkeit und Zuwendung zu schenken, sind mögliche Wege zur Schmerzintegration bei sich selbst und den anderen.

- Selbstreflexion und notwendige Einstellungsänderungen zum Schmerzerleben sind eine wesentliche Voraussetzung zur Überwindung ethnozentristischer Haltungen. Hinzu kommen müssen allerdings auch strukturelle Veränderungen in Krankenhäusern, Heimen und der ambulanten Versorgung.

- Die Strukturen im Krankenhaus wirken sich einschränkend auf die Entwicklung der Handlungsfähigkeit von Pflegepersonen aus. Insbesondere die eingeengte Wahrnehmung der Körperlichkeit sowie die desolaten sozialen Beziehungen innerhalb und zwischen den Berufsgruppen behindern bedürfnisbezogene, transkulturelle Handlungen. Das Aufgreifen der Widersprüche im eigenen Erleben ist daher eine grundlegende Voraussetzung für transkulturelle Lernprozesse.

Literatur

Basler, H.-D. et al. (Hrsg.): Psychologische Schmerztherapie. Grundlagen, Diagnostik, Krankheitsbilder, Behandlung. 3. erw. Auflage, Springer, Berlin u. a., 1996.

Bauch, J.: Gesundheit als sozialer Code. Von der Vergesellschaftung des Gesundheitswesens zur Medikalisierung der Gesellschaft. Juventa, Weinheim, München, 1996.

Bauman, Z.: Moderne und Ambivalenz. In: Bielefeld, U. (Hrsg.): Das Eigene und das Fremde. Neuer Rassismus in der Alten Welt? Junius, Hamburg, 1992.

Calvillo, E. R.; Flaskerud, J. H.: Evaluation der Reaktionen auf Schmerzen bei mexikanisch-amerikanischen und anglo-amerikanischen Frauen und ihren Pflegenden. In: Schröck, R.; Drerup, E. (Hrsg.): Schmerz. Perspektiven der Pflegeforschung. Lambertus-Verlag, Freiburg i. Br., 1998, S. 37–53.

Domenig, D.: Die Vermittlung der transkulturellen Pflege im klinischen Kontext. In: Pflege. Die wissenschaftliche Zeitschrift für Pflegeberufe 6/1999, S. 362–366.

Dornheim, J.: Unterschiedliche Kulturbegriffe und ihre Bedeutung für Theorien der transkulturellen Pflege – ein Beitrag zu den Grundlagen der Pflegewissenschaft. In: Uzarewicz, Ch.; Piechotta, G. (Hrsg.): Transkulturelle Pflege. VWB – Verlag für Wissenschaft und Bildung, Berlin, 1997, S. 11–32.

Dreut, M. et al.: Kopf draußen – Füße drin. Wie erleben Patienten aus anderen Kulturen das deutsche Gesundheitssystem. In: Uzarewicz, Ch.; Piechotta, G. (Hrsg.): Transkulturelle Pflege. VWB – Verlag für Wissenschaft und Bildung, Berlin, 1997, S. 155–169.

Engel, J.; Hoffmann, S. O.: Transkulturelle Aspekte des Schmerzerlebens. In: Egle, U. T.; Hoffmann, S. O.: Der Schmerzkranke. Grundlagen, Pathogenese, Klinik und Therapie chronischer Schmerzsyndrome aus bio-psycho-sozialer Sicht. Schattauer, Stuttgart, New York, 1993, S. 29–41.

Fischer-Homberger, E.: Krankheit Frau und andere Arbeiten zur Medizingeschichte der Frau. Verlag Hans Huber, Bern u. a., 1979

Fischer-Homberger, E.: Krankheit Frau. Zur Geschichte der Einbildungen. Luchterhand, Darmstadt, 1988.

Fischer-Homberger, E.: Hunger-Herz-Schmerz-Geschlecht: Brüche und Fugen im Bild von Leib und Seele. eFeF-Verlag, Bern, 1997.

Foucault, M.: Die Geburt der Klinik. Eine Archäologie des ärztlichen Blicks. Fischer, Frankfurt a. M., 1988.

Glaeske, G.: Arzneimittelstatistik 1990. In: Deutsche Hauptstelle gegen Suchtgefahren (Hrsg.): Jahrbuch Sucht 1992. Neuland, Geesthacht, 1991, S. 36–63.

Grahmann, R.; Gutwetter, A.: Konflikte im Krankenhaus. Ihre Ursachen und ihre Bewältigung im pflegerischen und ärztlichen Bereich. Verlag Hans Huber, Bern, Göttingen, Toronto, Seattle, 1997.

Harrison, A. et al.: Beeinflusst eine gemeinsame Muttersprache die Übereinstimmung zwischen Pflegenden und Patienten beim Assessment der Schmerzen, Sorgen und des Wissens? In: Schröck, R.; Drerup, E. (Hrsg.): Schmerz. Perspektiven der Pflegeforschung. Lambertus-Verlag, Freiburg i. Br., 1998, S. 22–36.

Habermann, M.: «Viel Schmerz» oder das «Mama Mia Syndrom». In: Pflege. Die wissenschaftliche Zeitschrift für Pflegeberufe 1/1992, S. 34–40.

Hoefert, H.-W.; Kröner-Herwig, B. (Hrsg.): Schmerzbehandlung: psychologische und medikamentöse Interventionen. Reinhardt, München, 1999.

Hüper, Ch.: Schmerz als Krankheit. Die kulturelle Deutung des chronischen Schmerzes und die politische Bedeutung seiner Behandlung. Mabuse Verlag GmbH, Frankfurt a. M., 1994.

Hüper, Ch.: Schmerzverstehen in der interkulturellen Pflege. In: Uzarewicz, Ch.; Piechotta, G. (Hrsg.): Transkulturelle Pflege. VWB – Verlag für Wissenschaft und Bildung, Berlin, 1997, S. 171–187.

Hunstein, D.; Dreut, M.; Eckert, S.: Kopf draußen – Füße drin. Wie erleben Patienten aus anderen Kulturen das deutsche Gesundheitssystem. In: Pflege. Die wissenschaftliche Zeitschrift für Pflegeberufe 4/1997, S. 193–198.

Hurrelmann, K.: Sozialisation und Gesundheit. Somatische, psychische und soziale Risikofaktoren im Lebenslauf. Juventa, Weinheim, München, 1988.

Juchli, L.: Pflege. Praxis und Theorie der Gesundheits- und Krankenpflege. 7., neubearb. Auflage, Thieme Verlag, Stuttgart, New York, 1994.

Kerkow-Weil, R.: Zum Umgang mit dem Fremden. Die Pflege ausländischer Patienten als Ausdruck von Inhumanität im Krankenhaus. Expressum, Hannover, 1999.

Kollak, I.; Küpper, H.: Multikulturalität am Beispiel des Neuköllner Krankenhauses in Berlin. In: Uzarewicz, Ch.; Piechotta, G. (Hrsg.): Transkulturelle Pflege. VWB – Verlag für Wissenschaft und Bildung, Berlin, 1997, S. 115–131.

Kröner-Herwig, B.: Chronischer Schmerz – eine Gegenstandsbestimmung. In: Basler, H.-D. et al. (Hrsg.): Psychologische Schmerztherapie. Grundlagen, Diagnostik, Krankheitsbilder, Behandlung. 3. erw. Auflage, Springer, Berlin u. a., 1996, S. 3–21.

Kühl, S.: Wenn die Affen den Zoo regieren. Die Tücken der flachen Hierarchien. Campus, Frankfurt a. M., New York, 1998.

Kutschmann, W.: Der Naturwissenschaftler und sein Körper. Die Rolle der inneren Natur in der experimentellen Naturwissenschaft der frühen Neuzeit. Suhrkamp, Frankfurt a. M., 1986.

Larbig, W.: Kultur und Schmerz. In: Hoefert, H.-W.; Kröner-Herwig, B. (Hrsg.): Schmerzbehandlung: psychologische und medikamentöse Interventionen. Reinhardt, München, 1999, S. 44–59.

Lenz, S.: Über den Schmerz. Hoffmann und Campe, Hamburg, 1998.

Lenzen, D.: Krankheit als Erfindung. Medizinische Eingriffe in die Kultur. Fischer Taschenbuch-Verlag Frankfurt a. M., 1991.

Leyer, E.: Migration, Kulturkonflikt und Krankheit. Westdeutscher Verlag, Opladen, 1991.

Link, C.: Interkulturelle Betreuung – eine Aufgabe der Krankenhaussozialarbeit? Diplomarbeit, Evangelische Fachhochschule Hannover, 1996.

Mc Caffery, M. et al.: Schmerz. Ein Handbuch für die Pflegepraxis. Ullstein Mosby, Berlin, Wiesbaden, 1997.

Mannebach, H.: High-Tech-Medizin versus Patientenorientierung: von der Diagnose zur Therapie. In: Badura, B.; Feuerstein, G.; Schott, T. (Hrsg.): System Krankenhaus. Arbeit, Technik und Patientenorientierung. Juventa, Weinheim, München, 1993.

Melchinger, H. et al.: Verordnungspraxis von Medikamenten mit Abhängigkeitspotential. Schriftenreihe des Bundesministeriums für Gesundheit, Band 13. Nomos, Baden-Baden, 1992.

Melzack, R.; Wall, P. D.: Schmerzmechanismen: eine neue Theorie. In: Keeser, W. et al. (Hrsg.): Schmerz. Urban & Schwarzenberg, München, 1982, S. 8–29.

Morris, D. B.: Geschichte des Schmerzes. Insel Verlag, Frankfurt a. M., Leipzig, 1994.

Münnich, B. C. v.: Subjekt, Körper und Gesellschaft. Sozialwissenschaftliche Modelle zur psychosozialen Bedingtheit von körperlicher Krankheit und Gesundheit. Syndikat, München, 1988.

Ostermann, B.: «Wer versteht mich?» Krankheitsbegriff zwischen Volksmedizin und High-Tech-Medizin. Verlag für interkulturelle Kommunikation, Frankfurt a. M., 1990.

Remmers, H.: Kulturelle Determinanten angloamerikanischer Pflegetheorien und ihre wissenschaftlichen Kontexte. In: Uzarewicz, Ch.; Piechotta, G. (Hrsg.): Transkulturelle Pflege. VWB Verlag für Wissenschaft und Bildung, Berlin, 1997, S. 63–97.

Schäffler, A. (Hrsg.): Pflege heute: Lehrbuch und Atlas für Pflegeberufe. Gustav Fischer, Ulm u. a., 1997.

Schmidt, R. F.; Struppler, A.: Der Schmerz. Ursachen, Diagnosen, Therapie. Piper, München u. a., 1983.

Schröck, R.; Drerup, E. (Hrsg.): Schmerz. Perspektiven der Pflegeforschung. Lambertus-Verlag, Freiburg i. Br., 1998.

Schwob, M.: Schmerz. Lübbe Verlagsgruppe, Bergisch-Gladbach, 1999.

Senge, P.: Die fünfte Disziplin. Kunst und Praxis der lernenden Organisation. 6. Auflage, Klett-Cotta, Stuttgart, 1998.

Sich, D.: Kulturanthropologischer Interpretationsrahmen für Kommunikationsprobleme mit Migranten. In: Wessel, K. F.; Naumann, F.; Lehmann, M. (Hrsg.): Migration. Kleine, Bielefeld, 1993.

Weidmann, R.: Rituale im Krankenhaus. 2. Auflage, Ullstein Mosby, Berlin, Wiesbaden, 1996.

Wessel, K.-F.: Migration – Impuls für humanwissenschaftliche Forschung. In: Wessel, K.-F. (Hrsg.): Migration. Kleine Verlag GmbH, Bielefeld, 1993, S. 18–26.

Wicklein, G.: Aufeinandertreffen von Kulturen: Höhepunkt oder Abstieg. In: Wessel, K.-F. (Hrsg.): Migration. Kleine Verlag GmbH, Bielefeld, 1993, S. 81–93.

Wilhelm, J.; Balzer, E.: Intensivpflege zwischen Patient und Medizin. Soziologische Untersuchung zum Verhältnis von Pflegenden und Ärzten auf Intensivstationen. In: Deppe, H. U.; Friedrich, H.; Müller, R. (Hrsg.): Das Krankenhaus. Kosten, Technik oder humane Versorgung. Campus, Frankfurt a. M., 1989.

Zborowski, M.: People in pain. Jossey Bass, San Francisco, 1969.

Zielke-Nadkarni, A.: Theoretische Grundlagen der interkulturellen Pflege. In: Uzarewicz, Ch.; Piechotta, G. (Hrsg.): Transkulturelle Pflege. VWB – Verlag für Wissenschaft und Bildung, Berlin, 1997, S. 115–131.

Zimmermann, M.; Handwerker, H. O.: Schmerz. Konzepte und ärztliches Handeln. Springer, Berlin u. a., 1984.

Zimmermann, M.; Seemann, H.: Der Schmerz – ein vernachlässigtes Gebiet der Medizin? Springer, Berlin u. a., 1986.

3. Traumatisierungen bei MigrantInnen mit Folter- und Kriegserfahrungen

Catherine Moser

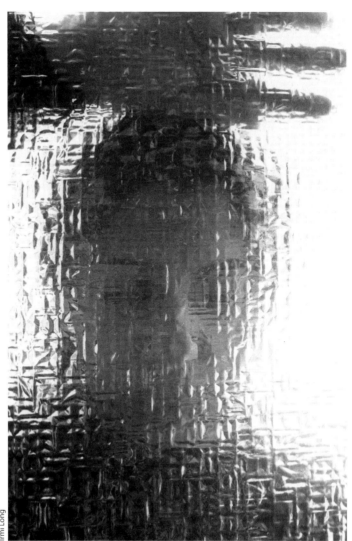

Irmi Long

«Ist die Erniedrigung, die ich erlebt habe, die Angst (...) und die Hoffnung,
dass alle nur am leben und gesund bleiben, nicht eine schwere Krankheit,
eine, die mehr schmerzt, als alle anderen Krankheiten?»[23]

3.1 Einleitung

Folter, Kriege, Terrorismus, staatliche Repressionen und andere Formen organisierter Gewalt sind allgegenwärtig. Nachrichten über entsprechende Vorkommnisse begegnen uns fast täglich, die Zahlen und Fakten zu deren Verbreitung sind vorhanden und bekannt. Dennoch umhüllt Schweigen das Thema in vielerlei Hinsicht: Aus primär politischen Gründen wird es tabuisiert. Die Sensibilität und das Bewusstsein für Folter sind oft nicht genügend präsent – über das kollektive Nichtstun breitet sich sozusagen ein öffentliches Schweigen. Für Außenstehende bleiben die Erfahrungen der Traumatisierten jenseits des Vorstellbaren. Aber auch Betroffene stoßen an die Grenzen des Wahrnehmbaren, des Verstehens und des Interpretierens. Foltererfahrungen entziehen sich weitgehend auch der verbalen Repräsentation. Dies ist mit ein Grund, warum Folterüberlebende[1] häufig nicht über ihre Erfahrungen sprechen, ein Aspekt auf den im weiteren Verlauf noch vertieft eingegangen wird. Gefolterte Menschen müssen erst eine Sprache suchen, in der sie ihre Erfahrungen zumindest teilweise kommunizieren können.[2] Schweigen und Sprache bzw. die verschiedenen Formen der Kommunikation im Zusammenhang mit Traumatisierungen sind auch ein leitendes Thema des vorliegenden Kapitels – um wider die Sprachlosigkeit eine Sprache zu finden.

Dieses Kapitel soll aufzeigen, inwiefern Pflegende mit dem Thema «Traumatisierungen bei MigrantInnen mit Folter- und Kriegserfahrungen» konfrontiert sind, warum Wissen in diesem Bereich gerade auch für Pflegende relevant ist und wie dieses Wissen in der praktischen Arbeit umgesetzt werden kann. Einführend werden die Begriffe Trauma bzw. Traumatisierung erläutert. Beleuchtet wird dabei die Entwicklung des Begriffs bis hin zur Verwendung in der psychiatrischen Diagnostik. Der zweite Teil ist der Folter als extremer Form von Traumatisierung gewidmet. Es werden dabei die Definition von Folter, deren Verbreitung, Methoden und Ziele sowie die wichtigsten Symptome als Folge von Folter dargelegt, gefolgt von kurzen Ausführungen zur Betreuung und Behandlung. In den nächsten Teilen wird der Verarbeitungs- und Bewältigungsprozess einerseits und die spezifische Situation von Folterüberlebenden in der Migration andererseits beschrieben. Das Bewältigen von Folter- und Kriegserfahrungen steht im Zentrum des letzten Teils: Anhand verschiedener thematischer Schwerpunkte wird aufgezeigt, wie die Folgen von Extremtraumatisierungen die Lebenswelt der MigrantInnen im Exil prägen.

---

1 Zur Vereinfachung wird im Folgenden primär «Folterüberlebende» verwendet, um Überlebende von Krieg, Folter und anderen Formen organisierter Gewalt zu bezeichnen. Des weiteren wird konsequent der Begriff Folter«überlebende» anstelle von Folter«opfern» eingesetzt. Diese Differenzierung ist meines Erachtens aus verschiedenen Gründen angebracht: Die Bezeichnung Opfer ist einerseits pathologisch konnotiert und viktimisiert andererseits die Betroffenen als passive (womöglich sogar mitschuldige) Individuen. Folter«überlebende» bezeichnet die Individuen im Gegensatz dazu als aktiv handelnd und bringt zum Ausdruck, dass allein das Überleben von Folter von einer unermesslichen Stärke und einem Potential zeugt, das nicht selbstverständlich erbracht werden kann.

2 Hier liegt wohl auch der Grund, warum einige Folterüberlebende in der Literatur, Malerei, Musik oder im Film ein Medium des Ausdrucks gefunden haben. Insbesondere das Lesen von Romanen, Erlebnisberichten, Autobiographien und Gedichten eröffnet auch Außenstehenden einen eindrucksvollen Zugang zum Thema.

3.2 Traumatisierungen[3]

Im Zusammenhang mit organisierter Gewalt, Krieg und Folter ist immer auch die Rede von Trauma und von den traumatisierenden Folgen. Doch Trauma taucht auch in ganz anderen Zusammenhängen auf. Der Begriff Trauma kursiert inzwischen so verbreitet, dass er längst nicht mehr nur im medizinisch-psychologischen Sinn verwendet wird, sondern im Gegenteil Eingang in die Umgangssprache gefunden hat. Dort wird er auf alle denkbare Situationen und Zusammenhänge angewandt, was die persönlich sehr unterschiedlichen Definitionen von Trauma widerspiegelt. Damit verbunden ist die Tendenz, dem Begriff seinen eigentlichen Sinn und Gehalt zu nehmen, und ihn entsprechend undifferenziert anzuwenden. Ein Beispiel dafür ist der folgende Zeitungsausschnitt aus der Rubrik «Lebensart», in dem ein Designerkleid präsentiert wird:

«Nicht traumatisiert sein»

«Haben Sie Folgendes schon mal erlebt: Ein bestimmtes buntes Kleid fällt Ihnen auf. Sie sehen es in vielen Hochglanzmagazinen innerhalb kurzer Zeit. Dann wird es von einer Schauspielerin, von einem Pop-Sternchen, von einem Model an einer vermeintlich glamourösen Preisverleihung mit Gala getragen. Zum Beispiel zu den Filmfestivitäten in Cannes. Zum Beispiel von Jennifer Lopez. Das ist die mit dem großen Hinterteil. Sie denken: Gut möglich, dass ich in diesem Kleid ebenso sexy aussehe. (Vielleicht noch sexier). Sie fühlen sich gut. Sie haben keine Problemzonen. Dann gehen Sie in den zuständigen Designerladen und probieren das begehrte Teil. Aber: Das Teil sitzt nicht. Der Saum wellt sich. Das kostspielige Material hängt schlapp nach unten. Sie sind traumatisiert. (...)» [NZZ, 16./17.9.2000: 141].

Übung
● Überlegen Sie sich Beispiele (Medien, Werbung, Alltagssprache), in denen in unterschiedlichen Zusammenhängen von «Trauma» bzw. «traumatisch», die Rede ist und überlegen Sie, ob diese Verwendungen für Sie persönlich zutreffend sind oder nicht.
● Suchen Sie in Ihrer eigenen Biografie nach Erfahrungen, Ereignissen und Momenten, die Sie persönlich als traumatisch bezeichnen.
● Versuchen Sie die Assoziationen, Wahrnehmungen und Gefühle zu verbalisieren, die damit zusammenhängen, dass Sie diese Erfahrungen als traumatisch empfanden bzw. empfinden.
● Tauschen Sie diese Assoziationen, Wahrnehmungen und Gefühle in der Gruppe aus, und halten Sie Gemeinsamkeiten fest.

Im Folgenden wird der Begriff Trauma erklärt und die Entwicklung in der Kategorisierung von Trauma nachgezeichnet. Innerhalb des umfassenden Bereichs Trauma liegt der Fokus ausschließlich auf extremen Formen der Traumatisierung, wie sie durch Folter und Krieg vorkommen. Die Veränderungen und Erweiterungen, die in der psychologischen und psychiatrischen Konzeption von Trauma nachvollzogen werden können, widerspiegeln die Erfahrungen der Traumaforschung aus den letzten rund 100 Jahren. Eine analoge Entwicklung zeigt sich auch in der psychiatrischen Diagnostik.

3.2.1 Trauma als Ereignis

Mit Trauma kann sowohl eine *Ursache*, das heißt ein Stressor, wie auch eine *Folge*, also die psychisch-emotionale und psychosomatische Reaktion auf einen Stressor bezeichnet werden. Stressor ist eine neutrale Bezeichnung für von außen

---

3 Im Verlauf der Beschäftigung mit dem Thema habe ich es mir angeeignet, mehrheitlich von «Traumatisierung» statt von «Trauma» zu sprechen, um die Prozesshaftigkeit zum Ausdruck zu bringen (vgl. dazu Kap. III.3.2.5).

kommende Belastungen, die auch positiv erlebt werden können. Demgegenüber ist der Begriff Katastrophe als extreme Form eines Stressors, eindeutig negativ konnotiert. Katastrophen sind überwältigende Ereignisse und Umstände, die die Anpassungsfähigkeit von Menschen übersteigen und – wenigstens zeitweise – zur massiven Zerstörung der Funktion von Gemeinschaften und Individuen führen. Traditionellerweise wird in sogenannte *man-made* (von Menschen verursachte) und *natural disasters* (Naturkatastrophen) unterschieden, wobei erstere in ihren Auswirkungen als schwerwiegender gelten. Angesichts der engen Verflechtung von Naturkatastrophen mit menschlichem Wirken ist diese Unterscheidung jedoch fraglich.

Etymologisch stammt das Wort Trauma aus dem Griechischen und bedeutet «Wunde, Verletzung». Ursprünglich bezeichnet demnach ein Trauma eine physische Verwundung. Erst im 19. Jahrhundert wurde der Begriff erweitert, um auch mentale Verletzungen zu umfassen. Kurz vor der Jahrhundertwende führten Erkenntnisse aus somatischen und psychologischen Untersuchungen zur Bezeichnung der sogenannten traumatischen Erinnerung bzw. des traumatischen Gedächtnisses *(traumatic memory)*. Freud, der mit seiner Erforschung hysterischer Anfälle zu großen Teilen die Arbeiten zur traumatischen Erinnerung prägte, betonte, das pathogene Moment liege in der Erinnerung an das traumatische Ereignis und sei nicht eine direkte Folge desselben. Freud beschäftigte sich auch nach dem Ersten Weltkrieg mit traumatischen Ereignissen und führte das Konzept der traumatischen (Kriegs-)Neurose ein. Die traditionellen Konzeptionen von Trauma sind vorwiegend naturwissenschaftlicher Ausrichtung und führen psychische Störungen fast ausschließlich auf biologische Vorgänge zurück. Sie lehnen sich an die ursprüngliche Vorstellung einer körperlichen Verwundung an, indem von einem einmaligen, isolierten, plötzlich auftretenden Ereignis ausgegangen wird, das das Gemütsleben erschüttert und den psychischen Apparat schädigt.

3.2.2 Trauma als Erlebnis und Situation

Die Kritik an der affektbiologisch ausgerichteten Definition der traumatischen Neurose führte zur Erweiterung des Begriffs. Im Gegensatz zum engen Blickwinkel auf das traumatische Ereignis, wurde vielmehr das *Erlebnis*, das subjektive Erleben des Ereignisses fokussiert. Ausgangspunkt der Beurteilung ist demnach der biografische Kontext des Individuums, in dem das traumatische Ereignis stattfindet. Die Einbettung des Traumas in die jeweilige Lebensgeschichte erweist sich unter anderem auch als relevant, um Fragen nach altersspezifischen Reaktionen zu beantworten. Aufgrund des Einflusses, den historische Gegebenheiten auf den Verlauf der individuellen Biografien haben, wurde anstelle von Trauma die traumatische *Situation* betrachtet. Zusätzlich zu den subjektiven Unterschieden wurde so den allgemeinen Lebensumständen und somit der Beziehung zwischen dem Menschen und seiner Umwelt Rechnung getragen. Auf diese Weise wurden die psycho- und soziogenetischen Aspekte von Traumatisierung definiert, mit denen auftretende Störungen – anders als mit dem traditionellen Traumakonzept – auch ohne organisch und genetisch bedingte Faktoren erklärt werden können. Mit der Berücksichtigung der besonderen situativen Bedingungen, in denen ein Ereignis traumatisch wirkt, und der subjektiven Wahrnehmung der jeweils spezifischen Umstände und Bedingungen wurde die historisch-biografische Dimension in das Traumakonzept integriert.

3.2.3 Extreme Formen von Traumatisierungen

Die spezifischen Traumatisierungen in Konzentrationslagern während des Zweiten Weltkrieges führten zu einer weiteren wesentlichen Veränderung der Konzeption von Trauma. «Hier ist einer großen Zahl von Menschen etwas zugestoßen, wofür wir eigentlich keinen rechten Namen haben. (...) Es ist etwas, was über das menschlich Proportionierte hinausgeht, dem die Ausdrücke wie Tragödie oder Katastrophe nicht gerecht werden. Nur wenige haben es überlebt» [Eissler 1963–4: 279]. Bettelheim war der erste, der 1943 – geprägt durch seine eigenen Erfahrungen im Konzentrationslager – die Unzulänglichkeit der psychiatrischen und psychoanalytischen Sprache zur Kategorisierung von Traumatisierung durch von Menschen verübte Katastrophen festhielt. Er führte den Begriff *extreme Situation* ein. In der Post-Shoah-Literatur entwickelte sich daraufhin die Formulierung *extreme Traumatisierung*. Der Zusatz «extrem» bringt das Moment der Außer-Ordentlichkeit, der Unvergleichbarkeit und der Einzigartigkeit der traumatischen Erfahrungen in Konzentrationslagern oder unter systematischer Folter zum Ausdruck. Mit dieser Abgrenzung wurde deutlich gemacht, dass zwischen den verschiedenen Arten von traumatischen Ereignissen zu differenzieren ist; ein Punkt der auch in der Diagnostik Anlass zu Diskussionen gibt (vgl. Kap. III.3.2.6).

3.2.4 Zeitdimension von Traumatisierungen

Anfang der sechziger Jahre prägte Khan [1963] das Konzept der *kumulativen Traumatisierung*, und brachte damit die Zeitdimension in die Trauma-Diskussion ein. Kumulativ weist auf den Umstand hin, dass ein schweres traumatisches Erlebnis nie gänzlich aufgearbeitet wird, auch in den folgenden Lebensabschnitten weiterwirkt, und es so bei einer späteren Wiederholung zu einer erneuten Aktivierung kommt. Damit wurde der bereits von Freud vorgebrachte Gedanke, dass ein Trauma nicht nur durch ein einzelnes Ereignis, sondern auch durch mehrere Erfahrungen entstehen kann, verfestigt. Das Konzept der kumulativen Traumatisierung wurde daher einerseits auf die Situation von massiven, extremen Traumatisierungen angewandt, bei denen die Überlebenden während längerer Zeit, teilweise jahrelang, wiederholten schweren traumatischen Bedingungen ausgesetzt waren. Anderseits ist der Aspekt der kumulativen Traumatisierung in der Forschung über die Weitergabe der Traumatisierung an die zweite Generation bedeutungsvoll.

3.2.5 Traumatisierungen als Prozess

Bettelheims und Khans Ansätze wurden schließlich von Keilson [1979] verknüpft in seinem Konzept der *sequentiellen Traumatisierung*. Keilson argumentiert, dass eine extreme Belastungssituation als Ganzes nicht allein durch das traumatische Ereignis erfasst werden kann. Er unterteilt daher die traumatische Erfahrung in drei historische Phasen:

- Beginn der Verfolgung
- Belagerungsphase/Lageraufenthalt
- Nachkriegszeit.

Den drei aufeinanderfolgenden Phasen entsprechen psychologische Momente, drei traumatische Sequenzen, die in ihrem Grundmuster identisch sind. Keilson betont, dass nur die Analyse aller drei Sequenzen zu einem adäquaten Verständnis der traumatischen Erfahrungen führen kann. Wie andere AutorInnen auch, beschäftigte er sich insbesondere mit der dritten Sequenz: In seiner Studie über jüdische Waisenkinder in den Niederlanden bezeichneten die Überlebenden die dritte Phase als die schmerzlichste und eingreifendste, da sie sich des Ausmaßes der erlittenen Traumata bewusst und dadurch nochmals mit ihnen konfrontiert wurden und da die aktuellen Lebensbedingungen zur weiteren Traumatisierung beitrugen. Durch die Idee der Sequenz richtet Keilson den Fokus auf den sukzessiven Prozess von Traumatisierung. Da die traumatisierende Belastung auch nach der eigentlichen Bedrohungsphase fortbestehen kann, erklärt dies die mögliche chronische Entwicklung von Traumafolgen.

Auf den Migrationskontext appliziert bedeutet dies, dass die Situation von MigrantInnen nach erfolgter Niederlassung als dritte Sequenz bezeichnet werden kann. Daraus wird ersichtlich, wie direkt die Lebensbedingungen der MigrantInnen im Aufnahmeland das Bewältigen der traumatischen Erfahrungen beeinflussen: Belastende Umstände können pathologische Reaktionen mitverursachen während umgekehrt eine stabile, sichere, sorgenfreie Situation eine positive Entwicklung begünstigen kann.

3.2.6 Trauma in der psychiatrischen Diagnostik

Die ersten Versuche in der psychiatrischen Diagnostik, die verschiedenen Symptome von Überlebenden traumatischer Situationen zu klassifizieren, bauten auf einzelnen Diagnosen, Beschreibungen und Beobachtungen auf. Es entstanden Begriffe wie *concentration camp syndrome, combat stress reactions, posttraumatic neurosis, warsailor syndrome, Vietnam syndrome, Indonesian camp child syndrome, second generation syndrome, hostage syndrome, shell shock, combat exhaustion, battle fatigue*[4]. Die verschiedenen Begriffe zeigen, dass die Erfahrungen stark vom jeweiligen Ereignis abhängig und dementsprechend spezifisch ausgerichtet waren. Insbesondere die Erfahrungen aus den zwei Weltkriegen und später aus dem Vietnamkrieg brachten eine Fülle von Untersuchungen und Aktivitäten in der Traumaforschung hervor. Das Bemühen, die Bezeichnungen zu ordnen und zusammenzufassen, führte 1952 schließlich dazu, in der ersten Version des diagnostischen und statistischen Manuals (DSM I) der Amerikanischen Gesellschaft für Psychiatrie (APA) das Konzept *gross stress reaction*[5] einzuführen. In DSM II [1968] wurden traumatische Reaktionen nicht mehr explizit erwähnt, sondern mit den Diagnosen *transient adjustment disturbances of adult life*[6] oder *transient situational disturbances*[7] erfasst. In der dritten, 1980 erschienen Version wurde die Vielzahl diagnostischer Konzepte in einem vereinigt, indem die – inzwischen vieldiskutierte – posttraumatische Belastungsstörung oder *post-traumatic stress disorder* (PTSD), Eingang in die psychiatrische Nomenklatur fand. Diese Vereinheitlichung wurde in der später revidierten Fassung (DSM III-R) noch verstärkt. Während im DSM II die Folgen traumatischer Erfahrungen noch als vorübergehend charakterisiert sind, kann die posttraumatische Belastungsstörung gemäß Definition im DSM III auch langfristiger Art sein. Die oben erwähnte Möglichkeit einer Chronifizierung von Belastungsstörungen schließlich wurde in DSM IV [1994] mitberücksichtigt (siehe Kap. III.3.2.7). Eine parallele Entwicklung der Klassifizierung traumatischer Erfahrungen kann in den verschiedenen Versionen der Internationalen Klassifikation von Krankheiten (ICD)[8] nachvollzogen werden, die von der Weltgesundheitsorganisation (WHO) veröffentlicht werden. In der Ausarbeitung beider Manuale existiert jeweils eine enge Kooperation zwischen den Arbeitsgruppen, sodass ein großer wechselseitiger Einfluss auszumachen ist. Die aktuelle Version der WHO-Klassifikation (ICD-10) beinhaltet drei Kategorien für Stressreaktionen:

1. akute Belastungsstörung (F43.0)
2. posttraumatische Belastungsstörung (F43.1)
3. anhaltende Persönlichkeitsänderung nach Extrembelastung (EPCAPE[9], F62.0).

Diese dritte und letzte Kategorie wurde in Abgrenzung zu PTSD für Formen von extremem Stress integriert. So ist für EPCAPE explizit festgehalten: «Die Belastung muss so extrem sein, dass die Vulnerabilität der betreffenden Person als Erklärung für die tiefgreifende Auswirkung auf die Persönlichkeit als Erklärung nicht ausreicht. Beispiele hierfür sind Erlebnisse in einem Konzentrationslager, Folter, Katastrophen, andauernde lebensbedrohliche Situationen (als Geisel, langandauernde Gefangenschaft mit drohender Todesgefahr). Eine posttraumatische Belastungsstörung (F43.1) kann dieser Form der Persönlichkeitsänderung vorangehen. Sie wird dann als eine chronische, irreversible Folge von Belastung angesehen» [Dilling, Mombour et al. 1993: 235].

---

4 «Konzentrationslager-Syndrom, Kampfstress-Reaktionen, posttraumatische Neurose, Kriegsmatrosen-Syndrom, Vietnam-Syndrom, Indonesisches Lagersyndrom bei Kindern, Zweitgenerationen-Syndrom, Geiselsyndrom, Kriegsneurose, Kampferschöpfung, Schlachtmüdigkeit»
5 Übersetzung: «grobe Stressreaktion»
6 Übersetzung: «vorübergehende Anpassungsstörungen des Erwachsenenlebens»
7 Übersetzung: «vorübergehende situationale Störungen»
8 International Classification of Diseases
9 Enduring Personality Change After Catastrophic Experience

3.2.7 Die posttraumatische Belastungsstörung (PTSD)

Wie in den vorangehenden Ausführungen bereits angedeutet, ist PTSD für den hier thematisierten Zusammenhang insofern relevant, als auch bei Folterüberlebenden die Belastungsstörung als Diagnose verwendet wird, um deren Beschwerden zu erfassen. Zur Anwendung gelangen dabei sowohl die akute (Auftreten der Symptome innerhalb von vier Wochen nach dem traumatischen Ereignis) und die posttraumatische Belastungsstörung (Anhalten der Symptome länger als vier Wochen) als auch die anhaltende Persönlichkeitsänderung, EPCAPE (Bestehen der Symptome länger als zwei Jahre). Darüber hinaus erreicht die Diagnose PTSD bei gefolterten und kriegstraumatisierten MigrantInnen als Instrument im Asylverfahren auch asylpolitische Bedeutung. In diesem Zusammenhang spielen auch gesundheitspolitische Überlegungen eine Rolle: Es ist zu vermuten, dass PTSD in den USA unter anderem deshalb häufiger diagnostiziert wird als in Europa, weil damit leichter als mit anderen Diagnosen medizinische und psychotherapeutische Leistungen bezogen werden können [Weiss 2000]. Nachfolgend sind die diagnostischen Kriterien der am häufigsten diagnostizierten posttraumatischen Belastungsstörung stichwortartig aufgeführt (nach DSM IV, Sass, Wittchen et al., 1998):

A. Stressor

- Lebensbedrohliche Situation (persönliches Erleben, Miterleben bei einer nahestehenden Person oder Beobachtung bei einer anderen Person)
- Reaktion in Form von intensiver Furcht, Hilflosigkeit oder Entsetzen

B. Wiedererleben des Traumas[10]

- Intrusive Erinnerungen[11]
- wiederkehrende Träume[12]
- Handeln und Fühlen, als ob Trauma wiederkehrt (Flashbacks, Illusionen, Halluzinationen)[13]

- psychische Belastung durch Erinnerungsreize
- körperliche Reaktionen durch Erinnerungsreize

C. Vermeidung und abflachende Reagibilität[14]

- Vermeiden von Gedanken, Gefühlen, Gesprächen, Aktivitäten, Orten, Menschen, die mit Trauma in Verbindung stehen
- Unfähigkeit, wichtige Aspekte des Traumas zu erinnern
- vermindertes Interesse
- Losgelöstheit und Entfremdung
- eingeschränkte Affektbreite
- Gefühl einer eingeschränkten Zukunft

D. Erregung[15]

- Schlafstörungen
- Reizbarkeit oder Wutausbrüche
- Konzentrationsschwierigkeiten
- Hypervigilanz
- übermäßige Schreckreaktion

Die diagnostischen Kriterien beinhalten des weiteren Vorgaben bezüglich der Dauer und der Beeinträchtigung durch die Beschwerden. PTSD wird diagnostiziert, wenn die Symptome der Kriterien B bis D (in der angegebenen Menge)

---

10 Mindestens eine dieser Formen liegt vor.
11 Bei Kindern können diese in Form von Spielen, die Themen des Traumas ausdrücken, auftreten.
12 Bei Kindern können stark beängstigende Träume ohne erkennbaren Bezug zum Trauma auftreten.
13 Bei Kindern kann eine traumaspezifische Neuinszenierung auftreten.
14 Mindestens drei dieser Symptome liegen vor.
15 Mindestens zwei dieser Symptome liegen vor.

länger als einen Monat vorliegen.[16] Die Beeinträchtigung muss in «klinisch bedeutsamer Weise (...) in sozialen, beruflichen oder anderen wichtigen Funktionsbereichen» feststellbar sein [Sass, Wittchen et al., 1998: 492].

Das stetig wachsende Wissen über traumatische Erfahrungen und deren Auswirkungen, aber auch die vielfältigen Schwierigkeiten in der praktischen diagnostischen Anwendung, führten und führen zu Kritik am PTSD-Konzept. In der Praxis wurde festgestellt, dass eine Vielzahl von Folterüberlebenden mit der Kategorie gar nicht erfasst wird. Außerdem besteht das Problem überlappender Diagnosen, verschiedene Arten von Trauma werden nicht unterschieden, und die Frage der Ätiologie ist ungelöst. Ausgehend von den Unzulänglichkeiten der bestehenden Kategorien werden Forderungen nach einer eigenen Diagnosekategorie gestellt, die spezifisch auf die Situation Überlebender von Folter, Krieg und organisierter Gewalt zugeschnitten ist. Die erwähnte Kategorie EPCAPE, die bereits in ICD-10 verankert ist, stellt ein Schritt in diese Richtung dar, als weitere Beispiele können das *post-torture syndrome* [Basoglu, 1992] oder die «komplexe posttraumatische Belastungsstörung» [Herman 1993] genannt werden. Am weitaus meisten Anlass zur Diskussion geben Kritikpunkte, die die Klassifikation und Kategorisierung von Folterfolgen an sich hinterfragen und für einen grundsätzlichen Perspektivenwechsel stehen. Die Hauptargumente sind hier die folgenden:

PTSD vereinheitlicht traumatisierende Erfahrungen und vermag die multiplen Folgen der komplexen Erfahrungen nicht adäquat zu erfassen. Der Zusatz «post» suggeriert einen einfachen linearen Kausalzusammenhang und widerspricht den gegenwärtigen Konzeptionen von Trauma als Prozess. Dazu kommt, dass PTSD ein primär westliches Modell ist, das transkulturelle Aspekte nicht genügend berücksichtigt. Die Unterschiede in der Wahrnehmung, Benennung, Interpretation und im Umgang mit Beschwerden und Leiden im lokalen Kontext werden ignoriert. Weiter fokussiert PTSD das Individuum und seine Symptome, nicht aber die traumatische Situation. Die traumatischen Ereignisse werden mittels der Diagnose personifiziert, sodass soziale Probleme in individuelle verwandelt werden und kollektive Erfahrungen in persönliche. Anstatt die politischen Prozesse und den sozialen Kontext zu thematisieren, rückt das Individuum als leidendes Opfer in den Vordergrund. Zudem vernachlässigt der Fokus auf das Individuum die Tatsache, dass Folter auf die Zerstörung zwischenmenschlicher Beziehungen abzielt, und dass die Ursachen wie auch die Folgen sozial sind, Familien und Netzwerke umfassen, und dass auch das Leiden eine interpersonale Erfahrung ist. Folgen von Folter, Krieg und anderen Formen extremer Gewalt als Krankheit zu bezeichnen, ist überdies fraglich, da Belege einer klar umschreibbaren Krankheit fehlen und da dadurch die Tendenz besteht, das Geschehene zu rechtfertigen. Daraus ergibt sich die grundsätzliche Frage, ob PTSD eine Störung ist oder nicht vielmehr eine normative, normale und verständliche Reaktion auf anormale Erfahrungen darstellt. Die Konstruktion einer Krankheit spiegelt vielmehr die Medikalisierung[17] des Leidens wider. Zusammenfassend ist festzuhalten, dass die Diagnose PTSD nur sinnvoll sein kann, wenn die kulturellen, politischen und ökonomischen Implikationen mitberücksichtigt werden und sie im Falle von Folterüberlebenden einer Erweiterung und Spezifizierung bedarf.

3.3 Folter

Im Folgenden wird auf Folter eingegangen als eine Form extrem traumatisierender Erfahrung. Angesprochen werden sowohl die Definition und Verbreitung als auch Methoden und Ziele

---

16 Zur Bestimmung des Beginns und der Dauer der Symptome dienen folgende Zusatzcodierungen: akut = Dauer der Symptome weniger als drei Monate, chronisch = Dauer der Symptome drei Monate oder mehr, mit verzögertem Beginn = mindestens sechs Monate zwischen dem traumatischen Ereignis und dem Beginn der Symptome (Sass, Wittchen et al. 1998: 488).

17 Unter Medikalisierung werden die Verschiebung sozialer Probleme in den medizinischen Bereich, und deren Be- und Abhandlung in demselben verstanden.

der Folter sowie die Symptome, die in der Folge auftreten. Ein Exkurs ist der sexuellen Folter gewidmet.

3.3.1 Definition und Verbreitung von Folter

Es existieren verschiedene Definitionen von Folter; maßgebend sind dabei diejenigen, die in den menschen- und völkerrechtlichen Konventionen und Abkommen formuliert sind. Als Grundlagen zählen die Menschenrechtsdeklaration der UNO von 1948 und die UNO «Konvention gegen Folter und andere gewaltsame, inhumane oder degradierende Behandlung oder Bestrafung». Letztere wurde 1984 verabschiedet, trat 1987 in Kraft und definiert Folter in Artikel 1 wie folgt:

> *«Im Sinne dieses Übereinkommens bezeichnet der Ausdruck Folter jede Handlung, durch die einer Person vorsätzlich große körperliche oder seelische Schmerzen oder Leiden zugefügt werden, zum Beispiel um von ihr oder einem Dritten eine Aussage oder ein Geständnis zu erlangen, um sie für eine tatsächliche oder mutmaßlich von ihr oder einem Dritten begangene Tat zu bestrafen oder um sie oder einen Dritten einzuschüchtern oder zu nötigen, oder aus einem anderen auf irgendeiner Art von Diskriminierung beruhenden Grund, wenn diese Schmerzen oder Leiden von einem Angehörigen des öffentlichen Dienstes oder einer anderen in amtlicher Eigenschaft handelnden Person, auf deren Veranlassung oder mit deren ausdrücklichem oder stillschweigendem Einverständnis verursacht werden. Der Ausdruck umfasst nicht Schmerzen oder Leiden, die sich lediglich aus gesetzlich zulässigen Sanktionen ergeben, dazu gehören oder damit verbunden sind.»*

In dieser Definition ist dem Umstand Rechnung getragen, dass Folter nicht nur körperlich zugefügten sondern auch seelischen Schmerz umfasst und auslöst. Die eingeschränkte Assoziation von Folter mit physischem Schmerz, wie sie früher insbesondere in der westlichen Welt bestand, wird den heutigen Folterpraktiken nicht gerecht. Weiter ist explizit festgehalten, dass sich nicht nur die Ausführenden der Folter schuldig machen, sondern auch die Befehlsgebenden sowie die, die mit Stillschweigen ihr Einverständ-

nis bekunden. Indes vernachlässigt diese offizielle Definition erstens mit der Wendung «vorsätzlich» unsystematische Gewaltformen und zweitens mit der Betonung auf «öffentlich» Gewaltformen, die im privaten und halbprivaten Bereich stattfinden [Wicker, 1993: 21 ff.]. Die Abgrenzung von Folter gegen andere Formen von Gewalt und Misshandlungen wird definiert, indem Folter systematisch, organisiert, beabsichtigt, zielgerichtet und in verschärfter Form erfolgt.

Obwohl viele Länder diese Konvention ratifiziert haben, wird gemäß Amnesty International heute in mehr als 150 Ländern Folter praktiziert. Organisationen wie Amnesty International oder Human Rights Watch tragen jeweils in ihren Jahresberichten aktuelle Daten über Folter und andere Menschenrechtsverletzungen zusammen und leisten damit einen wesentlichen Beitrag zur öffentlichen Sensibilisierung für das Thema. Trotz diesen Bemühungen und trotz der Informationen über das Ausmaß von Kriegen und organisierter Gewalt sind die Dunkelziffern hoch. Bewaffnete Auseinandersetzungen, staatlicher Terror, Folter und organisierte Gewalt führen zu erzwungener Migration und zur Vertreibung ganzer Bevölkerungsteile. In den letzten 40 Jahren stieg die Anzahl der Flüchtlinge von 1,3 auf rund 22 Millionen Personen. Die Mehrheit der Flüchtlinge hat in ihrem Ursprungsland multiple und wiederholte Traumatisierungen erlebt. Schätzungen zufolge hat rund ein Drittel aller Flüchtlinge Foltererfahrungen erlitten.

3.3.2 Methoden der Folter

Eine Auflistung möglicher Foltermethoden ist wohl eine nicht zu bewältigende Aufgabe, denn das Spektrum ist schier unendlich. Dennoch ist es wichtig, einige der verwendeten Methoden zu kennen. Zum einen werden anhand der (psychischen) Methoden, die in der Folter angewandt werden, auch die Reaktionen von Folterüberlebenden verständlicher. Zum anderen kann auf diese Weise die Sensibilität in der Identifikation von Folterüberlebenden gesteigert werden. Auch Pflegende können so bei ungewöhnlichen Reaktionen und/oder schwer zuordenbaren Symptomen bei PatientInnen mögliche Foltererfahrung in Betracht ziehen.

In der Regel wird Folter unterschieden in Methoden physischer, psychischer, sexueller und biologischer Art. Jegliche Einteilung in Kategorien muss jedoch in dem Bewusstsein geschehen, dass Folter immer die Person in ihrer Ganzheit betrifft. In diesem Sinne sind die verschiedenen Methoden nicht gegeneinander abgrenzbar und beeinflussen sich wechselseitig. Physische Mittel werden angewandt, um psychische Ziele zu erreichen. Die verschiedenen Techniken werden meist in Kombination miteinander eingesetzt, das heißt, das Ziel der Folter wird erst mit der Verbindung der Praktiken erreicht. Nachfolgend sind einige der bekanntesten Foltermethoden aufgeführt (siehe Kasten).

Primär physische Folter

- Schläge mit Eisenstange, Peitsche, Stacheldraht, Kette etc.
- «Telefon» (Schläge auf die Ohren mit den Handinnenflächen)
- *Falakka* (Schläge auf die Fußsohlen)
- Elektrischer Strom, teilweise in Verbindung mit Eisen oder Wasser
- Verbrennungen
- Verabreichen von Medikamenten
- Aufhängen an den Füßen oder Armen
- Erzwungenes Aufrechtstehen oder -knien
- Fesselungen
- Verstümmelungen und Amputationen
- Zähne oder Nägel ausreißen
- Einführen spitzer Gegenstände unter Nägel oder in Körperöffnungen
- Zwang zu extremer Aktivität bis zur Erschöpfung
- Erzeugen von Todesangst (Ersticken, Ertränken, Einläufe etc.)

Primär psychologische Folter

- Deprivationstechniken
- Konfusionspraktiken
- Permanentes Verhören
- Permanente Erniedrigungen
- Drohungen mit Folter, Kastration, Tod etc. der eigenen Person oder von Dritten
- Zwang, Folter an Dritten auszuüben
- Zwang, Folter an Dritten zu sehen und/oder zu hören
- Isolation, Einzelhaft
- *Hooding* (Überziehen einer Kapuze, eines Sacks o. ä.)
- Scheinerschießungen
- Erzwungenes Essen/Trinken von Exkrementen, Urin etc.
- Unvorhersehbare, willkürliche Änderungen der Regeln
- Verletzung und Missachtung religiöser Vorschriften

Primär sexuelle Folter

- Einführen von Gegenständen, Wasser, Luft in After und Vagina
- Elektroschock an Genitalien
- Verletzung oder Verstümmelung der Sexualorgane
- Sexuelle Bedrohungen, Belästigungen und Misshandlungen
- Vergewaltigung von Frauen und Männern

Primär biologische Folter

- Wasser- und Nahrungsentzug
- Durchbrechen von Schlafrhythmen oder Schlafentzug

- Aussetzen gegenüber Kälte, Hitze, Nässe, Lärm
- Aussetzen ggü. Licht oder Dunkelheit
- Unterlassen medizinischer Behandlung
- Verhindern physiologischer Funktionen bzw. von Primärbedürfnissen
- Entzug von Kleidung und Hygiene

Wie sehr die verschiedenen Foltertechniken miteinander verbunden sind bzw. parallel eingesetzt werden, zeigen die folgenden zwei Beispiele:

- Ein kurdischer Mann berichtete, dass er während einer zweitägigen Untersuchungshaft unter anderem von den Polizisten in große Gummipneus gesteckt wurde und sie anschließend mit ihm «Fußball» gespielt haben. Er wies schwere Quetschungen, Prellungen, Rippenbrüche auf, und es bestand der Verdacht auf Verletzung innerer Organe. In seiner Wiedergabe dominierte jedoch der Aspekt der Erniedrigung durch das inszenierte Spiel, bei dem die Polizisten den Sieg der bekanntesten türkischen Fußballmannschaft imitierten und sich dabei betont vergnügten.[18]
- Bosnische Männer erzählten aus ihrer Zeit im Lager Manjaca, wie ihnen die Köpfe kahl rasiert wurden und sie stundenlang in der prallen Sonne schwere Holzbalken tragen mussten mit der Drohung, erschossen zu werden, wenn sie hinfallen und mit Kollektivstrafen, wenn ein Einzelner einen Fehler beging [Baumgartner Biçer/Moser, 1994].

Während das Wissen über verschiedene Foltermethoden vertieft werden konnte, sind auch die Ausbildung von Folterern und damit die Foltermethoden und -durchführung weiterentwickelt und verfeinert worden. Folter wird heute systematischer und organisierter ausgeübt und tendenziell vermehrt auf der psychologischen Ebene angewandt. Gleichzeitig wird auch in der physischen Folter von neuesten Techniken Gebrauch gemacht. Insgesamt zielt diese Entwicklung darauf ab, Folter sehr schwer nachweisbar

zu machen, ein Aspekt, der für MigrantInnen insbesondere im Rahmen des Asylverfahrens zur zusätzlichen Belastung werden kann.

Die Weiterentwicklung und Spezialisierung von Folter finden nicht zuletzt unter der Mithilfe von medizinischem Personal statt. ÄrztInnen, aber auch andere Angehörige von Gesundheitsberufen sind in der Schulung und Betreuung von Folterern tätig, werden aber auch während der Folter zur Überwachung der Opfer beigezogen. Sie kontrollieren den jeweiligen Zustand der Gefolterten, stellen sicher, dass der Tod nicht eintritt und behandeln und pflegen die Gefolterten nachträglich. Der medizinische Fortschritt wird in diesem Sinne genutzt, um bei den Folterüberlebenden im Nachhinein keine sichtbaren physischen Spuren zu hinterlassen. Die Beteiligung von medizinischem und anderem Personal aus dem Gesundheitsbereich an Folterakten ist auch in der Behandlung und Betreuung von Folterüberlebenden zu berücksichtigen (siehe Kap. III.3.6.5).

Exkurs: Sexuelle Folter

«Ich wurde wie alle anderen an meinen Hoden geschlagen. Sie benutzten Metallstöcke, Rohre, Holzstöcke, Stiefel. Meine Hoden waren geschwollen – sie waren groß wie Orangen... Während der schlimmen Folter haben sie uns dünne Büchsen auf den Kopf gesetzt, damit wir nicht sehen, wer uns schlägt... Sie haben uns intensiv auf die Hoden geschlagen, während sie sagten: ‹Du wirst nie wieder moslemische Kinder zeugen› ... Ich sah sie, wie sie Moslems zwangen, sich gegenseitig die Hoden abzubeißen. Ihr Mund war voll Blut und Hoden.»[19]

Sexuelle Folter ist eine weitverbreitete Praxis systematischer Gewaltanwendung. Oft ver-

---

18 Persönliche Mitteilung, September 1995, Izmir, Türkei.

19 Ausschnitt einer Zeugenaussage eines muslimischen Mannes, der während des Krieges in Bosnien im Lager Omarska inhaftiert war. Die Zeugenaussage war Teil einer Spendenkampagne der Internationalen Gesellschaft für Menschenrechte (IGFM), Deutsche Sektion, zur Unterstützung des Medizinischen Zentrums für Menschenrechte (MZM) in Zagreb, das männliche Opfer der sexuellen Gewalt betreut.

nachlässigt wird hingegen der Umstand, dass nicht nur Frauen, sondern auch Männer davon betroffen sind. Die erwähnte Verbindung physischer und psychischer Formen der Folter ist in der sexuellen Folter auf absolute Weise erreicht. Die Verletzung der intimsten Bereiche des Menschen verstärkt die auch mittels anderer Techniken hervorgerufenen Gefühle des Chaos, des Versagens und der Ohnmacht. Die sexuelle Folter zielt im Besonderen auf das Schamgefühl der Gefolterten ab und erzeugt in hohem Maße die Überzeugung, schuldig zu sein für das Geschehene, ja sogar, dass es hätte verhindert werden können. Auch die Intention, Gefolterte für den Rest ihres Lebens zu schädigen, wird mit sexueller Gewalt erreicht, da sich die Erlebnisse auch nach der Folter unweigerlich auf die Sexualität auswirken. Hinzu kommt, dass die kulturell normierten Vorstellungen über Sexualität eine wesentliche Rolle spielen, für die Folterer in der Wahl ihrer Methoden wie auch für die Gefolterten im Umgang mit den erlittenen Misshandlungen. Je stärker das Thema Sexualität gesellschaftlich tabuisiert ist, desto mehr Bedeutung erhält sexuelle Folter als systematisch eingesetzte Strategie. Männer, die von Männern sexuell misshandelt wurden, leiden unter dem Stigma der Homosexualität und die Erfahrungen kulminieren – je nach Wahrnehmung von Homosexualität – sogar in der Angst, von nun an homosexuell veranlagt zu sein [Gurris, 1994: 5]. Sexuelle Folter wird bewusst eingesetzt in Gesellschaften, in denen die Ehre der Frauen über ihre Reinheit und die männliche Ehre über die Fähigkeit, die weibliche Ehre zu verteidigen, definiert wird. Die Folterer peinigen auf diese Weise über die Frauen die Männer bzw. die gesamte Familie. Frauen, die vergewaltigt worden sind oder von denen dies vermutet wird, werden unter Umständen sozial ausgegrenzt und von ihrer Familie verstoßen. Der Mechanismus der verlorenen Ehre kommt erst dann vollständig zum Tragen, wenn das Geschehene öffentlich wird. Darum belegen Gefolterte gerade den Bereich der sexuellen Folter mit Schweigen, und darum eignet er sich im Gegenzug auch für die Repressoren als Propagandamittel, denn die Veröffentlichung von (tatsächlich verübten oder vorgegebenen) Vergewaltigungen ist Teil der beabsichtigten Erniedrigungen.

3.3.3 Ziele von Folter

Das unmittelbare Ziel von Folter ist abhängig vom jeweiligen Kontext, in dem Folter verübt wird. Je nach politischer, historischer und sozialer Situation wird mittels Folter versucht, Informationen über die gegnerische Seite zu gewinnen, belastende Geständnisse oder Verrat an anderen zu erzwingen, für andere abschreckende Exempel zu statuieren, Oppositionsbewegungen umzuerziehen, Minderheiten einzuschüchtern oder auszulöschen, revolutionäre Gruppen zu zerschlagen oder ähnliches. Die Wahl der angewendeten Methoden richtet sich nach dem Zusammenhang. Folter ist immer in einen gesellschaftspolitischen Rahmen eingebunden und steht in irgendeiner Form immer in Zusammenhang mit Macht, deren Erreichung, Erhaltung und Legitimierung.

So verschieden die Methoden sind und die politischen Prozesse, in denen Folter verübt wird, so einheitlich können die übergeordneten Ziele der Folter benannt werden. Folter zielt auf Zerstörung und Auslöschung ab, nicht aber auf Vernichtung im eigentlichen Sinne: Es ist ein psychischer und sozialer Tod, der eintritt, in der Regel jedoch nicht ein physischer. Folter als Form der totalen Machtausübung löst beim Gefolterten ebenso totale Ohnmacht aus. Normale Abwehrreaktionen, wie Flucht oder Verteidigung, sind unter der Folter nicht möglich. Jegliche Strukturen, Ordnungen und Grenzen werden aufgelöst. Methoden wie die oben beschriebenen erzeugen grenzenlosen Schmerz physischer Art und grenzenlose Gefühle der Hilflosigkeit, der Erniedrigung, der fehlenden Kontrolle, des Ausgeliefertseins, der Ungewissheit, der Lebensbedrohung, der Angst. Der Verlust der Kontrolle ist dabei total; sowohl die

Kontrolle über die normalen Körperfunktionen wie auch über die geistigen Funktionen wird zerstört, was sich unter anderem in Halluzinationen äußert. Das Individuum verliert unter der Folter Identität, Glaube, Sinn und Bedeutung bezüglich seiner selbst, seiner sozialen Umgebung und der Welt im allgemeinen. Gefühle des grundlegenden Urvertrauens, der eigenen Handlungsfähigkeit, der Sicherheit, der Gerechtigkeit, der Zugehörigkeit, des sozialen Zusammenhalts werden zerstört; vorherige Normen, Werte, Rollen, Status haben keine Gültigkeit mehr. Der einzige «Bezugspunkt» ist die Abhängigkeit vom Folterer, die durch ihre Totalität während der Folterphase zu paradoxer Dankbarkeit und nach der Folter sogar zur Identifikation mit dem Peiniger führen kann. Konträr erscheinende Gefühle wie Dankbarkeit werden durch sogenannte Double-bind-Induktionen erzeugt, indem den Gefolterten im Moment der größten Schwäche ein Schritt entgegengekommen wird, was sie gleichzeitig die totale Abhängigkeit spüren lässt. Die Unmenschlichkeit der Folter, und die unmenschlichen Handlungen, zu denen die Gefolterten gezwungen werden, spiegeln das erwähnte Ziel, den Mensch zu zerstören, wider.

Die auf der individuellen Ebene ansetzenden beschriebenen Ziele von Folter sind analog auf die kollektive und gesamtgesellschaftliche Ebene zu projizieren, indem für die Ziele der Folter, die dem Kollektiv und der Gesellschaft gelten, Individuen benutzt werden. Das soziale Umfeld ist von der Folter mitbetroffen, da es letztendlich zur Zerstörung der Gruppenzugehörigkeit und zum Zusammenbruch der sozialen Welten kommt. Wie sehr die Ziele der Folter auf die langfristige Zerstörung bzw. Schädigung der Gefolterten ausgerichtet sind und auch eine dementsprechende Wirkung zeigen, wird daran deutlich, dass die in der Folter angewandten Mechanismen die Lebenswelt der Überlebenden auch später fortgesetzt prägen (siehe Kap. III.3.6).

Die beschriebenen Ziele von Folter und organisierter Gewalt lassen sich am konkreten Beispiel des Krieges in Bosnien verdeutlichen (siehe Kasten).

Der Krieg in Bosnien

Der Krieg in Bosnien (1991–1995) wurde primär entlang ethnischer und religiöser Grenzen ausgetragen. Die totale Erschütterung aller bisher gegebenen, geltenden Strukturen und Ordnungen ist hier besonders augenfällig, da die Gewalt- und Konfliktlinien quer durch alle Kategorien schnitten. Soziale Beziehungen innerhalb von Regionen und Gemeinden, innerhalb der Nachbarschaft, der Familie oder auf der kleinsten Ebene zwischenmenschlicher Kontakte wurden auf diese Weise zerstört. Die Folterer waren oft Nachbarn oder sonstige Bekannte; Folge dieser Konstellationen sind absolutes, tiefes Misstrauen, Willkürempfinden und das Infragestellen der eigenen Person. Im Zuge der ethnischen Säuberung wurden die jeweiligen Minderheiten nicht einfach vertrieben, sondern es wurden ihnen oft jegliche identitätsbezeugenden Symbole (Pass, Diplome, Zertifikate, Zeugnisse, persönlicher Schmuck etc.) abgenommen. In symbolischer wie in praktischer Hinsicht bedeutet dies Identitätsverlust. Die Entpersonalisierung fand ihre Fortsetzung, indem Wohngebiete von Vertriebenen neu besetzt wurden, ganze Landstriche abgebrannt[20] oder flachgewalzt und neu gestaltet wurden. Dass sich einige der intern Vertriebenen, ihrer Identität in gewisser Weise beraubt, daraufhin im sogenannten Niemandsland zwischen den neu geschaffenen Grenzen niederließen, ist dabei als zynische Metapher anzufügen. Auf der gesamtgesellschaftlichen Ebene kann derselbe Prozess nachvollzogen werden: Ein Beispiel neben anderen die Existenz der Minderheiten negierenden Aktionen ist die Zerstörung der Nationalbibliothek als historisches Gedächtnis der bisherigen «Nation».

---

20 Die sogenannte Politik der verbrannten Erde, wie sie auch aus kurdischen Gebieten bekannt ist.

3.3.4 Symptome als Folge von Folter

Ob und welche Symptome sich bei Gefolterten manifestieren, ist abhängig von einer Vielzahl von Faktoren. Dazu gehören prätraumatische persönliche und soziokulturelle Faktoren, Art, Dauer, Kontext, Unmittelbarkeit und Nähe der traumatischen Erfahrung sowie die Wirksamkeit von Hilfsinterventionen und insbesondere der Lebenskontext, in dem sich Folterüberlebende wiederfinden. Überlebende des Holocaust und heutige MigrantInnen mit Kriegs- und Foltererfahrung weisen einige Parallelen auf. Einer der wichtigsten verallgemeinerbaren Aspekte ist die langfristige Wirkung, die Persistenz der Folgen, die teilweise erst nach Jahren auftreten und über mehrere (bis zu vier!) Generationen weitergegeben werden können. Nach wie vor ist relativ unklar, warum einige Überlebende extremer traumatischer Erlebnisse keine massiven Folgen aufweisen.[21]

Die Symptome werden in der Regel nach ihrem zeitlichen Erscheinen in akute bzw. Frühsymptome, Spätfolgen oder langzeitliche bzw. chronische Folgen unterschieden. Die physischen Symptome sind oft eine direkte Folge der in der Folter angewandten Methoden, schlechter Ernährung, fehlender medizinischer Versorgung oder fehlender Hygiene. Somatoforme Störungen können aber auch als Verschiebung von psychischen auf körperliche Schmerzen auftreten. Wie weiter oben bereits erläutert, wird zur Erfassung der psychopathologischen Beschwerden häufig die Diagnose der posttraumatischen Belastungsstörung (PTSD) herangezogen. Es ist jedoch schwierig, Aussagen über die Prävalenz von PTSD zu machen, da zum einen diagnostische Probleme, zum anderen eine Vielzahl unterschiedlicher Messmethoden besteht. Neben PTSD treten aber auch andere psychopathologische Störungen auf, und/oder es besteht eine hohe Komorbidität von PTSD mit anderen Angst- und Anpassungsstörungen, affektiven Störungen, Depressionen, Somatisierungsstörungen, Suchtmittel- und Medikamentenabhängigkeit. Die folgenden Symptome zählen zu den häufigsten Folgen von Folter:

- Vermeidungsverhalten
- Flashbacks
- Angst- und Erregungszustände
- Schlaflosigkeit
- Albträume
- Konzentrations- und Erinnerungsschwierigkeiten
- Aggression und Wut
- sozialer Rückzug
- Scham- und Schuldgefühle
- Hilflosigkeit
- Misstrauen
- Selbstwertverlust
- Identitätsprobleme
- Interessensverlust
- emotionale Distanzierung.

Übung

Ein spezifisches, klar und eindeutig definiertes Foltersyndrom konnte bis anhin nicht nachgewiesen werden. Es bestehen indes Bemühungen, ein solches zu formulieren.

- Diskutieren Sie, welche Vor- und welche Nachteile sich für Folterüberlebende ergeben, wenn eine solche Diagnosekategorie eingeführt ist.
- Listen Sie Punkte auf, die Ihrer Meinung nach in der Ausgestaltung einer solchen Kategorie berücksichtigt werden müssten.
- Diskutieren Sie, inwiefern eine Diagnose bei gefolterten MigrantInnen einen Einfluss auf Ihre eigene Arbeit ausübt. Vergleichen Sie dabei verschiedene Pflegesituationen.

3.3.5 Betreuung und Behandlung von Folterüberlebenden

In den letzten 20 Jahren wurde eine Vielzahl von spezialisierten, professionellen Zentren eröffnet, die sich für die Betreuung, Therapie und Rehabilitation von Folter- und Gewaltüberlebenden einsetzen. Zentren dieser Art bestehen sowohl in

---

21 Eine Frage, mit der sich insbesondere die Salutogenese beschäftigt, eine Richtung die in Abgrenzung gegen das pathogenetische Paradigma die Ursprünge der Gesundheit fokussiert.

Ländern, in die Folterüberlebende flüchten, als auch in den Herkunftsländern selbst wie z. B. in Chile, Kuwait, Pakistan, Sri Lanka, Uganda oder in der Türkei.[22] Eine repräsentative Darstellung bestehender Therapiemethoden und Behandlungsprogramme würde den Rahmen des vorliegenden Kapitels bei weitem sprengen. Anstatt einzelne Methoden (von denen es eine Fülle gibt) vorzustellen, soll es daher an dieser Stelle nur darum gehen, einige Aspekte anzusprechen.

Die Mehrzahl der Behandlungskonzepte basiert auf einer Kombination von Herangehensweisen. Mit Interventionen auf der körperlichen, psychischen und sozialen Ebene wird versucht, eine möglichst umfassende Betreuung zu leisten. Damit einher geht die Voraussetzung interdisziplinärer Zusammenarbeit. In spezialisierten Einrichtungen sind die Teams nach Möglichkeit aus AllgemeinmedizinerInnen, Physio-, Körper- und BewegungstherapeutInnen, PsychiaterInnen und PsychologInnen unterschiedlicher Ausrichtung, SozialarbeiterInnen sowie DolmetscherInnen zusammengesetzt. Die parallele Arbeit auf verschiedenen Ebenen verlangt gute Koordination, Vernetzung sowie Flexibilität, damit bei Bedarf entsprechend agiert werden kann. Nicht selten bedarf es z. B. des Hinzuziehens juristischer Fachpersonen oder der Überweisung an SpezialistInnen.

Unmittelbare Interventionen, sofern diese möglich sind, können helfen, Langzeitfolgen und Chronifizierungen entgegenzuwirken. Ebenso sind zu Beginn medizinische Maßnahmen relevant, um somatische Beschwerden und präsentierte aktuelle Belastungen anzugehen. Das übergeordnete Ziel der Interventionen in psychischer und sozialer Hinsicht besteht darin, die Gefolterten von der Opferrolle weg und hin zu Folterüberlebenden mit aktiver Lebensgestaltung zu führen [Frey/Kläui et al., 1998]. Die zugrundeliegende ethische und therapeutische Haltung muss sich dabei durch Werte wie Respekt, Sicherheit, Transparenz, Solidarität, Gerechtigkeit, Vertraulichkeit und Vertrauen auszeichnen – Werte, die während der Folter missachtet wurden. Auch Behandlung und Betreuung sind in einen sozialen und politischen Kontext integriert und somit in diesem größe-ren Zusammenhang zu verstehen, den es zu berücksichtigen gilt.

3.4 Bewältigungsstrategien

In Bezug auf die Verarbeitung von traumatischen Erfahrungen wird in der Regel, so auch in der Therapie, nicht von «Heilung» im eigentlichen Sinn ausgegangen. Vielmehr steht das Bewältigen der Erfahrungen im Vordergrund. Der als Coping bezeichnete Prozess besteht darin, Schritt für Schritt das Erlebte zu verstehen und in die eigene Biografie zu integrieren. Ziel ist es, mit der Zeit Bedeutung und Sinn wiederzufinden bzw. herzustellen. Während in der Folter alles – jegliche Werte und Normen, Strukturen und Ordnungen, das eigene Leben und das anderer – bedeutungslos geworden ist, muss wieder Bedeutung im Leben gefunden und die Welt als bedeutungsvoll wahrgenommen werden. Die Konstruktion von Sinn ist für Folterüberlebende ungemein schwierig, da ihre traumatischen Erfahrungen keinen Sinn haben und machen und kein Erklärungsansatz adäquat ist. Zentral ist zudem das Wiedererlangen der eigenen Handlungsfähigkeit, die durch die in der Folter implizierte Ohnmacht, Hilflosigkeit und den Kontrollverlust zerstört ist. Der Verlauf des Bewältigungsprozesses wird durch eine Vielzahl von Faktoren beeinflusst, welche die Lebenssituation nach den traumatischen Erfahrungen determiniert. Der Coping-Prozess wird bestimmt durch die strukturellen Bedingungen, die politischen Umstände und den sozialen Kontext. Beispielsweise gelten ehemalige Armeeangehörige oder Kriegsgefangene aufgrund ihrer eingenommenen sozialen Rollen als besondere Risikogruppen. Auch die individuellen biografischen Voraussetzungen spielen eine Rolle, und das Verarbeiten weist altersspezifisch unterschiedliche Muster auf. Welche Bewältigungsstrategien

---

22 Siehe dazu weiterführend die vom «International Rehabilitation Council for Torture Victims» (IRCT) in Kopenhagen, Dänemark, veröffentlichte, regelmäßig aktualisierte Zusammenstellung der weltweit existierenden Zentren und Programme (unter http://www.irct.org oder irct@irct.org).

angewendet werden, ist aber auch abhängig davon, welche Ressourcen zur Verfügung stehen und ob diese mobilisiert werden können. In der Salutogenese wird in diesem Zusammenhang von Widerstandsressourcen gesprochen, die insgesamt ein Gefühl der Kohärenz ergeben: Der sogenannte Kohärenzsinn (*sense of coherence*) beinhaltet die drei Komponenten der Verstehbarkeit (*comprehensibility*), der Machbar- und Handhabbarkeit (*manageability*) und der Bedeutsamkeit (*meaningfulness*). Je stärker der Kohärenzsinn ausgeprägt ist, desto höher ist die Wahrscheinlichkeit, dass traumatisierende Erlebnisse positiv bewältigt werden können [Antonovsky, 1979].

3.5 MigrantInnen mit Kriegs- und Foltererfahrungen

Wie eingangs erwähnt, führen Folter, Krieg und organisierte Gewalt zu Vertreibung und Flucht. Die Mehrheit der MigrantInnen gibt an, in ihrem Herkunftsland mehrere traumatische Erfahrungen gemacht zu haben. Gemäß Schätzungen sind rund 35 % aller in westlichen Ländern lebenden MigrantInnen gefoltert worden. In der Schweiz belegte eine Studie anfangs der neunziger Jahre, dass ein Viertel aller anerkannten Flüchtlinge systematische Folter erlitten hat [Wicker, 1993]. Die Ereignisse in den letzten Jahren legen indes die Vermutung nahe, dass der Anteil heute bedeutend höher ist. Über die Situation von Asylsuchenden und anderen MigrantInnen ohne permanente Niederlassungsbewilligung ist in der Schweiz wie auch in allen anderen Aufnahmeländern diesbezüglich vergleichsweise wenig bekannt.

Es gilt heute als erwiesen, dass MigrantInnen im allgemeinen einen schlechteren Gesundheitszustand aufweisen, als die übrige Bevölkerung. Die Kriegs- und Foltererfahrungen sind dafür jedoch nicht allein maßgebend. Um die Situation von gefolterten MigrantInnen interpretieren zu können, müssen vielmehr die Belastungen vor, während und nach der Migration berücksichtigt werden. Die prämigratorischen Belastungen sind bereits ausführlich dargestellt

worden. Zu ihnen gehören neben den traumatisierenden Erlebnissen durch Krieg und Folter auch die persönlichen Dispositionen und die biografische Geschichte. Was die Belastungen während der Migration betrifft, so ist bekannt, dass Migration an sich traumatisierend sein kann, da eine Reihe von Faktoren innerhalb des Migrationsprozesses destabilisierend wirken. Vielfach ist eine erzwungene Flucht verbunden mit langwierigen und äußerst schwierigen Fluchtverläufen, in deren Verlauf die MigrantInnen wiederum traumatisierenden Situationen ausgesetzt sind. Einen zentralen Stellenwert nehmen schließlich die Lebensbedingungen nach erfolgter Niederlassung ein. Wie bereits dargelegt (siehe Kap. III.3.2.5) entspricht die Lebenssituation im Exil der dritten, nach dem unmittelbaren Trauma einsetzenden Sequenz, deren Qualität maßgeblich dazu beiträgt, ob und wie Symptome sich manifestieren und die Erfahrungen verarbeitet werden können. Die Belastungen in der Postmigrationsphase können die bereits gemachten traumatischen Erfahrungen verstärken und vertiefen, sodass Vergangenheit und Gegenwart als permanente Gewaltaussetzung wahrgenommen werden. Die Lebenssituation von MigrantInnen wird denn auch beschrieben als «state of continuous stress» [Silove/Tarn et al., 1991] (siehe dazu auch Kap. I.3 von Loncarevic).

3.6 Folgen von Folter- und Kriegserfahrungen

Symptome als diagnostische und kategorisierende Instrumente haben durchaus ihre Gültigkeit und ihre Funktion (vgl. Kap. III.3.2.7 und III.3.3.4). Die Kenntnis der häufigsten Symptome ist für Berufsgruppen, die mit potentiellen Folterüberlebenden arbeiten, relevant, um bei entsprechenden Reaktionen sensibilisiert zu sein. Dennoch sind Symptome in gewissem Sinn von beschränkter Aussagekraft, wenn es um die vielschichtigen, langwierigen und gravierenden Folgen extremer Traumatisierungen wie Folter und Krieg geht. Symptome erfassen das subjektive Erleben und Leiden nicht, sie sagen nichts aus über das Leben mit diesen Erfahrungen und lassen wenig Spielraum, um individuell unterschiedlichen Umgang mit ähnlichen Erfahrungen zu interpretieren. Wie wird die Lebensqualität wahrgenommen? Wie gestaltet sich die Alltagsbewältigung? Zur Beantwortung dieser Fragen und um dem Ausmaß des von Folter verursachten Leidens annähernd gerecht zu werden trägt die Auflistung einzelner Symptome wenig bei. Im Folgenden letzten Teil wird daher auf die Folgen von Folter und Krieg eingegangen, wie sie die Lebenswelt der MigrantInnen prägen. Symptome spielen hier selbstverständlich mit hinein und werden denn auch wieder aufgegriffen. Der Fokus richtet sich indes auf die Alltagsbewältigung und -wahrnehmung von traumatisierten MigrantInnen und zum Teil spezifisch auf Situationen, wie sie in der Interaktion mit Pflegenden vorkommen können. In diesem Rahmen dienen die Ausführungen als Anregungen und Hilfestellungen für die Arbeit mit traumatisierten MigrantInnen in der Pflege.

3.6.1 Wahrnehmen

«Alles schmerzt, aber man sieht es nicht.» [23]

Eine beträchtliche Anzahl von MigrantInnen hat – wie bereits dargelegt – extreme Traumatisierungen in Form von Folter, Krieg und organisierter Gewalt erlebt. Das heißt, in unserer unmittelbaren Nähe leben Menschen mit solchen Erfahrungen, von denen wir aber häufig keine Kenntnis haben. Das Problem der Identifikation von gefolterten und kriegstraumatisierten MigrantInnen besteht in allen Bereichen und ist auch in den verschiedenen Institutionen des Gesundheitswesens weit verbreitet. Nicht zuletzt deshalb ist die Dunkelziffer von Folterüberlebenden als hoch einzuschätzen. Die Gründe für fehlendes *Wahrnehmen* von PatientInnen mit Foltererfahrung sind vielfältig:

Seitens des medizinischen Fachpersonals spielt die mangelnde Sensibilisierung für dieses Thema eine Rolle, dass Foltererfahrungen oft gar nicht vermutet werden (vgl u. a. Moser, 1997). Darüber hinaus sind die von Folterüberlebenden präsentierten Beschwerden nicht sel-

ten von so unspezifischer Art und multipler Form, dass eine Verbindung mit Extremtraumatisierungen nicht ersichtlich ist. Besteht eine gewisse Vermutung, ist es für ÄrztInnen und BetreuerInnen heikel und schwierig, diese auch auszusprechen. Da die Folgen von Folter, wie erwähnt, langfristig wirken oder sich erst Jahre später manifestieren können, tritt der Rückbezug auf mögliche Foltererfahrungen zusätzlich in den Hintergrund.

Seitens der Folterüberlebenden sind tiefgreifende, unüberwindbare Scham- und Schuldgefühle ein Hauptgrund, warum sie mit niemandem über ihre Erfahrungen sprechen. Angst, Misstrauen und fehlende Informationen tragen das ihrige dazu bei (siehe Kap. III.3.6.4). So sprechen Folterüberlebende unter Umständen ihre Traumatisierungen gegenüber medizinischen Fachpersonen nicht explizit an. Die Identifikation von Folterüberlebenden ist zudem oft deshalb nicht möglich, weil viele keine fremde Unterstützung suchen und mit ihren Erfahrungen alleine leben. Dies ist eine Form des Vermeidungsverhaltens, das als typische Reaktion auf schwere Traumatisierungen auftritt. Vermeidung bedeutet Isolation und sozialen Rückzug, äußert sich aber auch in emotionalem Rückzug, Lethargie, Abgestumpftheit, Dissoziation und Gedächtnisverlust. Vermeidungsverhalten ist indes nicht unbedingt negativ zu bewerten, da es auch als Schutz vor den grausamen Erinnerungen und somit als Bewältigungsstrategie dient. Eine bosnische Frau umschreibt ihr Vermeidungsverhalten wie folgt: «Ich lasse die Dinge nicht in meinen Kopf. Nur in der Nacht, da kommen sie von selber.»

---

23 Soweit nicht anders vermerkt, stammen alle folgenden Zitate von bosnischen MigrantInnen, die an einer laufenden Nationalfondsstudie mit dem Titel «Coping among Bosnian refugees in Switzerland» teilnehmen (Catherine Moser, Therapiezentrum SRK für Folteropfer, Bern, und Institut für Ethnologie, Universität Bern).

3.6.2 Kommunikation

«Eine innere Trauer ist geblieben und etwas, über das man nichts aussagen kann.»

Die Frage der Erkennung von Folterüberlebenden leitet direkt über in das Thema, wie extrem traumatisierende Erfahrungen kommuniziert und repräsentiert werden. Die gesprochene Sprache ist dabei nur eine mögliche Form des Ausdrucks, denn die Unfassbarkeit von Foltererfahrungen zeigt sich, wie beschrieben, auch in der Sprachlosigkeit dem Phänomen gegenüber. Eine Folge der zerstörten Wahrnehmung des Selbst und der sozialen Welt ist, dass Folterüberlebende ihre Erfahrungen oft weder mit anderen teilen noch anderen mit-teilen können. In diesem Zusammenhang wird auch von einer Verschwörung des Schweigens (*conspiracy of silence*) gesprochen, die Folterüberlebende unter sich bilden. Dieses verabredete, verschworene Schweigen richtet sich einerseits gegen alle, die diese Erfahrungen nicht gemacht haben und daher auch nicht verstehen können, und besteht anderseits als ablehnende Haltung gegen die wahrgenommene gesellschaftliche Tabuisierung des Themas.

In der verbalen Kommunikation von Foltererfahrungen nehmen Narrationen, also das Erzählen der Erfahrungen in Form einer Geschichte, eine wichtige Stellung ein. Allgemein wird davon ausgegangen, dass Individuen ihre Krankheitsepisode in eine bedeutungsvolle und kohärente Ordnung bringen können, wenn sie diese als Geschichte wiedergeben. Narrationen stellen die Beziehung zwischen den physischen Symptomen und dem psychologischen und sozialen Kontext dieser Symptome dar. Der Erzählfluss folgt der Bedeutung, die das Individuum und seine soziale Umgebung der Krankheit zuschreiben. Somit kann die Krankheitserfahrung in der persönlichen Biografie und Lebenswelt verortet werden. Bei Folterüberlebenden nehmen Narrationen aufgrund der bedeutungs- und sinnstiftenden Funktion eine wichtige Stellung ein. Bei extremen Traumatisierungen zeigt sich jedoch teilweise, dass sie nicht in kohärenter Form im Bewusstsein verarbeitet werden können [Waitzkin/Managña, 1997]. Die Narrationen von Folterüberlebenden sind in diesen Fällen inkohärent, lückenhaft, widersprüchlich und verworren. Da sie nicht als in sich geschlossene Geschichte präsentiert werden können, müssen sie irgendwie transformiert werden. Dies führt dazu, dass Folterüberlebende zum Teil sehr abgehoben und emotionslos von ihren Erfahrungen berichten, sie rationalisieren, politisieren oder in Form von Witzen ins Lächerliche ziehen. In Therapien wird versucht, eine Umgebung zu schaffen, die das Erzählen des Erlebten als kohärente Geschichte unterstützt. Gerade aufgrund der Schwierigkeiten, mit denen Folterüberlebende im verbalen Ausdruck ihrer Erfahrungen konfrontiert sind, ist das Gewährleisten eines professionellen Dolmetschens im Sinne einer gewissen Erleichterung zentral (siehe dazu Kap. II.3 von Stuker).

Somatisierung ist als eine weitere mögliche Ausdrucksweise der traumatischen Erfahrungen zu betrachten. Somatisierung stellt teilweise den einzigen Weg dar, wie die Betroffenen mit dem Betreuungssystem in Kontakt kommen können, falls sie externe Unterstützung suchen. Hinter einer Hospitalisierung kann demnach Foltererfahrung als indirekter Grund stehen. Verallgemeinerungen über Somatisierungsformen und -tendenzen lassen sich indes kaum machen, da Somatisierung je nach Körperbildern und -repräsentationen stark variiert [Weiss, 2000]. Somatisierungen sind also ein Teil der Sprache, die der Körper spricht, da Worte fehlen oder unzureichend sind. Neben der Somatisierung als Form der Verarbeitung kommt dem Körper insgesamt, dem Körpergefühl und der Körpersprache bei Folterüberlebenden eine große Bedeutung zu, da ihre Beziehung zum Körper in der Folter zu zerstören versucht wurde. Die Verkörperung der Erfahrungen bringt ein Patient, der auf einem Körperschema seine Schmerzen nur rechts einzeichnet mit den folgenden Worten zum Ausdruck: «Diese Seite verrät mich» (Jordi, im Druck).

3.6.3 Verluste

«Ich bin F., aber nicht die, die ich früher war.»

Folter und Krieg ziehen für die Überlebenden Verluste auf allen Ebenen nach sich, «unsagbare» Verluste im wörtlichen Sinn. Neben Verlusten materieller Art (Besitz, Land, Eigentum, Haus etc.) sind dies persönliche und soziale Verluste. Dazu sind der Tod und die Trennung von Nahestehenden, die Zerstörung zwischenmenschlicher Beziehungen, der Verlust sozialer Rollen und des Status sowie uneindeutige Verluste durch den vermuteten Tod von Nahestehenden zu zählen. Letztere wiegen besonders schwer, da der Trauerprozess unterbrochen wird bzw. nicht abgeschlossen werden kann und die Ungewissheit um die Verschwundenen zur permanenten Begleiterin wird. Hinzu kommen der Verlust des Grundvertrauens in sich und die Welt, der Verlust der Anerkennung vorheriger Normen und Werte, des Glaubens und der Zugehörigkeit. Diese symbolischen Verluste sind tiefgreifend und nachhaltig, denn sie rufen eine veränderte Selbst- und Realitätswahrnehmung hervor. Folterüberlebende glauben oft, nicht normal und für immer geschädigt zu sein. Sie zweifeln an sich und an den Menschen allgemein, und der Vertrauensverlust ist gekoppelt mit vermindertem Respekt, Würde und Achtung vor sich und vor anderen. Die in der Folter erlittene persönliche Schwäche, Verwundbarkeit und Machtlosigkeit können sich fortsetzen. Der insgesamt fehlende Sinn des Erlebten bewirkt auch fehlende zukunftsgerichtete Lebensperspektiven [Human und Genefke, 1999]. Der Angriff auf die Integrität und das Selbst der Menschen gibt ihnen das Gefühl, nicht mehr sie selbst zu sein. Das Gefühl des Andersseins ist so stark, dass sie sich in einer anderen Welt sehen; eine Welt, die eng mit dem Tod verbunden ist. Die Bezeichnung «Überlebende» trifft auch deshalb zu, weil sie mit dem Tod konfrontiert waren, weil sie es überlebt haben und andere nicht. «The survivors identity includes the dead» [Des-Près zit. in: Lottaz, 1999: 34]. Die Identität der Überlebenden schließt also die Toten und den Tod mit ein, oder wie ein junger Familienvater es ausdrückt: «Ich lebe, weil ich leben muss, wegen meinen Kindern, mein Leben ist vorbei.»

Bei MigrantInnen werden die Verluste durch die Flucht weitergetragen und können im Exil noch akzentuiert empfunden werden. Aber auch die Flucht selber impliziert Verluste durch die Trennung von der gewohnten Umgebung, von der Heimat, den vertrauten Alltagsstrukturen und vielem mehr.

3.6.4 Sozialer Kontext

«Aber ich konnte auch umgebracht werden von einfachen, von unseren Leuten, von einem Patient, der einfach mich vor zwei Tagen geliebt hat. Und du bist allein, du kannst auch sterben, das ist nicht so wichtig» [Moser/Gass 1998: 130].

Der Satz, in dem eine bosnische Ärztin den Krieg beschreibt, bringt Willkür zum Ausdruck. In Folter-, Gewalt- und Kriegssituationen liegt der Entscheid über das eigene Überleben nicht mehr in den Händen des Einzelnen. Permanente lebensbedrohliche Situationen, Angst, Ungewissheit und das Unvermögen zu agieren führen zu einem Gefühl des totalen Ausgeliefertseins. Vorstellungen von Gut und Böse brechen zusammen, wenn Freunde zu Feinden werden oder wenn Folterer sich als Beschützer ausgeben. Diese Art Erfahrungen prägen auch das Leben nach dem Terror maßgebend. Das Leben inmitten eines Gewaltklimas hinterlässt tiefe Angst und existentielle Verunsicherung. Die Gewalterfahrung und das Gewaltklima können sich aufs Kollektiv ausbreiten und in der Familie weitergegeben werden. Die Tatsache, dass Zugehörigkeiten und sozialer Zusammenhalt entwertet werden, wirkt sich auf den gesamten sozialen Kontext aus. Folterüberlebende haben oft Schwierigkeiten, soziale Beziehungen aufrechtzuerhalten oder neue einzugehen und ziehen sich in die Isolation zurück. Misstrauen wird zur bestimmenden Haltung, während die Fähigkeiten zu einer positiven und optimistischen Haltung und der Wille, am sozialen Leben teilzunehmen, untergraben sind. Im Prozess, die soziale Welt wieder herzustellen, ist die Rolle des sozialen Engagements des Individuums zentral;

dieses ist aber umgekehrt ebenso von den zur Verfügung stehenden Möglichkeiten abhängig.

Das absolute Misstrauen und die eingeschränkte Beziehungsfähigkeit wirken sich auch in der Interaktion mit Betreuenden aus. Als Gegenpol zu dem in Kriegs- und Foltersituationen herrschenden Gewaltklima ist es wichtig, traumatisierten MigrantInnen ein sicheres und stabiles Umfeld zu bieten. Das Vermitteln von Sicherheit, Glauben, Vertrauen und Vertraulichkeit kann dazu beitragen, dass Folterüberlebende wieder eine gewisse Vertrauensbasis aufbauen. Politisch Aktive, welche jahrelang in ihrem Herkunftsland der Verfolgung und Verdächtigung ausgesetzt waren, können diese Repressionen auch im eigentlich sicheren Exil empfinden. Bei traumatisierten PatientInnen in Behandlung äußert sich das zum Beispiel darin, dass jedes Mal ein anderer Weg genommen wird, um zum Therapieort zu gelangen, oder dass Therapien abgebrochen werden aufgrund des Misstrauens der dolmetschenden Person gegenüber. Seitens der Betreuenden ist hundertprozentige Transparenz unerlässlich, um Ängste dieser Art zu lindern. Angesichts des Umstands, dass das soziale Umfeld immer in irgendeiner Weise – direkt oder indirekt – von den Traumatisierungen betroffen ist, ist dessen Einbezug in die Betreuung bzw. Behandlung sinnvoll. Einerseits können dafür aufgrund der Weitergabe der Gewalterfahrungen präventive Gründe geltend gemacht werden. Anderseits ermöglicht die Integration des sozialen Netzes von Folterüberlebenden Einblicke in den kollektiven Umgang mit den traumatischen Erfahrungen. Bisher werden den Fragen, wie die Traumatisierungen im Kollektiv wahrgenommen werden, wie Trauer sozialisiert wird und welche kollektiven Bewältigungsstrategien angewandt werden, wenig Bedeutung beigemessen. Meines Erachtens kann aber gerade auch durch den Einbezug des sozialen Umfeldes besser erfasst werden, welche eigenen Ressourcen Folterüberlebende mobilisieren, um eine bedeutungsvolle Existenz zu rekonstituieren und welchen Einfluss das soziale Umfeld auf den Bewältigungsprozess ausübt.

3.6.5 Wiedererleben

«Dann bekomme ich sofort Rückenschmerzen, schwitzen, dann spreche ich nicht mehr gut Deutsch.»[24]

Die Gründe für soziale Isolation und anderes Vermeidungsverhalten liegen nicht allein im soeben beschriebenen Misstrauen und in der eingeschränkten Beziehungsfähigkeit. Die Hauptursache bilden *Flashbacks*, das Wiedererleben der traumatischen Erfahrung. Sie sind die deutlichste und direkte Ausprägung der Folterfolgen, welche Überlebende begleiten und ihr Leben bestimmen, und sie stehen in engem Zusammenhang mit dem oben beschriebenen Empfinden, gleichzeitig lebend und tot zu sein (siehe Kap. III.3.6.3). Es sind plötzliche, den ganzen Menschen erfassende Intrusionen der traumatischen Erinnerung, die das Selbst entfremden. Flashbacks können durch äußere Reize jeder Art (Gerüche, Stimmen, Gesichter, Geräusche, Situationen, Materialien, Gegenstände, Farben etc.) ausgelöst werden, die in irgendeiner Weise an das Erlebte erinnern. Es handelt sich bei Flashbacks nicht lediglich um Wiedererinnerungen sondern um ein eigentliches erneutes Durchleben der Traumatisierungen. Die Reaktionen sind denn auch nicht rein kognitiver Art, vielmehr werden alle Sinne aktiviert, und es treten die gleichen Stressreaktionen wie während der traumatischen Situation selbst auf. Es kommt zu Muskelzittern, Atembeschwerden, Schweißausbrüchen, Schmerzen, Panikanfällen und ähnlichem. Flashbacks äußern sich unterschiedlich, sind mitunter jedoch mit äußerst heftigen Ausbrüchen verbunden. Im obenstehenden Zitat beschreibt ein Folterüberlebender eine solche Flashback-Reaktion: Sie wurde durch das Geräusch einer mechanischen Schreibmaschine hervorgerufen, welches er analog in der Verhörsituation im Gefängnis wahrgenommen hat.

---

24 Der Satz entstammt einer Videoaufnahme von einer Therapiesitzung, in der ein gefolterter Patient eine Flashbacksituation schildert.

Im medizinischen Umfeld sind vielfältige Momente gegeben, die Flashbacks auslösen können. Gewisse in der Folter unter Gewalt verübte Handlungen gehören zur alltäglichen medizinischen Arbeit. Dazu gehören das Injizieren von Spritzen, Blutentnahmen, das Verabreichen von Medikamenten oder der Einsatz verschiedener medizinischer Geräte. Doch auch der weiße Kittel, der Geruch steriler Flüssigkeiten, das Anschließen eines EKGs und andere «Details» können bereits ausreichen, um Erinnerungen an die Foltersituation lebendig werden zu lassen. Heikel sind zudem die in Spitälern üblichen Wartezeiten, da Gefolterte oft vor dem nächsten Verhör bzw. vor dem nächsten Kontakt mit ihren Peinigern zum Warten gezwungen werden. Die Situationen, die den Ausschlag für ein Flashback geben können, sind natürlich abhängig von der individuellen Erfahrung und Wahrnehmung und sind nie restlos vermeidbar. Dennoch können durch bewusstes Verhalten seitens der Betreuenden besonders kritische Momente während einer Hospitalisierung oder einer Untersuchung umgangen werden. Auch hier spielt Transparenz eine prioritäre Rolle: Mit offener, kontinuierlicher und wiederholter Information über das weitere Vorgehen, mit Vorankünden der jeweiligen Handgriffe und Berührungen, mit Nachfragen und Beruhigen kann bestehenden Ängsten begegnet werden. Pflegende leisten dabei einen wesentlichen Beitrag, da sie mit ihrer regelmäßigen Anwesenheit eine Kontinuität gewährleisten und einen persönlicheren Zugang zu PatientInnen haben. Sie sind zuständig für den Großteil der genannten routinemäßigen Vorgänge und können PatientInnen bei nötigen Untersuchungen begleiten. Die möglichst genaue Kenntnis der biografischen Geschichte hilft, gewisse Reaktionen zu verhindern oder zumindest darauf besser vorbereitet zu sein. Als allgemeingültige Devise ist bei PatientInnen mit (vermuteten) Folter- oder Kriegstraumatisierungen wichtig festzuhalten, dass die Reaktionen der PatientInnen immer einen Grund haben und erklärt werden können, so unmöglich sie auch scheinen mögen [Jacobsen/Vesti 1992: 45].

3.6.6 Arbeit mit gefolterten und kriegstraumatisierten MigrantInnen

Die Betreuung von und die Arbeit mit gefolterten und kriegstraumatisierten MigrantInnen sind nicht einfach, denn so wie die direkten Angehörigen und das gesamte soziale Netz sind auch die im Betreuungssystem Tätigen indirekt und sekundär von den Erfahrungen der Gefolterten betroffen. Ein Psychotherapeut schreibt, wie ihn seine Arbeit mit gefolterten und kriegstraumatisierten Menschen verändert hat: «Ich bin nicht mehr der gleiche Mensch und ich bin nicht mehr der gleiche Therapeut. Manchmal habe ich das Gefühl, meine Seele sei in dieser Zeit älter geworden, ergraut, manchmal bin ich sehr müde – und wütend» [Lottaz, 1999: 31]. Diese Aussage zeigt auf, dass solche Belastungen auch zu einem sogenannten stellvertretenden Trauma und zu Burn-outs führen können und daher ernst zu nehmen sind. Folter, Krieg und andere Gewaltformen sind nichts Normales und nichts, das Menschen zu akzeptieren lernen müssen. Es ist deshalb wichtig, die eigenen Grenzen in der Arbeit zu erkennen. Treten in der Pflege von PatientInnen mit traumatischen Erfahrungen – oder bei denen solche vermutet werden – Unsicherheiten, Probleme und Belastungen auf, ist es nötig, entsprechend zu handeln. Die Maßnahmen können je nachdem beinhalten, Verantwortung zu delegieren, Unterstützung durch interdisziplinäre Zusammenarbeit zu erhalten, an Supervisionen teilzunehmen oder Fachstellen einzubeziehen.

3.6.7 Wahr-Nehmen

Die angesprochene Betroffenheit all jener, die mit gefolterten und kriegstraumatisierten Menschen arbeiten, beinhaltet einen weiteren Aspekt. Es geht hier um eine Betroffenheit im Sinne der Unmöglichkeit, sich der traumatisierenden Ereignisse der MigrantInnen zu entziehen. Folter und Krieg finden nicht losgelöst von historischen, politischen und sozialen Prozessen statt, und sind somit auch Teil unseres eigenen Lebenskontextes. Dies bedeutet mitunter auch, dass bezüglich Folter und Krieg allgemein und konkret in der Arbeit mit Folterüberlebenden Stellung bezogen werden muss. Es geht um eine Haltung der Gerechtigkeit, die zwar unparteilich aber nicht neutral Respekt und *Wahr-Nehmen* signalisiert. In einem größeren gesellschaftspolitischen Zusammenhang wirkt dies dem Schweigen, der Tabuisierung von Folter und der Viktimisierung der Individuen entgegen. Mit der Einrichtung von Therapiezentren, die spezifisch auf die Behandlung von Folterüberlebenden ausgerichtet sind, wird einerseits offiziell die Verbreitung extremtraumatischer Erfahrungen unter MigrantInnen anerkannt, andererseits ein nicht zu unterschätzender symbolischer Akt vollzogen. In der Schweiz ist die professionelle Betreuung von gefolterten und kriegstraumatisierten MigrantInnen seit 1995 durch ein Therapiezentrum in Bern gewährleistet.[25] Angesichts der Unfassbarkeit ihrer Erfahrungen leiden Folterüberlebende selber oft darunter, dass die «Wahrheit» über ihre Geschichte nicht bekannt ist bzw. nicht wahrgenommen und nicht für wahr genommen wird. Die Berücksichtigung der biografischen Geschichte der Individuen einschließlich der persönlichen traumatisierenden Erfahrungen nehmen, wie in anderer Hinsicht, auch hier eine zentrale Rolle ein. Folterüberlebenden kann das Erzählen ihrer Traumatisierungen helfen, Zeugnis der Erfahrungen abzulegen und die Unfassbar- und Unsagbarkeit durch das Mitteilen an Dritte ein Stück fassbarer und wirklicher zu machen. Dies ist Teil des Prozesses, die Opfer- und Schuldhaltung abzubauen, vorhandene Ressourcen wieder mobilisieren und neue aktivieren zu können. Folterüberlebende in ihrem Bewältigungsprozess aktiv zu unterstützen, vom «Als gäbe es mich nicht»[26] zum «Es gibt mich noch»[27], liegt somit in der gesamtgesellschaftlichen Verantwortung.

---

25 Therapiezentrum SRK für Folteropfer, Bern. Für Informationen siehe Jahresberichte 1996–2000 sowie weitere Publikationen.
26 Titel eines Romans von Slavenka Drakulic [Aufbau-Verlag, Berlin, 1999]
27 Titel eines Films von Klaus Antes über eine kurdische Folterüberlebende [WDR, 1989].

Zusammenfassung

● Der Begriff Trauma findet in der Alltagssprache breite Verwendung, sodass sein eigentlicher Sinn teilweise entfremdet wird. Unter Traumatisierung ist ein Prozess zu verstehen, der die Phasen vor und nach dem traumatischen Ereignis sowie deren jeweiligen gesellschaftspolitischen und historischen Kontext miteinschließt. Demnach lässt sich eine traumatische Erfahrung nicht auf den Moment begrenzen, sondern sie bewegt sich in einer zeitlichen Dimension und erstreckt sich über mehrere Phasen hinweg. Diese Perspektive wird mit dem Konzept der «sequentiellen Traumatisierung» zum Ausdruck gebracht. Schwere, wiederholte traumatische Bedingungen wirken langfristig und über Generationen hinweg als kumulative Belastung.

● Traumatisierung, wie sie durch Folter- und Kriegserfahrungen hervorgerufen wird, gilt als besonders tiefgreifend und extrem. Folter wird auch heute in erschreckendem Maße weithin praktiziert, und die Dunkelziffer ist als hoch einzuschätzen. Bewaffnete Konflikte, staatlicher Terror, Folter und andere Formen systematischer, organisierter Gewalt führen zu interner Vertreibung und erzwungener Flucht von ganzen Bevölkerungsteilen. Die Mehrheit der in westlichen Ländern lebenden Flüchtlinge hat in ihrem Ursprungsland multiple Traumatisierungen, rund ein Drittel hat Folter erlitten.

● Die in der Folter angewandten Methoden sind in solche physischer, psychischer, sexueller und biologischer Art unterteilbar, werden in der Regel jedoch parallel eingesetzt. Die sich laufend verfeinernde und professionalisierende Foltermethodik macht den Nachweis von Folter für die Überlebenden immer schwieriger. Folter erzeugt Gefühle der Willkür, Erniedrigung, Ungewissheit und Lebensbedrohung. Unter der Folter werden jegliche Strukturen und Ordnungen aufgelöst, dem Individuum werden Identität, Glaube, Werte und Normen entzogen, und das Grundvertrauen in sich und die Welt wird erschüttert. Folter als Form der totalen Machtausübung zielt auf die Zerstörung der gesamten Persönlichkeit ab, doch treffen sowohl die Ziele wie auch die Folgen von Folter nicht nur das Individuum, sondern immer auch sein Umfeld und beziehen sich letztendlich auf die ganze Gesellschaft.

- Viele der Symptome nach der Folter decken sich mit den diagnostischen Kriterien der posttraumatischen Belastungsstörung (PTSD), deren Anwendung aber auch problematisch ist. Die multiplen und komplexen Folgen von Folter werden mittels der Kategorie ebenso wenig berücksichtigt wie transkulturelle Aspekte und die politischen und sozialen Prozesse, in denen Folter stattfindet. Vielmehr zeugt die Konstruktion einer vereinheitlichenden diagnostischen Kategorie von der Individualisierung und Medikalisierung des durch die Folter verursachten Leidens. Zu den häufigsten Symptomen als Folge von Folter zählen Vermeidungsverhalten, Flashbacks, Angst- und Erregungszustände, sozialer Rückzug, Scham- und Schuldgefühle, Misstrauen und Identitätsprobleme.

- Extrem traumatisierende Erfahrungen zu verarbeiten bedeutet, diese in die eigene Biografie zu integrieren und mit der Zeit wieder Bedeutung und Sinn im Leben herzustellen. Der Verlauf des Bewältigungsprozesses, auch Coping genannt, wird durch eine Vielzahl von Faktoren bestimmt. Insbesondere der spätere Lebenskontext von Folterüberlebenden trägt maßgeblich dazu bei, ob und wie die Erfahrungen bewältigt werden können. Therapien mit Folterüberlebenden basieren in der Regel auf multimodalen Ansätzen, mit Interventionen auf der körperlichen, psychischen und sozialen Ebene. Das Ziel der Behandlungen ist primär darauf ausgerichtet, Folterüberlebende in ihrem Bewältigungsprozess aktiv zu unterstützen, indem sie ihre Handlungsfähigkeit wiedererlangen und vorhandene Ressourcen aktivieren bzw. neue mobilisieren können.

- Sensibilisierung für das Thema Folter und deren Verbreitung ist die erste Voraussetzung dazu, Folterüberlebende, die Unterstützung, Betreuung und Behandlung suchen, zu identifizieren und wahrzunehmen. Früherkennung und entsprechende Interventionen tragen zu einer adäquaten Betreuung bei und helfen, Langzeitfolgen präventiv entgegenzuwirken.

- Der Repräsentation von extremen Traumatisierungen wie Folter und Krieg sind Grenzen gesetzt. Um die Erfahrungen zu verbalisieren, fehlen Worte, sodass das Erlebte oft nicht adäquat wiedergegeben werden kann. Um Aufschluss über den Umgang mit Folter zu erhalten, sind auch andere Kommunikationsformen als die verbalen zu berücksichtigen, alternative Wege also, auf denen das Erlebte – im wörtlichen Sinne – zur Sprache gebracht werden kann.

- In der Folter werden die soziale Zugehörigkeit und die sozialen Welten zerstört, was sich in der Folge im Verhältnis des Individuums zu seinen Mitmenschen äußert. Folterüberlebende bekunden häufig Mühe, soziale Beziehungen aufrechtzuerhalten und neue einzugehen. Die in der Folter erlebte Willkür prägt ein tiefes Misstrauen anderen Menschen gegenüber und kann zu Isolation als Vermeidungsverhalten führen. Das Vermitteln von Sicherheit, Transparenz, Respekt und Empathie ist daher zentral, um ein persönliches Vertrauensverhältnis aufzubauen.

- Die traumatischen Erfahrungen bestimmen die Lebenswelt der Überlebenden am direktesten und deutlichsten, wenn einzelne Szenen in sogenannten Flashbacks wiedererlebt werden. Flashbacks sind plötzliche Intrusionen der traumatischen Erinnerung, die durch äußere Reize jeder Art ausgelöst werden können und die gleichen Reaktionen wie während der traumatischen Situation hervorrufen. Da gewisse in der Folter unter Gewaltanwendung verübte Handlungen auch im medizinischen Umfeld – im Rahmen von alltäglichen ärztlichen und pflegerischen Tätigkeiten – anzutreffen sind, können dort viele Flashbacks auslösende Momente gegeben sein. Je mehr Betreuende über die Mechanismen der Folter und über die persönliche Geschichte eines Individuums wissen, umso verständlicher werden gewisse Reaktionen und können allenfalls verhindert werden.

- Die Beschäftigung mit dem Thema Folter und die Arbeit mit Folterüberlebenden sind belastend. Die im Betreuungssystem Tätigen sind indirekt von den Erfahrungen der Gefolterten betroffen. Um stellvertretende Traumata und Burn-outs zu vermeiden, müssen die eigenen Grenzen in der Arbeit erkannt und entsprechende Maßnahmen ergriffen werden. Die Konfrontation mit dem Thema verlangt indes auch, Stellung zu beziehen und Folterüberlebende und ihre Erfahrungen «wahr» zu nehmen. Damit werden Folterüberlebende einerseits von der Schuld- und Opferfrage entlastet, andererseits wird ein – symbolisch relevanter – Akt wider die Sprachlosigkeit und Tabuisierung geleistet.

Literatur

Antonovsky, A.: Health, Stress and Coping. Jossey-Bass Publishers, San Francisco, 1979.

Basoglu, M. (Ed.); Torture and Its Consequences. Current Treatment Approaches. Cambridge University Press, Cambridge, 1992.

Baumgartner Biçer, J.; Moser, C.: Flüchtlinge – Arbeitslosigkeit: was nun? Studie über arbeitslose anerkannte Flüchtlinge im Kanton Luzern im Auftrag von Caritas Luzern. Arbeitsblätter Nr. 9. Institut für Ethnologie, Universität Bern, Bern, 1994.

Dilling, H.; Mombour, W. et al. (Eds.): Internationale Klassifikation psychischer Störungen. ICD-10, Kapitel V (F). Klinisch-diagnostische Leitlinien. Weltgesundheitsorganisation WHO. Verlag Hans Huber, Bern, 1993.

Eissler, K. R.: Die Ermordung von wie vielen seiner Kinder muss ein Mensch symptomfrei ertragen können, um eine normale Konstitution zu haben? Psyche XVII (1963–4): 241–291.

Frey, C., Kläui, H.; et al.: Diagnostik und Therapie bei Folteropfern. In: Burchard, G.-D.: Erkrankungen bei Immigranten: Diagnostik, Therapie, Begutachtung. G. Fischer, Stuttgart 1998: 325–337.

Gurris, N.: Die sexuelle Folter von Männern als weltweit systematische Methode der Folter. DGVT Kongress, Berlin 1994.

Herman, J.: Die Narben der Gewalt. Kindler Verlag, München 1993.

Human, D.; Genefke, I.: Torture and Psychiatry. Challenges in the Diagnosis and Treatmet of Sequels to Torture and Extreme Violence in the Next Century. Torture 9 (1999) 3: 82–83.

Jacobsen, L.; Vesti, P.: Torture Survivors – A New Group of Patients. International Rehabilitation Council for Tortured Victims, Copenhagen 1992.

Jordi, A.: Körpertherapie mit gefolterten Menschen: Vom Schmerz zur Beziehung. In: Moser, C.; Nyfeler, D.; Verwey, M.: Traumatisierungen von Flüchtlingen und Asylsuchenden: Einfluss des politischen, sozialen und medizinischen Kontextes. Lang Druck AG, Bern, im Druck.

Keilson, H.: Sequentielle Traumatisierung bei Kindern. Deskriptiv-klinische und quantifizierend-statistische follow-up Untersuchung zum Schicksal der jüdischen Kriegswaisen in den Niederlanden. Ferdinand Enke Verlag, Stuttgart 1979.

Khan, M. M.: The Concept of Cumulative Trauma. The Psychoanalytic Study of the Child XVIII (1963): 286–306.

Lottaz, A.: Vom äusseren zum inneren Bezugsrahmen. Von den Schwierigkeiten, gefolterte und kriegstraumatisierte Menschen zu verstehen. Brennpunkt 80 (1999): 31–39.

Moser, C.: Die Geburt des Patienten. Ritualisierungen und Konstruktionen der Arzt-Patienten Interaktion. Edition Soziothek, Bern 1997.

Moser, C.; Gass, T.: Vorläufiges Leben. Mit F-Ausweis in der Schweiz. In: Honegger, C.; Rychner, M.: Das Ende der Gemütlichkeit. Strukturelles Unglück und mentales Leid in der Schweiz. Limmat Verlag, Zürich 1998: 126–135.

Sass, H.; Wittchen, H.-U.; et al. (Eds.): Diagnostisches und Statistisches Manual Psychischer Störungen DSM-IV. Übersetzt nach der vierten Auflage des Diagnostic and Statistical Manual of Mental Disorders der American Psychiatric Association. Hogrefe, Göttingen 1998.

Silove, D.; Tarn, R.; et al.: Psychosocial Needs of Torture Survivors. Australian and New Zealand Journal of Psychiatry 25 (1991) 4: 481–90.

Waitzkin, H.; Magaña, H.: The Black Box in Somatization: Unexplained Physical Symptoms, Culture, and Narratives of Trauma. Social Science and Medicine 45 (1997) (6): 811–825.

Weiss, R.: Migration und Gesundheit. Interdisziplinäre Perspektiven und Stand der psychosozialen Forschung. Schlussbericht des Mandats «Migration und Gesundheit» (1996–1998). Forschungsbericht Nr. 13 des Schweizerischen Forums für Migrationsstudien an der Universität Neuenburg. Im Auftrag des Bundesamtes für Gesundheit, Bern 2000.

Wicker, H.-R.: Die Sprache extremer Gewalt. Studie zur Situation von gefolterten Flüchtlingen in der Schweiz und zur Therapie von Folterfolgen. Im Auftrag des Schweizerischen Roten Kreuzes. Arbeitsblätter Nr. 6. Institut für Ethnologie, Bern 1993.

4. Frauenbeschneidung oder weibliche Genitalverstümmelung

Dominique Béguin Stöckli

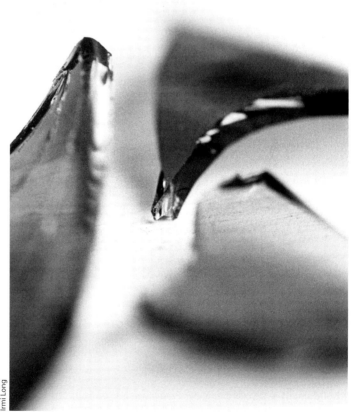

Irmi Long

«Sie sollten wissen, wie ich aussehe, und mich nicht fragen, ob ich einen Autounfall hatte.
Sie sollten wissen, dass es für mich normal ist, wie ich aussehe»

[Hanny Lightfoot-Klein u. Evelyn Shaw]

4.1 Einleitung

Durch die Flucht und Migration beschnittener Frauen und ihrer Töchter nach Europa und Nordamerika werden Angehörige von Gesundheits- und Sozialberufen in den Einwanderungsländern zunehmend mit der weiblichen Genitalverstümmelung (Frauenbeschneidung) konfrontiert. Diese umstrittene Praktik führt zu ganz konkreten und spezifischen Gesundheitsproblemen, mit welchen sich Migrantinnen an die hiesigen Institutionen des Gesundheitswesens wenden.

Heutzutage sind weltweit laut unterschiedlichen Schätzungen zwischen 100 und 157 Millionen (vgl. Toubia, 1995; Hosken, 1997) Frauen und Mädchen von weiblicher Genitalverstümmelung betroffen. Es wird allgemein davon ausgegangen, dass jedes Jahr zwei Millionen Mädchen neu beschnitten werden. Dieser Eingriff wird hauptsächlich in Afrika und auf der arabischen Halbinsel (vgl. **Abb. III-4-1**), aber auch bei einzelnen Bevölkerungsgruppen in Indonesien, Malaysia und Indien praktiziert.

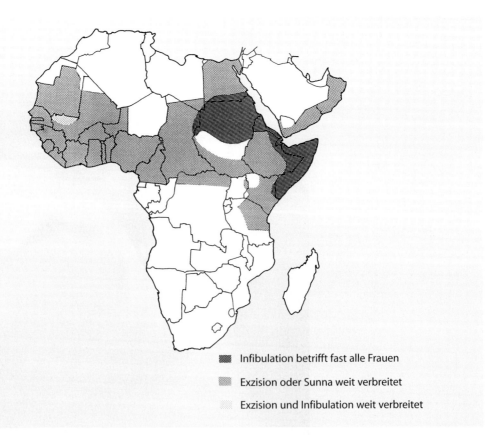

◼ Infibulation betrifft fast alle Frauen

▨ Exzision oder Sunna weit verbreitet

▒ Exzision und Infibulation weit verbreitet

Abbildung III-4-1: Verbreitung der Frauenbeschneidung in Afrika, Madagaskar und auf der arabischen Halbinsel

4.2 Begriffsklärung

In den letzten Jahren hat sich auf Forderung von afrikanischen Feministinnen und Menschenrechtlerinnen an Stelle von Frauenbeschneidung der Begriff weibliche Genitalverstümmelung (englisch: *female genital mutilation,* kurz FGM) durchgesetzt. Der Ausdruck wurde 1990 von dem *Inter African Committee,* einer in zahlreichen afrikanischen Ländern im Bereich Aufklärung über und Abschaffung der Frauenbeschneidung tätigen Organisation, eingeführt und einige Jahre später von den Vereinten Nationen und ihren Unterorganisationen, wie der WHO oder der UNICEF, übernommen. Diese Bezeichnung soll klar zeigen, dass die Frauenbeschneidung weit schwerer wiegende Folgen und Veränderungen als die männliche Beschneidung mit sich bringt und auch anatomisch gesehen nicht mit dieser vergleichbar ist. Das anatomische Äquivalent beim Mann wäre eine teilweise oder komplette Amputation des Penis und nicht nur der Vorhaut.

Ein Teil der in der Basisarbeit tätigen Aktivistinnen zieht nach wie vor den Begriff Frauenbeschneidung vor, da er weniger anklagend und wertend wirkt. Zudem können es Betroffene auch als beleidigend empfinden, wenn sie als «verstümmelt» bezeichnet werden.

4.3 Der Eingriff

4.3.1 Die verschiedenen Formen der weiblichen Genitalverstümmelung

In der Literatur gibt es keine einheitliche Terminologie was die Formen der weiblichen Genitalverstümmelung angeht. Dies spiegelt auch die Realität wider, denn es gibt sehr unterschiedliche Varianten, die zum Teil auch von den einzelnen Beschneiderinnen abhängen. Die hier aufgeführte Klassifizierung (siehe Kasten) soll daher nur als Orientierung dienen.

4.3.2 Der Beschneidungsvorgang

Der Eingriff wird in den allermeisten Fällen von älteren Frauen, so z. B. von traditionellen Hebammen, professionellen Beschneiderinnen, Ehefrauen von Schmieden oder älteren erfahrenen Frauen, durchgeführt. In einigen Ländern können es auch Barbiere, wie z. B. in Ägypten, Krankenschwestern oder ÄrztInnen, wie ebenfalls in Ägypten oder in Somalia und im Sudan,

Formen der weiblichen Genitalverstümmelung

Sunna. Bei dieser mildesten Beschneidungsform wird entweder die Klitorisvorhaut, die Klitorisspitze oder die ganze Klitoris entfernt.

Exzision. Die Klitoris sowie die kleinen Schamlippen werden weggeschnitten, und manchmal werden auch noch die großen Schamlippen gestutzt.

Infibulation oder pharaonische Beschneidung. Diese radikalste Form kommt nur in einem Teil des Verbreitungsgebietes vor (vgl. Abb. III-4-1). Die Klitoris und die kleinen Schamlippen werden ganz entfernt, die großen Schamlippen ausgeschabt und bis auf eine kleine Öffnung (Hirsekorngröße), die den Abfluss von Urin und Menstrualblut erlaubt, zu-

genäht. Der Ehemann muss, um den Geschlechtsverkehr zu ermöglichen, seine Frau zuerst «öffnen». Dies sollte gemäß dem Ehrenkodex mit dem Penis und in der Hochzeitsnacht geschehen. Meist dauert dieser qualvolle Prozess aber Wochen, wenn nicht Monate; manchmal hilft der Ehemann mit einem Messer nach oder bringt seine Frau zu einer Hebamme oder einem Arzt, welche heimlich und gegen hohes Honorar die Öffnung so weit vergrößern, dass der Koitus möglich wird. Bei Geburten sind Episiotomien (Dammschnitt) die Regel, wobei nicht die Infibulation geöffnet wird, sondern meistens seitliche Dammschnitte durchgeführt werden. Bei manchen Frauen wird nach der Geburt nicht nur die Episiotomie, sondern auch die Infibulation auf «Jungfrauengröße» (Hirsekorngröße) wieder zugenäht.

sein. Die Operation erfolgt normalerweise außerhalb von Krankenhäusern unter unsterilen Bedingungen, ohne Anästhetikum, mittels Beschneidungsmesser, Glasscherbe, Rasierklinge, Rasiermesser, Schere oder Küchenmesser. Zum vernähen der Wunde werden unter anderem Schafdarm, Pferdehaar, Bast oder Akaziendorne benutzt (frische Akaziendorne sollen betäubend wirken [Leightfoot-Klein, 1992].) Zur Blutstillung werden verschiedene traditionelle Mittel, wie Asche, Kräuter, kaltes Wasser, Blätter oder Pflanzensäfte, genutzt. Das Beschneidungsalter, das sich von einigen Tagen bis zur Pubertät erstreckt, ist in den letzten Jahren tendenziell gesunken. Dies mag an der veränderten Gesetzgebung in einzelnen Ländern liegen, welche die Beschneidung verboten haben. Oft ist es auch der Wunsch der Mutter, ihre Töchter möglichst früh beschneiden zu lassen, damit sie weniger leiden und sich später auch weniger daran erinnern.

In den Städten führen vermehrt auch ÄrztInnen, Hebammen und Krankenschwestern unter lokaler Betäubung und mit chirurgischen Instrumenten die Verstümmelung durch; dann wird allerdings häufig auch mehr Gewebe entfernt, weil die Mädchen sich weniger wehren [Leightfoot-Klein, 1992].

4.4 Gesundheitliche Folgen

Die Folgen werden in akute, d. h. während des Eingriffs oder der Heilungsphase, und in langfristige gesundheitliche Schäden eingeteilt. Letztere werden dann noch weiter in physische und psychische Folgen sowie in Probleme im Sexualleben und Schwierigkeiten unter der Geburt unterteilt.

4.4.1 Akute gesundheitliche Folgen

Weil die äußeren Genitalien sehr stark innerviert und darum sehr sensibel sind, sind die durch den Eingriff verursachten Schmerzen kaum vorstellbar. Zudem sind die Klitoris und die kleinen Schamlippen von zahlreichen Arterien versorgt, so dass die Verletzung eines oder mehrerer dieser Gefäße zu unstillbaren Blutun-

gen führen kann. Der hohe Blutverlust und die starken Schmerzen können zum Schock oder gar zum Tod führen.

Da die Genitalverstümmelung meistens unter unsterilen Bedingungen durchgeführt wird und dasselbe Schneidwerkzeug bei mehreren Mädchen nacheinander benutzt wird, kann es zu Infektionen kommen. Eine akute und lebensbedrohliche Folge ist die Sepsis (Blutvergiftung). Spezifische Erreger können auch zu Tetanus (Wundstarrkrampf), welcher meistens tödlich verläuft, Polio (Kinderlähmung), Hepatitis und Übertragung von HIV führen. In vielen Ländern Afrikas, wo die Frauenbeschneidung verbreitet ist, bildet HIV ein erhebliches Volksgesundheitsproblem. Auch wenn es keine Studien gibt, welche den Zusammenhang zwischen HIV-Infektion und weiblicher Genitalverstümmelung nachweisen, kann ein Infektionsrisiko in keinem Fall ausgeschlossen werden.

Je nach Widerstand des Mädchens und dem Ungeschick der Beschneiderin kann es zu Verletzungen von Harnleiter, Harnblase, Darm, Damm und Vagina kommen. Diese können zu lebenslänglichen Problemen führen. Bei infibulierten Mädchen kann es auch zu akutem Harnverhalten kommen, weil der Harn über das Wundgebiet abfließen muss, was zu starken brennenden Schmerzen führt. Wenn die Harnblase übervoll ist, kann sie sich nicht mehr entleeren, und es kommt zu größeren Störungen, wie Stauungen und Infektionen, im Urogenitalsystem.

4.4.2 Langfristige gesundheitliche Folgen

Langzeitfolgen werden von den Betroffenen oft überhaupt nicht mit der Beschneidung in Zusammenhang gebracht, sondern als «normales Frauenleiden», «gottgewolltes Schicksal» oder Strafe für ein Vergehen» aufgefasst.

Physische Folgen. Eine bestehende Infektion kann sich in eine chronische Infektion des Urogenitaltraktes umwandeln. Eine aufsteigende Harnwegsinfektion kann Harnblase, Harnleiter und Nieren betreffen. Nierenbecken- oder Blasensteine sind nicht selten und Blasenentleerungsstörungen häufig. Die chronische Infektion kann auch die Scheide, die Gebärmutter, die Eileiter und sogar den ganzen Unterleib betreffen. Andauernde Infektionen der Eileiter können zu deren Verklebung und damit zur ungewollten Sterilität führen. Eine weitere Folge von andauernden Infektionen ist die Fistelbildung. Diese können zwischen Scheide und Blase oder Scheide und Mastdarm entstehen; Urin und Stuhl fließen unwillkürlich durch die Scheide ab, die Frau ist inkontinent.

Bei gestörter Narbenbildung kommt es zu Narbenwülsten (Keloide), die auch bei Nicht-Infibulierten die Vulva teilweise oder total verschließen können, mit Folgen wie Harnverhaltung, Schmerzen beim Geschlechtsverkehr und Geburtskomplikationen.

Eine häufige Folge ist die verlängerte und schmerzhafte Menstruation; das Blut kann durch die durch Entzündungen verengte Vaginalöffnung oder durch die Infibulation nur schwer abfließen und staut sich. Diese Folge hat eine schwerwiegende soziale und wirtschaftliche Bedeutung: Ein Mädchen oder eine Frau, die jeden Monat eine Woche lang krank und arbeitsunfähig ist, kann die Schule nicht regelmäßig besuchen, was ihre Ausbildungschancen vermindert. Sie ist auch in dieser Zeit, was ihre Ernährung und ihre häuslichen Pflichten angeht, auf Hilfe angewiesen.

Bei infibulierten Frauen erhöht sich das AIDS-Risiko durch Verletzungen beim Geschlechtsverkehr und durch operative Eingriffe bei der Geburt, da eine Infibulation fast in jedem Fall eine normale Geburt verhindert und jedes Mal geschnitten und wieder zugenäht werden muss.

Psychische Folgen. Psychische Folgen sind schwieriger zu erforschen. Einige wenige Frauen beschreiben ihre Beschneidungserfahrung als nachhaltig traumatisch [vgl. el Saadawi, 1980: 9–11]. Auswirkungen auf die psychosexuelle Entwicklung sind wahrscheinlich, auch unter dem Vorbehalt, dass ein mit allen anderen Frauen der eigenen Gruppe geteiltes «Frauenlos» psychisch meist besser verarbeitet und ertragen wird.

Folgen für die Sexualität. Die Entfernung der Klitoris bedeutet eine Verminderung oder den Verlust der Orgasmusfähigkeit, obwohl keine generellen Angaben dazu gemacht werden können. Es gibt Frauen, die durchaus orgasmusfähig sind und Freude am Sex haben, wie einige Aussagen von beschnittenen Frauen, die Leightfoot-Klein [1992] im Sudan gesammelt hat, bezeugen.

Bei infibulierten Frauen kann es erhebliche Penetrationsschwierigkeiten geben, bis es zum ersten Geschlechtsverkehr kommt. Alle von Leightfoot-Klein [1992] befragten Frauen berichten, in dieser Zeit, welche einige Monate dauern kann, sehr gelitten zu haben. Für den Ehemann ist diese Situation auch höchst unbefriedigend, steht er doch unter dem Druck, seine Potenz zu beweisen. Falls ihm die Penetration nicht gelingt, hilft er sich manchmal mit einem Messer, um die Öffnung zu vergrößern, was für die Frau nebst den Schmerzen ein hohes Verletzungsrisiko mit sich bringt. Das Paar kann auch eine Beschneiderin oder einen Arzt um Hilfe bitten, dies bedeutet jedoch einen erheblichen Ehrverlust für den Mann, so dass viele Männer diese Möglichkeit gar nicht erwägen. Damit die wie auch immer geschaffene Öffnung nicht wieder zuwächst, sondern vernarbt, ist trotz Schmerzen für die Frau ein häufiger Geschlechtsverkehr erforderlich. Diese unbefriedigenden Umstände können sowohl für die Frau als auch für den Mann nachhaltige Folgen, wie Schuldgefühle oder Versagensängste, haben. Mit der Zeit finden die meisten Paare jedoch Möglichkeiten, die beide befriedigen.

4.5 Beschneidungsgründe

Was auch immer als Begründung für die Beschneidung angegeben wird: Wichtig zu wissen ist, dass es für betroffene Afrikanerinnen normal und unumgänglich ist, beschnitten zu sein. Denn eine nicht beschnittene Frau wird diskriminiert, gilt als Außenseiterin und wird als heiratsunfähig angesehen. Die Ehe und viele Kinder bilden nicht nur ein wünschenswertes Ziel, sondern sind auch für die allermeisten Frauen die einzige Möglichkeit, zu einem möglichst unabhängigen sozialen und ökonomischen Status zu gelangen.

Die Beschneidungsgründe sind äußerst vielfältig, für Außenstehende oft schwierig zu verstehen (siehe Kasten).

Die häufigsten Begründungen für eine Beschneidung

Tradition. Die Mehrheit der praktizierenden Afrikanerinnen beruft sich auf ihre kulturelle Tradition. Die Begründung lautet dann «bei uns macht man es, weil man es immer gemacht hat», «es gehört zu unserer Tradition, es so zu machen». Einige kennen Mythen, die den Ursprung der Praxis erklären.

Festlegen der Geschlechtsidentität. Es wird angenommen, dass ein Kind mit Merkmalen beider Geschlechter geboren wird. Die Klitoris wird als Sitz des männlichen Persönlichkeitsteils angesehen (parallel dazu gilt die Vorhaut des Penis als weiblich). Um die endgültige Geschlechtsidentität und die mit ihr verbundene Fortpflanzungsmöglichkeit zu erlangen, muss diese daher entfernt werden.

Klitoris als Stachel. Die Klitoris wird als Stachel angesehen, der den Mann beim Geschlechtsverkehr und das Kind bei der Geburt gefährden kann.

«Wilde» oder «heiße» weibliche Sexualität. Die weibliche Sexualität wird manchenorts als so triebhaft und unberechenbar («wild», «heiß») angesehen, dass sie «chirurgisch» eingedämmt werden muss, um die Gesellschaft zu schützen.

Unreine und potentiell hypertrophierende Klitoris. Die Klitoris gilt als unrein und potentiell hypertrophierend und muss deshalb entfernt werden.

Ästhetik. Unbeschnittene Genitalien gelten als unschön und müssen operativ verschönert werden. Im nördlichen Sudan beispielsweise gelten Kalebassen, Straußeneier und überhaupt alles Runde, Glatte, Verschlossene als Symbole für den Frauenkörper. Durch die Infibulation wird versucht, den Frauenkörper sozusagen perfekt «kalebassen- und eihaft» zu machen [Boddy, 1982].

Jungfräulichkeit. Die Infibulation soll dem Schutz der Jungfräulichkeit vor Verführung und Vergewaltigung dienen; die Familienehre wird damit bewahrt, und der Ehegatte hat die Gewissheit, der «Erste» bei seiner Braut zu sein.

Religion. Obwohl der Volksislam die genitale Verstümmelung oft als Gebot ansieht, wird diese vom Koran weder vorgeschrieben noch verboten. Verschiedene islamische Führer haben sich wiederholt gegen diese unislamische Praktik gewendet. Die Frauenbeschneidung ist nicht auf islamische Gebiete beschränkt, sondern auch unter ChristInnen und AnimistInnen weit verbreitet. Im Ursprungsgebiet des Islam (heutiges Saudi-Arabien) und in früh islamisierten Gebieten, wie dem Vorderen Orient oder Nordafrika, werden die Frauen nicht beschnitten.

Mythen. In der ethnologischen Literatur sind für einige beschneidende Gruppen Mythen bekannt, welche den Ursprung der Praxis erklären. Wie weit diese Mythen der Gesamtbevölkerung oder nur einigen Eingeweihten (v. a. alte Männer) bekannt sind, bleibt eine offene Frage, die anhand der Literatur nicht beantwortet werden kann. Einige dieser Mythen sind bei Beck-Karrer [1992, 1996] in Kurzfassung nachzulesen.

Initiationsritual. Manchenorts war und ist zum Teil die Frauenbeschneidung noch Bestandteil eines Initiationsrituals, welches die Geschlechteridentität und die Heiratsfähigkeit der pubertierenden Mädchen festlegt. Bei diesen Festlichkeiten erhält das Mädchen Geschenke und viel Zuwendung von allen Seiten. Oft steht es zum ersten Mal in seinem Leben im Mittelpunkt. Aber mit der Senkung des Beschneidungsalters, vor allem in urbanen Gebieten und in der Migration, wo der Eingriff meist in den ersten Lebenstagen oder -monaten durchgeführt wird, geht dieser rituelle Aspekt völlig verloren und kann daher kaum mehr als Begründung dienen.

4.6 Präventions- und Abschaffungsstrategien

Seit einigen Jahren haben sich vor allem junge, gut ausgebildete Frauen und Männer in vielen afrikanischen Ländern gegen die genitale Verstümmelung ausgesprochen. Sie wollen ihre Töchter nicht mehr beschneiden lassen. Dies führte 1984 zur Gründung des *Inter-African-Committee* (IAC), welches die Bemühungen und Forderungen von Afrikanerinnen in heute 25 Ländern institutionalisiert. Es erarbeitet Abschaffungsstrategien, führt Informationskampagnen durch, veröffentlicht relevante Forschungsresultate und stellt Lehrmaterialien zur Verfügung. Zu den Erfolgen des IAC zählt besonders die öffentliche Thematisierung der weiblichen Genitalverstümmelung. Dies hat dazu geführt, dass sich einflussreiche PolitikerInnen und Glaubensführer in den betroffenen Ländern gegen die Frauenbeschneidung ausgesprochen haben. Auch internationale Organisationen, wie die WHO, haben nun, nach langem Zögern, eindeutig gegen die Genitalverstümmelung Stellung bezogen und unterstützen entsprechende Abschaffungskampagnen bzw. führen sie in eigener Regie durch. Die Abschaffungsbemühungen setzen auf zwei Argumentationslinien: Einerseits ist die genitale Verstümmelung eine gesundheitsschädigende Praxis, anderseits verletzt sie das Menschenrecht auf körperliche Integrität. In einigen Ländern wurde der Eingriff bereits gesetzlich verboten, jedoch ohne große Auswirkung.

Der Kampf gegen genitale Verstümmelung gestaltet sich jedoch schwierig, und schnelle Erfolge sind kaum zu erwarten. Der Druck der Gesellschaft und der Großfamilie auf abschaffungswillige Eltern ist nach wie vor groß. Erschwerend wirkt auch der Umstand, dass die Beschneidung, die im städtischen Milieu, wenn möglich mit Mitteln der modernen Medizin durchgeführt wird, zu einer bedeutenden Einkommensquelle nicht nur für traditionelle Beschneiderinnen, sondern jetzt auch für ausgebildete ÄrztInnen und Hebammen geworden ist.

4.7 Frauenbeschneidung in der Migration

Durch Migration und Flucht ist die Frauenbeschneidung längst nicht mehr ein nur afrikanisches Problem. Die Tradition wird von Migrantinnen auch in Europa, Nordamerika und Australien beibehalten, oft verstärkt durch den Wunsch, in der sozialen Isolation des Exils eine kulturelle Identität zu wahren. Dem steht gegenüber, dass in den Aufnahmeländern die Frauenbeschneidung als Menschenrechtsverletzung gilt und in vielen gesetzlich verboten ist. In diesem Kapitel werden die gesetzliche Regelung in den Aufnahmeländern kurz erläutert und anschließend die Prävention von Verstümmelungen kleiner Mädchen sowie die adäquate medizinische Versorgung der beschnittenen Frauen besprochen.

4.7.1 Die gesetzliche Regelung

Seit den siebziger Jahren sind als erste die Länder mit der längsten Immigrationstradition aus Afrika, wie Frankreich oder Großbritannien, mit der genitalen Verstümmelung von kleinen Mädchen konfrontiert worden. Sehr schnell wurden heftige öffentliche Diskussionen über die Legalität oder das Verbieten solcher Eingriffe geführt. Mit der Zunahme der Flucht von Afrikanerinnen nach Europa und Nordamerika in den achtziger und neunziger Jahren aufgrund andauernder Konflikte in ihrer Heimat mussten sich auch andere Länder mit dieser Frage auseinandersetzen. Die Aufnahmeländer haben dabei unterschiedliche gesetzliche Wege eingeschlagen.

In einigen Ländern genügen die bereits existierenden Artikel im Strafgesetzbuch, um Eltern und Beschneiderinnen vor Gericht anzuklagen. Dies ist der Fall in Frankreich, dem einzigen mir bekannten Land, in dem Eltern und Beschneiderinnen vor Gericht standen. Seit Anfang der achtziger Jahre wurden Eltern, ab 1991 auch Beschneiderinnen, die ihre Tochter beschneiden ließen oder Beschneidungen durchführten, zu bedingten und später zu unbedingten Gefängnisstrafen wegen Verstümmelung infolge Kindesmisshandlung nach Art. 312 des französischen Strafgesetzbuches verurteilt. Für die afrikanischen Eltern war es in den meisten Fällen unverständlich, dass sie nicht nur mit europäischen Wertvorstellungen, sondern auch mit dem Gesetz bei bestimmten Handlungen, welche für sie eine wichtige und unumgängliche Elternpflicht darstellen, in Konflikt geraten können. Bei Verurteilungen zu unbedingten Gefängnisstrafen kam es meist zu sehr schwierigen Situationen, weil die Eltern zusätzlich noch von ihren Kindern getrennt wurden.

In der Schweiz erfüllen nach Art. 122 des schweizerischen Strafgesetzbuches alle Formen der Frauenbeschneidung den Tatbestand der vorsätzlichen schweren Körperverletzung und werden von Amtes wegen verfolgt. Obwohl es bis zum jetzigen Zeitpunkt zu keiner strafrechtlichen Untersuchung gekommen ist, scheint diese Auffassung maßgebend zu sein. Sie wurde schon 1983 in einer Erklärung der medizinisch-ethischen Kommission der Schweizerischen Akademie der medizinischen Wissenschaften vertreten und 1993 vom Bundesrat in seiner Antwort auf eine parlamentarische Interpellation bestätigt.

In Deutschland wurden beim Sechsten Gesetz zur Reform des Strafrechts, welche 1998 in Kraft trat, die Paragraphen, welche die Körperverletzungstatbestände behandeln, erweitert. Wer eine Verstümmelung weiblicher Genitalien vornimmt, daran teilnimmt, zu ihr anstiftet oder sie duldet, macht sich strafbar und muss wegen Körperverletzung mit einer Freiheitsstrafe rechnen [vgl. Kalthegener, 1999].

In anderen Ländern, wie Dänemark, Großbritannien, den Niederlanden, Schweden, den USA oder Kanada, wurden ab Mitte der achtziger Jahre neue Gesetze verabschiedet, die explizit alle Formen der weiblichen Genitalverstümmelung verbieten. In Kanada wird zudem seit 1993 die Frauenbeschneidung als Form der geschlechtsspezifischen Verfolgung als Asylgrund anerkannt.

Das Verbot als einzige Maßnahme ist jedoch ungenügend, um die Durchführung von Beschneidungen unter MigrantInnengruppen zu verhindern. Die Kriminalisierung alleine hat zur Folge, dass heimlich weiterhin beschnitten und

bei Komplikationen aus Angst vor strafrechtlicher Verfolgung keine medizinische Hilfe gesucht wird. Damit die Bekämpfung der Genitalverstümmelung auch Erfolge haben kann, sind daher neben juristischen auch präventive Maßnahmen notwendig.

4.7.2 Zur Prävention der Verstümmelung kleiner Mädchen

Auch in Europa oder Nordamerika genügt ein gesetzliches Verbot der Frauenbeschneidung nicht, um die afrikanischen Eltern, die ja eigentlich nur das «Beste» für ihre Töchter tun möchten, von dem Eingriff abzuhalten. Erfahrungen aus Frankreich oder Großbritannien zeigen, dass Präventionsmaßnahmen besonders dann greifen, wenn Afrikanerinnen bei der Planung miteinbezogen werden und in Präventionsprojekten als Animatorinnen und Dolmetscherinnen mitarbeiten. Die afrikanischen Mitarbeiterinnen versuchen dabei den Dialog mit ihren Landsfrauen aufzunehmen und diese über die medizinischen und strafrechlichen Konzequenzen zu informieren. Sie begleiten zudem die Familien während des gesamten Entscheidungsprozesses [vgl. Nisak, 1986; Gunning, 1991–92].

4.7.3 Die adäquate medizinische Versorgung und Pflege beschnittener Frauen

Wie verschiedene Untersuchungen in Aufnahmeländern [siehe Nyfeler/Béguin Stöckli, 1994; Richter/Hulverscheidt, 2000] sowie Aussagen von betroffenen Frauen [Leightfoot-Klein/Shaw, 1991] zeigen, besteht unter den Angehörigen von Gesundheitsberufen (ÄrztInnen, Pflegende, Hebammen), die direkt mit beschnittenen Frauen konfrontiert werden, ein erhebliches Informationsdefizit. So treffen die Ratlosigkeit und die zum Teil schockierten Reaktionen von ÄrztInnen und Pflegenden beim Anblick von genital verstümmelten Patientinnen die Migrantinnen in besonderem Maße. Betroffene Frauen fühlen sich so sehr oft unverstanden, zum Anschauungsobjekt degradiert und unkompetenten Fachkräften ausgeliefert.

Übung

- Haben Sie bereits eine beschnittene Frau gepflegt? Wenn ja, welche Gefühle löste dieser «Anblick» bei Ihnen aus? Schreiben Sie diese Gefühle auf, und diskutieren Sie anschließend zu zweit darüber. Suchen Sie gemeinsam nach Gründen für die jeweiligen Gefühle.

- Eine Afrikanerin erzählt: «Sie sollten wissen, wie ich aussehe, und mich nicht fragen, ob ich einen Autounfall hatte. Sie sollten wissen, dass es für mich normal ist, wie ich aussehe!» [Leightfoot-Klein/Shaw, 1991: 104]. Was löst diese Aussage bei Ihnen aus? Was denken Sie, hat diese afrikanische Frau für Erfahrungen mit Pflegenden, ÄrztInnen und Hebammen gemacht? Welche Konsequenzen ziehen Sie daraus für die Pflege?

des Rechtes auf körperliche Integrität, und verlangen eine klare Verurteilung der Praktiken durch Justiz und internationale Organisationen (Universalismus).

- Die andern postulieren die Nichteinmischung in eine Angelegenheit, die sie als ausschließlich innerafrikanisch betrachten, und betonen das Recht, anders zu sein und zu handeln (Kulturrelativismus).

Übung

- Überlegen Sie, welche Aspekte für eine Haltung des Universalismus, welche Aspekte für eine Haltung des Kulturrelativismus sprechen.

- Welche Haltung nehmen Sie ein? Warum?

Damit beschnittenen Frauen eine adäquate medizinische und pflegerische Betreuung zukommt, müssen ÄrztInnen, Pflegende und Hebammen erst einmal umfassend informiert und für die Problematik sensibilisiert werden. Sensibilität, Einfühlungsvermögen und Respekt bei Untersuchungen und Behandlungen sind zentral, damit sich die betroffenen Migrantinnen verstanden und akzeptiert fühlen. Gerade auch bei Gesprächen über die gesundheitlichen Folgen der Beschneidung darf die Achtung gegenüber der Person nicht verloren gehen. Wir sollten uns daher nicht nur auf die Kritik an der Verstümmelung beschränken, sondern die Meinung der Frauen einbeziehen und einen konstruktiven Dialog anstreben. In diesem Zusammenhang ist auch die Wortwahl wichtig. So ist es ratsam, von Beschneidung und nicht von Verstümmelung zu sprechen, um die Frauen nicht unnötig anzugreifen oder zu verletzen.

4.8 Ein möglicher konstruktiver transkultureller Dialog

In der Debatte um die Frauenbeschneidung stehen sich immer wieder zwei Lager gegenüber: .

- Die einen verurteilen die Beschneidung im Namen der Menschenrechte, insbesondere

Ein echter Dialog findet zwischen den VertreterInnen dieser beiden Standpunkte kaum statt. Um einen Ausweg aus dieser verfahrenen Situation zu finden, muss ein transkultureller Dialog angestrebt werden, der nach gemeinsamen Werten sucht. Dies bedingt, dass das Denkmuster «richtig – falsch» aufgegeben werden muss. Fremde Traditionen, auch solche, die man am liebsten verdammen möchte, sollte man zu verstehen und zu respektieren versuchen. Um einen konstruktiven transkulturellen Dialog zu führen, schlägt die amerikanische Juristin Gunning [1991–92] drei im Folgenden beschriebene Schritte vor, die man durchlaufen sollte, wenn man über ein «kulturell fremdes» Phänomen, wie die Frauenbeschneidung, diskutieren will.

Als erstes müssen sich die Frauen über ihre eigene Geschichte im Klaren sein, das heißt, wenn wir die Frauenbeschneidung aus westlicher Perspektive anschauen, muss uns bewusst sein, dass genitale Verstümmelung nicht einfach das Problem der «anderen» ist, sondern dass auch hier Frauen beschnitten worden sind. In verschiedenen westlichen Ländern war die Klitoridektomie von der Mitte des 19. Jahrhunderts bis etwa zur Mitte des 20. Jahrhunderts eine anerkannte Therapie bei sogenannten weiblichen Geistesstörungen, wie Nymphomanie, Hysterie, Masturbation und anderen «abnormale» Verhaltensweisen. Ein Londoner Arzt empfiehlt sie auch bei Schlaflosigkeit, Sterilität und unglücklicher Ehe. Klitoridektomie wurde auch als «Rehabilitationsmaßnahme» bei Prostituierten, Lesben und «aufmüpfigen» Frauen, d. h. Frauen, die Hosen trugen oder sich für das Frauenstimmrecht einsetzten, vorgeschlagen. Wegen diesen Tatsachen können wir also die Frauenbeschneidung nicht mehr einfach als afrikanisches Phänomen betrachten.

Zweitens sollen sich die verschiedenen Diskussionspartnerinnen damit auseinandersetzen, wie die «anderen» sie sehen, das heißt, jede sollte versuchen, sich selbst so zu sehen wie die «andere» sie sehen könnte. Für uns aus dem Norden heißt dies, dass wir von den «anderen» als «Vertreterinnen des imperialistischen Nordens» gesehen werden, und dass wir uns aus einem «Gefühl der kulturellen Überlegenheit» heraus in ihre Angelegenheiten einmischen. Frauen aus dem Süden müssen sich ihrerseits damit auseinandersetzen, dass sie von uns als «hilfsbedürftig und intellektuell unterentwickelt» gesehen werden.

Drittens müssen wir die jeweils «anderen» in ihrem eigenen Kontext betrachten. Gesellschaftliche Gegebenheiten stehen immer in einem weiten Bezugsrahmen und in einem spezifischen historischen Kontext. In Ländern, wo Frauenbeschneidung Tradition ist, können Frauen nur durch Heirat und Mutterschaft zu einem sozialen ehrenhaften Status und zu ökonomischer Sicherheit gelangen. Um heiratsfähig zu sein, müssen diese Frauen aber unbedingt beschnitten sein. Heirat und die damit verbundene Kontrolle über die Sexualität, Schwangerschaft und Geburt sind in den meisten dieser Länder eine Angelegenheit der Großfamilie und nicht der einzelnen Individuen. In den Gesellschaften des Nordens sind Eingriffe am weiblichen Körper, wie die Vergrößerung der Brüste, genauso gesellschaftlich und historisch bedingt, wie die Frauenbeschneidung anderswo. Auch die Brustchirurgie ist von gesundheitlichen Folgen begleitet, wie Unverträglichkeit oder krebsfördernde Implantate.

Übung

- Was löst es bei Ihnen aus, wenn Sie hören, dass es bis vor noch nicht allzu langer Zeit auch in Europa und in Nordamerika zu Genitalverstümmelungen gekommen ist?
- Diskutieren Sie aktuelle «westliche» Eingriffe am weiblichen Körper, und setzen Sie diese in Bezug zur Genitalverstümmelung. Gibt es Ähnlichkeiten, gibt es Unterschiede?

Zusammenfassung

- Die Frauenbeschneidung oder weibliche Genitalverstümmelung betrifft 100–157 Millionen Frauen und Mädchen hauptsächlich in Afrika. Im Verbreitungsgebiet hält ein Großteil der Bevölkerung den Eingriff für absolut unumgänglich. Eine unbeschnittene Frau wird diskriminiert, gilt als Außenseiterin und als heiratsunfähig. Die Heirat bildet ein absolut wünschenswertes Ziel und ist für die allermeisten Frauen die einzige Möglichkeit, zu einem sozialen und ökonomischen Status zu gelangen.

- Die gesundheitlichen Folgen, vor allem die langfristigen, werden von den allermeisten betroffenen Frauen nicht mit ihrer Beschneidung in Zusammenhang gebracht.

- In der Migration halten viele Eltern an der Beschneidungspraxis fest, um eine in ihren Augen wichtige Elternpflicht zu erfüllen. Deswegen geraten sie nicht nur mit unseren Wertvorstellungen, sondern auch mit unseren Gesetzen in Konflikt. In den meisten Aufnahmeländern sind alle Formen der weiblichen Genitalverstümmelung gesetzlich verboten.

- In den Aufnahmeländern besteht unter den Angehörigen von Gesundheitsberufen (ÄrztInnen, Pflegende, Hebammen) ein erhebliches Informationsdefizit, welches zu Ratlosigkeit beim Anblick verstümmelter Frauen führt. Die Betroffenen fühlen sich infolgedessen sehr oft unverstanden und inkompetentem Personal ausgeliefert.

Adressen

- **FORWARD Germany**, Dr. Asili Barre-Dirie, Falkenberger-Str. 27L, D-31228 Peine. Tel.: (05034) 87 11 81, Fax (05034) 87 11 43, E-Mail: barre@tzv.fal.de oder Dr. Tobe Levin, Martin-Luther-Str. 35, D-60389 Frankfurt/M., Tel.: (069) 45 96 60, Fax: (069) 46 40 69, E-Mail: Levin@em.uni-frankfurt.de.
  Ziele des Vereins sind die Aufkärung und die Bekämpfung der weiblichen Genitalverstümmelung in Deutschland, sowie der Aufbau von Netzwerken und interkultureller Verständigung in Zusammenhang mit der Frauenbeschneidung. FORWARD Germany arbeitet eng mit (I)NTACT und TERRE DES FEMMES zusammen.

- **(I)NTACT**: Internationale Aktion gegen die Beschneidung von Mädchen und Frauen, Johannistr. 4, D-66111 Saarbrücken. Tel./Fax: (0681) 3 24 00.
  Deutsche Organisation, die in Afrika unter dem Motto Hilfe zur Selbsthilfe Kampagnen gegen Frauenbeschneidung unterstützt.

- **Maisha**, Virginia Wangere Greiner, Maisha c/o agisra, Ludolfusstr. 2–4, D-60487 Frankfurt/M., Tel.: (069) 77 77 55, Fax: (069) 77 77 57
  Selbsthilfegruppe von und für in Deutschland lebende Afrikanerinnen, die zur Arbeitsgemeinschaft gegen internationale sexuelle und rassistische Ausbeutung (agisra) gehört.

- **TERRE DES FEMMES e.V.** – Menschenrechte für Frauen, Postfach 25 65, D-72015 Tübingen, Tel.: (07071) 79 73-0, Fax: (07071) 79 73-22, E-Mail: TDF@swol.de, Website: http://www.terre-des-femmes.de
  Menschenrechtsorganisation für Frauen, die mittels internationaler Vernetzung, Öffentlichkeits- und Lobbyarbeit, Aktionen, Einzelfallhilfe und Förderung von einzelnen Projekten Frauen unsützt. Weibliche Genitalverstümmelung ist ein Schwerpunktthema ihrer Arbeit.

Kommentierte Literaturvorschläge

- Beck-Karrer, Ch.: Löwinnen sind sie. Gespräche mit somalischen Frauen und Männern über Frauenbeschneidung. eFeF-Verlag, Bern, 1996.
  Bericht über Gespräche mit somalischen Menschen. Ein gelungener Versuch, das heikle Thema feinfühlig und selbsironisch anzugehen, weit weg von Sensationslüsternheit oder Verharmlosung.

- Hosken, F.: The Hosken Report – Genital and Sexual Mutilation of Females. WIN, Lexington/USA, 1994 (4th revised and updated edition).
  Überarbeitete Ausgabe des ersten umfassenden Berichtes über Frauenbeschneidung. Grundlageninformation und Schätzungen der Anzahl betroffener Frauen in den einzelnen Ländern.

- Lightfoot-Klein, H.: Das grausame Ritual – Sexuelle Verstümmelung afrikanischer Frauen. Fischer-Taschenbuchverlag, Frankfurt/M., 1992.
  Hanny Lightfoot-Klein hat im Sudan über die weibliche Genitalverstümmelung recherchiert und Frauen und Männer zum Thema befragt. Das Buch liefert Grundlageninformationen sowie unzählige Lebensgeschichten von betroffenen Frauen und Männern.

- Schnüll, P.; TERRE DES FEMMES (Hrsg.): Weibliche Genitalverstümmelung. Eine fundamentale Menschenrechtsverletzung. Göttingen, 1999.
  Eine Textsammlung mit Grundlageninformationen, Interviews und Stellungnahmen betroffener Afrikanerinnen, Darstellung der Situation in der Migration und Vorstellung verschiedener in Präventions- und Abschaffungskampagnen tätiger Organisationen und Vereine. Enthält u. a. Adressen von Organisationen, die außerhalb des deutschsprachigen Raumes tätig sind.

Literatur

Beck-Karrer, Ch.: Frauenbeschneidung in Afrika. Arbeitsblätter Nr. 5. Universität Bern, Institut für Ethnologie, Bern, 1992.

Beck-Karrer, Ch.: Löwinnen sind sie. Gespräche mit Frauen und Männern über Frauenbeschneidung. eFeF-Verlag, Bern, 1996.

Boddy, J.: Womb as Oasis, the Symbolic Content of Pharaonic Circumcision in Rural Northern Sudan. American Ethnologist 9 (1982) 4: 682–689.

Gunning, I. R.: Arrogant Perception, World-Travelling and Multicultural Feminism: the Case of Female Genital Surgeries. Columbian Human Rights Law Review 23 (1991–92): 189–248.

Hedley, R.; Dorkenoo, E.: Child Protection and Female Genital Mutilation. Advice for Health, Education, and Social Work Professionals. FORWARD, London, 1992.

Hosken, F.: WIN News, Vol. 23, No. 3, Summer 1997: 29.

Kalthegener, R.: Recht auf körperliche Unversehrtheit: Rechtliche Regelung gegen genitale Verstümmelungen in Deutschland und Europa. In: Schnüll, P.; TERRE DES FEMMES (Hrsg.): Weibliche Genitalverstümmelung. Eine fundamentale Menschenrechtsverletzung. TERRE DES FEMMES, Göttingen, 1999.

Lightfoot-Klein, H.: Das grausame Ritual. Sexuelle Verstümmelung afrikanischer Frauen. Fischer-Taschenbuchverlag, Frankfurt/M., 1992.

Lightfoot-Klein, H.; Shaw, E.: Special Needs of Ritually Circumcised Women Patients. Journal of Obstetric, Gynecologic and Neonatal Nursing 20 (1991) 2: 102–107.

Nisak, C.: L'excision: une pratique en recul? L'enfant d'abord, juin 1986: 33–58.

Nyfeler, D.; Béguin Stöckli, D.: Genitale Verstümmelung. Afrikanische Migrantinnen in der schweizerischen Gesundheitsversorgung. Arbeitsblätter Nr. 10. Universität Bern, Institut für Ethnologie, Bern, 1994.

Richter, G.; Hulverscheidt, M.: Fundamentale Menschenrechtsverletzung. Die weibliche Genitalverstümmelung. Mabuse 123 (Januar/Februar 2000), S. 56–60.

el Saadawi, N.: Tschador. Frauen im Islam. CON, Bremen, 1980.

Toubia, N.: Female Genital Mutilation. A Call for Global Action. Rainbow, New York, 1995.

5. Verhütung und Schwangerschafts-abbruch bei MigrantInnen

Christine Sieber

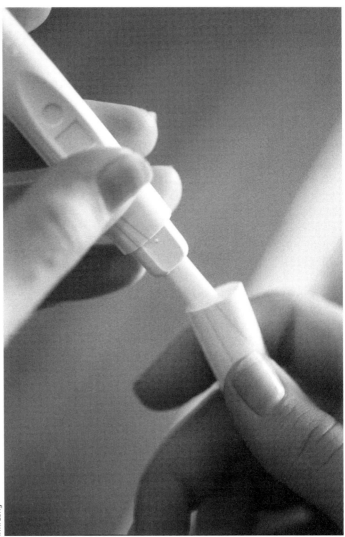

Irmi Long

«Jeder Abschied ist der Beginn einer Erinnerung.»

5.1 Einleitung

Ausländische Frauen lassen im Vergleich zu Schweizerinnen deutlich häufiger Schwangerschaftsabbrüche durchführen. Zu einem großen Teil handelt es sich dabei um Migrantinnen, welche um Asyl ersuchen oder um Migrantinnen mit einer vergleichbar prekären Aufenthaltsbewilligung.

In was für einer Lebenssituation steht eine Frau, die ungeplant schwanger wird? Was hindert Paare daran, eine sichere Verhütungsmethode anzuwenden? Was für Voraussetzungen haben Migrantinnen, um zu Verhütungsmitteln ihrer Wahl zu kommen und was beeinflusst ihre Entscheidung, eine ungeplant eingetretene Schwangerschaft abzubrechen?

Diesen Fragen wird im Folgenden nachgegangen, indem die Thematik anhand von Beispielen aus der täglichen Praxis der Familienplanungs- und Beratungsstelle an der Frauenklinik des Inselspitals Bern erläutert wird und andererseits Möglichkeiten diskutiert werden, die den Zugang von Migrantinnen zum Gesundheitswesen erleichtern. Dabei geht es einerseits um die Erfahrungen der Familienplanungsstelle mit Frauen mit einem prekären Aufenthaltsstatus und unsicherer Lebensperspektive, die einen großen Teil der Frauen darstellen, welche sich mit dem Wunsch nach einem Schwangerschaftsabbruch an uns wenden, andererseits werden generell Hintergründe von unerwünschten Schwangerschaften beleuchtet. Für Pflegende soll dieses Kapitel eine Unterstützung bieten, Schwangerschaftsabbruchpatientinnen nichtschweizerischer Herkunft in ihrer spezifischen Situation als Migrantinnen besser zu erfassen.

«Grüessech», begrüße ich auf Schweizerdeutsch die südamerikanisch aussehende Frau, welche zögernd auf der Schwelle zum Empfang steht. «Haben Sie einen Termin?» Sie macht eine Bewegung auf mich zu: «Nein, kein Termin ... Habla español?». Ja, das tue ich. Als sie merkt, dass eine Verständigung möglich ist, beginnt die Frau erleichtert zu sprechen. Ihre Menstruation sei nicht gekommen und sie habe Angst, schwanger zu sein. Seit Tagen gehe sie immer wieder auf die Toilette, um nachzuschauen, ob das Blut gekommen sei. Ihr sei übel und sie müsse dauernd erbrechen. Sie sei verzweifelt, denn eine Schwangerschaft liege in ihrer Situation überhaupt nicht drin. Ich frage sie, ob es ihrer Meinung nach möglich sei, dass sie schwanger ist. Ja, gibt sie zur Antwort, letzten Monat habe sie einmal mit einem Mann geschlafen, vielleicht sei das Präservativ abgerutscht, sie wisse es nicht genau, der Mann habe nichts gesagt. Und jetzt sei das Blut nicht gekommen. Wenn sie schwanger sei, wolle sie einen Schwangerschaftsabbruch machen. Der Schwangerschaftstest fällt, wie erwartet, positiv aus. Aufgrund der letzten Periode berechne ich die Schwangerschaftsdauer, erkläre ihr die gesetzlichen Grundlagen, vereinbare einen Termin im Ultraschall und gebe ihr bei einer Spanisch sprechenden Beraterin einen Termin. Sie verabschiedet sich herzlich von mir und geht erleichtert zur Tür hinaus. Sie weiß nun, dass es nicht zu spät ist, hat unsere Beratungsstelle kennen gelernt, konnte erste Fragen klären und Ängste abbauen und ist über die nächsten Schritte informiert.

Jeden Tag melden sich bei uns Frauen und Paare für eine Beratung an. Die einen wünschen eine Verhütungsberatung, während es bei anderen um die Frage geht, eine ungeplant entstandene Schwangerschaft auszutragen oder abzubrechen. Doch warum wird von Frauen oder Paaren nicht immer so verhütet, dass keine unerwünschte Schwangerschaft entsteht? Selbst nach vielen Jahren der Auseinandersetzung mit der Thematik des Schwangerschaftsabbruchs kann es mir geschehen, dass mich eine Klientin ungeduldig macht, dass ich mich hilflos fühle oder mich über eine Frau oder ihren Partner ärgere. Darüber mit meinen Kolleginnen oder in der Supervision zu sprechen, wirkt befreiend und präventiv in dem Sinne, dass ich diese Gefühle nicht gegenüber der Patientin ausleben muss. In der Supervision werden ausgelöste Emotionen ins rechte Licht gerückt: Kann es sein, dass sich die Patientin selber hilflos und ohnmächtig fühlt oder eine große Wut in sich hat?

Menschen mit prekärem Aufenthaltsstatus können wichtige Entscheidungen über ihr Leben kaum oder gar nicht beeinflussen. Einer neu eingereisten Asylbewerberin kann es beispielsweise geschehen, dass sie in ein Durchgangszentrum im Kanton Luzern eingewiesen wird, obwohl Familienangehörige in Bern leben. Was sie am meisten brauchen würde, um gesund zu bleiben, nämlich sich beschützt und sicher zu fühlen, wird durch solche Regelungen nicht unterstützt. Der Glaube daran, dass die Flucht in die Schweiz Sinn gemacht hat, ist eine Voraussetzung für gesundheitliches Wohlbefinden. Dieser Glaube wird gerade bei Asylsuchenden immer wieder erschüttert. Laut Definition der Weltgesundheitsorganisation (WHO) bedeutet Gesundheit nicht einfach die Abwesenheit von Krankheit, sondern umfasst das biopsychosoziale Gleichgewicht als Voraussetzung für Gesundheit. Wenn die eigene Lebenssituation kaum Perspektiven bietet, stellt dies keine günstige Voraussetzung dar, um gesund zu handeln, gerade auch im Bereich der Schwangerschaftsverhütung. Das Wort Familienplanung bedeutet, dass die Zukunft in Bezug auf Schwangerschaft, Kinder und Familie planbar und demzufolge der Zugang zu Verhütungsmitteln und medizinischer Versorgung gewährleistet sein muss (vgl. Kasten: Sexuelle und reproduktive Gesundheit). Für MigrantInnen heißt dies aber, je prekärer der Aufenthaltsstatus, je marginalisierter eine Person ist, und je schlechtere ökonomische Bedingungen sie hat, desto schwieriger ist es, die eigenen Ressourcen in Bezug auf Gesundheit aufrechtzuerhalten. Für Menschen mit prekärem Aufenthaltsstatus ist die Voraussetzung für gesundes Handeln kaum gegeben.

Die Familienplanungs- und Beratungsstelle an der Frauenklinik des Inselspitals Bern

Die Familienplanungs- und Schwangerschaftsberatungsstellen in der Schweiz haben den gesetzlichen Auftrag, der Bevölkerung zu den Themen Verhütung, Schwangerschaft und Schwangerschaftsabbruch kostenlos Beratung anzubieten. Die Familienplanungsstelle Bern ist der Frauenklinik des Inselspitals angegliedert und steht in erster Linie der Bevölkerung der Region Bern zur Verfügung. Beratungen sind kostenlos, medizinische Leistungen werden verrechnet. Im Frauenteam arbeiten engagierte Ärztinnen, Beraterinnen, Sozialarbeiterinnen und Mitarbeiterinnen in Sekretariat und Erstberatung. Für Beratungen in einer Sprache, die keine der Mitarbeiterinnen spricht, werden bezahlte Übersetzerinnen beigezogen. Der Anteil der Frauen mit einem Migrationshintergrund ist sehr hoch. Im Bereich Schwangerschaftskonflikt und Schwangerschaftsabbruch, wo wir jährlich über 300 Frauen sehen, machen diese Beratungen ungefähr die Hälfte aus, wobei es sich hier zum überwiegenden Teil um Migrantinnen mit prekärem Aufenthaltsbewilligung wie z. B. Asylsuchende handelt. Dabei gilt es anzumerken, dass der Schwangerschaftsabbruch nur nach Einholen eines Gutachtens legal ist (vgl. Kasten: Der legale Schwangerschaftsabbruch in der Schweiz) und dies demzufolge Pflichtberatungen sind. Bei den Gutachtengesprächen zum Schwangerschaftsabbruch beginnen wir das Gespräch in jedem Fall von Frau zu Frau, auch wenn die Frau in Begleitung des Partners kommt. Dies bedeutet bei fremdsprachigen Frauen, dass nicht der Partner übersetzen kann, sondern dass wir eine Übersetzerin beiziehen. Falls die Klientin dies wünscht, führen wir das Gespräch zu dritt zu Ende. Für alle Beratungen unterstehen wir der ärztlichen Schweigepflicht. Bei den in diesem Kapitel beschriebenen Fallbeispielen handelt es sich um Frauen, die sich mit ihrem Anliegen an die Familienplanungsstelle Bern wandten. Die Namen und Geschichten sind so verändert, dass keine Rückschlüsse auf die Personen möglich sind.

Sexuelle und reproduktive Gesundheit

Aus der Aktionsplattform von Beijing [4. UNO-Weltfrauenkonferenz, 1995] resultiert folgende Definition von Gesundheit und reproduktiver Gesundheit von Frauen:

«Die Gesundheit der Frau umfasst ihr emotionales, soziales und körperliches Wohlbefinden und wird durch ihr soziales, politisches und wirtschaftliches Lebensumfeld sowie von biologischen Faktoren bestimmt.

Reproduktive Gesundheit ist der Zustand vollständigen körperlichen, geistigen und sozialen Wohlbefindens und nicht nur des Freiseins von Krankheit und Gebrechen bei allen Aspekten, die mit den Fortpflanzungsorganen und ihren Funktionen und Prozessen verbunden sind. Reproduktive Gesundheit bedeutet deshalb, dass Menschen ein befriedigendes und ungefährliches Sexualleben haben können, und dass

sie die Fähigkeit zur Fortpflanzung und die freie Entscheidung darüber haben, ob, wann und wie oft sie davon Gebrauch machen. In diese letzte Bedingung eingeschlossen sind das Recht von Männern und Frauen, informiert zu werden und Zugang zu sicheren, wirksamen, erschwinglichen und akzeptablen Familienplanungsmethoden ihrer Wahl, sowie zu anderen Methoden ihrer Wahl zur Regulierung der Fruchtbarkeit zu haben, die nicht gegen die rechtlichen Bestimmungen verstoßen. Dies umfasst das Recht auf Zugang zu angemessenen Gesundheitsdiensten, die es Frauen ermöglichen, eine Schwangerschaft und Entbindung sicher zu überstehen, und die für Paare die bestmöglichen Voraussetzungen schaffen, dass sie ein gesundes Kind bekommen.»

5.2 Zahlen und Fakten

5.2.1 Schwangerschaftsabbruch in der Schweiz

Jährlich werden in der Schweiz etwa 12 000 Schwangerschaften abgebrochen. Diese Zahl bewegt sich seit zehn Jahren ungefähr auf dieser Höhe, während es vor 20 Jahren noch 16 000 Abbrüche gab. Da nicht in jedem Kanton eine Statistik geführt wird, beruhen die Zahlen auf Schätzungen. Die Schweizerische Vereinigung für Straflosigkeit des Schwangerschaftsabbruchs (SVSS) stellte vorhandene Zahlen sowie Schätzungen zusammen, um eine Aussage über den Anteil der ausländischen Frauen an der Gesamtzahl von Frauen mit Schwangerschaftsabbruch zu erhalten [SVSS, 1998]. Dabei wurde eine erschreckend hohe Zahl festgestellt: Schätzungsweise über die Hälfte der Abbrüche werden bei Ausländerinnen durchgeführt, während ihr Anteil an der weiblichen Wohnbevölkerung zwischen 15 und 44 Jahren nur gerade 25 % ausmacht. Bei einer durchschnittlichen Abbruchrate von 8,1 Promille bedeute dies, dass ungefähr

dreimal mehr Ausländerinnen (18 Promille) eine Schwangerschaft abbrechen, als Schweizerinnen (5,3 Promille). Hinter diesen Zahlen verbirgt sich laut SVSS eine weitere Tatsache: Vor allem Asylsuchende und Flüchtlinge sind davon betroffen, also Frauen in einer prekären Lebenssituation.

5.2.2 Schwangerschaftsabbruch im Kanton Bern

Im Kanton Bern ist der Anteil der Ausländerinnen mit 40 % etwas weniger hoch als der von der SVSS berechnete gesamtschweizerische Durchschnitt. Im Kanton Bern werden Schwangerschaftsabbrüche seit vielen Jahren anonymisiert dem Kantonsarzt gemeldet und statistisch ausgewertet. Die vom Kantonsarztamt Bern publizierte Statistik [Kantonsarztamt, 2000] gibt Hinweise auf Anzahl, Altersstruktur, früher angewendete und zum Zeitpunkt der Konzeption angewendete Verhütungsmittel. Sie erhebt, ob es der erste Abbruch ist, ob die Frau schon Kinder hat, ob sie verheiratet ist, ob sie Schweizerin ist etc. Die Statistik für das Jahr 1999 zeigt folgende

Zahlen (im Vergleich dazu in Klammern die Zahlen von 1989):

- 1185 Schwangerschaftsabbrüche im Kanton Bern (1125)
- 52 % brechen die erste Schwangerschaft ab (57 %).
- 31 % haben zwei und mehr Kinder (26 %).
- 51 % der Frauen sind unverheiratet (56 %).
- 61 % sind Schweizerinnen (73 %).

In der Rubrik «Ausländerin» wird nicht unterschieden, ob es sich dabei um eine niedergelassene Deutsche oder um eine asylsuchende Frau aus Kosova handelt. Gestützt auf die Erfahrungen der Familienplanungsstellen des Kantons Bern und die Einschätzung der SVSS (vgl. Kap. III.5.1.1) handelt es sich dabei jedoch zu einem großen Teil um Frauen mit einer ungesicherten Aufenthaltssituation.

Der legale Schwangerschaftsabbruch in der Schweiz

Gemäß Artikel 120 des Schweizerischen Strafgesetzbuches (StGB) ist der Schwangerschaftsabbruch grundsätzlich untersagt. Er ist nur dann erlaubt, wenn die Schwangerschaft für eine Frau eine unmittelbare schwere Gefährdung ihrer Gesundheit oder gar ihres Lebens bedeutet. In einem solchen Fall gestattet der Gesetzgeber den Schwangerschaftsabbruch. Zur Durchführung eines legalen Abbruchs braucht es zwei ärztliche Personen: Ein Arzt oder eine Ärztin begutachtet die Situation der Schwangeren und damit die Gesundheitsgefährdung, während eine zweite ärztliche Person den Eingriff durchführt. Der Gesetzgeber erlaubt nicht, dass Gutachten und Abbruch durch die gleiche Person ausgeführt wird.

Je nach Kanton wird Artikel 120 sehr verschieden ausgelegt, was zu einer gänzlich unterschiedlichen Praxis geführt hat. In vielen ländlich-katholischen Gebieten ist es fast unmöglich, eine Schwangerschaft abzubrechen, es sei denn, eine Frau schwebe in unmittelbarer Todesgefahr. In der Mehrheit der Kantone wird jedoch mittlerweile der Artikel 120 freizügig ausgelegt. Hier stützt man sich auf den von der WHO verwendeten Gesundheitsbegriff, wonach die Gesundheit als Zustand körperlichen, seelischen und sozialen Wohlbefindens definiert wird. Eine ungewollte Schwangerschaft kann somit für eine Frau sehr wohl eine schwere gesundheitliche Gefährdung darstellen, womit die Voraussetzungen für einen legalen Abbruch erfüllt sind.

Die Krankenkassen übernehmen die Kosten für einen legalen Schwangerschaftsabbruch. Seit 1981 sind die Kantone verpflichtet, Schwangerschaftsberatungsstellen einzurichten, die der Bevölkerung kostenlos Beratungen zu Verhütung, Schwangerschaft und Schwangerschaftsabbruch zur Verfügung stellen. Momentan ist eine Gesetzesänderung in Diskussion, welche eine Fristenlösung mit sich bringen würde. Diese Verbesserung hinsichtlich der Selbstbestimmung der Frau hat aber noch viele Hürden zu überwinden.

5.3 Hintergründe der unerwünschten Schwangerschaft

Unerwünscht schwanger wird eine Frau (ein Paar) häufig in schwierigen, unbefriedigenden Lebensumständen. Möglicherweise liegen diese Schwierigkeiten in einem Beziehungskonflikt. Langsdorff [1996: 53] schreibt dazu: «Von einschneidenden Handlungen versprechen sich Menschen einschneidende Änderungen. Fühlen sie sich unfähig dazu, sich selber oder etwas an ihrer (unbefriedigenden) Beziehung zum Partner zu ändern, dann kann durch den geheimen, uneingestandenen Kinderwunsch die Hoffnung auf Änderungen zum Ausdruck kommen. Egal, ob eine Frau allein oder mit einem Partner zusammenlebt, die Geburt eines Kindes bedeutet immer einen tiefen, einen gravierenden Einschnitt. Mutter- oder Elternschaft ist der Beginn einer neuen Lebensphase, denn es müssen völlig neue Strukturen im Leben, im Alltag, in der Partnerschaft gefunden werden – das Baby verändert das Leben der Betroffenen.» Die Entscheidung für oder gegen die Schwangerschaft wird in den meisten Fällen maßgeblich durch die Beziehungssituation beeinflusst. Eine ungeplant eingetretene Schwangerschaft kann hier zur Beziehungsklärung beitragen. In kritischen Lebensphasen entstandene ungeplante Schwangerschaften können aber auch Ausdruck sein für die Verunsicherung, in der sich eine Frau in einer Umbruchsituation befindet [Ensner et al., 1995]. Auch hier muss eine Frau eine Entscheidung treffen, die ihr ganzes Leben betrifft und eine Klärung ihrer Lebensperspektiven beinhaltet.

5.3.1 Die Beziehungsklärung

In den Gutachtengesprächen zum Schwangerschaftsabbruch erscheint oft das Thema der jungen, noch unreifen Beziehung, des Beziehungskonflikts, des in Trennung stehenden Paares etc. Es gibt typische Situationen, in denen ungeplante Schwangerschaften gehäuft eintreten, von denen ich drei beispielhaft beschreibe:

- Ein Paar kennt sich erst seit kurzem, als die Frau ungeplant schwanger wird. Beide sehen sich nicht im Stande, nach so kurzer Zeit bereits die Vater- oder Mutterrolle zu übernehmen und ihr bisheriges Lebenskonzept zu ändern. Röder [1994] stellte in seiner Untersuchung zu Männern und Schwangerschaft bei einem Zehntel der Paare fest, dass sich die Frau und der Mann bei der Zeugung des Kindes erst wenige Wochen kannten; sie konnten also noch nicht abschätzen, ob sich eine tiefere Bindung entwickeln würde.
- Ein Paar hat seit längerem eine schwierige Beziehung. Die eingetretene Schwangerschaft stellt von den Problemen des Paars nur die Spitze des Eisbergs dar. Das Paar ist gezwungen, mindestens für das «sichtbare» Problem eine Lösung zu finden und eine Entscheidung zu fällen. Ob damit die vorbestehenden Probleme auch gelöst werden, ist eine andere Frage. Bei einigen von Knopf [1995] untersuchten Fällen fiel die ungewollte Schwangerschaft mit einer Krise in der Liebesbeziehung

bzw. Ehe zusammen. Der Schwangerschaftsabbruch wurde zum Ausdruck der Probleme in der Beziehung und oft als Höhepunkt der Krise erlebt.
- Ein Paar bzw. der Partner oder die Partnerin will sich trennen. In der Trennungszeit oder manchmal beim letzten Geschlechtsverkehr vor oder gerade nach der Trennung entsteht eine Schwangerschaft. Dazu Röder [1994]: «Nicht selten kam es mitten in einer Trennungssituation zur Schwangerschaft. Nach unseren Beobachtungen spielen dabei vor allem ambivalente Gefühle gegenüber der Partnerschaft eine große Rolle. Entweder schoben die Paare den Entschluss zu einer Trennung lange vor sich her, oder sie setzten ihre sexuellen Kontakte fort, nachdem sie die Beziehung eigentlich für beendet erklärt hatten. Die Entscheidung über die Zukunft der Beziehung wurde dann gleichsam an Ei und Sperma delegiert.» [ebd.: 153].

Geht es nicht in allen drei beschriebenen Situationen darum, die jeweilige Beziehung und die jeweiligen Lebenspläne zu klären, getroffene oder längst fällige Entscheidungen zu prüfen? Die Fragen nach der Perspektive, nach Verlässlichkeit und Vertrauen in den Partner oder die Partnerin stehen dabei im Vordergrund. Die durch die ungeplante Schwangerschaft entstandene Krise kann zu einer Vertiefung und Stabilisierung der Beziehung führen. Möglicherweise können aber die vorhandenen Schwierigkeiten des Paares nicht gelöst werden, und es kommt zur Trennung, sei dies nun mit oder ohne Abbruch der Schwangerschaft. So führt die unerwünschte Schwangerschaft zu einer Beziehungsklärung.

«Beziehungsprobleme in der Partnerschaft als Hauptursache für eine unerwünschte Schwangerschaft beobachten wir bei Migrantinnen selten. Meine Erklärung dafür ist, dass der Schritt vom vertrauten soziokulturellen Umfeld und dem gewohnten Beziehungsgefüge des Herkunftslandes in die Fremde der Frau bzw. dem Paar eine solch immense Umstellungs- und Anpassungsleistung abverlangt, dass nicht noch zusätzlich das Altvertraute, Bekannte und Verlässliche kritisch hinterfragt werden darf, zumindest in einer ersten Übergangszeit, meist aber auch noch während Jahren. Zudem ist es ein bekanntes Phänomen, dass MigrantInnen die Tendenz haben, sich im neuen, unbekannten Land besonders fest an ihre alten Werte und Normen zu halten und somit das mitgebrachte kulturelle Gepäck als Orientierungshilfe in der fremden Umgebung dient [Prodolliet, 1998]. Wenn dann allerdings ein Mitglied des Paares oder der Großfamilie den progressiven Schritt macht und sich kritisch mit den tradierten Werten und Normen auseinander zu setzen beginnt, kann dies sehr wohl zu hochexplosiven Spannungen innerhalb der Partnerschaft oder zwischen Eltern und ihrer Tochter führen. Eine mögliche Folge dieses Konflikts kann dann eine unerwünschte Schwangerschaft bzw. ein Schwangerschaftsabbruch sein.» [Christa Spycher, Ärztin der Familienplanungsstelle Bern].

5.3.2 Die Umbruchsituation

Umbruchsituationen, wie wir sie aus der Schwangerschaftskonfliktberatung kennen, sind beispielsweise folgende:

- der Schritt von der Adoleszenz ins Erwachsenenleben
- von der Ausbildung ins Berufsleben
- nach der Trennung aus einer langjährigen Partnerschaft mit oder ohne gemeinsame Kinder in eine Phase der Neuorientierung
- von der Familienfrau zum Wiedereinstieg ins Berufsleben
- aus der körperlichen Fruchtbarkeit in die Wechseljahre
- aus der Erwerbslosigkeit zum Antritt einer Arbeitsstelle und umgekehrt
- der Schritt in die Migration.

Altgewohntes, Heimatliches hinter sich zu lassen und nicht genau zu wissen, was nun kommt, kann Verunsicherung oder gar eine Krise auslösen, selbst wenn das, was kommt, positiv besetzt ist.

Familie R. aus der Türkei

Die vierköpfige türkische Familie hat finanzielle Probleme. Der Mann arbeitet als Casserolier in einem Restaurant. Frau R. möchte ebenfalls arbeiten, um es der Familie zu ermöglichen, in eine größere Wohnung zu ziehen und um, wie sie es ausdrückt, Kontakt mit anderen Menschen zu haben. Frau R. ließ sich nach der Geburt des zweiten Kindes eine Spirale einsetzen. Vor drei Jahren ließ sie diese wegen einer hartnäckigen Blasenentzündung entfernen und begann mit der Pille. Die beiden Mädchen können neu die Tagesschule besuchen, so dass es nun beiden Eltern möglich ist zu arbeiten. Endlich, nach mehrmonatiger Arbeitssuche, hat Frau R. eine Stelle als Kassiererin in einem größeren Lebensmittelgeschäft in Aussicht. Da wird sie unerwartet schwanger. Im Vormonat hatte sie ein paar Mal die Pille nicht rechtzeitig eingenommen. Als die Menstruation nicht wie gewohnt kam, war sie beunruhigt und meldete sich für eine Kontrolle in der Frauenpoliklinik, wo eine Schwangerschaft in der achten Woche festgestellt wurde. Für Frau R. kommt dies zu einem denkbar ungünstigen Zeitpunkt. Sie kann sich nicht vorstellen, jetzt ein drittes Kind zu haben und möchte unbedingt diese Arbeitsstelle antreten. Zudem hat Frau R. Angst, das Kind könnte aufgrund der Hormoneinnahme geschädigt sein. Das Paar entschließt sich, einen Schwangerschaftsabbruch zu machen.

Wie kommt es, dass, wie beim Fallbeispiel von Familie R. beschrieben, eine Frau nach Jahren zuverlässiger Pilleneinnahme plötzlich vergisst, die Pille zu schlucken? Frau R. sagte doch, sie wolle unbedingt diese Arbeitsstelle antreten, warum gefährdet sie dies nun mit einer erneuten Schwangerschaft? Ist sie plötzlich verunsichert, ob sie diese Herausforderung auch tatsächlich schaffen wird, und deshalb kurzfristig in eine Krise geraten? Durch die Schwangerschaft musste Frau R. nochmals für sich klären, ob sie einen

Wiedereinstieg ins Berufsleben wagen will und ob sie der damit verbundenen Mehrfachbelastung gewachsen ist oder ob sie weiterhin ausschließlich die Mutter- und Hausfrauenrolle ausfüllen will.

Der Schritt in die Migration bringt eine gewaltige Umbruchsituation mit sich, gerade auch dann, wenn der Entscheid zur Migration nicht freiwillig erfolgt ist, wie etwa bei Menschen, welche in ihrer Heimat verfolgt und bedroht wurden und deswegen fliehen. Die Flucht birgt für Frauen und Kinder große gesundheitliche Risiken. Kürzlich erzählte eine Kosovoalbanerin, wie sie ihr nun vier Monate altes Kind auf der Flucht im Wald geboren habe. Die Frau hatte glücklicherweise eine komplikationslose Geburt und konnte dabei auf die Unterstützung ihrer erfahrenen Schwiegermutter zählen, so dass Mutter und Kind die Flucht gut überlebten.

Ein anderes gesundheitliches Risiko für Frauen auf der Flucht ist die Gefahr, unterwegs vergewaltigt zu werden. Wir erleben ab und zu Frauen, bei denen sich herausstellt, dass die Schwangerschaft aus einer Vergewaltigung stammt. Wieviele Frauen dies jedoch in der Beratung aus Scham, Verzweiflung und fehlendem Vertrauen nicht angeben, bleibt im Dunkeln.

Übung

Stellen Sie sich vor, wie es wäre, wenn Sie selber plötzlich fliehen müssten. Ihr Leben wäre so schwierig und gefährlich geworden, dass Sie keinen anderen Ausweg mehr sähen, als Ihre Freunde und Freundinnen, Ihre Familie und Ihre Heimat zu verlassen.

- Wären Sie traurig, wütend oder voller Angst?
- Was würden Sie sich von Ihrer Flucht erhoffen?
- Was hätten Sie für Strategien, um zu überleben?
- Würden Sie die neue Sprache schnell erlernen können?
- Hätten Sie Angst, enttäuscht zu werden?

Versuchen Sie sich jetzt vorzustellen, wie die Menschen der Aufnahmegesellschaft Sie empfangen und behandeln würden.

- Wäre es Ihnen möglich, unter solch unsicheren Lebensumständen auf Ihre Gesundheit zu achten?
- Würden Sie sich um eine sichere Verhütungsmethode kümmern können?

Frau B. aus dem Kongo

Frau B. ist bei ihrem ersten Besuch der Familienplanungsstelle 20 Jahre alt und seit knapp zwei Monaten in der Schweiz. Auf der Flucht wurde Frau B. mehrfach vergewaltigt und ist jetzt in der elften Woche schwanger. Sie wünscht, diese Schwangerschaft so schnell wie möglich abzubrechen. Frau B. stammt aus dem Kongo, von wo sie aus politischen Gründen fliehen musste. Sie erzählt ihre Geschichte stockend und lückenhaft.

Ihre Mutter starb, als sie fünf Jahre alt war. Zusammen mit ihrem vier Jahre jüngeren Bruder und ihrem Vater lebte sie bei einer Tante. Sie war im ersten Jahr des Gymnasiums, als ihr Vater vor einem halben Jahr ermordet und ihr Bruder verschleppt wurde. Ihre Tante riet ihr zur Flucht, wozu ihr ein weißer Mann verholfen habe. Dieser habe sie auch bis in die Schweiz gebracht. Im Boot, in welchem sie ziemlich lange unterwegs gewesen sei, wurde sie durch Mitpassagiere mehrfach vergewaltigt. Der weiße Mann habe sie nicht angerührt, sagt sie. Er habe sie hier in der Schweiz in ein Durchgangszentrum für Asylsuchende gebracht. Seither habe sie nichts mehr von ihm gehört. Sie kann sich nicht vorstellen, diese Schwangerschaft auszutragen, sie wüsste nicht, was sie diesem Kind über seinen Vater erzählen sollte. Sie ist klar zum Schwangerschaftsabbruch entschieden.

Frau B. ist sehr alleine hier, sie weiß nicht, wie ihr geschieht und was alles noch kommen wird. Von den BetreuerInnen des Durchgangszentrums wird sie gut unterstützt. Da Frau B. französisch spricht, ist die Kommunikation gewährleistet. Sie hat bisher noch keine Nachrichten von den Angehörigen erhalten und kennt niemanden hier. Sie wünscht, dass der Eingriff durch eine Ärztin vorgenommen wird. Wegen der Verletzungen an der Vulva hat sie physische Probleme, sie verspürt zum Beispiel Schmerzen in der Lendengegend, wenn sie vom Sitzen aufsteht. Wir geben ihr die Adresse der Beratungsstelle für vergewaltigte Frauen und Mädchen mit.

Drei Wochen später bei der Nachkontrolle gibt sie an, die Operation sei gut gegangen. Sie habe mit der Pilleneinnahme begonnen, obwohl sie sich im Moment nicht vorstellen kann, mit einem Mann sexuellen Kontakt zu haben. Bei der Beratungsstelle hat sie sich für einen ersten Termin gemeldet und erhält dort psychotherapeutische Unterstützung. Seit den Vergewaltigungen leidet sie unter Schlafstörungen und starken Kopfschmerzen, möchte aber aus Angst vor einer Abhängigkeit keine Tabletten einnehmen. Unsere Ärztin hielt in einem Befund zuhanden des Bundesamtes für Flüchtlinge fest, dass Frau B. ohne psychotherapeutische Betreuung an einer Chronifizierung der akuten Belastungsstörung leiden würde, die sich zu einem chronischen posttraumatischen Stresssyndrom wandeln könnte.

Seit ihrem ersten Kontakt mit der Familienplanungsstelle vor zwei Jahren kommt Frau B. regelmäßig zur Kontrolle. Auch ihre Besuche auf der Beratungsstelle führt sie weiter. Ihre Beschwerden haben sich teilweise gebessert, vor allem was die Schlafstörungen betrifft.

Mit der Entscheidung zur Flucht ist immer auch die Hoffnung auf Sicherheit, Schutz und Geborgenheit verbunden. Doch erfüllt sich diese Hoffnung im Aufnahmeland? Nach dem Bruch mit der Heimat stellt die erste Zeit im Exil eine weitere Umbruchsituation dar. Vieles im Leben ist unklar, jeder Tag kann eine unerwartete Veränderung bringen. Der noch ausstehende Entscheid über das Asylgesuch bringt eine massive Verunsicherung hinsichtlich der unmittelbaren Zukunft mit sich. Auch der bevorstehende Ausreisetermin löst Ängste aus, wie das Leben im Herkunftsland weitergehen wird.

Eine schwangere Frau braucht unter solchen Umständen viel Kraft, Mut und Unterstützung, ja zu sagen zu einem Kind. Bei Beratungen erleben wir oft, dass ausländer- oder asylrechtliche Bestimmungen maßgebend sind für die Entscheidung, eine Schwangerschaft zu akzeptieren oder nicht. Zudem kann das ungewisse Schicksal

der daheim Gebliebenen sehr belastend sein. Das Beispiel von Frau D. aus Somalia zeigt, wie sehr Frau D. gefühlsmäßig zwischen ihrem Leben in der Schweiz und dem ungewissen Schicksal ihrer in Somalia gebliebenen Kinder hin und her gerissen ist (siehe Kasten).

Frau D. aus Somalia

Die fünfunddreißigjährige Frau D. aus Somalia ist ungeplant von ihrem Freund und Landsmann aufgrund eines Fehlers in der Zyklusberechnung schwanger geworden. Frau D. lebt seit fünf Jahren in der Schweiz und spricht gebrochen Deutsch. Eine gemeinsame Verständigung ist besser auf Italienisch möglich. Ihr Freund, welcher sie zum Gespräch begleitet, ist seit zwei Jahren von einer Schweizerin geschieden, mit welcher er ein Kind hat.

Frau D. wirkt sehr müde und abwesend im Gespräch, es redet vor allem ihr Freund. Frau D. hatte kurz nach ihrer Einreise in die Schweiz ein Mädchen geboren, welches nun viereinhalbjährig ist. Sie hat drei weitere Kinder in Somalia, wovon das mittlere vor ein paar Monaten gestorben ist. Frau D. ist sehr traurig über den Tod ihres Kindes und darüber, von den zwei Überlebenden getrennt zu sein. Wegen dem Krieg macht sich die Frau große Sorgen um die beiden Kinder und möchte sie daher so schnell wie möglich zu sich in die Schweiz holen. Der Freund unterstützt sie dabei. Dies wird aber von der Frau viel Kraft fordern, so dass sie sich nicht vorstellen kann, die jetzt eingetretene Schwangerschaft fortzuführen. Das Paar wünscht sich zu einem späteren Zeitpunkt ein gemeinsames Kind. Sie möchten sich darauf aber vorbereiten können. Zudem ist die Wohnung sehr klein, die Frau arbeitet abends jeweils während zwei Stunden in einem Restaurant während der Freund mit seiner schlecht bezahlten Arbeitsstelle nur über ein geringes Einkommen verfügt.

Nach der Geburt vor viereinhalb Jahren entschied sich Frau D., welche zu Adipositas neigt, für die Dreimonatsspritze, mit der sie jedoch massiv an Gewicht zugenommen hatte. Es folgte ein Versuch mit oralen Kontrazeptiva, der jedoch ebenfalls wegen Gewichtsproblemen abgebrochen wurde. Während eines Jahres verhütete das Paar aufgrund von Zyklusberechnungen, was bei unregelmäßigen Zyklen von 23–28 Tagen schließlich zu dieser unerwünschten Schwangerschaft führte. Frau D. entscheidet sich für den Schwangerschaftsabbruch und für die gleichzeitige Einlage einer Kupferspirale.

Anlässlich der Nachkontrolle fünf Wochen später dreht sich das Gespräch hauptsächlich um einen Infekt, der bei der Operation festgestellt wurde und mit dessen Behandlung nicht rechtzeitig angefangen werden konnte. Der Partner ist sehr wütend darüber und erregt sich sehr, während Frau D. ihn zu beruhigen versucht. Mit der Behandlung wird sie sofort beginnen. Seither haben wir von Frau D. und ihren Bestrebungen, ihre Kinder in die Schweiz zu holen, nichts mehr gehört.

Je perspektivloser eine Situation ist, desto weniger scheint es möglich, zukunftsgerichtet zu denken und gesund zu handeln. In Bezug auf die Anwendung von Verhütungsmitteln fällt in der Praxis auf, dass oft gerade dann eine Empfängnis nicht konsequent verhütet wird, wenn eine Schwangerschaft besonders belastend wäre.

Wie wir beim Beispiel von Frau D. sehen, hatte sie, nachdem sie bei der Geburt ihrer Tochter mit Institutionen des Gesundheitswesens in Kontakt gekommen war, mit der Dreimonatsspritze vorerst eine sichere Verhütungsmethode. Da die Nebenwirkungen zu groß waren, wechselte sie auf die Pille, mit der sie dann aber ähnlich schlechte Erfahrungen machte. Bis dahin begab sie sich offenbar regelmäßig in die gynäkologische Behandlung. Die Pille setzte sie dann aber ab und entschied sich für die Zykluskontrolle. Als das mittlere Kind stirbt, nimmt ihre ohnehin große Belastung durch die Trennung von den drei Kindern in Somalia massiv zu. Durch die ungeplante Schwangerschaft kommt sie wieder in Kontakt mit Institutionen des Ge-

sundheitswesens und entscheidet sich auf der Familienplanungsstelle dafür, die Schwangerschaft abzubrechen und eine Spirale einlegen zu lassen. Hoffentlich ist diese Methode für Frau D. gut verträglich und gibt ihr genug Sicherheit, ihre Kräfte für ihre Familie einsetzen zu können.

Sprechstunde für Frauen aus Sri Lanka

Seit 1989 bietet die Familienplanungsstelle Bern regelmäßig eine Sprechstunde für Frauen aus Sri Lanka an, welche heute monatlich von einer tamilischen Beraterin selbständig durchgeführt wird. Das Zielpublikum sind neu eingereiste Tamilinnen, die vom Kantonsarzt schriftlich eingeladen werden. Den Anstoß, ein solches Angebot auszuarbeiten, gab die Tatsache, dass auffällig viele allein eingereiste Tamilinnen kurz nach ihrer Ankunft von ihrem hier lebenden zukünftigen Ehemann schwanger wurden und diese Schwangerschaft abbrechen ließen. Eine tamilische Ärztin, welche damals im Hilfswerk Christlicher Friedensdienst (CFD) in Bern arbeitete, setzte sich stark für die betroffenen Frauen ein und erarbeitete mit der Familienplanungsstelle und dem Kantonsarzt ein Konzept für die sogenannte Tamilinnensprechstunde. Ziel ist, diesen Frauen so rasch wie möglich Zugang zu Beratungsstellen und Informationen zu Schwangerschaftsverhütung zu verschaffen.

«Warum sollen Tamilinnen keine Kinder bekommen?», fragte mich kürzlich ein Mitarbeiter des Technischen Dienstes der Frauenklinik Bern, welcher die Hinweistafeln in tamilischer Schrift für die Sprechstunde für Frauen aus Sri Lanka aufstellte. «Nicht Kinder wollen wir verhindern», antwortete ich verdutzt, «sondern neu eingereisten Tamilinnen ermöglichen, rechtzeitig eine Verhütungsmethode ihrer Wahl anzuwenden und ihnen Mittel und Wissen in die Hand zu geben, wie sie ihre erste Schwangerschaft und damit einen Teil ihres Lebens im Aufnahmeland planen können.»

5.4 Verhüten, aber wie?

Ungefähr die Hälfte der abgebrochenen Schwangerschaften entsteht aufgrund des Versagens der angewendeten Verhütungsmittel: 7,3 % der Frauen geben gemäß dem Kantonsarztamt Bern [2000] an, unter Ovulationshemmern schwanger geworden zu sein, 2 % mit der Spirale, 5,4 % mit der Kalendermethode. Diese Zahlen deuten auf ein Versagen der jeweiligen Methode hin. Ob eine Frau jedoch trotz durchgeführter Unterbindung schwanger wurde (0,2 %) oder ob das Präservativ nicht korrekt angewendet wurde (29,5 %), erlaubt unterschiedliche Interpretationen. Während bei der Sterilisation ein Anwendungsfehler ausgeschlossen ist, stellt sich beim Präservativ die Frage, ob die Methode insoweit versagt hat, als das Kondom gar nicht angewendet wurde bzw. einfach geplatzt ist.

Bei der anderen Hälfte der durchgeführten Schwangerschaftsabbrüche (46 %) geben die Frauen an, zum Zeitpunkt der Konzeption keine Verhütungsmethode angewendet zu haben.

5.4.1 «Heute sollte es doch keine Sache sein, sich vor einer Empfängnis zu schützen ...»

Amendt [1992] beschreibt, wie unbewusste Wünsche die vernunftmäßige Planung einer zuverlässigen Schwangerschaftsverhütung beeinflussen können: «Obwohl 67 % der Mütter an geplante Schwangerschaften ‹glaubten›, hatten nur 32 % ‹diese› Schwangerschaft geplant. (...) Hier taucht ein Problem auf, das nicht unerwähnt bleiben darf. Es bezieht sich auf die vernunftgesteuerte Planung von Schwangerschaften auf der einen Seite und handlungswirksame unbewusste Wünsche auf der anderen Seite, die das selbstgesetzte Ziel sozusagen unter der Hand sabotieren. Diese Diskrepanz weist auf Steuerungen und Durchsetzungen von Wünschen hin, die unserem bewussten Zugriff weitgehend entzogen sind. Die Erklärung dieser Dynamik, die in Verhaltenseinstellungsstudien als Widersprüchlichkeit auftaucht, lässt sich mit Hilfe der Psychoanalyse als unbewusste Dynamik im Leben von Beziehungspartnern verstehen.» [ebd.: 39]

Wie ich weiter oben dargestellt habe, entsteht die Hälfte der abgebrochenen Schwangerschaften aus einem sexuellen Kontakt, bei dem sich das Paar nicht vor einer Empfängnis geschützt hatte. Was Amendt als Widersprüchlichkeit und als unbewusste Dynamik darstellt, welche Ambivalenzen also eine Frau oder ein Paar unbewusst daran hindern können, das Entstehen einer Schwangerschaft zuverlässig zu verhindern, lässt sich in der Praxis folgendermaßen beschreiben:

- *Unbewusste Ängste vor gesundheitlicher Bedrohung:* Wenn beispielsweise eine Frau, welche die Pille nimmt, unterschwellig Angst hat, die tägliche Hormoneinnahme schade ihrer Gesundheit, dann steigt das Risiko, dass sie die Ovulationshemmer nicht regelmäßig einnimmt.

- *Verleugnung der realen Schwangerschaftsmöglichkeit:* Eine Frau wird trotz riskanten Sexualverhaltens nicht schwanger und zweifelt daran, dass sie überhaupt schwanger werden kann. Oder sie bezieht sich auf eine frühere Aussage eines Arztes, aus der sie schließt, dass sie keine Kinder bekommen kann («mein Arzt hat gesagt, meine Gebärmutter sei zu klein ...»). Oder der Gedanke, nicht schwanger werden zu können, entspringt einem Wunschdenken: «Gar nicht so selten sind Frauen, die kein Kind möchten, der festen Überzeugung, ihnen könne eigentlich nichts passieren, ja, sie seien wahrscheinlich ohnehin nicht fruchtbar.» [Langsdorff, 1996: 49]

- *Ambivalenter Kinderwunsch:* Eine Frau wünscht sich bewusst oder unbewusst ein Kind: «Gelegentlich schimmert ein verdrängter Kinderwunsch durch – bei Frauen nämlich, die vom Kopf her kein Kind wollten, vom Bauch her aber eigentlich doch. (...) Wenn tausend Probleme einen starken Kinderwunsch überlagern und die aktuellen Lebensumstände und Pläne, aus welchen Gründen auch immer, nicht (noch mehr) Kinder zuzulassen scheinen, wird der unterschwellige Wunsch erst einmal auf Eis gelegt – gegen das eigentliche Gefühl.» [ebd.: 50]

- *Partnerschaftskonflikt:* Die Kommunikation

zwischen Frau und Mann kann durch Beziehungsschwierigkeiten massiv gestört sein. Die fehlende Kommunikation wirkt sich im sexuellen Bereich besonders diffus aus, wenn es darum geht, Verhütungsmethoden anzuwenden oder durchzusetzen. Wer will was? Wer bestimmt was?

Weitere Punkte, die die Anwendung einer Verhütungsmethode konkret behindern, sind folgende:

- *Fehlende oder Fehlinformation über Antikonzeption:* Eine Frau wendet beispielsweise eine Verhütungsmethode an, über die sie nicht genügend informiert ist, und ihr unterlaufen in der Folge bei der Anwendung Fehler.
- *Gestörte Kommunikation zwischen Arzt und Patientin:* Der Arzt oder die Ärztin erklärt aus sprachlichen oder zeitlichen Gründen die Vor- und Nachteile sowie die Anwendung einer Methode nicht genügend. Dies führt in der Folge zu mangelnder Akzeptanz und zu Missverständnissen.
- *Grenzüberschreitungen:* Eine Frau kann sich gegenüber dem Partner nicht durchsetzen oder wird mit Gewalt zu ungeschütztem Verkehr gezwungen.

Einige der obigen Punkte gelten auch für den Mann. Dieser kann durch Fehlinformationen über Verhütungsmethoden daran gehindert sein, seine Partnerin diesbezüglich zu unterstützen. Auch der Mann kann bei riskantem Sexualverhalten, welches bisher keine Folgen hatte, an seiner Zeugungsfähigkeit zweifeln: «Als wesentliches Element männlicher Identität wird hingegen die Zeugungsfähigkeit betrachtet. (...) Insbesondere Männer, die an der eigenen Zeugungsfähigkeit zweifeln oder Angst vor deren Verlust haben, ‹probieren› eine Schwangerschaft aus.» [Röder, 1994: 53]. Dazu kommt, dass viele Männer stillschweigend davon ausgehen, die Frau schütze sich vor einer Empfängnis. Röder fiel eine Sorglosigkeit in Verhütungsfragen vor allem bei flüchtigen Beziehungen auf, bei «Abenteuern» bzw. «one-night-stands» [ebd.: 46].

5.4.2 Migrationsspezifische Aspekte

Für Migrantinnen kommen weitere Hindernisse hinzu. Insbesondere bei neu eingereisten Frauen oder Frauen mit einem prekären Aufenthaltsstatus stellen wir fest, dass sie kaum über Beratungsangebote informiert sind oder diese Angebote aus verschiedenen Gründen nicht beanspruchen.

Fehlender Zugang zu Antikonzeption. Der erschwerte Zugang zum Gesundheitswesen ist meines Erachtens der Hauptgrund, warum Migrantinnen nicht rechtzeitig ein sicheres Verhütungsmittel anwenden können. Unzählige Hindernisse versperren der Frau den Weg zu einer Beratungsstelle, sei dies die Isolation zu Hause, die Abhängigkeit vom Ehemann, sprachliche Barrieren, unterschiedliche Werthaltungen oder Schamgefühle oder sogar gesetzliche Bestimmungen. Zudem haben viele Migrantinnen ein großes Misstrauen gegenüber offiziellen Stellen und somit auch gegenüber Beratungsstellen.

Soziokulturelle Barrieren. Diesen Aspekt möchte ich exemplarisch an der Situation von Tamilinnen beleuchten. Am Ende ihrer Flucht wird eine Tamilin normalerweise in ein Zentrum für Asylsuchende eingewiesen. Wenn die junge Frau beabsichtigt, hier in der Schweiz zu heiraten, wird sie von dort aus ihren zukünftigen Ehemann besuchen, welcher wahrscheinlich schon länger in einer eigenen Wohnung lebt. Entsteht bei diesen Kontakten vor der geplanten Heirat eine Schwangerschaft, wird diese in der Regel abgebrochen. Wir erleben fast nie, dass sich ein Paar in dieser Situation zum Austragen der Schwangerschaft entscheidet. Durch die häufige Wiederholung wirkt das Ganze wie ein Ritual, sozusagen ein «Ankommensritual»: Die Einreise in die Schweiz, das Treffen des zukünftigen Ehemannes, die ungeplante Schwangerschaft, in der Folge Arztbesuche, Operation, Spitalaufenthalt und die Wahl eines Verhütungsmittels. Später dann Heirat und Kinder.

Der freiwillige Besuch einer Familienplanungsstelle kann für eine unverheiratete Frau nach sich ziehen, als schlechte Person angesehen zu werden, da es dann heißt, dass sie sich nicht an die Traditionen gehalten hat [SVSS, 1996: 11]. Über die unerwünschte Schwangerschaft kommt die Frau nun aber in Kontakt mit Institutionen des Gesundheitswesens, wo sie Aufklärung und Informationen über Verhütung erhält. Möglicherweise realisiert die junge Frau nun, dass sie ihrem Ehemann nicht passiv ausgeliefert ist, und dass sie ihr Schicksal selber in die Hand nehmen kann.

In der Beratung erleben wir oft, wie groß das Interesse ist, mehr über Fruchtbarkeit und Schwangerschaft zu erfahren. Manchmal ist die Scham auch groß, vorhandenes Wissen über Sexualität und Verhütung offenzulegen. Mir als Familienplanerin kommt die tamilische Großfamilie wie ein «Verhütungsmittel» vor, welches die Frau davor schützt, vor der Heirat schwanger zu werden. Im Exil fehlt nun jedoch dieser Rahmen.

Frau S. aus Sri Lanka

Die zweiundzwanzigjährige Frau S. ist vor vier Monaten aus Sri Lanka in die Schweiz geflüchtet. Sie kommt heute zur Familienplanungsstelle, weil sie ungeplant schwanger geworden ist. Ihr Verlobter, Herr K., begleitet sie zu diesem Termin. Herr K. wohnt in Zürich, während Frau S. in einem Durchgangszentrum in Bern angemeldet ist. Wir führen das Gespräch mithilfe einer Übersetzerin.
Für Frau S. stellt die Schwangerschaft ein großes Problem und eine Belastung dar. Sie sagt, sie habe keine positiven Gefühle gegenüber dieser Schwangerschaft. Sie schließt aber nicht aus, zu einem späteren Zeitpunkt, nach der geplanten Heirat, schwanger zu werden und ein Kind zu haben. Ihr Verlobter habe immer Kondome benutzt, einmal sei eines gerissen. Beide kannten die «Pille danach» nicht.
Der Asylantrag von Frau S. ist bereits abgelehnt worden, und sie reichte über einen Anwalt Rekurs ein, welcher im Moment hängig ist. Frau S. ist aus politischen Gründen in die Schweiz geflüchtet. Hier hofft sie auf die baldige offizielle Heirat mit ihrem in der Schweiz lebenden Verlobten. Die religiöse Hochzeit hat bereits stattgefunden, die Papiere für die zivilrechtliche Eheschließung reichte das Paar vor einem Monat ein. Es kann mehrere Monate dauern, bis alle Schritte erledigt sind. Nunmehr ist es ein Wettlauf mit der Zeit: Der Rekurs gegen den negativen Asylentscheid und das Warten auf die Papiere für die Heirat. Die unsichere und belastende Lebenssituation macht ihr Angst, und sie reagiert mit einigen psychosomatischen Beschwerden, wie Schlaflosigkeit und Kopfschmerzen. Sozial und kulturell fühlt sie sich hier nicht wohl, sie hat Probleme mit der Schweizer Mentalität, mit dem Klima usw. Sie hat zwar einige Bekannte, aber mit ihnen könne sie über die nun entstandene Schwangerschaft und den geplanten Abbruch nicht sprechen. Sie schäme sich.
Frau S. hat den Schwangerschaftsabbruch durchführen lassen und sich entschieden, die Pille zu nehmen. Bei der Nachkontrolle vier Wochen nach dem Eingriff hatte sich ihre Aufenthaltssituation noch nicht wesentlich geklärt. Seither hörten wir nichts mehr von ihr.

Fehlende finanzielle Möglichkeiten. Asylsuchende sind in einer prekären finanziellen Situation. Da Verhütungsmittel in der Schweiz nicht erstattungspflichtig sind, kommt es immer wieder vor, dass Frauen aus finanziellen Gründen die Pille absetzen, die geplante Sterilisation nicht durchführen lassen oder sich das Einlegen einer Spirale nicht leisten können. Unsere Sozialarbeiterin hilft Finanzierungsmöglichkeiten suchen. Sie klärt mit dem Paar ab, wie viel es selber beisteuern kann, sie verhandelt mit dem Flüchtlingssekretariat und mit der Wohngemeinde, sie schreibt Gesuche an Stiftungen oder an die Hersteller der verschiedenen Kontrazeptiva, um Frauen dabei zu unterstützen, die gewünschte Verhütungsmethode anwenden zu können.

Sprachliche Barrieren. Nicht adäquat kommunizieren zu können erhöht die Schwelle, überhaupt einen Termin beim Arzt oder bei einer Beratungsstelle zu vereinbaren. Es scheint für manche MigrantInnen einfacher zu sein, persönlich vorbeizukommen, da so zusätzlich zur Sprache noch andere Kommunikationsmittel eingesetzt werden können. Zudem ist die Kontrolle über die weiteren Behandlungsschritte besser: Der Termin ist auf der Patientenkarte vermerkt, ebenso ist bereits die Örtlichkeit bekannt, während bei telefonischen Terminvergaben Missverständnisse entstehen können. Bei entsprechenden organisatorischen und räumlichen Voraussetzungen können Beratungsstellen die sprachlichen Barrieren zumindest für die Erstabklärung und Terminvergabe etwas senken, wenn sie eine persönliche Terminvergabe anbieten. Für Beratungen in einer Sprache, welche keine der Mitarbeiterinnen der Familienplanungsstelle spricht, ziehen wir nach Möglichkeit eine Übersetzerin bei. Gerade bei den Themen Sexualität, Verhütung und Schwangerschaftsabbruch ist die Übersetzung durch den Ehemann oder ein Kind nicht angebracht. Ein Kind kann mit diesen Themen überfordert sein, der Ehemann ist Teil des Systems, und die Nachbarin sollte meist nicht allzuviele Details über die betroffene Frau und deren Familie wissen. Außerdem sind die Deutschkenntnisse Angehöriger oftmals nicht ausreichend, um eine Anamnese zu erstellen, Kontraindikationen abzuklären oder eine Operationsaufklärung vorzunehmen. Sexualität ist für viele Leute ein Tabuthema. Selbst in der eigenen Sprache gibt es für vieles, was mit Sexualität und Geschlechtsorganen zu tun hat, kein praktikables Wort. Ein solches Gespräch kann sowohl bei der übersetzenden Person wie bei der Patientin Schamgefühle hervorrufen, und infolgedessen haben wir keine Kontrolle darüber, ob alles korrekt übersetzt wurde. Es ist in jedem Fall angenehmer, mit einer Übersetzerin unserer Wahl zusammenzuarbeiten, die mit der Thematik vertraut und nicht Teil des Systems ist und uns zudem wertvolle Hintergrundinformationen liefern oder Missverständnisse klären kann.

Schwangerschaft als Kompetenz. Ihre Reproduktionsfähigkeit ist eine der wenigen Kompetenzen, die einer Migrantin im Exil verbleibt. Sie kann schwanger werden, sie kann Kinder gebären, sie kümmert sich um den sozialen Zusammenhalt der Familie. Andere wichtige Punkte, welche ihr in ihrem bisherigen Leben Identität gaben, fallen häufig weg. Sie hat kaum die Möglichkeit, zum finanziellen Überleben der Familie beizutragen. Selbst wenn sie möchte, kann sie beispielsweise ihren erlernten Beruf nicht ausüben, da ihr Berufsabschluss nicht anerkannt wird. Ihr Aufenthaltszweck ist behördlich definiert, z. B. «Verbleib beim Ehemann». In diesem Spannungsfeld kann der Wunsch nach einem Kind, einem weiteren Kind auftauchen. Wenn das Paar seine Zukunftsperspektiven einigermaßen stabil einschätzt, kann dieser Wunsch vielleicht realisiert werden. Im ernüchternden Licht der Realität betrachtet ist eine unbewusst ersehnte Schwangerschaft dann doch nicht erwünscht, weil die Lebensumstände und Perspektiven zu unsicher sind.

Ein unklarer oder ungeklärter Kinderwunsch kann es schwierig machen, sich konsequent vor einer Schwangerschaft zu schützen. Mit einer verständnisvollen Beratung können wir die Frau unterstützen, selbstbestimmt zu entscheiden, wann sie schwanger werden oder wann sie sich vor einer Schwangerschaft schützen will.

Schwangerschaft als Hoffnung. Es kommt vor, dass sich MigrantInnen vorstellen, die Geburt eines Kindes habe die Erteilung einer Aufenthaltsbewilligung zur Folge oder begünstige sie zumindest. Von Gesetzes wegen stellt eine Schwangerschaft aber für die Behörden keinen Grund dar, einen Rückschaffungstermin auszusetzen oder eine Aufenthaltsbewilligung zu erteilen. Allenfalls kann für die Geburt aus medizinischen Gründen eine Aufenthaltsverlängerung erwirkt werden. Ausländer- und asylrechtliche Kenntnisse sind bei der Beratung von Migrantinnen von Vorteil, wie wir beim Beispiel von Frau K. aus Kosova (siehe Kasten) sehen. Rechtliche Bestimmungen sind leider allzu oft ausschlaggebend für die Entscheidung, eine Schwangerschaft abzubrechen.

Frau K. aus Kosova

Frau K. ist in der siebten Woche schwanger, als sie zusammen mit ihrem Ehemann mit dem Wunsch nach Schwangerschaftsabbruch zur Familienplanungsstelle kommt. Mit Hilfe einer Übersetzerin beginnt die Sozialarbeiterin das Gutachtengespräch mit der Frau und zieht zum Schluss den Ehemann hinzu. Das Paar, welches einen dreijährigen Sohn hat, kommt aus dem Kosova und hat unterschiedliche Aufenthaltsstati. Als Grund zum Schwangerschaftsabbruch nennt Frau K. gesundheitliche Beschwerden wie Kopfweh und Rückenschmerzen, unter welchen sie in der ersten Schwangerschaft gelitten habe. Da die Beraterin diese Begründung nicht ganz nachvollziehen kann, fragt sie noch genauer nach. Frau K. glaubt nun, für den Schwangerschaftsabbruch kämpfen zu müssen. Sie verwünscht unsere Stelle mit den Worten «der Teufel soll Sie fressen», wie uns die Dolmetscherin übersetzt. Die zur Klärung der gesundheitlichen Fragen beigezogene Ärztin antwortet perplex: «Hoffentlich frisst er mich nicht gerade mit Stumpf und Stiel.» Daraufhin beruhigt sich die Situation, und allmählich kommt die verzweifelte Lage des Paares zum Vorschein.

Der Ehemann muss als vorläufig aufgenommener Flüchtling im nächsten Monat das Land verlassen und zurück nach Kosova gehen. Die Aussicht, im Rahmen des Familiennachzugs zu seiner mit einer Jahresbewilligung hier wohnenden Frau zurückkehren zu können, sind unklar. Frau K. muss als Jahresaufenthalterin theoretisch über ein genügend großes Einkommen verfügen, um ihren Ehemann nachziehen zu können. Da die in der Gebäudereinigung tätige Frau K. das notwendige Einkommen mit ihrem Lohn kaum erzielen kann (schon gar nicht mit einem zweiten Kind), stehen die Chancen schlecht. Absurderweise hat Herr K. eine Arbeitsstelle, welche er behalten könnte, wäre da nicht das Asylgesetz, im Rahmen dessen eine Ausreise verfügt wurde.

Noch während des Gutachtengesprächs ruft die Sozialarbeiterin bei der Kantonalen Fremdenpolizei an, wo sich herausstellt, dass die Situation wirklich sehr verfahren und komplex ist. Das Paar bleibt bei seiner Entscheidung zum Schwangerschaftsabbruch, weil ein zweites Kind für die jetzt schon überforderte Frau K. eine zu große Belastung wäre.

Am für den Schwangerschaftsabbruch geplanten Tag eine Woche nach dem Gutachtentermin ruft Herr K. an und sagt den Termin ab. Sie hätten sich entschieden, das Kind zu behalten. Ich spreche ihn auf das schwierige Gespräch bei uns an. Er wiederholt das Wort schwierig und meint, ja, es sei schwierig gewesen, und lacht dazu. Ich biete ihm ein erneutes Gespräch mit der Sozialarbeiterin an, worauf Herr K. sich vergewissert, ob seine Frau auch ohne ihn kommen könnte. Ein paar Tage später sitzen die beiden unangemeldet im Wartezimmer und erkundigen sich strahlend nach der Adresse einer Kosova-Beratungsstelle, welche wir im ersten Gespräch erwähnt hatten, und wünschen einen Termin zur Schwangerschaftskontrolle in der Frauenpoliklinik. Da sich Frau K. seither nicht mehr bei uns meldete, wissen wir nicht, ob das Paar in der Frage des Familiennachzugs einen Schritt weitergekommen ist.

Versagen bewährter Antikonzeptionsmethoden im Exil. In Ländern oder Gegenden, wo die medizinische Versorgung der Bevölkerung schlecht ist und der Zugang zu sicheren Verhütungsmitteln dementsprechend schwierig, ist der Coitus interruptus, das sogenannte «Aufpassen», eine wichtige Verhütungsmethode. Ein erfahrenes Paar kann über lange Zeit erfolgreich damit verhüten. Wenn wir diese Methode bei Informationsveranstaltungen für albanisch sprechende Frauen vorstellen, nickt die eine oder andere und erzählt lachend, wie viele ihrer Kinder so gezeugt wurden.

Viele Frauen, welche sich bisher auf das Beobachten des Zyklus verließen, verlieren durch den Stress der Migration die Übersicht über die fruchtbaren und unfruchtbaren Tage, da die Menstruation möglicherweise nur unregelmäßig kommt oder der Eisprung sich verschiebt. Die Wirrungen der Flucht und die Belastungen der Migrationssituation können sich direkt auf den Zyklus der Frau auswirken. Auch beim Mann wirkt sich dies möglicherweise auf seine Fähigkeit zur Kontrolle des Samenergusses aus. Einen Zusammenhang zwischen den Zyklusunregelmäßigkeiten und der gesamten Belastungssituation zu sehen, kann für eine Frau erleichternd sein und sie motivieren, eine andere Verhütungsmethode zu suchen.

5.5 In der Nacht, wenn es still ist … Schwangerschaftsabbruchpatientinnen auf der Pflegestation

Vielerorts ist die Unterbrechung der Schwangerschaft mit einem Spitalaufenthalt verbunden, weshalb Pflegende häufig Erfahrung mit dieser Thematik haben. Elisabeth und Regula beispielsweise, welche seit einigen Jahren auf der gynäkologischen Abteilung der Frauenklinik des Inselspitals arbeiten, pflegen Frauen, die sich zu einem Abbruch der Schwangerschaft entschieden haben. Beide betonen, wie wichtig es ist, nicht zu urteilen, sondern für die Frauen da zu sein, ganz gleich, wieviel oder wie wenig sie über die Patientin wissen, ob sie sich abweisend verhält oder ob sie ihre Trauer und Scham zeigt. Die Tatsache, dass auf dieser Station Patientinnen mit unterschiedlichen gynäkologischen Problemen liegen und nicht ausschließlich Frauen zum Schwangerschaftsabbruch, sehen beide als Vorteil. Auf die Frage, ob ihnen bei der Pflege etwas speziell auffalle, antwortet Elisabeth: «Erst wenn die Patientin da ist und Probleme hat, kann die Arbeit für mich belastend sein. Vor allem ambivalente Frauen oder Frauen, die unter großem Druck stehen, berühren mich innerlich stark. Da denke ich manchmal: Hoffentlich kommt das gut, hoffentlich bereut sie es nicht. Meine Aufgabe ist es, diese Frauen zu begleiten, ohne zu werten. Sie müssen selber die richtige

Entscheidung treffen. Ich kann ihnen dies nicht abnehmen.» Regula bereitet sich auf den Eintritt mit dem Lesen der Gutachtennotizen vor. Sie ist überrascht, wie sich aus einer laut Krankengeschichte unauffälligen Situation heraus dann Auffälligkeiten entwickeln. Ihr bereiten in letzter Zeit eher die ganz jungen Frauen Mühe, und sie weiß auch weshalb: «Meine eigenen Kinder sind jetzt in diesem Alter, daher löst dies etwas in mir aus.» Diese jungen Frauen blödeln am Tag der stationären Aufnahme oft kichernd mit ihren Freundinnen oder Freunden herum, was auf das Personal eher befremdend und nahezu abstoßend wirken kann. Wenn es zu viele junge Frauen gibt, die ihre Situation derart überspielen, kann es Regula schon mal zuviel werden. In der Nacht, wenn eine solche junge Frau dann alleine ist, kommen meist die verdrängten Gefühle und Ängste hoch, der Schlaf will sich nicht einstellen, die Tränen lassen sich nicht mehr länger zurückhalten, und die aufgebaute Fassade fällt in sich zusammen. Ältere Frauen gehen damit anders um, man merkt, dass diese mehr Lebenserfahrung haben, dafür zeigen sie häufig ihr schlechtes Gewissen, schämen sich oder haben Mühe, vor sich selber «gerade zu stehen». Kürzlich hatte Regula ein Paar, welches zusammen ein Abschiedsritual machte. Das fand sie schön. Nach der Operation, wenn die Frauen von den Narkosemitteln enthemmt sind, kommen meist tiefe Gefühle hoch, viele weinen, manche aus Trauer, manche aus Erleichterung, dass es nun vorbei ist.

Frauen ein Gespräch anzubieten, so Regula und Elisabeth weiter, ist sowohl für Patientinnen wie für Pflegende wesentlich, denn Sprechen und Zuhören gehört zur ganzheitlichen Pflege. Es ist aber auch eine Kunst, herauszufinden, wann der richtige Moment für ein solches Gespräch gekommen ist bzw. wann man es besser sein lässt. Meist finden diese Gespräche in der Nacht statt, wenn es still ist und die Operation noch bevorsteht. Mit zunehmender Erfahrung entwickelt sich das Gefühl für den jeweils richtigen Moment. Für Regula ist es sehr wichtig, sich mit Patientinnen auszutauschen; ohne solche Gespräche müsste sie aufhören, in der Klinik zu arbeiten. Bei Frauen, mit denen keine sprachliche Verständigung möglich ist, fühlt sich Regula daher oft hilflos. Sie versucht es mit ein paar Brocken Englisch oder anderen international verständlichen Wörtern. Oder sie macht der Frau vor, was sie tun sollte. Regula sagt scherzhaft: «Wenn uns jemand sehen könnte, wie wir einer Frau vorzeigen, wo sie sich das Zäpfchen einführen soll, würde dies wohl ungemein komisch wirken. Man würde sich wundern über unseren natürlichen und ungehemmten Umgang.» Wenn sie nicht sicher ist, ob die Frau alles richtig verstanden oder ob der Ehemann richtig übersetzt hat, befällt Elisabeth ein mulmiges Gefühl. Hat die Patientin beispielsweise nicht verstanden, dass sie wegen der Anästhesie ab Mitternacht weder essen noch trinken darf, könnte dies gar schwerwiegende Folgen haben. Regula erinnert sich an einen Vorfall, der sie stark geprägt hat: An einer früheren Arbeitsstelle ist eine Frau im sechsten Schwangerschaftsmonat notfallmäßig mit Komplikationen eingeliefert worden. Der Ehemann musste seiner Frau übersetzen, dass ihr Kind keine Lebenszeichen mehr von sich gibt und die Geburt daher sofort eingeleitet wird. Als die Frau das tote Kind erblickte, fing sie an zu schreien und ließ sich kaum mehr beruhigen. Es war eine entsetzliche Situation, und das Personal verstand nicht, weshalb die Frau in diesem Maße schockiert war. Alsbald stellte sich heraus, dass der Ehemann es nicht übers Herz gebracht hatte, ihr zu übersetzen, dass das Kind bereits tot war, sondern ihr im Gegenteil gesagt hatte, man werde nach der Frühgeburt in die Kinderklinik fahren, um das Leben des Kindes zu retten. Seither bereitet es Regula Mühe, auf die Übersetzung von Verwandten zu vertrauen. Schwierig wird es in der Pflege auch dann, wenn der Ehemann etwas übersetzen sollte, worüber das Paar sonst nicht miteinander spricht. Beispielsweise musste der Ehemann einer albanischen Patientin übersetzen, dass sie die Beine ein wenig spreizen solle, damit ihr die Schamhaare gekürzt werden können. Der Ehemann übersetzte so zögerlich, dass die Frau nicht verstand, was sie tun sollte. Für alle Beteiligten war die Situation so schambeladen, dass sie wie eine Grenzüberschreitung wirkte. Regula schickte den Mann daraufhin aus

dem Zimmer und versuchte, der Frau selber zu erklären, was nun geschehen wird. Oft stellt sie auch den Paravent zwischen Mann und Patientin auf, um die Situation zu vereinfachen.

Eine weitere Belastung sind für die Pflegenden Frauen, die ihren Schwangerschaftsabbruch vor den Eltern oder gar vor dem Ehemann geheim halten müssen. Oftmals handelt es sich hier um Frauen aus Italien, Spanien oder der Türkei, meist um ganz junge Frauen. Diese stehen jeweils sehr unter Druck und haben Angst, dass «es doch irgendwie herauskommt». Hundertmal fragen sie die Pflegenden, ob auch wirklich niemand erfahre, dass sie da seien. Diese Angst zu spüren und die Frau zu beruhigen, fordert viel Kraft vom Personal. Letztlich kann ja bei aller Sorgfalt niemand garantieren, dass es nicht doch irgendwie herausgefunden wird.

Migrantinnen erwarten nicht viel vom Personal, sie sind im Gegenteil oft überrascht, wie gut sie behandelt werden, meint Elisabeth. Regula stellt Unterschiede fest. Bei der Pflege von Tamilinnen hat sie manchmal Mühe, weil diese häufig sehr schweigsam sind und keine Wünsche formulieren. Ihr ist es lieber, eine Frau äußert einen Wunsch, als dass ihre Bedürfnisse nicht spürbar sind. Frauen aus Ex-Jugoslawien beispielsweise brauchen oft Zuwendung und sind auch dankbar dafür: «Es ist schön, Leute zu pflegen, die zeigen, dass ihnen eine Fußmassage oder ein Gespräch gut getan hat.»

Berufskolleginnen raten die beiden Pflegenden, sich mit gesellschaftlich tabuisierten Themen wie Schwangerschaftsabbruch, Aids oder auch Krebs auseinanderzusetzen: «Du kannst nicht in einem Spital arbeiten, ohne dass dich Patientinnen innerlich berühren. Es macht etwas mit dir, du musst dich damit auseinander setzen.» Eines der wichtigsten Dinge ist, der Patientin wertfrei gegenüberzutreten, sie nicht zu verurteilen, sondern ihr zu signalisieren: «Ich nehme dich an, so wie du bist.» Eine solche Haltung wird im Spitalalltag immer wieder durch schwierige Begegnungen erschüttert, darum ist es unerlässlich, sich damit auseinander zu setzen. Pflegende sollten sich zum Beispiel überlegen, was Schwangerschaftsabbruch für sie persönlich bedeutet und wie sie im Pflegealltag damit umgehen. Abschließend stellen Regula und Elisabeth fest, dass ihre Arbeit ihnen immer wieder «ans Läbige» geht (Schweizerdeutsch für «an die Nieren gehen»), und dass das ja auch das Wichtigste ist: Wir müssen lebendig bleiben!

Übung

Wie würde ich damit umgehen, wenn ich von einem Schwangerschaftsabbruch oder auch von Aids oder Krebs betroffen wäre?

● Wie möchte ich behandelt werden?
● Erlaube ich mir, eigene Grenzen zu erkennen?
● Wie kann ich rechtzeitig merken, dass ich an Grenzen stoße?

5.6 Schlussfolgerungen und Perspektiven

In Anbetracht der Tatsache, dass Migrantinnen ein Drittel bis die Hälfte aller Schwangerschaftsabbrüche vornehmen lassen, handelt es sich hier nicht einfach um eine zu vernachlässigende Randgruppe. Migrationsspezifische Aspekte müssen in unsere Überlegungen über die Hintergründe des Schwangerschaftsabbruchs hauptsächlich mit einbezogen werden, wenn wir über eine verbesserte Gesundheitsprävention im reproduktiven Bereich nachdenken. Im Vergleich zu der in Westeuropa festgestellten Tendenz, dass Krisen und Schwierigkeiten innerhalb der Partnerschaft oder fehlende partnerschaftliche Unterstützung ausschlaggebend sind für die Entscheidung gegen eine Schwangerschaft, stehen bei Migrantinnen oft die durch ausländer- und asylrechtliche Bestimmungen hervorgerufenen ungesicherten Perspektiven sowie bei der Migration entstandene Krisen im Vordergrund. Gerade für marginalisierte Frauen oder für solche, die eine prekäre Aufenthaltsbewilligung haben, ist der Zugang zum Gesundheitswesen und demzufolge zu Präventionsangeboten besonders erschwert. Im Interesse aller Frauen müssen wir gewährleisten, dass jede Frau, die in der Schweiz lebt, die Möglichkeit hat, über ihre sexuelle und reproduktive Gesundheit selber zu bestimmen. Dazu gehört das uneingeschränkte Recht von

Männern und Frauen, «informiert zu werden und Zugang zu sicheren, wirksamen, erschwinglichen und akzeptablen Familienplanungsmethoden ihrer Wahl sowie zu anderen Methoden ihrer Wahl zur Regulierung der Fruchtbarkeit zu haben, die nicht gegen die rechtlichen Bestimmungen verstoßen» (vergleiche Kasten: Sexuelle und reproduktive Gesundheit).

Die Vermittlung durch sogenannte Mediatorinnen, also im Gesundheits- und Bildungswesen ausgebildete Migrantinnen, ist meines Erachtens ein wesentlicher Faktor, wie diese Forderung der UNO-Weltfrauenkonferenz auch für marginalisierte Frauen mit prekärer Aufenthaltsbewilligung verwirklicht werden könnte. Dafür braucht es finanziell abgesicherte Projekte mit dem Ziel, neu eingereiste oder marginalisierte Frauen über Beratungsangebote zu informieren und ihre eigenen Erfahrungen miteinzubeziehen. Diese Projekte sollten von Migrantinnen-Fachfrauen erarbeitet und getragen werden. Ein gesundheitspolitischer Nebeneffekt ist die nicht zu unterschätzende Vorbildfunktion einer Mediatorin: Sie signalisiert, dass es möglich ist, die Sprache zu lernen, sich auszukennen in der Aufnahmegesellschaft, eine berufliche Identität zu erlangen, an gesellschaftlichen Strukturen zu partizipieren und in der spezifischen Situation als Migrantin anerkannt zu werden.

Juliet Srikandarajah, die tamilische Mediatorin, welche die «Sprechstunde für Frauen aus Sri Lanka» im Rahmen der Familienplanungsstelle Bern durchführt, erzählt, wie die neueingereisten Tamilinnen neben der Information über Verhütung und Fruchtbarkeit auch allgemeines Wissen über das Leben in der Schweiz wünschen. Sie fragen, wie sie hier in der Schweiz lernen und sich weiterbilden können, sie erkundigen sich nach Deutschkursen, Treffpunkten, Adressen und vielem mehr. Diese Fragen nehmen in der Sprechstunde neben der Information zur Familienplanung immer Raum ein.

Juliet Srikandarajah's Feststellung verdeutlicht damit eindrücklich, wie Frauen Gesundheitsprävention nicht nur auf der körperlichen Ebene verstehen, sondern das körperliche, psychische und soziale Gleichgewicht als Voraussetzung für gesundheitliches Wohlbefinden anstreben.

Zusammenfassung

- Migrantinnen lassen im Vergleich zu Schweizerinnen deutlich häufiger Schwangerschaftsabbrüche durchführen. Betroffen sind vor allem marginalisierte Migrantinnen.

- Ungewollte Schwangerschaften entstehen oft in prekären Lebenssituationen, beispielsweise wenn das Paar/die Frau in einem Beziehungskonflikt steht oder sich in einer Umbruch- bzw. Neuorientierungsphase befndet.

- Die Umbruchsituation der Flucht und Migration bringt eine Verunsicherung bezüglich Vergangenheit, Zukunft und Perspektiven mit sich. Die Gesundheitsprävention, zu der ich auch die Schwangerschaftsverhütung zähle, ist unter diesen Bedingungen erschwert.

- Insbesondere neu eingereiste Migrantinnen kennen das Präventionsangebot in der Schweiz schlecht oder nehmen es nicht in Anspruch.

- Der schlechte Zugang zu Verhütungsmitteln hat auch migrationsspezifische Aspekte: soziokulturelle und sprachliche Barrieren, Misstrauen gegenüber Behörden und ÄrztInnen, fehlende finanzielle Mittel, die Schwangerschaft als Hoffnungsträger usw.

- Durch Schwangerschaft und Schwangerschaftsabbruch kommen Frauen in Kontakt mit dem Gesundheitswesen und mit Präventionsangeboten.

- Wenn eine Frau in einer prekären krisenhaften Lebensphase ungewollt schwanger wird, kann die Entscheidung über diese Schwangerschaft Ausgangspunkt von Veränderung und Weiterentwicklung werden.

- Beratungsstellen und andere Personen aus dem Gesundheitswesen können hier Unterstützung für eine positive Verarbeitung der Schwangerschaft oder des Schwangerschaftsabbruchs bieten.

- Mediatorinnen haben eine wichtige Vorbildfunktion bezüglich Integration und Perspektiven in der Aufnahmegesellschaft.

Literatur

Amendt, G.: Das Leben unerwünschter Kinder. Fischer, Frankfurt a. M., 1992, S. 39.

Ensner, H.; Schmutz, E.; Spycher, Ch.: Ungewollte Schwangerschaft als Konflikt. Chance für Entwicklungsschritte? Schweizerische Rundschau für Medizin, PRAXIS 84, Nr. 33/34 (1995), S. 881–885.

Kantonsarztamt, Gesundheits- und Fürsorgedirektion des Kantons Bern: Strafloser Schwangerschaftsabbruch – Auswertung der eingegangenen Meldungen, 2000.

Knopf, M.; Mayer, E.; Meyer, E.: Traurig und befreit zugleich. Psychische Folgen des Schwangerschaftsabbruchs. rororo, Hamburg, 1995.

Langsdorff, M.: Kleiner Eingriff – großes Trauma? Schwangerschaftskonflikte, Abtreibung und die seelischen Folgen. Fischer, Frankfurt a. M., 1996.

Prodolliet, S.: Plädoyer für einen Blickwechsel. In: Prodolliet, S. (Hrsg.): Blickwechsel. Caritas Verlag, Luzern, 1998, S. 9–18.

Röder, H.: Mit einem Kind habe ich nicht gerechnet. Männer und Schwangerschaft. Kunstmann, München, 1994.

SVSS, Schweizerische Vereinigung für Straflosigkeit des Schwangerschaftsabbruchs: Berechnungen 1998 auf der Basis kantonaler und Spital-Statistiken, Zollikofen/Bern, 1998.

SVSS, Schweizerische Vereinigung für Straflosigkeit des Schwangerschaftsabbruchs: Schwangerschaftsabbruch bei Migrantinnen, öffentliche Tagung vom 8.6.1996, Tagungsbericht.

4. UNO-Weltfrauenkonferenz, 4.–15.9.1995, Beijing/VR China: Erklärung von Beijing, 1995.

6. Schwangerschaft und Geburt im Migrationskontext

Liselotte Kuntner

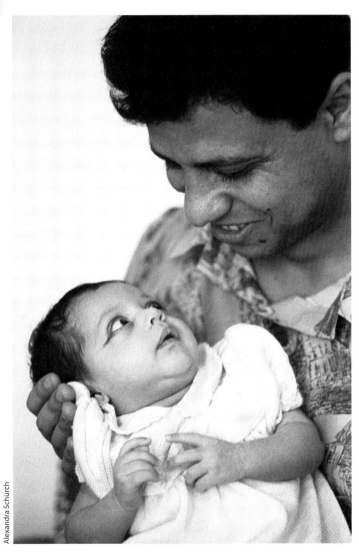

Alexandra Schürch

«Help good customs; replace bad customs; and do nothing about others.»

[Prof. Maurice King]

6.1 Einleitung

Weltweit vollzieht sich die Geburt nach bestimmten Regeln, einmal weil sie als außergewöhnliches Ereignis gilt, aber auch der Erkenntnis wegen, dass die Geburt mit gewissen Gefahren verbunden ist. Die Geburtshilfe wird überall von den Beteiligten anders beeinflusst, organisiert und gestaltet, zusammengefasst in einem Geburtssystem. Aus dem zentralen Bedürfnis heraus, mögliche Komplikationen zu verhindern und Mutter und Kind zu schützen, entwickelte sich ein Komplex von Praktiken, der den Frauen bestimmte Verhaltensregeln in der Schwangerschaft, während der Geburt, im Wochenbett und in der Stillzeit auferlegt und so ein Schutzsystem für die Frau und ihr Kind bildet.

Geburtssysteme und Schutzsysteme werden durch soziale, ökologische, historische, religiöse, politische und medizinische Faktoren geprägt. Wir unterscheiden zwischen einerseits traditionellen, naturheilkundlichen und andererseits mehr oder weniger wissenschaftlichen, medizinisch-technologisch ausgerichteten Geburts- und Schutzsystemen. Diese Systeme existieren oft nebeneinander und können sich auch sinnvoll ergänzen [Kuntner, 1997].

Neben der bereits im 18. und 19. Jahrhundert institutionalisierten Geburtshilfe, d. h. der Geburt im Spital, existierten bei uns traditionelle und naturheilkundlich ausgerichtete Geburts- und Schutzsysteme bis in die dreißiger Jahre dieses Jahrhunderts, nämlich die Hebammen und die Hausgeburtshilfe. Diese Geburtssysteme unterscheiden sich im Ansatz kaum von der noch vorhandenen traditionellen Geburtshilfe in nicht- oder halbindustrialisierten Gesellschaften in den sogenannten Entwicklungsländern.

Die Institutionalisierung der Geburtshilfe, die Einführung neuer medizinischer Konzepte, heute auch der modernen Geburts- und Reproduktionsmedizin, führten und führen stets zu einer Beeinflussung der gesellschaftlich angepassten Begleitumstände von Schwangerschaft, Geburt, postpartaler Phase und des Stillens, sowohl bei uns als auch anderswo. Die Interventionen der modernen Geburtshilfe sind bekannt. Erwähnt seien etwa Ultraschall, Amnioskopie, Kardiotokographie, elektrische Wehenüberwachung, Blutgasanalyse sowie chemisch-pharmakologische Maßnahmen, wie Geburtseinleitung, die Abgabe wehenanregender und -hemmender Mittel, Psychopharmaka und Schmerzmittel sowie die Leitungsanästhesie, auch bei normalen Entbindungen. Hinzu kommen geburtshilfliche Eingriffe, wie die Episiotomie, die Vakuumextraktion und die Entbindung per sectio. Der modernen medizinischen Technik kommt ohne Zweifel eine hilfreiche Funktion beim Auftreten von Geburtspathologien zu. Die Geburt wird aber ganz allgemein als *medizinisches* Ereignis begriffen, wodurch die Gefahr entsteht, dass der Ablauf der Geburt infolge der Interventionen verschiedenster Art gestört wird. Zudem wird das physiologische Gebärverhalten der Frau beeinträchtigt.

Die Entwicklung der Geburtshilfe zur Geburtsmedizin wurde in den letzten Jahren zunehmend in Frage gestellt und hat Gegenströmungen hervorgerufen. Ethnomedizinische Forschung, insbesondere systematische Untersuchungen von Geburtssystemen haben zu Veränderungen von geburtshilflichen Praktiken in Industriegesellschaften beigetragen. Sie betreffen den Umgang mit wichtigen Ereignissen, wie Schwangerschaft und Geburt, aber auch Wochenbett und Stillzeit, sowie den Umgang mit dem Neugeborenen. Dabei erfassen die Veränderungen verschiedene Ebenen. Da ist einmal die psychosoziale Ebene mit mehr Zuwendung zur Gebärenden, dem Einbezug der Familie und besseren Bedingungen für die Mutter-Kind-Beziehung. Auch in geburtsphysiologischer Hinsicht sind Teilerfolge erzielt worden durch die

Einführung der vertikalen Gebärhaltung. Auch die heute erweiterte Sichtweise über das Stillen hat in die Spitalgeburtshilfe Eingang gefunden, und Stillen ist gesellschaftlich wieder besser verankert. Es ist bekannt, dass gesellschaftliche Normen – was das Stillverhalten betrifft – den Prolaktinreflex, d. h. die Ausschüttung des Stillhormons Prolaktin, bedingen und ganz entscheidend zur Stillfähigkeit – oder -unfähigkeit – beitragen. Migrantinnen kommen oft aus Ländern, in denen der westliche Medizintransfer schwerwiegende Folgen hinterließ, indem es z. B. durch die Verbreitung der künstlichen Ernährung zu einem Rückgang des Stillens kam. Daher sollten auch alle Frauen in den Prozess der «Wiederentdeckung» des Stillens einbezogen werden.

Universalien in traditionellen Geburtssystemen

- Gesellschaftlich verankerte Codes, die das Denken, Erleben, Befinden und Handeln beeinflussen können

- Soziokulturell geprägte Wertvorstellungen [Kuntner, 1996]

- Traditionelles Rollenverhalten

- Frauen- bzw. hebammenorientierter Betreuungsmodus

- Therapie von traditionellen Heilern meistens akzeptiert

- Anwesenheit des eigenen Mannes größtenteils nicht üblich

- Fremde Männer (Ärzte) unerwünscht

- Spezifischer Umgang mit Schmerz bzw. psychosomatische Schmerzbekämpfung

- Vertikale Gebärpositionen

- Anwendung von traditionellen Heilmitteln bzw. Heilpflanzenmedizin

- Laktationsmittel

- Rituale zum Schutz von Mutter und Kind, rund um Schwangerschaft, Geburt und Wochenbett sowie für den Umgang mit der Plazenta

- Ernährungskonzepte und Essensempfehlungen und -verbote

- Krankheits- und Behandlungskonzepte wie das Warm-Kalt-System

- Verschiedene Formen des Befindens, auch unter dem Einfluss von Schreck – in gewissen medizinischen Systemen als Susto bekannt

- Gesellschaftliche Prägung des Körpergefühls

- Religiöse Vorstellungen

- Konzepte der Unreinheit und der rituellen Reinigung (siehe dazu auch Binder-Fritz [1997] und Strasser [1995])

- Tabus

Rituale dienen dazu, das Verhalten des Menschen in angstbesetzten Situationen zu stabilisieren.

Diverse Konzepte in traditionellen Geburtssystemen (siehe Kasten) beeinflussen das Leben von Frauen im allgemeinen und speziell die Geburtshilfe in hohem Maß. Bei Frauen verschiedenster Ethnien ist beispielsweise eine Abneigung gegen Blut, Schleim, und alles, was mit der Geburt zusammenhängt, verbreitet, so dass jeder Kontakt damit nach Möglichkeit vermieden wird. So ist es z. B. für eine von islamischer Tradition geprägte Frau nur schwer vorstellbar, nach der Geburt ein ungewaschenes Kind an sich zu nehmen; es widerspricht ihren Vorstellungen. Auch das sofortige Anlegen des Kindes an die Brust gleich nach der Geburt ist in vielen Gesellschaften unüblich; anders als bei uns sind hier andere Vorstellungen und Praktiken mit im Spiel.

Das folgende Beispiel zeigt, wie unsere Vorstellungen in andere, uns fremde Geburtssysteme eingreifen: Eine Ärztin, die als «Entwicklungshelferin» in einem afrikanischen Distriktspital arbeitete, erzählte, dass sie die Gebärenden endlich dazu gebracht habe, den «modernen» Ansichten folgend das Kind nach der Geburt sofort an sich zu nehmen. Sie selber praktiziert jedoch nach dem alten Schema mit den gleichen Frauen die Geburt in Rückenlage!

Normierungen sollten im allgemeinen und besonders im Migrationskontext im geburtshilflichen Prozedere vermieden werden.

Je mehr man selber über andere Erkrankungskonzepte und deren Einfluss auf die Schwangerschaft, die Geburt, das Wochenbett und die Stillzeit weiß, desto mehr erfährt man darüber im gegenseitigen Austausch mit den Frauen.

Krankheitskonzepte dienen der Gesunderhaltung und der Therapie bei Störungen. Überall auf der Welt findet sich das Konzept der ausgewogenen Elemente, das Gesundheit garantieren soll, so wie auch das *Warm-Kalt-System* [Greifeld, 1995]. Dieses finden wir in verschiedenen Geburts- und Schutzsystemen verankert, z. B. in Asien, aber auch in Mittel- und Südamerika und in Mexiko. In solchen Gesellschaften ist man davon überzeugt, dass Kälte für die Geburt und die postpartale Zeit eine große Gefahr darstellt. Um die Gefahr zu vermindern, gibt es feste Verhaltensregeln zum Schutz vor Kälte, z. B. warme Kleidung und wärmeerzeugende Speisen. Sollten trotz aller Vorsichtsmaßnahmen Störungen auftreten, tritt ein großes therapeutisches Arsenal auf den Plan [Nast, 1994]. Es wird sofort mit «heißen» bzw. als solche klassifizierten Pflanzen behandelt. Die Planzen werden oral als heiße Tees eingenommen; daneben ist das Zuführen von Wärme in Form von Inhalationen und Waschungen oder Abreibungen mit denselben Heilkräutern üblich. Das Zuführen von Hitze in den Körper soll das Übermaß an aufgenomme-

ner Kälte ausgleichen. Sowohl die Geburt als auch das Wochenbett gelten somit als kalter Zustand – abgekühlt durch die Strapazen der Geburt – und implizieren den Genuss von eher heißen Speisen. Es ist bekannt, dass Frauen solche Vorstellungen mitbringen, beispielsweise gilt bei Tamilinnen die Geburt als kalter Zustand. Für solche Frauen ist es daher frustrierend, nach der Geburt kalte Speisen, wie z. B. ein Joghurt oder kalten Tee, zu erhalten. Die Frauen sollten daher nach ihren diesbezüglichen Wünschen gefragt werden.

Für das Wochenbett und die Stillzeit sind die weit verbreiteten traditionellen *pflanzlichen Laktationsmittel* wegen ihrer Wirksamkeit – sie bilden zum Teil die Vorstufe des Hormons Prolaktin – für die Gesundheit von Mutter und Kind von großer Bedeutung [Kuntner, 1997]. Diese Praktiken, welche das Überleben des Kindes ermöglichen, werden in den Familien mündlich tradiert und sind vielen Frauen in armen Ländern bekannt.

Ethnobotanik und Ernährungskonzepte sowie deren Bedeutung können aus transkultureller Sicht für die Frauengesundheit zukunftweisend sein. Die neueste Forschung über Phytoöstrogene gibt Hinweise darauf, dass vor allem Sojaprodukte (mit einem hohen Anteil an Isoflavonen), aber auch bestimmte Früchte und Gemüsesorten einen schützenden Effekt auf die Entstehung bestimmter Krebsarten ausüben können. Es wird angenommen, dass Phytoöstrogene und Lignane das hormonabhängige Mammakarzinom in vielseitiger Weise beeinflussen [Schmidt, 2000]. Die Resultate deuten darauf hin, dass in Gesellschaften mit überwiegend vegetarischer Ernährung die Krebsraten niedriger liegen und eine spezifische Ernährungsweise das Brustkrebsrisiko senkt (Japan, China). Im Vergleich dazu wurde die Ernährungsweise in westlichen Ländern und das damit verbundene höhere Erkrankungsrisiko dargestellt (USA, Schweiz). Es wurden auch Migrationsstudien durchgeführt, die aufzeigen, dass die Inzidenz mit der Adaption eines westlichen Lebensstils steigt, der vor allem mit veränderten Ernährungsgewohnheiten einhergeht [Wirthenson/ Griffiths/Altwein, 1996].

6.2 Gebären hier und anderswo

Die vielerorts geforderte Entmedizinalisierung der Geburtshilfe entspricht nicht den Wünschen aller Frauen, die unser geburtshilfliches System nutzen. Es ist bekannt, dass Migrantinnen – vor allem im Vergleich zur medizinischen Versorgung im Herkunftsland – oft eine positive Meinung über das hiesige Medizinsystem haben, insbesondere was die Kompetenz der ÄrztInnen, die technische Ausstattung, die Professionalität der Pflege usw. betrifft.

Bei der Betrachtung der normalen Geburt stellt man einerseits fest, dass in Nordeuropa der Trend zur familienorientierten Geburtshilfe weitergeht. Andererseits ist die Interventionsrate in den Kliniken unverändert hoch bis steigend [Schücking, 2000]. Die Sectiorate nimmt aus verschiedenen Gründen weltweit zu; man spricht heute gar von der *Wunschsectio*.

Was den stationären Aufenthalt im Wochenbett betrifft, ist dieser z. B. in Deutschland innerhalb von 20 Jahren von zehn auf zwei bis drei Tage gesunken, der Betreuungsmodus – eine Verstärkung der Hilfen für zu Hause – ist mangelhaft [Schücking, 2000]. In der Schweiz gelten für Grundversicherte – hier sind die Migrantinnen eingeschlossen – folgende Regelungen: Es werden nach normalem Geburtsverlauf im Spital von den Krankenkassen vier bis fünf Tage plus zehn Tage Hebammenbetreuung zu Hause bezahlt; im weiteren darf die Versicherte drei Stillberatungen durch dazu ausgebildete Hebammen beanspruchen (Stand: Juni 2000). Diese Regelung – die Verkürzung des Wochenbettes – ist für *alle* Frauen problematisch, jedoch besonders für solche, die auf einen familiären Betreuungsmodus verzichten müssen. Sozialmedizinische Folgen für alle Frauen durch die Verkürzung des Wochenbettes sind nicht abzusehen, z. B. das Auftreten von Diabetes, Adipositas, Varikose, Harninkontinenz sowie orthopädischen Problemen und Störungen im Wochenbett und im Stillverhalten [Schücking, 2000]. Bekannt ist auch eine Zunahme von psychischen Belastungen und postpartalen Depressionen [Geri, 1994].

In der Mehrzahl der Länder sind Frauen von Entscheidungsprozessen ausgeschlossen; dies betrifft auch die reproduktive Gesundheit, trotz Initiativen, wie der Charta der Rechte der Wöchnerinnen, die das europäische Parlament 1985 verabschiedete.

6.3 Aspekte der traditionellen Geburtshilfe am Beispiel der Gebärhaltung

6.3.1 Historischer Kontext

Bei einem kurzen Blick auf die geschichtliche Entwicklung stellen wir fest, dass sich die vertikale Gebärhaltung – in welcher Form auch immer – bis in prähistorische Zeiten zurückverfolgen lässt. Die ersten Darstellungen gebärender Frauen in aufrechter Position stammen aus der Altsteinzeit und sind ca. 30 000 Jahre alt. Die verschiedenen Gebärpositionen lassen sich dann in *allen* Gesellschaften bis ins 19. Jahrhundert und länger verfolgen [Kuntner, 1994]. Im schweizerischen Lötschental (Wallis) zum Beispiel, mit einer ausschließlichen Hebammengeburtshilfe, wurde zur Zeit der Arzthebamme Marjosa Tannast in Wiler (1861–1937) [ebd.] die kniende und stehende Gebärhaltung bis in die dreißiger Jahre des 20. Jahrhunderts praktiziert. Zu dieser Zeit war in der Schweiz wie fast überall in Europa bereits die Geburt in Rückenlage üblich.

Die Einführung der Rückenlage bei der Geburt war eine Folge des Übergangs von der weiblichen zur ärztlichen, männlichen Geburtshilfe, beginnend in Frankreich. Dort wurde in der Mitte des 18. Jahrhunderts der damals überall übliche Gebärstuhl abgeschafft und durch das «lit de misère» ersetzt. In Deutschland verwendete man den Gebärstuhl noch bis ca. 1850, in Rostock wurde zu dieser Zeit den Hebammen der Gebrauch des Gebärstuhls unter Androhung von Bußen gerichtlich verboten. Durch die Anwendung neuer geburtshilflicher Techniken und operativer Eingriffe, z. B. der Zange, entwickelte sich eine zunehmend eingreifende Geburtshilfe. Durch den Medizintransfer der Kolonial- und Missionsmedizin wurde die Geburt in Rückenlage verbreitet und verdrängte damit auch heute noch angepasste, sinnvolle geburtshilfliche Praktiken in vielen verschiedenen Ethnien. Für historisch Interessierte findet sich entsprechende Literatur im Literaturverzeichnis [Kuntner, 2000].

In Geburtssystemen mit traditionellen Praktiken ist das aktive Gebärverhalten der Frau wichtig, da es Schmerzen vermindern und die Geburt erleichtern kann. Damit sind gemeint: Umhergehen und Sich-Bewegen, das Einnehmen von bestimmten Körperstellungen zur Förderung und Erleichterung des Geburtsvorgangs entsprechend den Bedürfnissen der Gebärenden. Zum physiologischen, d. h. wehengerechten Verhalten zählen wir auch die Wahl einer aufrechten Gebärhaltung.

In den meisten Ethnien wurde und wird noch in aufrechter Haltung geboren, d. h. in kauernder, kniender, stehender oder sitzender Stellung, gestützt von einer Betreuerin oder vom Mann, sitzend auf einem Stein, einem Hocker oder auf einem Gebärstuhl, aber auch in Knie-ellenbogenlage. Bei der Geburt besteht bei fast allen Frauen ein großes Bedürfnis, sich während der Wehen festzuhalten und zu stützen, sei es mit Hilfe von Einrichtungen, z. B. Seilschlingen, Tüchern etc., oder an einer Hilfsperson [Kuntner, 1994].

Halten und Stützen sind archaische Formen der Geburtsbetreuung und fördern den Körperkontakt zwischen der Gebärenden und den Betreuenden. Forschungen in der Ethnomedizin über traditionelle Heilrituale weisen darauf hin, dass durch Berührung, Körperkontakt und Angstreduzierung die Ausschüttung von Endorphinen gefördert wird, durch deren Ausschüttung der Schmerz auf physiologische Weise bekämpft wird [Schiefenhövel, 1988].

Neue Erkenntnisse weisen darauf hin, dass die Gebärende in ihrer Bewegungsfreiheit nicht eingeschränkt werden darf. Sie muss über ihre Motorik frei verfügen können, um die Wehen und den Schmerz zu verarbeiten. Nur so ist sie in der Lage, selbständig günstige Gebärpositionen zu finden. Es handelt sich vermutlich um ein phylogenetisch fixiertes, sinnvolles Verhaltensrepertoire während der Geburt [ebd.].

6.3.2 Zur Wiedereinführung der vertikalen Gebärhaltung in der modernen Geburtshilfe

Die wissenschaftlich fundierten Ansichten über den Geburtsmechanismus führten auch zur Frage nach der optimalen Position der Frau bei der Geburt. Bahnbrechende Veränderungen setzten in Europa erst vor etwa 20 Jahren ein. Forschungsergebnisse aus der Medizingeschichte, der Ethnomedizin, der Physiotherapie sowie relevante wissenschaftliche Parameter aus der Geburtsmedizin und der Perinatologie haben wesentlich zum Umdenken beigetragen. Viele neue wissenschaftliche Untersuchungen bestätigen den günstigen Einfluss der vertikalen Gebärhaltung auf die Geburtsparameter und den Geburtsschmerz [Kuntner, 1991]. Auch die Vitalität des Kindes wird, bedingt durch die bessere Sauerstoffversorgung des Kindes während der Geburt, beeinflusst. Dies ist für die aufrechte Gebärhaltung wissenschaftlich nachgewiesen [Schmidt, 2000].

Infolge der jahrelangen Auseinandersetzung mit den Gebärhaltung in unterschiedlichen Gesellschaften und des praxisnahen Umgangs von Hebammen mit den Gebärenden und deren Bedürfnissen sowie der Kritik an der üblichen Rückenlagegeburt ist im Jahre 1987 der Gebärhocker Maia entstanden. Der Gebärhocker Maia ermöglicht der Gebärenden die Geburt im Sitzen und eine optimale Bewegungsfreiheit. Damit sind alle möglichen Varianten von Körperpositionen denkbar [Kuntner, 1991]. Es werden zunehmend auch Beckenendlagen auf dem Maiahocker entbunden, oder es wird im Stehen entbunden [Eldering/Gutke, 1995].

In einer vergleichenden Studie [Helle, 1999] werden die Vor- und Nachteile der Geburt auf dem Hocker und im Bett umfassend dargestellt, weiter wird auf die in der Geburtshilfe relevanten Parameter eingegangen, wie Geburt, Haltungswahl, Dammverletzungen, Episiotomie, medikamentöse Geburtseinleitung, Wehen- und Schmerzmittel, Plazentakomplikationen, Apgar-Score, Nabelschnur-pH und weitere wichtige Daten. Ferner wurde auch die subjektive Beurteilung des Geburtsprozederes, der Geburtsvorbereitung und der Geburtsbegleitung durch die Gebärenden betrachtet. Dazu Helle: «Aus den gewonnenen Erkenntnissen der vorliegenden Untersuchung lässt sich ableiten, dass der Maia-Gebärhocker in der Geburtshilfe eine wesentliche Bereicherung zum konventionellen Gebärbett darstellt und eine individualisierte Geburtsleitung fördern kann.» [ebd.: 91].

Die Konzeption des Gebärhockers Maia berührt neben dem Aspekt der Körperhaltung der Gebärenden einen zweiten wesentlichen Gesichtspunkt der aktuellen geburtshilflichen Diskussion, nämlich die psychosoziale Einbettung der Geburt. Dazu Punkt 17 aus den «Allgemeinen Empfehlungen» der WHO: «Die Gebärenden sollten während der Wehen und der Entbindung nicht in Lithotomieposition (Rückenlage) gebracht werden. Vielmehr sollten sie ermutigt werden, während der Wehen umherzugehen, und jede Frau muss frei entscheiden können, welche Stellung sie während der Entbindung einnehmen will.» [WHO, 1985].

Vielen Frauen, auch Migrantinnen, werden die Alternativen zur Geburt in Rückenlage nicht angeboten. Das mag verschiedene Gründe haben, es mangelt aber erwiesenermaßen auch an einer den Bedürfnissen der Migrantinnen angepassten Aufklärung. Auch Migrantinnen sollten sich mit dem Angebot unserer Geburtssysteme (Spitalgeburt, Hausgeburt, Geburtshaus, ambulante Geburt) und auch mit der heute bei uns möglichen vertikalen Gebärhaltung auseinandersetzen können. Dazu ist Informationsmaterial in der Muttersprache durch einfache Texte und eine Visualisierung der Geburtspositionen mittels Zeichnungen hilfreich. Ich verweise hier auf bereits existierende Faltblätter in verschiedenen Sprachen [Landheer-Dreher, 2000] (geplant sind auch Faltblätter in tamilischer, türkischer und arabischer Sprache).

6.4 Zur Situation von Migrantinnen im geburtshilflichen System im Spital

6.4.1 Schwangerschaft, Geburt und Mutterschaft im Schnittpunkt von Moderne und Tradition

Häufig werden von den Migrantinnen Benachteiligungen in Kauf genommen, die sich auf ihre soziokulturellen Wertvorstellungen beziehen. Es betrifft Praktiken, die zum Teil die Gesundheit von Mutter und Kind beeinflussen und für Frauen in der Migration relevant sein können. Um Migrantinnen in der Geburtshilfe eine angepasste Unterstützung bieten zu können, sind Kenntnisse dieser spezifischen Bedürfnisse erwünscht. Im Weiteren ist die Selbstreflexion über das eigene biomedizinisch orientierte Geburtssystem und als zweiter Schritt das Erkennen von Unterschieden, aber auch von Gemeinsamkeiten der verschiedenen geburtshilflichen Systeme, z. B. auch im historischen Kontext, hilfreich. Denn vieles was uns als sogenannt fremd erscheint an gewissen Verhaltensnormen von Migrantinnen im Bereich Sexualität, Schwangerschaft, Geburt, Wochenbett und Stillzeit, war zum Teil auch bei uns üblich, allerdings nur bis zur vollständigen Institutionalisierung und Medikalisierung von Geburt und Mutterschaft. Diese begann Mitte des 19. Jahrhunderts und erreichte ihren Höhepunkt in den vierziger Jahren des 20. Jahrhunderts mit der Verlagerung des Geschehens in das Spital.

Der Verlust der Einbettung der reproduktiven Gesundheit innerhalb der Familie, die Verlagerung derselben in fremde Männer- und Frauenhände erleben Migrantinnen erwiesenermaßen oft als Bruch mit ihrer Tradition und als Angst erzeugend. Diese Situation kann sich kontraproduktiv auswirken, der Arzt oder die Ärztin wird weniger häufig oder gar nicht aufgesucht, und Sprachbarrieren, allgemeine Kommunikationsprobleme und ethnische Aspekte behindern eine erfolgreiche Interaktion.

Im Rahmen von Fragebogenuntersuchungen in Deutschland berichten türkische Frauen von einer höheren Zahl von Krankheitssymptomen und Störungen psychosomatischer Art als deutsche Frauen. Sie fühlen sich durch solche Störungen auch stärker beeinträchtigt, wie man annimmt als Ausdruck einer stärkeren psychosozialen Belastung. Teilweise werden Gesundheitsstörungen aber auch als normal akzeptiert [siehe dazu David/Borde/Kentenich/Yüksel, 1997].

Die medizinischen Sichtweise von Krankheit in der Migration und die damit verbundene Tendenz, PatientInnen auf ihre sogenannte Kultur oder auf ihre ethnische Zugehörigkeit festzulegen, wird heute kritisiert. Es wird von «Pathologisierung von Migranten – auch eine Form von Ausgrenzung gesprochen.» [Flubacher, 2000]. Doch gerade im Bereich der reproduktiven Gesundheit kann vielmehr von einer generellen *Pathologisierung* gesprochen werden. So werden die Menstruation (als Beispiel sei das prämenstruelle Syndrom genannt), die Schwangerschaft, die Geburt sowie die Menopause pathologisiert, unabhängig davon, ob es sich um *Migrantinnen* oder *Schweizerinnen* handelt und unabhängig vom sozialen Status.

Eine Studie mit Schwangeren türkischer Herkunft [28]

Diätprogramm für schwangere Frauen türkischer Herkunft. In der Abteilung für Geburtsmedizin am Krankenhaus Neukölln in Berlin wurde eine Studie zur Senkung von Blutzuckerwerten durchgeführt mit dem Ziel, soziokulturelle Einflüsse auf die Effizienz einer Diät bei Gestationsdiabetes zu untersuchen. So wurden türkische Frauen mit und ohne Gestationsdiabetes zu ihrer Lebens- und Ernährungsweise während der Schwangerschaft befragt. In der türkischen Gesellschaft ist die Schwangerschaft meist ein soziales Ereignis, das die Position der Frau aufwertet. Als Beweis für eine gute Versorgung der Schwangeren durch ihre Schwiegereltern ist die Geburt eines großen Kindes erwünscht. Der werdenden Mutter wird geraten, für zwei zu essen, was durch den Terminus «*iki canli*». ausgedrückt wird. «*Iki canli*» bedeutet «zwei Leben», ein Begriff, der hauptsächlich von der ländlichen Bevölkerung gebraucht wird, um das Wort Schwangerschaft zu vermeiden. Dieses Ernährungskonzept kann in der Schwangerschaft zu einer Zuckerstoffwechselstörung, d. h. zu einem Gestationsdiabetes führen. Der starke Einfluss der Umgebung auf die Ernährung türkischer Schwangerer macht das Einhalten einer kohlenhydratarmen Diät schwierig. In einem während der Untersuchung durchgeführten Projekt wurden in einer spezifischen Diätberatung auf die Bestandteile der türkischen Küche eingegangen und Diätpläne ausgeteilt, welche die türkischen Ernährungsgewohnheiten berücksichtigten. Zudem wurden der Ehemann oder die Schwiegermutter einer türkischen Patientin mit Gestationsdiabetes in die Beratung einbezogen, um die Einhaltung einer Diät zu gewährleisten [Unkels/Schäfer-Graf/Vetter, 1998].

Sportprogramm. Im Rahmen der erwähnten Studie erhielten Gestationsdiabetikerinnen (Indikation: mittlere Blutglukose über 5,6

---

28 Im Folgenden beziehen wir uns auf eine noch unveröffentlichte Dissertation. Mit Dank seien die zur Verfügung gestellten Unterlagen zu diesem Thema erwähnt. Der wissenschaftliche Begleittext zur Untersuchung ist erhältlich beim Chefarzt des Krankenhauses Neukölln, Berlin (Abteilung Geburtsmedizin, Prof. Dr. med. Klaus Vetter). Das Übungsprogramm ist erhältlich bei der Abteilung für Physiotherapie an diesem Krankenhaus.

mmol/l; Kontraindikationen: Kardiopulmonale Erkrankungen mit Einschränkung der Leistungsfähigkeit, vorzeitige Wehentätigkeit, kritischer Zervixbefund) neben der Diätberatung eine Einführung in ein Sportprogramm mit Hanteln. Um dessen Wirksamkeit zu überprüfen, wurden regelmäßige Blutzuckertagesprofile sowie Ultraschallkontrollen durchgeführt. Das Sportprogramm für die Frauen bezweckt, dass durch körperliche Aktivität vermehrt Kohlenhydrate (Glukose) verbrannt werden. Sport unterstützt die Normalisierung eines erhöhten Blutzuckerspiegels: So wird bei der Energiegewinnung im Muskel Zucker verbraucht, wodurch der Glukosestoffwechsel insgesamt optimiert wird, so dass diese Frauen ohne zusätzliches Insulin auskommen. Frauen, die ein gewisses Maß an Bewegung haben, empfinden zudem die Geburt als weniger schmerzhaft. Aktiv etwas für den Schwangerschaftsverlauf und die Geburt zu tun wirkt außerdem beruhigend und hat somit auch eine psychosomatische Wirkung. Als wichtigster Effekt gilt jedoch, dass Schwangere für eine gesunde Lebensführung sensibilisiert werden. Es ist bekannt, dass Frauen mit Gestationsdiabetes im 5. Lebensjahrzehnt in bis zu 50 % der Fälle einen Diabetes mellitus Typ II entwickeln. Dieser Anteil kann durch eine gesunde Ernährung, Normalgewicht und ausreichende Bewegung reduziert werden. Das Sportprogramm wird stationär angeboten und dreimal wöchentlich ambulant durchgeführt. Den Frauen wird empfohlen, die Übungen ein- bis zweimal täglich zu Hause durchzuführen. Die Akzeptanz des Sportprogramms ist allerdings bei den türkischen Frauen und ihren Familien gering bis mittelmäßig. Daher wird den Frauen in der Diabetessprechstunde empfohlen, mehr körperliche Aktivitäten in den Alltag zu integrieren, wie z. B. Treppenlaufen, mit den Kindern spazieren gehen usw.

Bei erfolgreicher Durchführung des Sportprogramms konnte der Blutzucker kurzfristig gesenkt und auf eine zusätzliche medikamentöse Behandlung verzichtet werden. Die Durchführung solcher gezielter Übungen scheint somit die Mühe wert zu sein. Um Gestationsdiabetikerinnen dafür zu motivieren, braucht es jedoch didaktisches und methodisches Geschick und entsprechendes Hintergrundwissen, z. B. in Bezug auf Körperbild, Körpergefühl, Essensgewohnheiten, usw. der betroffenen Migrantinnen.

Die türkische Hebamme Gülsolmaz Acar erzählt ...

«Wenn ich meine Arbeit im Gebärsaal aufnehme, weiß ich nie, was auf mich zukommt. Jetzt gerade wartet im Nebenzimmer eine Türkin. Ihr Muttermund ist bereits weit offen, und ich habe alles bereit gelegt für die Geburt. Sie ist froh, dass ich heute Dienst habe, denn es stellt sich bei ihr dasselbe Problem wie bei fast allen Türkinnen und Kurdinnen, die ihre Kinder bei uns zur Welt bringen: Die meisten sprechen und verstehen nur wenig Deutsch und deshalb ist die so nötige Verständigung zwischen Hebamme und Gebärender fast unmöglich. Bedeutsamer noch für meine Arbeit ist das Verständnis für die kulturellen Unterschiede beim Gebären. (...) Viele türkische und kurdische Frauen bringen ihre Kinder am liebsten stehend, auf dem Maiahocker sitzend oder halb aufs Bett gestützt zur Welt. Auch haben die meisten eine große Scheu vor den um den Bauch geschnallten Wehenmessapparaten. Wichtiger als eine technische Überwachung der Geburt ist für sie die Möglichkeit herumzugehen, sich bewegen zu können. Vielleicht habe ich heute das Glück und kann die Geburt von Anfang bis zum Schluss begleiten.» [Keller, 1995].

Die schweizerische Hebamme Blanca Landheer erzählt ...

[Landheer-Dreher, 2000]

«Die Frauen, die ich betreue, stammen aus der Türkei und aus dem ehemaligen Jugoslawien. Es sind schlecht integrierte Frauen, Deutsch sprechen sie fast nicht, es sind Erst- wie Mehrgebärende. Sie kommen aus ländlichen Gebieten und sind ohne Ausbildung. Oft gibt es Gründe für einen frühen Spitalaustritt: Selbstzahlerinnen oder das Neugeborene ist im Kinderspital, oder sie müssen möglichst schnell zurück zu den älteren Kindern.

Zum Ablauf der Betreuungen: Sie sind meistens nicht organisiert oder vorbesprochen. Der Ehemann gelangt an mich über eine Empfehlung der Spitalhebamme. Beim ersten Besuch ist meistens der Ehemann anwesend, anschließend sehe ich ihn nicht mehr, da er arbeitet. Oft ist eine Freundin oder Nachbarin dort, die übersetzt, oft verständigen wir uns aber in Zeichensprache. Wenn möglich, möchte ich eine Person anwesend haben, die übersetzen kann, möglichst während des ersten und letzten Besuches. Die Versorgung der Wöchnerin ist meistens gut, eine Nachbarin, eine Verwandte oder Bekannte ist während des Tages anwesend.

Was ist mein Ziel bei der Nachbetreuung? Ich möchte den Zustand des Neugeborenen erfassen, die Ernährung, die Ausscheidungen, das Schlafverhalten und andere Merkmale erkennen können. Bei der Mutter möchte ich den Allgemeinzustand, die Laktation und die Rückbildung beobachten. Ich möchte ihre Gewohnheiten im Umgang mit dem Neugeborenen, aber auch mit den älteren Kindern kennen lernen und sie darin unterstützen. Ich mache aber die Frauen auch auf Dinge aufmerksam, die sie nicht gut kennen, z. B. auf die eigene Ernährung, genügend Flüssigkeitszufuhr, Mobilität, Eifersuchtskrisen älterer Kinder usw.

Meine Beobachtungen: Die Besuche sind viel kürzer als bei deutschsprechenden Frauen. Die Neugeborenen sind immer frisch gewickelt und die Frauen immer angezogen. Die Wöchnerinnen sind dankbar, wenn ich komme und sind sehr anspruchslos. Sie befolgen meine Anweisungen gerne und benötigen meistens nur eine Bestätigung ihres Tuns. Körperübungen mache ich nicht mit ihnen, da dieses ihnen eher unangenehm ist. Ebenfalls reduziere ich Kontrollen im Intimbereich auf das Notwendigste. Ich erlebe diese Frauen zu Hause als sehr selbstbewusst, selbstverständlich und sicher. Es sind für mich eher die problemloseren Wochenbettbetreuungen, die ich habe. Diese Beobachtungen kann ich aber bei Frauen städtischer Herkunft aus Afrika und Südamerika nicht machen. Diese sind ängstlicher und verkrampfter. Keine Erfahrungen habe ich mit Tamilinnen. Eine Berufskollegin die im Spital arbeitet, beobachtete, dass Tamilinnen viel besser gebären, wenn man sie ‹machen lässt›.

Beispiele:

● Hausgeburt einer achtzehnjährigen erstgebärenden Türkin. Sie ist neu in der Schweiz, geht ohne ihren Mann nicht nach draußen und wirkt bei der ersten Begegnung sehr ängstlich und verkrampft. Sie hat Rückenschmerzen und empfindet die Schwangerschaftskontraktionen als sehr schmerzhaft. Sie will aus religiösen Gründen nicht ins Spital, da dort auch männliche Ärzte sind. Sie gewinnt sehr schnell Vertrauen zu mir; ich kann sie gut beruhigen und auf die Geburt vorbereiten. Wir haben es lustig und herzlich zusammen. Die Geburt geht sehr gut, die Gebärende hat im Vierfüßlerstand geboren, mit intaktem Damm. Der Ehemann war anwesend, wenn keine Freundin bei der Frau war, sonst wartete er in der Küche. Außer wunden Brustwarzen – diese wurden mit Calendulakompressen behandelt – verlief die Wochenbettzeit sehr gut. Anschließend an die Geburt trug sie ein rotes Band um den Kopf, dies zum Schutz, da nun «ihr Grab 40 Tage offen sei». Während meiner Zeit als Spitalhebamme habe ich diesen Brauch nie gesehen. Diese junge Frau ist eine selbstsichere, liebevolle Mutter geworden.

- Hausgeburt einer vierunddreißigjährigen Kurdin, Zweitgebärende. Sie war illegal in der Schweiz, aus diesem Grund war eine Hausgeburt nötig. Die Schwangerschaft war von starken psychosomatischen Krämpfen begleitet, und sie hatte große Existenzängste. Die Geburt verlief aber sehr gut und problemlos. Diese fand in kniender, nach vorne abgestützter Stellung statt, der Damm blieb auch hier intakt. Der Ehemann unterstützte die Frau intensiv. Zwischendurch kamen auch Freundinnen und lenkten die Gebärende mit humorvollen Einlagen ab. In beiden Fällen brauchten wir keine große Kommunikation, eine liebevolle aufmunternde Begleitung genügte.

- Eine Frühentlassung: Frau Zvezdana Arsic aus Kroatien, ca. fünfundzwanzigjährig, Drittgebärende, verließ nach 48 Stunden die Klinik, um zu Hause zu ihren älteren Kindern zu schauen. Ihr Ehemann hatte Nachtschicht, und schlief jeweils bis um 13.00 Uhr. Nachbarinnen erledigten die Wäsche und kochten. Die Wöchnerin traf ich immer angezogen in der Stube mit ihren Kindern an. Bei ihr lernte ich das traditionelle Bündeln kennen, eine Beruhigungstechnik, die ich auch gerne empfehle. (Das Bündeln ist eine sehr alte, spezielle Technik zum Wickeln des Säuglings). Der kleine Sveten wurde nachts und tags nur zum Schlafen gebündelt, so wie sie es in Kroatien mit den Älteren auch gemacht hatte. In der Zwischenzeit war das Kind in einen Frottéestrampler gekleidet. Dieses Bündeln wird während sechs Wochen gepflegt. Der Kleine wünschte dreistündlich gestillt zu werden, auch nachts. Er war ein sehr zufriedenes Neugeborenes, nahm schnell zu und wurde voll gestillt. Zur Beruhigung nahm die Mutter den Kleinen und wiegte ihn in den Armen. Seine Schwestern waren immer dabei und gingen erst am Nachmittag mit dem Vater nach draußen. Auch diese Mutter war sehr sicher und ruhig.

Ich bin überzeugt, dass die häusliche Atmosphäre diesen Frauen ihr Selbstverständnis und Selbstvertrauen belässt. Sie sind autonom und handlungsfähig. Im Spital erlebte ich diese Frauen eher als stumm, unselbständig und ängstlich.»

6.4.2 Soziokultureller Umbruch – türkische Väter als Geburtsbegleiter

Im Aufnahmeland befinden sich türkische MigrantInnen in einer Situation soziokulturellen Umbruchs. So treffen Traditionen aus dem Heimatland auf Vorstellungen und Abläufe des modernen Medizinbetriebes. Beispielsweise erscheinen in der Geburtshilfe in Deutschland mehr und mehr türkische Väter als Geburtsbegleiter [David/Borde/Kentenich/Yüksel, 1997]. Seit Beginn der achtziger Jahre ist in vielen Geburtsabteilungen die Anwesenheit des Vaters bei der Geburt im Rahmen der familienorientierten Geburt etabliert. In der Türkei dagegen ist die Teilnahme des Vaters bei der Geburt weder üblich noch erwünscht. Infolge des Prozesses der Anpassung vermischen sich somit bei der Geburtsteilnahme sogenanntes Modernes und Traditionelles miteinander, d. h. Männerbegleitung bei der Geburt gegenüber ausschließlicher Begleitung durch Frauen. David et al. [1997] beschreiben, dass nur in etwa 40 % der Fälle der Ehemann allein bei der Gebärenden anwesend war. Häufiger war er gemeinsam oder im Wechsel mit der Schwiegermutter, der Schwägerin oder anderen weiblichen Familienangehörigen dabei. Eine systematische Befragung von 80 türkischen Vätern vor und nach der Geburtsbegleitung ergab, dass der Entschluss, die Frau während der Geburt zu begleiten, relativ kurzfristig und spontan erfolgte.

Die meisten türkischen Männer zogen eine positive Bilanz aus der Geburtsbegleitung, was dazu Anlass geben sollte, dass Hebammen und Ärzte türkische Väter auch kurzfristig zur Geburtsteilnahme motivieren, insbesondere dann, wenn keine anderen Verwandten oder Bekannten anwesend sind. Dadurch kann das Gefühl des Alleinseins bei der Frau in der doppelt fremden Umgebung sicher gemildert werden. In der Arbeit finden sich weitere interessante Hinweise zum Problem und Lösungsansätze.

6.5 Schwangerschaft, Geburt und Mutterschaft tamilischer Frauen in der Schweiz

6.5.1 Einleitung

In der Schweiz ist die Ansicht weit verbreitet, dass Tamilinnen oft besonders schwierige Geburten haben. In einer retrospektiven Studie ist man der Frage nachgegangen, ob diese Ansicht belegbar ist. In der aufschlussreichen Dissertation «Vergleich der Geburtsverläufe von tamilischen und nicht-tamilischen Frauen an der Universitätsfrauenklinik Basel 1994 und 1995» ist diese Untersuchung zusammengefasst [Widmer, 1998]. In dieser Studie hat sich der oben erwähnte Eindruck insofern bestätigt, als dass Tamilinnen effektiv eine höhere operative Entbindungsrate als Nicht-Tamilinnen im Vergleichskollektiv aufweisen. Sectiones (14 %, andere Untersuchungen sprechen gar von 28 %), aber auch vaginal-operative Entbindungen (20 %) sind bei Tamilinnen doppelt so häufig wie bei Nicht-Tamilinnen. Ob kulturelle Unterschiede, Kommunikationsschwierigkeiten, die Situation als Migrantin oder mangelnde Informationen bezüglich Schwangerschaft und Geburt ebenfalls von Bedeutung für das häufigere Auftreten von Geburtskomplikationen waren, konnte mangels Angaben nicht untersucht werden. Das Fehlen dieser Angaben hat mich dazu bewogen, für diesen Beitrag eine kleine Erhebung[29] durchzuführen. Dazu wurde ein Fragebogen (siehe Kasten) ausgearbeitet, der an insgesamt 20 Frauen, welche in Sri Lanka und in der Schweiz geboren

haben, verteilt wurde. Von den dadurch insgesamt 34 erfassten Geburten fanden vier in Sri Lanka und 30 in der Schweiz statt. Wegen der kleinen Zahl der Geburten in Sri Lanka wurden diese in die anschließende Auswertung nicht einbezogen.

Da der Fragebogen auch in der geburtshilflichen Praxis für die Anamnese mit Frauen aus den verschiedensten Herkunftsländern verwendet werden kann, wird er hier in der gesamten Länge vorgestellt (s. **Tab. III-6-1**). Ziel einer *vollständigen* Anamnese ist einerseits das Erfassen der Bedürfnisse von Migrantinnen während der Schwangerschaft, bei der Geburt, im Wochenbett und in der Stillzeit, andererseits das Erkennen von Ursachen, die zu Störungen und geburtshilflichen Komplikationen führen können.

29 Für die Erhebung wandte ich mich an die Caritas Aargau, wo Karin Knobel mich auf die Aktivitäten der Migrantinnen hinwies und die Kontakte zur tamilischen Dolmetscherin Parameswary Nadarajah herstellte. Aufgrund der wertvollen Hinweise dieser beiden Frauen konnte ich die Erhebung durchführen. Die Vermittlung der tamilischen Frauen durch die Dolmetscherin fand über den Migrantinnenraum in Aarau statt, einen Ort, wo die Migrantinnen hingehen können, um sich in Sprechstunden beraten zu lassen. Die Verantwortung für diese Stelle, aber auch für die Sprechstunde liegt bei den Migrantinnen. Das Café MiRa, das monatliche Treffen von Migrantinnen aus den unterschiedlichsten Herkunftsländern, bietet den Frauen zudem die Möglichkeit, sich regelmäßig auszutauschen. An einem dieser Treffen wurde das Thema Schwangerschaft und Geburt mit den Frauen diskutiert und der Fragebogen vorgestellt. Bei den anwesenden Frauen waren die Tamilinnen in der Mehrzahl. Sie bekundeten ein großes Interesse, bei der Befragung mitzumachen. An dieser Stelle sei allen herzlich gedankt, die mit mir Gespräche geführt und Material zur Verfügung gestellt haben. Insbesondere den tamilischen Frauen und den Dolmetscherinnen Parameswary Nadarajah und Murugesu Nageswary für die Bemühungen bei den Befragungen und für die vielen wichtigen Informationen. Für die Herstellung der Kontakte mit den Migrantinnen, ohne die diese Arbeit nicht möglich gewesen wäre, einen besonderen Dank auch an Karin Knobel von der Caritas Aargau.

Tabelle III-6-1: Fragebogen für Schwangere, Gebärende und Frauen im Wochenbett mit Migrationshintergrund (© Liselotte Kuntner)

Soziodemografische Angaben
- Name?
- Geburtsdatum?
- Herkunft? Land? Stadt?
- Bildung? Beruf?
- Religionszugehörigkeit?
- Seit wann sind Sie im Aufnahmeland?
- Deutsche Sprachkenntnisse? Andere Sprachkenntnisse?

Frühere Geburten
- Im Herkunftsland?

	Jahr	Haus- oder Spitalgeburt	Geburtsgewicht	
1.				
2.				
3.				

- Im Aufnahmeland?

	Jahr	Haus- oder Spitalgeburt	Geburtsgewicht	
1.				
2.				
3.				

Fragen zur Schwangerschaft
- Haben Sie in der Schwangerschaft Kontakte zu anderen Frauen (Frauen Ihres Herkunftslandes, andere Migrantinnen, einheimische Frauen)?
- Wie nimmt Ihr Mann Anteil an Ihren Problemen?
- Wer steht Ihnen während der Schwangerschaft bei (Ehemann, Frauen aus der Familie, Freundinnen, NachbarInnen, Sozialhelferin, Hebamme, Arzt, andere), im Herkunftsland, im Aufnahmeland?
- Was haben Sie für Vorstellungen über das Verhalten in der Schwangerschaft (religiöse Verhaltensregeln, Besuch einer religiösen Stätte, Rituale, Ernährungsvorschriften, Ausgehregeln, Sexualität)?
- Welche medizinische Behandlung wünschen Sie sich während der Schwangerschaft (tradtionelle medizinische Behandlung aus dem Herkunftsland, westliche Medizin, westliche alternative Behandlungsmethoden, andere)?
- Was halten Sie von der medizinische Betreuung im Aufnahmeland?
- Gibt es in Ihrem Herkunftsland spezielle Methoden/Arzneien, um die Schwangerschaft zu erleichtern (Massagen, Heilkräuter, bestimmte körperliche Tätigkeiten, anderes)?
- Wie bereiten Sie sich auf die Geburt vor (spezielle Körperübungen, Massagen, anderes)?
- Möchten Sie eine Geburtsvorbereitung besuchen, und wenn ja, mit wem (Frauen aus dem Herkunftsland, andere Migrantinnen, einheimische Frauen)?
- Was für Probleme belasten Sie in der Schwangerschaft/vor der Geburt (körperliche Beschwerden, seelische Probleme, Ängste, anderes)?

Fragen zur Geburt
- Möchten Sie, dass Ihr Mann bei der Geburt dabei ist?
- Möchte der Mann dabei sein oder verbietet es die Tradition?

- Wer soll Ihnen während der Geburt beistehen (Hebamme, Arzt/Ärztin, Mutter, Schwester, andere weibliche Verwandte, Ehemann, Freundinnen, Sozialhelferin)?
- Wo möchten Sie Ihr Kind gebären (im Spital, zu Hause, im Geburtshaus)?
- Wer wird Sie begleiten?
- Mit wem haben Sie sich auf die Geburt vorbereitet, (Hebamme, Geburtsvorbereiterin, andere)?
- Fühlen Sie sich gut betreut (vom Arzt/Ärztin, von der Hebamme, andere)?
- Haben Sie Angst vor der Geburt, wenn ja, vor was haben Sie Angst?
- Welche Geburtsmethoden kennen Sie aus Ihrem Herkunftsland?
- Von welchen Geburtsmethoden haben Sie im Aufnahmeland gehört (Geburt in Rückenlage, sitzende Geburt auf dem Maiahocker, in stehender Stellung, andere Positionen)?
- Möchten Sie diese Geburtsmethoden vor der Geburt mit der Hebamme oder dem Arzt besprechen?
- Falls Sie schon ein Kind in Ihrem Herkunftsland geboren haben, wie verlief diese Geburt (Gebärhaltung, Wohlbefinden, Komplikationen)?
- Hatten Sie Schwierigkeiten bei der Geburt (mit Dammschnitt, Zange, Vacuum, d. h. Saugglocke, Kaiserschnitt, Plazentaretention, d. h. Schwierigkeiten bei der Loslösung der Plazenta, anderes)?
- Falls Sie im Aufnahmeland schon geboren haben, gibt es Unterschiede (Gebärhaltung, Wohlbefinden, Komplikationen, anderes)?
- Was finden Sie gut bei der Geburt in einem Spital im Aufnahmeland?
- Was finden Sie nicht gut?
- Haben Sie besondere Wünsche für die Geburt?
- Gibt es in Ihrem Land spezielle Methoden um die Geburt zu erleichtern, um Komplikationen zu vermeiden (Geburtspositionen, Massagen, Arzneien, Heilkräuter, Wehenmittel, Schmerzmittel, anderes)?
- Würden Sie diese Methoden gerne anwenden?
- Welche Rituale zum Umgang mit der Plazenta kennen Sie aus Ihrem Herkunftsland?
- Welche Rituale kennen Sie für den Umgang mit der Nabelschnur?
- Möchten Sie diese Rituale auch hier durchführen?
- Wann möchten Sie das Kind nach der Geburt zu sich nehmen (sofort, nachdem es gebadet ist oder später)?

Fragen zur Zeit nach der Geburt, dem Wochenbett
- Welche Essensvorschriften kennen Sie für die Zeit nach der Geburt, bzw. für das Wochenbett (empfohlene Speisen, Speiseverbote)?
- Was möchten Sie essen?
- Falls Sie schon einmal geboren haben, finden Sie das Essen gut im Spital?
- Möchten Sie, dass nach der Geburt im Spital gewisse Speisen für Sie gekocht werden?
- Wünschen Sie Kontakt zu den anderen Frauen auf der Wochenbettstation?
- Wenn Sie vom Spital nach Hause kommen, wer hilft Ihnen in den ersten Tagen nach der Geburt?
- Wie lange möchten Sie sich nach der Geburt ausruhen?
- Gibt es dazu bestimmte Regeln, an die Sie sich halten möchten (Ausgehregeln, Sexualität, andere)?
- Haben Sie gewisse Vorstellungen, wie Sie nach der Geburt mit ihrem Kind umgehen wollen (Pflege des Säuglings, Wickeln des Kindes, Zugabe von Nahrungsmitteln außer der Muttermilch, anderes)?
- Gibt es religiöse Rituale, die Sie sofort durchführen möchten, wie z. B. Rituale für das Kind?
- Wann, wie, wo und durch wen soll die Namensgebung für das Kind erfolgen?
- Brauchen Sie für die Namensgebung einen Vertreter/eine Vertreterin Ihrer Religionsgemeinschaft?

Fragen zum Stillen
- Wie wichtig bzw. unwichtig finden Sie das Stillen?
- Möchten Sie Ihr Kind stillen?
- Wie lange möchten Sie Ihr Kind stillen?
- Möchten Sie für das Stillen beraten werden, z. B. durch eine Stillberaterin?
- Kennen Sie aus ihrem Herkunftsland bestimmte Mittel zur Förderung der Milchproduktion? Wenn ja, welche?
- Welche Ernährungsregeln kennen Sie für die Stillzeit (verbotene Nahrungsmittel, z. B. blähende, kalte Speisen, empfohlene Nahrungsmittel)?
- Falls Sie nach der Geburt Probleme haben, z. B. körperliche Beschwerden, Verdauungsbeschwerden, Blähungen, möchten Sie Medizin aus Ihrem Herkunftsland einnehmen?
- Wenn Sie seelische Probleme haben, mit wem möchten Sie darüber sprechen?
- Wäre es eine Hilfe, wenn Ihre Mutter oder eine andere Frau aus der eigenen Familie aus Ihrem Land kommen könnte, um Sie und Ihr Kind zu betreuen?

Durch eine Früherfasssung somatischer und psychischer Belastungen bei schwangeren Frauen erhöht sich zudem die Chance, prophylaktisch und therapeutisch angepasster zu handeln.

6.5.2 Ergebnisse der Erhebung[30]

Soziodemographische Angaben. Die befragten Frauen stammen aus der Region Jaffna. Die meisten Frauen besuchten neun Jahre die Schule, einige davon elf und 13 Jahre. Bei den letzteren handelt es sich meist um Lehrerinnen, die hier im Aufnahmeland in der Regel als Hausfrauen tätig sind. Frauen ohne Berufsausbildung arbeiten mehrheitlich in verschiedenen Institutionen im Dienstleistungssektor. Die Deutschkenntnisse sind je nach Aufenthaltsdauer gut, mittelmäßig bis gering. Bei guten Deutschkenntnissen werden die Frauen auch als Dometscherinnen eingesetzt. Außer ihrer Muttersprache sprechen einige auch etwas englisch. Die Frauen sind im Schnitt nicht mehr als 14 Jahre in der Schweiz, einige davon erst seit 1997 und später. Alle Befragten gehören der hinduistischen Religion an. Auf die Frage nach der Kastenzugehörigkeit wurde verzichtet, da diese – gemäß den Aussagen der Dolmetscherinnen – in der Migration im Bereich Schwangerschaft, Geburt und Mutterschaft eine untergeordnete bis gar keine Rolle spielt.

Vorsorgeuntersuchungen. In Sri Lanka werden in der Schwangerschaft keine vaginalen Untersuchungen vorgenommen, Fundusstand und Bauchumfang werden bei der bekleideten Schwangeren gemessen. Die Untersuchungen werden in der Regel durch eine Frau, einer Hebamme oder Ärztin, durchgeführt. Falls eine vaginale Untersuchung notwendig ist, ist der Ehemann nicht anwesend. Dasselbe gilt auch für die Geburt.

Kontakte in der Schwangerschaft. Die Kontakte in der Schwangerschaft bestehen mehrheitlich zu Frauen des Herkunftslandes und zu anderen Migrantinnen, jedoch kaum zu einheimischen Frauen. Bei der Betreuung der Frau in der Schwangerschaft, bei der Geburt und im Wochenbett kommt dem Mann eine besondere Rolle zu. Diese ist nicht identisch mit der Rolle, die er üblicherweise im Herkunftsland einnimmt. Meist wird seine Aufgabe im Aufnahmeland auf eine Dolmetscherfunktion reduziert, obwohl er häufig auch als nächster Betreuer der Frau eine zentrale Rolle spielt. Neben dem Ehemann wird als Betreuer oder Berater während der Schwangerschaft nur noch der Arzt genannt. So finden in der Schwangerschaft keine zusätzlichen Beratungen durch Hebammen oder andere Beraterinnen statt.

Verhaltensregeln während der Schwangerschaft. Strenge religiöse Verhaltensregeln gibt es für die Schwangerschaft nicht. Für alle Frauen ist jedoch das Gebet in dieser Zeit wichtig. So wird bis zum sechsten Monat der Tempel aufgesucht, wobei dieser Besuch für die Frauen nicht verbindlich ist. Die Tradition, während der Schwangerschaft nicht auszugehen, hat sich bereits in Sri Lanka durch die zunehmende Berufstätigkeit tamilischer Frauen gelockert und wird daher auch im Aufnahmeland nicht mehr streng befolgt. Einige Frauen halten sich jedoch an diese Ausgehregeln und bleiben in der Wohnung. Die Regel, keine schwere Arbeit bis zum fünften Monat zu machen, wird von allen Frauen befolgt. Eine überragende Bedeutung haben Ernährungsvorschriften, welche von den Frauen streng befolgt werden.

Befinden während der Schwangerschaft. Die Schwangerschaft hat für alle Frauen eine große Bedeutung und wird als «Glück und Freude für eine neue Generation bezeichnet». Doch die Frauen beschreiben auch, dass sie sich einsam fühlen und Angst vor der Geburt haben. Hervorgehoben wird dabei die Angst vor dem Geburtsschmerz und vor der Länge der Eröffnungsphase, die bei einigen Gebärenden sehr lange dauerte und mit starken Rückenschmerzen verbunden war. Bei vorausgegangener Sectio oder vaginal-operativer Beendigung der Geburt verspürten die Frauen Angst vor einer Wieder-

---

30 Die Ergebnisse sind hier zusammengefasst und als Querschnitt zu betrachten. Sie erheben keinen Anspruch auf Vollständigkeit.

holung eines solchen Eingriffs. In der Geburtshilfe ist seit langem wissenschaftlich bewiesen, dass die Kette Angst-Spannung-Schmerz sowohl auf die Schwangerschaft als auch auf den Geburtsverlauf einen negativen Einfluss hat. Das sogenannte Angst-Spannungs-Schmerzsyndrom zeigt nicht nur die Reaktionen auf, welche durch eine emotionale Erregung im physikalischen, chemischen und hormonellen Gefüge des Organismus in der Schwangerschaft und bei der Geburt ausgelöst werden, sondern auch, wie die Uterusfunktion dadurch gestört werden kann. So kann der Wehenschmerz über das physiologische Maß hinaus verstärkt werden und zum Geburtsstillstand und zu anderen Komplikationen führen. Psychosoziale Aspekte, wie Einsamkeit, die soziale Situation im Migrationsland und sprachliche Verständigungsschwierigkeiten sowie mangelnde Informationen über das Geburtsgeschehen, fördern das Angst-Spannungs-Schmerzsyndrom. Moderne Anästhesieformen bieten dabei keine Lösung des Problems. So sollte ernsthaft über prophylaktisches Vorgehen bereits während der Schwangerschaft diskutiert und die GeburtshelferInnen für diese Zusammenhänge sensibilisiert werden. Was die körperlichen Störungen betrifft, wird von gelegentlich auftretenden Ödemen gesprochen. Übelkeit und Magenbrennen gelten als normale Begleiterscheinungen und werden durch entsprechende Ernährungsvorschriften korrigiert. Einige Frauen äußern sich über starke Rückenbeschwerden, die gehäuft auftreten. Die Beschwerden führen sie auf einen Bewegungsmangel zurück, verursacht durch die veränderten Lebensbedingungen im Aufnahmeland. Sie sind der Ansicht, dass die kleinen Wohnungen und das Fehlen eines Gartens die Bewegungsfreiheit sehr einschränken. Viel Bewegung gilt bei Tamilinnen als geburtsfördernd. Fast alle Frauen wünschen sich eine «Therapie».

Schwangerschaftsbetreuung. Die medizinische Betreuung im Aufnahmeland finden die schwangeren Frauen gut, neben der Antwort steht oft hervorgehoben «Vitamine – Minerals – Iron».

Trotzdem wünschen sich alle Frauen auch Behandlungen mit der traditionellen tamilischen Medizin, der sogenannten «Naturmedizin». Diese lehnt sich bekanntlich stark an das ayurvedische Heilsystem an.

Geburtsvorbereitung. Erstaunlicherweise wünschen sich alle befragten Frauen eine Geburtsvorbereitung. Es hat sich anscheinend bei den Tamilinnen herumgesprochen, dass diese in verschiedener Hinsicht hilfreich sein kann. Einerseits als Quelle wichtiger Informationen zu Geburt und Wochenbett, andererseits, um mit gewissen therapeutischen Übungen körperliche Störungen zu beheben und die Geburt zu erleichtern. So wünschen sich die Frauen eine bessere Aufklärung über die Geburt und mehr Informationen zur aktuellen geburtshilflichen Diskussion, wie z. B. über Geburtsmethoden und Geburtspositionen. Ein großes Informationdefizit besteht im Bereich der allgemeinen sexuellen Aufklärung über Schwangerschafts- und Geburtsvorgänge sowie über das medizinische Vorgehen. Die Frauen möchten aber auch mehr wissen über die gängigen Geburtsmethoden. Es stellt sich hier jedoch auch die Frage, ob die etablierten «abendländisch-mitteleuropäischen» und mittelschichtorientierten Geburtsvorbereitungs- und Betreuungskonzepte auf tamilische Frauen einfach übertragen werden können. Die Frauen geben an, dass sie gerne einen Geburtsvorbereitungskurs zusammen mit tamilischen Frauen besuchen möchten. Nur wenige können es sich aufgrund sprachlicher Barrieren vorstellen, einen Geburtsvorbeitungskurs auch mit anderen Migrantinnen oder mit einheimischen Frauen zu besuchen. Daraus folgt, dass nach Lösungen gesucht werden muss, um auf diese legitimen Wünsche der Frauen einzugehen. Zur Durchführung solcher Kurse könnten tamilische Frauen ausgebildet werden, da viele ja bereits zum jetzigen Zeitpunkt Frauen zur Geburt begleiten. So könnte bei tamilischen Schwangeren die Angst vor der Geburt reduziert und Einfluss auf einen günstigen Geburtsverlauf genommen werden. In Lausanne bietet bereits eine tamilische Hebamme Geburtsvorbereitungskurse an. Erwiesenermaßen haben dadurch geburtshilfliche Komplikationen wie Sectiones und vaginal-operative Entbindungen abgenommen.[31]

Geburtsbegleitung. Was die Geburtsbegleitung betrifft, ist die Anwesenheit des Mannes bei der Geburt im Aufnahmeland üblich, aber weder von der Frau noch vom Mann immer erwünscht. Alle befragten Frauen äußern ganz klar, dass sie am liebsten eine ältere, erfahrene Frau bei der Geburt dabei hätten. In Sri Lanka ist die Teilnahme des Mannes bei der Geburt nicht üblich und mit einem Tabu belegt. Bei einer Frau war dann auch die Tante anwesend, andere Frauen wurden vom Mann zusammen mit einer Dolmetscherin begleitet. Allerdings durften diese nur alternierend bei der Gebärenden bleiben, da das geburtshilfliche Team nicht zu viel «Personal» im Raum wollte. Die Begleitung während der Geburt wird generell von den Frauen als gut und freundlich bewertet.

Geburtserleichternde Maßnahmen. Im Herkunftsland sind geburtserleichternde Maßnahmen bekannt, wie Massagen, körperliche Übungen und die Anwendung von Heil- und Gewürzpflanzen. Allerdings sind Kenntnisse über diese Traditionen bei den sehr jungen tamilischen Migrantinnen gering. Sie werden dann erstaunlicherweise häufig durch ihre Ehemänner beraten, die meist älter als ihre Frauen sind und über die Traditionen im Herkunftsland besser Bescheid wissen. Oft wird auch nach Hause telephoniert, um bei den Familien entsprechende Informationen einzuholen.

Geburtsort. Alle Frauen haben im Spital geboren, andere Möglichkeiten sind ihnen nicht bekannt. Es fehlt hier an Informationen über bestehende Alternativen, wie die ambulante Geburt, die Hausgeburt und das Geburtshaus.

Geburtsverlauf. Unter den 30 Geburten gab es 17 Spontangeburten, 13 operative Entbindungen, davon drei Sectiones, zehn vaginal-operative Geburten und davon wiederum neun Forceps und eine Vakuumextraktion. Die geburtshilflichen Komplikationen betragen somit insgesamt 40 %. Das Geburtsgewicht der Kinder betrug durchschnittlich 3220 Gramm. Bis auf eine Frau (Multipara) haben alle in Rückenlage geboren. Die Rückenlage ist in Sri Lanka im Spital zwar auch schon lange üblich, eingeführt durch die englische Kolonialmedizin, doch wird zur Wahrung der Intimsphäre der Unterleib mit einem Tuch abgedeckt. Das reduziert das Gefühl der Nacktheit und des Ausgeliefertseins in Anwesenheit von fremden Menschen, vor allem auch von fremden Männern bzw. Ärzten. Den befragten Frauen war der Gebärhocker Maia bekannt, erstaunlicherweise wurde er aber nur in einem Fall den Frauen angeboten. Einigen Frauen wurde hingegen die Wassergeburt empfohlen, die tamilische Frauen jedoch aufgrund des Unreinheitskonzeptes ablehnen. In der geburtshilflichen Praxis wird jeder Kontakt mit Ausscheidungen, wie Schleim, Blut, Käseschmiere u. a. vermieden. Anstatt der Badewanne wünschte sich daher eine Frau den Maiahocker zur Geburt, dieser Wunsch wurde ihr jedoch nicht gewährt. Eine einzige Frau verwendete zur Entlastung den Ball in der Eröffnungsphase. Einerseits betonen die befragten Frauen mit Geburtskomplikationen, dass sie sehr froh über die medizinische Hilfe waren. Andererseits wünschen alle Frauen tamilische Medizin bei der Geburt, wie z. B. als Mittel zum Abschwächen zu starker Wehen und gegen den Schmerz.

Bedeutung der Plazenta und Nabelschnur. Nur wenige der befragten Frauen kennen einen rituellen Umgang mit der Plazenta oder der Nabelschnur. Einige Frauen geben zwar an, dass sie etwas Nabelschnur behalten möchten, um diese zum Kind zu legen oder in einem kleinen silbernen oder goldenen Gefäß aufzubewahren. Für die meisten tamilischen Frauen sind jedoch die Plazenta und die Nabelschnur ohne Bedeutung.

Umgang mit dem Kind unmittelbar nach der Geburt. Bei allen 30 Geburten lehnten die Frauen das sofortige Auf-den-Körper-Legen des Neugeborenen in ungewaschenem Zustand ab. Alle betonen, dass sie das Kind erst zu sich nehmen möchten, wenn es gebadet ist. Gründe dafür sind wiederum Reinheitsvorstellungen, aber

---

31 Gemäß einer mündlichen Mitteilung von Ruth Brauen, freischaffende Hebamme.

auch die Erschöpfung nach der Geburt. Nach einer langen, schmerzhaften Geburt fühlen sich die Frauen anscheinend körperlich nicht in der Lage, sich dem Kind zu widmen.

Ernährung nach der Geburt. Wie in der Schwangerschaft gibt es auch für das Wochenbett und die Zeit des Stillens strenge Ernährungsvorschriften, die von den Frauen mit Unterstützung der Ehemänner befolgt werden. Viele der Heil- und Gewürzpflanzen sind wirksame Laktationsmittel, dabei werden die Mischungen meist frisch zubereitet. Die meisten der Zutaten sind in den *Asian Shops* erhältlich, oder aber sie werden von den Familien direkt aus Sri Lanka geschickt. Im Gegensatz zur Schwangerschaft, welche nach tamilischer Auffassung einen heißen Zustand bedeutet, werden die Zeit nach der Geburt und das Wochenbett als kalter Zustand eingestuft. Durch die Anstrengungen der Geburt ist der Organismus abgekühlt und muss durch entsprechende Speisen und Getränke erwärmt werden. In der tamilischen Geburtshilfe ist das Warm-Kalt-System zur Vermeidung von Störungen von großer Bedeutung. Die Pflegenden sollten darauf Rücksicht nehmen, indem sie den Frauen nach der Geburt keine kalten Sachen anbieten. Die Meinungen über das Essen im Spital sind geteilt; einige finden es gut, andere wünschen sich eine entsprechende Anpassung an ihre Ernährungsvorstellungen im Rahmen des Möglichen.

Spitalaufenthalt und Wochenbett. Die meisten Frauen bleiben nur vier bis fünf Tage im Spital, dabei wird von den Frauen geschätzt, wenn sie das Zimmer mit anderen tamilischen Frauen teilen können. Erfreulicherweise wird in einigen Spitälern darauf Rücksicht genommen. Bei der Rückkehr vom Spital nach Hause wurden alle befragten Frauen von ihrem Ehemann betreut, der meist ein bis zwei Wochen Ferien genommen hat. Ausnahmsweise helfen auch Verwandte oder andere tamilische Frauen. Generell besteht in dieser Zeit ein enges Beziehungsnetz unter den Frauen. Den Frauen steht gemäß ihren Angaben eine dreimonatige nachgeburtliche Schonzeit zu. Die Einhaltung dieser Schonzeit wird nahezu von allen Frauen gewünscht. Die Frauen schlafen mit dem Kind im gleichen Zimmer und wünschen sich vor allem viel Ruhe. Das erste wichtige Ritual für das Kind ist der erste Haarschnitt, der am 31. Tag erfolgt. Das Kind wird vom Priester rasiert und anschließend rituell gebadet. Bis 41 Tage nach der Geburt darf die Mutter keine Tempelbesuche machen, und auch der Hausaltar ist für sie tabu. Erst anschließend kann sie das normale religiöse Leben wieder aufnehmen.

Stillen. Für die Frauen ist das Stillen des Kindes eine Selbstverständlichkeit, die meisten Frauen möchten bis zwei Jahre und mindestens ein Jahr stillen. Fast alle Frauen wünschen sich dabei eine Stillberatung. In diesem Zusammenhang konnte festgestellt werden, dass tamilische Frauen über die Möglichkeit von drei unentgeltlichen Stillberatungen zu Hause durch eine Hebamme nicht informiert sind. Die Mütterberatung ist ihnen hingegen bekannt, doch ist diese einerseits für sie oft umständlich zu erreichen, andererseits erschweren Sprachbarrieren die Kommunikation.

Bedeutung der Herkunftsfamilie. Alle Frauen äußern, dass sie ihre Familie sehr vermissen, vor allem während der Geburt eines Kindes. Der Wunsch, das Kind der Familie zu zeigen, ist groß, aber auch das Bedürfnis von der Mutter oder anderen weiblichen Verwandten aus Sri Lanka in dieser Zeit unterstützt zu werden. Eine Tamilin dazu: «In unserem Land sind unsere Verwandten, hier hat man keine Hilfe, man ist allein und einsam.»

6.5.3 Ethnobotanik in der tamilischen Geburtshilfe

Die Essensvorschriften, bzw. Speiseverbote und -empfehlungen werden auch in der Migration streng befolgt. Das Essen wird mit großer Sorgfalt zubereitet. Beeindruckend ist der Aufwand für die der Gesundheit von Mutter und Kind unentbehrlichen Mischungen der Heil- und Gewürzpflanzen. Die Autorin hatte Gelegenheit, bei verschiedenen Familien die Zubereitungen zu verfolgen und diese zu kosten. Bei der Befragung konnte ich von tamilischen Frauen und Männern sehr viel Interessantes und Wissenswertes erfahren, sowohl über die Bedeutung von Nahrungspflanzen, Heilpflanzen und Gewürzen, als auch über die Bedeutung der Ernährung in der tamilischen Geburtshilfe. So hoffe ich, dass etwas von den weitreichenden Erkenntnissen über die Ethnobotanik in der tamilischen Geburtshilfe in der Praxis zum Wohle der tamilischen Frauen und ihrer Kinder umgesetzt wer-

den kann. Die Aussagen der befragten tamilischen Frauen über Pflanzen, die prophylaktisch und therapeutisch in der tamilischen Geburtshilfe verwendet werden, wurden im Anschluss an die Erhebung botanisch eingeordnet und mit weiteren Angaben in Bezug auf Inhaltstoffe, Wirkungen und Indikationen ergänzt[32] (s. **Tab. III-6-2**).

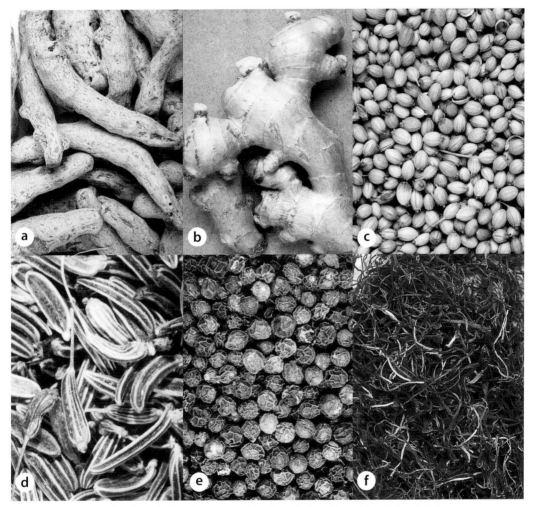

Abbildung III-6-1: Ethnobotanische Pflanzen aus dem Botanischen Garten der Universität Lausanne: a) Gelbwurz/Curcuma; b) Ingwer; c) Koreander; d) Kümmel/Cuminum; e)Schwarzer Pfeffer; f) Safran/Fäden (Foto: L. Kunter)

---

32 Ein Teil dieser zusätzlichen Angaben stammen aus dem hervorragenden Band «Heilpflanzen-Kompendium» von Prof. Dr. Willi Schaffner, unter Mitarbeit von B. Häfelfinger und B. Ernst, Arboris Verlag, 3. Auflage, Bern, 1999. Weitere Informationen im Bereich Botanik und Phytopharmakologie wurden mir von Dr. sc. nat. Barbara Frei, Apothekerin, vermittelt. Für ihre freundschaftliche und wertvolle Hilfe sei an dieser Stelle herzlich gedankt.

Tabelle III-6-2: Ethnobotanik in der tamilischen Geburtshilfe

Essensvorschriften	**Schwangerschaft**	**Verbotene Speisen.** Papaya, Ananas, Krabben und Tintenfisch. Papaya und Ananas wirken wegen ihres hohen Säuregehalts abortiv und fördern das Magenbrennen. Grüne Ananas und Papaya sind bekannt als Abtreibungsmittel. **Empfohlene Speisen.** Trauben, Mango, Granatäpfel, die einen hohen Vitamin-C-Gehalt haben. Safran mit Milch, große Mengen von Knoblauch, Gemüse, besonders schwarze Bohnen. Schwarze, braune, rote Bohnen sind wegen ihres hohen Eisengehalts optimal als Fleischersatz. Grüne Bohnen gehören eher in die Kategorie Gemüse, wie z. B. die Bohnen von *Moringa oleifera Lam* (Moringaceae), Meerrettichbaum. Inhaltsstoffe: Senfölglykoside. Wirkung: antibakteriell, stark harntreibend und krampflösend. Übliche Namen in Sri Lanka sind Horseradish Tree, Drumstick Tree, West Indian Ben. Moringa oleifera ist eine wichtige Nutzpflanze (Samenöl, Schleimexudat, Gemüse, Gewürz, Arzneimittel).
	Wochenbett	**Verbotene Speisen.** Tomaten, Ananas, Bananen, Yoghurt, Crevetten, Auberginen, Tintenfische, scharfes Fleisch, wie z. B. Lammfleisch, Chili, kalte Sachen, Wasser. **Empfohlene Speisen.** Leichtes Essen, Brot, Milch, Tee, Kaffee, Suppen, Eier, Hühnchen, Fisch, Tunfisch, Sesamöl, kleine schwarze Bohnen (tamilisch: «Urid Dal»), Gemüse, Ingwer, Zwiebeln, große Mengen an frisch gepresstem Knoblauch.
	Stillzeit	**Verbotene Speisen.** Tomaten, Ananas, Tintenfische, Krabben, Trockenfisch. **Empfohlene Speisen.** Als sehr wichtig für die Laktation gelten Tunfisch, Früchte, Eier, Hühnchen und eine große Menge an Kräutern und Gewürzen, wie Ingwer, Koriander, Kümmel, Meerrettich, Curcuma, Sesamöl, Urid Dal. Sehr wichtig ist roter Reis (tamilisch: «Kuthaarrisse»). Hier handelt es sich um einmal geschälten Reis, der nach einem bestimmten Verfahren zu Hause geschält wird und als sehr gesund gilt. Wichtige Stoffe, wie Vitamine, Mineralstoffe und Faserstoffe in der Hülse, evtl. auch Proteinschichten bleiben so erhalten. Der rote Reis hat zudem einen hohen Kaloriengehalt, der als wichtig für die Stillzeit gilt; das Gleiche gilt für den Pudding aus Reismehl, der mit Milch oder Wasser gekocht wird.
Heil- und Gewürzpflanzen	**Wichtigste Mischung**	*Crocus sativus* L. (Iridaceae), Safran: Fäden. *Coriandrum sativum* L. (Apiaceae), Koriander: Samen *Carum carvi* L. (Apiaceae), echter Kümmel: Samen *Curcuma xanthorrhiza* ROXB., longa L. (Zingiberaceae), Curcuma: Rhizome *Zingiber officinale* ROSCOE (Zingiberaceae), Ingwer: Rhizome *Allium sativum* L. (Alliaceae), Knoblauch: frische Knollen *Piper nigrum* L. (Piperaceae), schwarzer Pfeffer: Samen
	Safran	*Crocus sativus* **L. (Iridaceae), Safran: Fäden.** Inhaltsstoffe: Crocin, Crocetin, Safranat, Picrocrin, enthält Vitamin B1 und B2. Anwendung: frischer Safran wirkt sedierend und spasmolytisch, stimuliert die Uteruskontraktionen und wirkt schmerzlindernd bei Nachwehen. Safran ist auch als Nervenberuhigungsmittel bekannt. In der Homöopathie, als Arznei bei Dysmenorrhö und Amenorrhö eingesetzt, und bei Krampfzuständen aller Art bei nervösen Frauen und Kindern. Im Nahrungsmittelbereich gilt Safran als wichtiges Gewürz, als Geschmacks- und Geruchskorrigens sowie als Färbemittel.
	Kori-ander	*Coriandrum sativum* **L. (Apiaceae), Koriander: Samen.** Inhaltsstoffe: ätherische Öle, diese fördern die Magensaftsekretion. Wirkung: spasmolytisch, gilt als Stomachikum, Karminativum.
	Cur-cuma	*Curcuma xanthorrhiza* **ROXB., longa L. (Zingiberaceae), Curcuma: Rhizome.** Inhaltsstoffe: ätherisches, scharfes Öl, gelbe Farbstoffe. Wirkungen und Indikationen: choleretisch bei dyspeptischen Beschwerden.

Heil- und Gewürzpflanzen	**Ingwer**	*Zingiber officinale* **ROSCOE (Zingiberaceae), Ingwer: Rhizome.** Inhaltstoffe: ätherisches Öl, mindestens 1,7 %, Scharfstoffe. Wirkungen: Förderung der Speichel- und Magensaftsekretion. Anregung der Darmperistaltik, cholagog, antiemetisch. Indikationen: bei Appetitlosigkeit und dyseptischen Beschwerden.
	Knoblauch	*Allium sativum* **L. (Alliaceae), Knoblauch: frische Knollen.** Inhaltstoffe: Alliin (Säureester), Aminosäuren, Flavonoide. Wirkungen und Indikationen: Antibakteriell, antimykotisch, lipidsenkend, thrombozyten-aggregationshemmend (Blutungs- und Gerinnungszeit verlängernd), fibrinolytische Aktivität steigernd. Zur Unterstützung diätetischer Maßnahmen bei Erhöhung der Blutfettwerte. Wichtig für die Mund- und Zahnhygiene.
	Kümmel	*Carum carvi* **L. (Apiaceae), echter Kümmel: Samen.** Inhaltstoffe: ätherisches Öl, Flavonoide, Cumarine. Wirkungen: Förderung der Speichel- und Magensekretion, spasmolytisch, antimikrobiell. Indikationen: bei Völlegefühl, krampfartigen Magen-Darm-Störungen, Meteorismus, Flatulenz.
	Pfeffer	*Piper nigrum* **L. (Piperaceae), schwarzer Pfeffer: Samen.** Inhaltsstoffe: Säureamid (Piperidin, Piperinsäure), ätherisches Öl.
	Gewürze	Sie sind von geringem Nährwert, versorgen aber den Organismus mit Mineralstoffen und Vitaminen. Durch das Würzen wird reflektorisch eine Sekretion aller Verdauungssäfte (Speichel, Galle) induziert und dadurch eine schnellere, bessere Verdauung ohne langen Gärungsprozess bewirkt. Gewürze aktivieren die Magen- und Darmfunktion, verhindern das Aufstoßen und bekämpfen übel riechenden Atem.
Spezifische Anwendungen	**Schwangerschaft**	Safran mit Milch, Tee aus Koriander und Kümmel. Als Prophylaxe wird einmal täglich das frisch gemahlene Präparat dieser Gewürzpflanzen getrunken oder mit Fisch oder Pouletcurry (Curry-Gericht mit Hühnerfleisch) gegessen.
	Geburt	Als wichtigstes Mittel gegen Geburtsschmerzen wird in der tamilischen Geburtshilfe das Dekokt aus der Rinde des Margosa-Baumes eingesetzt. Der Margosa-Baum wird auch Neem-Baum genannt. In der Hindugesellschaft spielt er als heiliger Baum sowohl in der Medizin als auch in der Religion eine große Rolle. Die botanische Bezeichnung des Baumes ist *Melia azadirachta* L. oder *Melia azaderach* L. (Meliaceae). Inhaltstoffe: Azadirachtin u. a. Wirkungen: Phytotherapeutisch haben die Inhaltstoffe sehr viele und wichtige Wirkungen und gelten als entzündungsghemmend, antibakteriell, antifungal, antiallergisch, harntreibend, Blut reinigend und gegen Amöben gerichtet. In hohen Dosen wirkt das Dekokt aus der Rinde leicht narkotisierend. Diese Flüssigkeit wird während der Geburt getrunken. In der ayurvedischen Medizin werden die Blätter zur Behandlung von Ödemen und geschwollenen Brüsten eingesetzt. *Trigonella foenum-graecum* L. (Papilionaceae), griechischer Bockshornklee. Inhaltstoffe: Schleimstoffe, Bitterstoffe, Saponine, Flavonoide. Wirkungen: resorptionsfördernd, expektorierend, diuretisch, ödemprotektiv durch erhöhte Sekretion, stoffwechselfördernd, blutdrucksenkend. Indikationen: Der Tee aus den Samen gilt als Wehenmittel und wird während der Geburt bei zu starken Wehen getrunken. Interessanterweise wird dieser Medizinaltee auch während der Schwangerschaft bei Abortgefahr eingenommen. In der Volksmedizin wird das Pulver als stärkendes Mittel zur Blutzuckersenkung und Milchförderung esslöffelweise eingenommen. Im weiteren wird die Medizin bei Frauenleiden als Sitzbad angewendet. Der Bockshornkleeschleim führt zu einer schnelleren Heilung von Furunkeln und Abszessen. Sesam sauvage, *s. indicum.* (Pedilaceae). Sesam ist eine sehr alte, wertvolle Kulturpflanze. Sie wurde von jeher sowohl in der Ernährung als auch für Heilzwecke verwendet. In Westafrika ist die Anwendung von Samen und Blättern des wilden Sesam bei Wehenschwäche weit verbreitet.

Spezifische Anwendungen

Wochenbett und Stillzeit

Margosablätter werden, frisch oder getrocknet, zusammen mit Kümmel und Ingwer fein gemörsert, zu einer festen Kugel geformt und so gegessen. Die Zutaten wirken auf die Verdauungsorgane und helfen postpartale Störungen in diesem Bereich zu verhüten. Dazu kommen Ganzkörperwaschungen – jeden zweiten Tag während eines Monats – mit einem Abguss aus Margosablättern und Blättern des Rizinusbaumes. Die oben genannten Inhaltstoffe haben eine sehr gute Wirkung auf die Haut. Der Stiel des Margosablattes wird zum Reinigen der Zähne gebraucht. Diese Form der Zahnhygiene ist heute noch auf dem Land üblich und wurde von der Autorin selber mit Erfolg ausprobiert.

Die oben erwähnte Mischung aus den sieben Heil- und Gewürzpflanzen (Kajaam) wird täglich frisch gemahlen und jeden Tag mit dem Essen zu sich genommen. Der Anteil von frisch gepresstem Knoblauch wird in dieser Zeit stark erhöht. Für die Stillzeit wird täglich eine Mischung aus Kümmel, Curcuma, und getrocknetem Ingwer hergestellt. Dieses Pulver wird auf einem Esslöffel mit Sesamöl angefeuchtet und damit eine Kugel geformt. Davon werden täglich drei Stück gegessen. Zum Sesamöl die Inhaltstoffe: Öle, Fette, Vitamine, Proteine, Calciumoxid, Phosphor; sie sind z. B. die Vorstufe für Hormone und den Aufbau von Enzymen. Die Steigerung des Enzymflusses ist besonders wichtig für das Stillen.

6.6 Abschließende Bemerkungen

Verschiedenste Faktoren beeinflussen Schwangerschaft und Geburtsverlauf. Es sind dies soziokulturelle, religiöse, migrationsspezifische, aber auch genetische und medizinische Faktoren. Die Zusammenhänge sind dementsprechend komplex und schwer zu erfassen und können daher nur durch eine individuelle und vollständige Anamnese erhoben werden. Bei der Geburtshilfe im Migrationskontext sind insbesondere religiöse und geburtshilfliche Aspekte, Körperkonzepte sowie der spezifische Umgang mit Schmerz zu berücksichtigen. Vielerorts genügen die bestehenden Strukturen der Gesundheitsversorgung für eine angepasste Betreuung von Migrantinnen in der Geburtshilfe und Gynäkologie nicht [David/Borde/Kentenich/Yüksel, 1997]. Zusätzliche Kenntnisse über migrationsspezifische Hintergründe, medizinethnologische Konzepte und geburtshilfliche Praktiken sind daher als Voraussetzung für eine transkulturelle Pflege und Geburtshilfe dringend vonnöten.

Zusammenfassung

● Geburtssysteme und Schutzsysteme werden durch die verschiedensten Faktoren geprägt. Man unterscheidet zwischen einerseits traditionellen, naturheilkundlichen und andererseits mehr oder weniger wissenschaftlichen Geburts- und Schutzsystemen. Diese Systeme existieren oft nebeneinander und können sich auch sinnvoll ergänzen.

● Universalien in verschiedenen traditionellen Geburtssystemen weisen darauf hin, dass Normierungen im geburtshilflichen Vorgehen insbesondere im Migrationskontext vermieden werden sollten.

● Krankheitskonzepte dienen der Gesunderhaltung und der Therapie bei Störungen. Überall auf der Welt finden sich Konzepte der ausgewogenen Elemente, welche Gesundheit garantieren sollen, so auch das Warm-Kalt-System. Dieses finden wir auch in verschiedenen Geburts- und Schutzsystemen verankert, wie z. B. in Asien, aber auch in Mittel- und Südamerika und in Mexiko. Solche spezifischen, vor allem in Bezug auf die Ernährung bedeutsamen Konzepte, aber auch ethnobotanisches (Heil-)Wissen sollten in der Geburtshilfe vermehrt einbezogen werden. Aus transkultureller Sicht können diese nämlich für die Frauengesundheit zukunftweisend sein.

● Die Geburtshilfe steht häufig im Schnittpunkt von «Moderne und Tradition». Das im Herkunftsland meist unübliche Auftreten von Ehemännern als Geburtsbegleiter ist dabei ein möglicher Ausdruck für den Wandel von Traditionen im Migrationskontext.

- Die vertikale Haltung ist nach wie vor die weltweit übliche Gebärhaltung. Auch wenn sie in der modernen Geburtshilfe vielerorts wieder eingeführt worden ist, wird vielen Frauen, auch Migrantinnen, diese Alternative zur Rückenlage nicht angeboten.

- Eine Erhebung unter tamilischen Frauen über ihre Erfahrungen mit der schweizerischen Geburtshilfe gibt Aufschluss über deren Bedürfnisse und geburtshilfliche Praktiken. Unter anderem wird dabei aufgezeigt, dass tamilische Frauen meist nur schlecht Zugang zu geburtshilflichen Informationen haben. Gerade Geburtsvorbereitungskurse für tamilische Frauen könnten diesem Mangel Abhilfe schaffen und durch bessere Information und Vorbereitung die vermehrt auftretenden Geburtskomplikationen vermindern.

- Eine transkulturelle Pflege und Geburtshilfe setzt Kenntnisse über migrationsspezifische Hintergründe, medizinethnologische Konzepte und geburtshilfliche Praktiken voraus. Zudem sollte bereits im Vorfeld eine umfassende Anamnese durchgeführt werden, welche die individuellen Vorstellungen und geburtshilflichen Praktiken von Migrantinnen erfasst und daraus folgende Bedürfnisse in der Geburtshilfe angemessen berücksichtigen kann.

Literatur

Binder-Fritz, Ch.: Transkulturelle Patientenbetreuung in Österreich. In: Curare Sonderband 10, Transkulturelle Pflege. VWB Verlag für Wissenschaft und Bildung, Berlin, 1997.

David, M.; Borde, Th.; Kentenich, H.; Yüksel E.: Aspekte der gesundheitlichen Versorgung türkischer Migrantinnen in Deutschland. In: Arbeitsgemeinschaft Ethnomedizin (Hrsg.): Frauen und Gesundheit. Ethnomedizinische Perspektiven. Curare Sonderband 11, VWB – Verlag für Wissenschaft und Bildung, Berlin, 1997.

Eldering, G.; Gutke, A.: Entwicklung der alternativen Geburtshilfe am Beispiel der Frauenklinik Bensberg. In: Alternativen der klinischen Geburtshilfe. Hans Marseille Verlag, München, 1995.

Flubacher, P.: Pathologisierung von Migranten. Auch eine Form von Ausgrenzung. In: SM – Soziale Medizin Nr. 1/00. Verlag SM, Basel, Februar 2000.

Geri, E.: Die Wochenbettdepression. Diplomarbeit am Seminar für Angewandte Psychologie. Basel, 1994.

Greifeld, K.: Medizinische Systeme Mittel- und Südamerikas. In: Pfleiderer B.; Greifeld K. und Bichmann, W.: Ritual und Heilung. Dietrich Reimer Verlag, Berlin, 1995.

Helle, U.: Vergleichende Untersuchung von Geburten auf dem Maiahocker und im Gebärbett. Dissertation, Univ. München. VWB – Verlag für Wissenschaft und Bildung, Berlin, 1999.

Keller, Ch.: Ein Tag im Leben der Hebamme Gülsolmaz Acar. In: DAS MAGAZIN, Nr. 19, Zürcher Tagesanzeiger, 1995.

Kongressbericht der «Gemeinsamen interregionalen Konferenz über bedarfsgerechte Geburtstechnologie» der WHO. Fortaleza (Brasilien) 1985. Zu beziehen beim Regionalbüro der WHO für Europa, Kopenhagen.

Kuntner, L.: Die Gebärhaltung der Frau. Schwangerschaft und Geburt aus geschichtlicher, völkerkundlicher und medizinischer Sicht. 4. Auflage, Hans Marseille Verlag, München, 1994.

Kuntner, L.: Neue Erkenntnisse und Ansichten über die Gebärhaltung. Der Gebärhocker Maia. 2. Auflage, Hans Marseille Verlag, München, 1991.

Kuntner, L.: Geburtshilfe außerhalb des Krankenhauses in traditionellen Gesellschaften. In: Arbeitsgemeinschaft Ethnomedizin (Hrsg.): Gebären – Ethnomedizinische Perspektiven und neue Wege. Curare, Sonderband 8. VWB – Verlag für Wissenschaft und Bildung, Berlin, 1996.

Kuntner, L.: Frauengesundheit und Geburtssysteme. In: Arbeitsgemeinschaft Ethnomedizin (Hrsg.): Frauen und Gesundheit. Ethnomedizinische Perspektiven. Curare Sonderband 11. VWB – Verlag für Wissenschaft und Bildung, Berlin, 1997.

Kuntner, L.: Geburt und Mutterschaft in verschiedenen Kulturen. In: Albrecht-Engel, I. (Hrsg.): In Wellen zur Welt. Traditionelles Wissen über Schwangerschaft und Geburt. Natura Med und Hampp Verlag, Neckarsulm, 1997.

Kuntner, L.: Geburt und Mutterschaft im Kulturvergleich. In: Metz-Becker, M. et al.: Gebärhaltungen im Wandel. Kulturhistorische Perspektiven und neue Zielsetzungen. Jonas Verlag, Marburg, 2000.

Kuntner, L., Faltblätter: Das Gebärverhalten der Frau. (Franz. Version: Participation active de la femme durant son accouchement. Englische Version:

Birth Behaviour of Woman. Span. Version: La participatión activa de la mujer durante el parto.) 1994/95. Erhältlich: Deutsches Faltblatt beim Bund deutscher Hebammen, Karlsruhe, oder beim schweizerischen Hebammenverband, Bern. Alle andern Faltblätter bei L. Kuntner, Kornweg 6, CH-5024 Küttigen.

Landheer-Dreher, B.: Schriftliche Mitteilungen. Winterthur, 2000.

Nast, C.: Traditionelle Geburtshilfe in Ecuador. Dissertation, Ludwig-Maximilian Universität, München, 1994.

Schiefenhövel, W.: Geburtsverhalten und reproduktive Strategien der Eipo. Habilitationsschrift. Dietrich Reimer Verlag, Berlin, 1988.

Schmidt, M.: Isoflavone – ein wichtiger Beitrag zur Brustkrebsprävention. In: Journal für Orthomolekulare Medizin 8 (2000) 2, Ralf Reglin Verlag, Köln.

Schmidt, St.: Perinatalmedizinische Aspekte der Gebärhaltung. In: Metz-Becker, M. et al.: Gebärhaltungen im Wandel. Kulturhistorische Perspektiven und neue Zielsetzungen. Jonas Verlag, Marburg, 2000.

Schücking, B.: Vortrag vom 31. 3. 2000, gehalten auf dem Symposium der Arbeitsgemeinschaft Ethnomedizin «Frauengesundheit 2000» in München.

Strasser, S.: Die Unreinheit ist fruchtbar. Grenzüberschreitungen in einem türkischen Dorf am Schwarzen Meer. In: Reihe Frauenforschung, 25. Bd., Wien, 1995.

Unkels, R.; Schäfer-Graf, U.; Vetter, K.: Vortrag gehalten auf der 5. Arbeitstagung der Arbeitsgemeinschaft «Frauengesundheit in der Entwicklungszusammenarbeit». FIDE, Schwerpunktthema: Gesundheit von Migrantinnen, Heidelberg, 1998.

Widmer, R. E.: Vergleich der Geburtsverläufe von tamilischen und nicht-tamilischen Frauen an der Universitätsfrauenklinik Basel 1994 und 1995. Dissertation, Universität Basel, 1998.

Wirthensohn, G.; Griffiths, K.; Altwein, I. E.: Beeinflusst die Ernährungsweise die Entstehung des Mamma- und Prostatakarzinoms? Onkologe 2 (1996), S. 401–408.

7. MigrantInnen in der Altenpflege

Ursula Koch-Straube

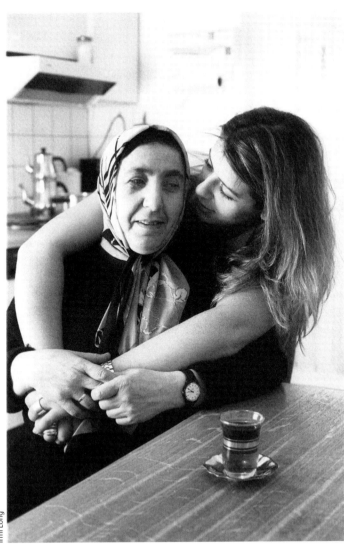

Irmi Long

«Die Erfahrung des Fremden relativiert die eigenen Erfahrungen und Prägungen,
so wie umgekehrt das Fremde erst Kontur gewinnt und erfassbar wird im Vergleich zur eigenen Erfahrung.»

[H. G. Wirth]

7.1 Einleitung

Vor 20 Jahren konnten wir uns kaum vorstellen, dass MigrantInnen ein Thema der Altenpflege sein könnten. Es gab zwar versprengte Gruppen von alten Menschen anderer Herkunft, welche die Wirrnisse und Folgen des Krieges nach Deutschland «gespült» hatten. Von ihnen jedoch nahm damals kaum jemand Notiz.

Nun ist Deutschland bunt geworden, ein Land, in das Angehörige vieler Nationen einwandern: Flüchtlinge aus den unterschiedlichsten Herkunftsländern, AussiedlerInnen aus Osteuropa und der ehemaligen Sowjetunion, die sogenannten «GastarbeiterInnen», meist aus Südeuropa und Nordafrika, die ausländischen EhepartnerInnen von Deutschen, ausländische MitarbeiterInnen, die nicht der «Gastarbeitergeneration» angehören.

Manche sind enttäuscht, in Deutschland alt zu werden, andere sind erleichtert, für manche ist es selbstverständlich, in dem Land zu bleiben, in dem sie so lange verweilt haben.

Westdeutschland[33] ist erst – und das unterscheidet uns von den meisten unserer Nachbarländer[34] – seit Ende der fünfziger Jahre, eben mit der Anwerbung von Arbeitskräften aus Südeuropa und Nordafrika, in größerem Maße mit «Fremden» konfrontiert worden. Sie drangen in unsere Lebensbereiche ein, sie wohnten unter uns, sie arbeiteten mit uns, sie führten Dienstleistungen aus, für die sich keine deutschen Arbeitskräfte fanden. Diese «Ausländerwelle» wurde als vorübergehendes Phänomen eingeschätzt, von der deutschen Bevölkerung, von den PolitikerInnen, von den ArbeitskollegInnen und von den MigrantInnen selbst.

Viel zu spät haben wir das realisiert. Auch haben wir weitgehend die Augen davor verschlossen, dass Wanderungen von Menschen aller Altersgruppen innerhalb und außerhalb von Europa zunehmen. In Krankenhäusern ist die Anwesenheit von Menschen aus den unterschied-

lichsten Herkunftsländern schon ein vertrautes Bild. Die Versorgung alter Menschen in der ambulanten und stationären Pflege ist uns als gegenwärtige Realität und wachsende Notwendigkeit jedoch noch wenig im Bewusstsein. Es gibt zwar einige Erfahrungen, aber wenig systematisiertes Wissen und noch viel Rätselraten um angemessene Konzepte.

Exemplarisch soll im Folgenden die Situation der Gruppe älterer ArbeitsmigrantInnen in den Mittelpunkt weiterer Überlegungen gerückt werden.[35]

Übung

- Begegnen (begegneten) Ihnen in Ihrem Arbeitsfeld MigrantInnen höheren Lebensalters?
- Welche Erfahrungen haben Sie gemacht, welche Erkenntnisse haben Sie gewonnen?
- Wie haben sich aus Ihrer Sicht die Kontakte gestaltet?
- Wie schätzen Sie persönlich die Lebenssituation älterer MigrantInnen ein, die nicht in ihr Herkunftsland zurückkehren?

---

33 Meine Darstellung bezieht sich auf die Situation in Westdeutschland. In der ehemaligen DDR gab es andere Formen von Migrationen.

34 In Deutschland haben wir uns – aufgrund der ethnischen und politischen Säuberungen des Nationalsozialismus – nach dem Zweiten Weltkrieg zunächst in einem «germanisierten Staatsgebilde» gefunden und uns in dieser Selbstverständlichkeit eingerichtet. AusländerInnen waren nur die Vertreter der Siegermächte, sie lebten und arbeiteten zum größten Teil in abgegrenzten Arealen. Ihre Anwesenheit wurde als zeitlich begrenzt eingeschätzt und so ertragen.

35 Der Anteil der MigrantInnen an der Altersgruppe der über Sechzigjährigen betrug 1995 2,6 % und wird bis zum Jahr 2010 – so die Prognose – auf 6,4 % ansteigen [Tews, zit. in Schiff/Dallmann, 1998: 46].

7.2 Die Lebenssituation älterer MigrantInnen

Warum blieben und bleiben ArbeitsmigrantInnen – wider alle Erwartungen – im Aufnahmeland? Verschiedene Aspekte sind hier zu benennen:

- Das ursprüngliche Emigrationsziel, sich ein materiell abgesichertes Leben im Herkunftsland zu erarbeiten, ist nicht oder nicht im geplanten Zeitraum erreicht worden.
- Die gut eingearbeiteten Arbeitskräfte wurden weiterhin und viel länger als vermutet im Aufnahmeland gebraucht.
- Sie haben in der Aufnahmegesellschaft ihren Platz gefunden, trotz unterschiedlicher Grade der Integration.
- Nach vielen Jahren der Abwesenheit sind sie ihrem Herkunftsland fremd geworden.
- Im Laufe der Zeit haben sie im Aufnahmeland ihre Familie um sich geschart, ihre Kinder sind hier aufgewachsen und verwurzelt.
- Eine bessere Gesundheitsversorgung veranlasst sie dazu, im Aufnahmeland zu bleiben.

Das Bleiben ist für die erste Generation der ArbeitsmigrantInnen nicht immer einfach. Sie fühlen sich zwischen zwei Welten lebend, im Spagat zwischen verschiedenen Lebenswelten, Sprachen und Einstellungen zum Leben. Diese Ambivalenz drückt sich darin aus, dass viele von ihnen, die Entscheidung zu bleiben, nicht wirklich getroffen haben und der Wunsch zurückzukehren ein Leben lang erhalten bleibt [«Rückkehrillusion», Dietzel-Papakyriakou, 1993]. Andere versuchen, die Ambivalenz mit einem kontinuierlichen Pendeln zwischen Herkunftsland und Aufnahmeland zu bewältigen. In der Heimat begraben zu werden, ist dann oft der letzte Wunsch. Diejenigen, die zurückgekehrt sind, bereuen nicht selten ihre Entscheidung, weil sie in ihrer Heimat nach den vielen Jahren der Trennung nicht mehr Fuß fassen können, von ihren Landsleuten oft als «Deutschländer» bezeichnet werden. Manche von ihnen kehren wieder nach Deutschland zurück.

Die Menschen, einst zum Zwecke der Arbeit angeworben und wider Erwarten hier geblieben, sind nun alt geworden. Sie beziehen Rente. Sie benötigen in zunehmendem Maße – auch in Folge gesundheitsschädigender Arbeitsbedingungen und Wohnverhältnisse und einer oft schwierigen Lebenssituation – Unterstützung im Alter.

Das Maß der Integration der MigrantInnen und davon abhängig auch die Bewältigung der Lebenssituation im Alter hängt von vielen Faktoren ab:

- von der Größe der Diskrepanz zwischen den unterschiedlichen soziokulturellen Lebenswelten
- von der Persönlichkeit des Betroffenen, z. B. hinsichtlich Flexibilität sowie psychischer und physischer Belastbarkeit
- vom Wissen über das Aufnahmeland bzw. der Vorbereitung darauf
- vom Grad der Unterstützung und Begleitung im Aufnahmeland
- von der Möglichkeit, Verbindung mit dem Herkunftsland halten zu können
- von der Möglichkeit, wesentliche Elemente der mitgebrachten soziokulturellen Normen und Werte erinnern, bewahren und leben zu können
- von der Möglichkeit, Einfluss auf die neue Lebenswelt nehmen zu können
- von der Möglichkeit und Bereitschaft, Perspektiven in die Zukunft zu entwickeln.[36]

Die gerontologische Forschung in der Bundesrepublik, die Erfahrungen der älteren deutschen Bevölkerung und der MitarbeiterInnen der Altenarbeit zeichnen ein sehr eindeutiges Bild von der negativen Einstellung zum hohen Alter und insgesamt von der Ausgrenzung pflegebedürftiger älterer Menschen in dieser Gesellschaft [Koch-Straube, 1997].

---

36 Dietzel-Papakyriakou [1993: 94–95] weist darüber hinaus darauf hin, dass die Frage des Bleibens oder Rückkehrens im Laufe des Aufenthaltes im Einwanderungsland durchaus variable Antworten findet. Es gibt eine Tendenz im Alter, nach dem Ende der Berufstätigkeit, sich wieder stärker in die ursprüngliche ethnische Kolonie zurückzuziehen.

Selbstverständlich ist nicht die gesamte Altenpopulation in gleicher Weise vom «Schicksal des Alters» betroffen. Individuelle und soziale Unterschiede lassen ganz unterschiedliche Alterserfahrungen zu. Das Ausmaß der Belastungen im Alter hängt wesentlich von folgenden Faktoren ab:

- sozialer Status
- Bildungsstand
- Gesundheitszustand
- finanzielle Ressourcen
- Wohnverhältnisse
- Geschlecht.

Überträgt man diese Faktoren auf die MigrantInnen und deren soziale Situation, so ist unschwer zu erkennen, dass die älteren MigrantInnen einer doppelten Benachteiligung und Ausgrenzung unterliegen: nämlich als ältere Menschen und als AusländerInnen. So erstaunt es nicht, dass die Probleme der älteren AusländerInnen denen der älteren Deutschen unterer sozialer Schichten zwar ähneln, jedoch aufgrund des «Ausländerstatus» eine andere Ausprägung und Verschärfung erfahren. Dies ist besonders dann der Fall, wenn die finanziellen Ressourcen und die gewachsenen sozialen und familiären Strukturen nicht mehr kompensierend wirken können.

7.2.1 Familiäre Situation

Die Migration hat trotz bleibender Verankerung in den soziokulturellen Lebenswelten der Herkunftsländer Normen und Werte des Alltags verändert. Dies betrifft besonders die zweite und nachfolgende Generationen. So können in den Familien kulturelle Brüche entstehen, welche die althergebrachte Wertschätzung und Autorität des Alters verblassen und die Hilfsbereitschaft des familiären Netzes sinken lassen. Auch Frauen erleben im Aufnahmeland durch eigene Berufstätigkeit und andere Einflüsse ihrer neuen Umgebung einen Zuwachs an Selbständigkeit und Selbstbewusstsein, der gerade im Alter, wenn die EhepartnerInnen wieder näher zusammenrücken und sich dadurch die Beziehungsdynamik verändert, zu einem hohen Konfliktfeld werden kann.

> **Übung**
>
> - Waren Sie bei der Pflege älterer MigrantInnen mit Vorstellungen z. B. über Krankheit(en), Heilung, Älterwerden und Pflege konfrontiert, die Ihnen nicht vertraut waren?
> - Wie haben Sie selbst die Pflege älterer MigrantInnen erlebt?
> - Waren Sie z. B. verunsichert oder war die Situation alltäglich und gewohnt?

7.2.2 Gesundheitssituation

Als gesunde Menschen kamen die MigrantInnen in die Bundesrepublik, und nicht selten beenden sie ihr Arbeitsleben als Kranke und Behinderte [vgl. Lechner/Mielck, 1998]. In einer Untersuchung zur sozialen Situation türkischer ArbeitnehmerInnen im Rentenalter [Hayder/Schmidt, 1990: 13], in der neun RentnerInnen im Alter von 45–68 Jahren interviewt wurden, «klagten alle Befragten über massive gesundheitliche Beschwerden» somatischer und psychosomatischer Art, die in Zusammenhang mit den Arbeitsbedingungen stehen. Das Leben fern der Heimat, die Trennung von Familienangehörigen, die ungewohnte und zum Teil feindliche neue Umwelt, schlechte Wohnverhältnisse u. a. erschweren noch zusätzlich die Bewältigung von Krankheiten. Darüber hinaus ist das Gesundheitswesen Deutschlands auf ausländische PatientInnen, auf ihr kulturell geprägtes Verständnis von Gesundheit und Krankheit nicht eingestellt, ganz abgesehen davon, dass durch kulturelle, schichtspezifische und sprachliche Barrieren die subtilen Prozesse in der Verständigung über Diagnose und Therapie und in der Beratung sich nicht annähernd ausreichend entfalten können. Fehldiagnosen und Fehltherapien können die Folge sein.[37]

---

37 Die damals befragte MigrantInnengeneration ist nun zehn Jahre älter und zum großen Teil eben im Nacherwerbsleben.

7.2.3 Finanzielle und rechtliche Situation

Auch wenn einige der ArbeitsmigrantInnen aus dem Arbeiterstatus in die Selbständigkeit aufgestiegen sind – mit sehr unterschiedlichem Erfolg –, so bleiben die meisten doch darin verhaftet. Die meisten MigrantInnen sind aufgrund ihrer Bildung, Ausbildung und Herkunft in niedrigen Lohnstufen eingruppiert. Das führt zusammen mit in der Regel kürzeren Beitragszeiten zu erheblichen Auswirkungen auf Arbeitsunfähigkeits-, Erwerbsfähigkeits- oder Altersrente.

Finanzielle Ressourcen dienen im Alter ganz besonders zur Sicherung des Wohlbefindens, zur Aufrechterhaltung von sozialen Kontakten, zur Finanzierung von Reisen zu den Familienangehörigen, zur Kompensation gesundheitlicher Schäden und Behinderungen, zur Anmietung und Ausstattung einer altersgemäßen Wohnung.

Nicht nur über finanzielle Möglichkeiten im Alter (Renten, Sozialhilfe, Wohngeld, Arbeitslosengeld, Pflegeversicherung) bestehen große Informationsdefizite. Insgesamt leben ArbeitsmigrantInnen in der Unsicherheit über ihre Rechte: Unsicherheit aufgrund schwer verständlicher ausländerrechtlicher Bestimmungen, Misstrauen gegenüber Behörden, denen aufgrund schlechter Erfahrungen, aufgrund von Sprachbarrieren und Fremdheitserleben, Feindlichkeit anhaftet.

7.2.4 Normen und Werte

Das Gefühl, nirgends mehr zu Hause zu sein, wird vermutlich nach der Erwerbsphase deutlicher zum Vorschein treten. Je nach religiöser, kultureller und ethnischer Herkunft sind MigrantInnen von Vorstellungen über das Alter, über Rechte und Pflichten im Alter, über Leben und Sterben geprägt, die im Gegensatz zu den Werten und Normen stehen, die sie im Aufnahmeland erleben, und an welche sie sich teilweise anpassen müssen. Freizeit z. B. besitzt in hochindustrialisierten Ländern als Gegensatz zur Arbeitszeit einen großen Wert. Auch das Alter wird in seinem Freizeitwert geschätzt, «endlich ausruhen von der Maloche, Hobbys pflegen, Reisen machen». Im Türkischen gibt es jedoch keinen Freizeitbegriff. «*bos zaman*» wörtlich übersetzt bedeutet leere Zeit. Eine leere Zeit aber kann es im traditionellen türkischen Denken gar nicht geben. Es ist eine Art Sünde oder einfältige Dummheit, Zeit zu verschwenden [Göckenjahn/Kondratowitz, 1988: 405].

Da gerade ältere Menschen, wenn die Anstrengungen der Berufsarbeit überstanden sind, sich – in Auseinandersetzung mit dem Ende des Lebens – wieder lebendiger ihrer eigenen Vergangenheit nähern und verstärkt Zugang zu den eigenen Wurzeln finden, können die soziokulturellen Gegensätze im Bewusstsein wieder stärker aufeinanderprallen und Gefühle der Entwurzelung steigern.

7.2.5 Familiäre Pflege

Deutsche haben häufig die kaum erschütterbare Vorstellung, «Südländer», selbst wenn sie in Deutschland leben, seien von einem großen Familienklan umgeben und würden auch im Alter von ihren Angehörigen versorgt. Auch wenn zu vermuten ist, dass dies in höherem Maße als in der deutschen Bevölkerung zutrifft, so darf doch nicht übersehen werden, dass MigrantInnen mit dem Eintritt in den Ruhestand ihre KollegInnen als alltägliche KommunikationspartnerInnen verlieren, dass Familien aufgrund der hohen Mobilität auseinandergerissen sind, oder dass sie durch Zerrüttung, Tod oder Scheidung, ihre PartnerInnen oder Kinder verlieren. Da von einer Integration der MigrantInnen der ersten Generation in Deutschland nur in Ansätzen gesprochen werden kann – Sprachprobleme, kulturelle Barrieren, Rückkehrmythos, Ablehnung durch die deutsche Bevölkerung, Vorurteile – bleiben ihnen auch die Freizeit-, Bildungs- und Begegnungsmöglichkeiten der älteren Deutschen weitgehend verschlossen. Isolation und Vereinsamung, gepaart mit geringen finanziellen Mitteln und gesundheitlichen Einschränkungen kumulieren vor allem bei den Frauen. MigrantInnen fassen diese knappen Schlaglichter auf die Situation in der Migration oft mit einem kurzen Satz zusammen: «Das Leben in Deutschland ist kalt.»

Dabei darf jedoch, angesichts der hier skizzierten, eher schwierigen Lebenslage in der ersten, jetzt alt gewordenen MigrantInnengeneration die transkulturelle Kompetenz von MigrantInnen, welche sie im Laufe ihres Lebens entwickelt haben, nicht übersehen werden. MigrantInnen haben sich hier eingerichtet, bewältigen Arbeit und Alltag trotz gesellschaftlicher und individueller Erschwernisse. Sie haben gelernt, mit Widersprüchen zu leben, sie spielen auf dem Klavier unterschiedlicher soziokultureller Normen und Werte, sie haben sich an ihnen zum Teil sehr fremde Anforderungen angepasst und haben trotzdem ihre ursprünglichen soziokulturellen Bindungen nicht verloren. Sie haben, so könnte man zusammenfassend formulieren, ein hohes Training in Transkulturalität absolviert, was ihnen erneut für ein Zurechtfinden in der Altenpflege und für ein Leben im Pflegeheim nützen wird.

7.3 Fremde Welt Pflegeheim

Die letzte Lebensphase in einem deutschen Pflegeheim zu verbringen war sicher – trotz Anpassungsleistungen an die Normen und Werte der Aufnahmegesellschaft – ursprünglich keine vorstellbare Perspektive von MigrantInnen. Um die Situation von MigrantInnen in der Altenpflege besser verstehen zu können, ist es zunächst notwendig, den Blick auf die Situation von BewohnerInnen im Pflegeheim ganz unabhängig von ihrem Hintergrund zu richten. Denn die Übersiedlung in ein Pflegeheim, das soll im Folgenden kurz skizziert werden, stellt für die Mehrheit der älteren Menschen, ganz unabhängig von ihrer Herkunft, eine große Herausforderung dar: Es ist ein Eintritt in eine fremde Welt.

Übung

Schlüpfen Sie für einen Moment in die Haut einer vierundsiebzigjährigen Frau oder eines gleichaltrigen Mannes: Sie sind nach einem längeren Krankenhausaufenthalt gezwungen, in ein Pflegeheim überzusiedeln, da die Versorgung in der eigenen Häuslichkeit nicht mehr gewährleistet ist.

● Welche Gedanken und Gefühle begleiten Sie in den Tagen vor und während des Umzugs ins Heim?

7.3.1 Der unbekannte Ort[38]

Meist nur unzureichend darauf vorbereitet, verliert der alte Mensch seine vertraute Umgebung. Das Wohn- und Esszimmer muss mit vielen Menschen, mit Fremden, geteilt werden. Die Rückzugsmöglichkeit in die eigenen vier Wände reduziert sich auf die Abmessungen des Bettes. Der Zutritt zur Küche, zum Keller, zum Dachboden und anderen vorher gewohnten Orten ist verwehrt. Einrichtungsstile sind befremdlich. Der um ein vielfaches vergrößerte Raum des Heims reduziert sich also für den einzelnen auf den kleinen Raum rund um das Bett mit den wenigen persönlichen Möbeln und Utensilien aus der vergangenen Welt, auf die gespurten Gänge zum Speise- und Aufenthaltsraum und dort zu den festen Sitzplätzen. Der alte Mensch, will er überleben, ist aufgefordert, sich diesen «Verfremdungen» anzupassen.

7.3.2 Die veränderte Zeit

Tagesabläufe sind weitgehend geregelt und entsprechen nur grob denen der Außenwelt. Es gibt Speisepläne, Sitzordnungen, Badepläne, Medikamentenpläne, Spritzenpläne und Wochenpläne für die Gemeinschaftsaktivitäten, auf die die BewohnerInnen nur punktuell Einfluss nehmen können. Individuelle Gewohnheiten können aufgrund der institutionellen Bedingungen nur in Ausnahmefällen oder nur infolge vehementen Widerstandes von einzelnen BewohnerInnen berücksichtigt werden. Diese kleinen Variationen heben jedoch nicht die Tatsache auf, dass in der Regel großräumig und vehement nach anderen Kriterien die Zeit strukturiert wird, dass Hunger-, Schlaf- und Aktivitätsrhythmen in der Regel nicht von den BewohnerInnen bestimmt werden.

---

38 Die Konfrontation von MigrantInnen mit der Altenpflege in Deutschland könnte auch am Beispiel der ambulanten Versorgung aufgezeigt werden. Diese auch für Deutsche leichter zu akzeptierende Variante kann im Kern aus der Darstellung der Situation im Pflegeheim abgeleitet werden.

Aber auch eine andere Dimension der Zeit verändert sich mit dem Eintritt ins Pflegeheim. Der Zusammenhang von Vergangenheit, Gegenwart und Zukunft, in dem Menschen ihr Leben ordnen, verstehen und planen, wird nachhaltig gestört. Das Gegenwärtige, dessen Notwendigkeiten und Ereignisse haben Vorrang und stehen in Spannung zum Vergangenen.

7.3.3 Das Verschwimmen der Persönlichkeit

Die Folge des Verlustes der zeitlichen Dimensionen des Lebens führt dazu, dass die Biographie der BewohnerInnen in den Hintergrund tritt und von MitbewohnerInnen und Pflegenden nur noch schwach wahrgenommen wird. Blicke in die Zukunft, Gespräche über Erwartungen und Wünsche, Vorstellungen über das Altwerden und Alter, Sterben und Tod, über Gesundheit und Krankheit bleiben weitgehend ausgeklammert oder werden abgewehrt. Der alte Mensch läuft Gefahr, vom Kontinuum seines Lebens abgekoppelt zu werden. Seine gegenwärtige Situation, seine Behinderungen, seine Krankheiten, seine empfundenen Verluste werden überdimensional. Reduzierte Fremdwahrnehmung der Persönlichkeit eines jeden Einzelnen im Heim wird im Zuge der Gewöhnung an die «Regel» im Selbstbild der BewohnerInnen sukzessive verinnerlicht.

Die Veränderung des Selbstbildes aufgrund der Anpassungsprozesse in der Institution verringern auch die Chance für die BewohnerInnen, ihre sozialen Bedürfnisse zu leben, dem anderen Mitmensch zu sein. Verstärkt durch die Tatsache, unfreiwillig in die Gemeinschaft fremder Menschen geworfen zu sein, verringern sich mit zunehmender Dauer der Anwesenheit im Pflegeheim die Kontakte zu anderen Menschen oder reduzieren sich auf eine Minimalkommunikation.

In der täglichen Pflege werden die Schamgefühle der BewohnerInnen fortwährend verletzt. Schließlich gewöhnen sich die meisten auch daran, lassen widerstandslos auch Fremde ihre intimsten Zonen berühren oder laufen ohne Skrupel nackt durch die Gänge. Sie zeigen eine Desensibilität, die außerhalb des Heims undenkbar erscheint.

Die Reinigung des Körpers nach festgesetzten Rhythmen und Ritualen, die eine fachgerechte Pflege erfordert, bedarf ebenfalls der Gewöhnung. Dass es den BewohnerInnen schwerfällt, zeigen ihre vielfältigen Proteste gegen das Waschen.

Insgesamt betrachtet erleben die BewohnerInnen eine erhebliche Reduktion in der Darstellung und Entfaltung ihrer Persönlichkeit und einen erheblichen Verlust, ihre Belange selbst zu regeln und ihre Bedürfnisse und Wünsche Wirklichkeit werden zu lassen.

> **Übung**
>
> Stellen Sie sich vor, Sie seien BewohnerIn eines Pflegeheims. Wählen Sie für diese vorübergehende Verwandlung Ihr Geschlecht, Alter, Ihren Familienstand, Ihre frühere (Berufs-)Tätigkeit, Ihre Vorlieben, Ihre Nationalität, die Dauer Ihres Aufenthaltes im Pflegeheim usw.
>
> ● Erleben Sie jetzt als die Person, die Sie sich ausgemalt haben, den Tagesablauf im Heim, mit allen Details vom morgendlichen Wecken bis zum Zubettgehen und die Nacht. Spüren Sie Ihren Gedanken und Gefühlen nach.

7.3.4 Widerstände

Die alten Menschen nehmen die befremdlichen Gewohnheiten und Regeln im Pflegeheim nicht immer klaglos und widerstandslos an. Zu groß sind die Diskrepanzen zwischen Gewohntem und Neuem. Zu intensiv, nämlich ein Leben lang, sind sie von ganz anderen Erfahrungen, Vorstellungen und Gewohnheiten geprägt worden. Widerstand in Form von Aggressivität ist möglich und auch zu beobachten. Letztlich führt diese Strategie jedoch nicht zum Erfolg. Die Zwänge der Institution und die Sanktionsmöglichkeiten sind meist stärker.

Eine andere Form des Widerstandes gegen die geforderte Anpassung zeigt sich in Form eines psychischen und physischen Rückzugs.

Andere BewohnerInnen wiederum driften in ihre Phantasien ab, versetzen sich in alte Zeiten und verlassen auf diese Weise die Realität des

Heimes. Der Rückzug wird häufig als Verwirrtheit, als demenzielle Erkrankung, als Störung der Wahrnehmung der Zeit, des Ortes und der eigenen Person interpretiert. Verwirrtheit kann jedoch auch als Reaktion auf die vielen befremdlichen Situationen verstanden werden. Die BewohnerInnen fühlen sich den Anforderungen, der Komplexität der Situation nicht mehr gewachsen, sie ziehen sich in sich zurück, sie regredieren. Sie kehren in frühere Entwicklungsformen des Denkens, des Fühlens und des Verhaltens zurück. Es sind durchgehend Phantasien der Geborgenheit und des Schutzes, die sie aufsuchen: Familie, Mutter, Vater. Es ist eine Flucht aus der Wirklichkeit, der sie sich nicht mehr stellen wollen. Die Realität, die gegenwärtige Lebenssituation, das Leben im Heim ist für sie unerträglich, die geforderte Anpassung ist nicht mehr zu bewältigen. Mit dem Eintritt ins Pflegeheim haben sie ihre gewohnte Umgebung, ihre eingeübten und liebgewordenen Tätigkeiten und ihre vertrauten Menschen u. U. von einem Tag auf den anderen verloren. Der Ersatz sind neue und von außen bestimmte Tagesabläufe, die Anwesenheit vieler fremder Menschen, eine ungewohnte Atmosphäre. Verluste können durch großes Bemühen des Pflegepersonals oder mit Hilfe guter Standards in der räumlichen Ausstattung nicht ausgeglichen werden. Die neuen Verhaltensanforderungen überfordern. Die Kraft zur Gegenwehr reicht nicht mehr aus. Die Übermacht der (wohlwollenden) MitarbeiterInnen, ÄrztInnen und Angehörigen ist zu groß. Der Einzug ins Heim reiht sich in eine Abfolge von vielen Verlusten ein, zu viele, um auch noch diese integrieren zu können.[39]

Übung

- Erinnern Sie sich noch an die allerersten Tage, die Sie, z. B. als SchülerIn (der Alten- oder Krankenpflege), in einem Alten- und Pflegeheim zugebracht haben? Was haben Sie erlebt?
- Welche Bilder sind Ihnen von Ihren damaligen KollegInnen und von den BewohnerInnen noch gegenwärtig?
- Mit welchen Stichworten würden Sie die Atmosphäre des Hauses beschreiben?

7.3.5 Die Situation der Pflegenden

Das Pflegeheim ist jedoch nicht nur für die BewohnerInnen eine fremde Welt. Auch die Pflegenden sind diesen Fremdheitsgefühlen bewusst oder unbewusst ausgesetzt. Eine zu große Diskrepanz zwischen Vertrautem und Unbekanntem löst Stress und Angst aus [vgl. Erdheim, 1993; Rohr, 1993; Uzarewicz, 1998]. Die MitarbeiterInnen reagieren auf diesen Ansturm der Gefühle – wie bereits beschrieben – mit einer starken Normierung der Alltagsabläufe und werden darin von den institutionellen Rahmenbedingungen unterstützt. Sie üben auf die alten Menschen einen starken Anpassungsdruck aus, so dass das Pflegeheim wie eine Erziehungsanstalt erscheint. Angst erwächst auch aus der alltäglichen Begegnung mit Alter, Kranksein, Verrücktsein, Schwächen, Behinderung und Sterben, eine Erfahrung, die außerhalb der Mauern von Pflegeheimen in dieser Intensität eher selten ist. Es ist die Angst vor dem eigenen Älterwerden oder Altsein, vor dem Nachlassen von physischer und psychischer Gesundheit, vor dem Sterben. In der Gestaltung der Arbeit übernehmen sie große Anstrengungen, um Krankheiten zu überwinden, gegen als negativ eingeschätzte Veränderung und gegen das Sterben anzukämpfen. Die bewusste oder unbewusste Einsicht, dass dieser Wettlauf gegen den Tod, der im Pflegeheim so hautnah zu spüren ist, nicht zu gewinnen ist, führt entweder zur Resignation, welche die eigene Angst noch vermehrt, oder aber sie motiviert zu noch größeren Anstrengungen (aktivierende Pflege, Rehabilitation um

---

39 Die Zwänge zur Anpassung an das Pflegeheim unterliegen in der Regel nicht der bewussten Steuerung durch die MitarbeiterInnen. Die Pflegenden unterliegen selbst in beruflicher Hinsicht und komplementärer Weise diesen Anpassungsprozessen. Die Zwänge entstehen vielmehr aus den historischen und kulturellen Prägungen der Institution Altenheim, der Notwendigkeit, Fürsorge und Ordnung fachgerecht und reibungslos zu gewährleisten und den gesellschaftlichen Auftrag, nämlich die Versorgung und Separierung von alten Menschen möglichst unauffällig und kostensparend zu erfüllen.

jeden Preis), welche die alten Menschen im Prozess ihres Abschiednehmens überfordern.

Die Angst, so schreibt Erdheim, «kann durch die Faszination überwunden werden, die das Fremde ebenfalls ausübt» [Erdheim, 1993: 166]. Faszination lösen u. U. die Lebensgeschichten einzelner alter Menschen aus, die zum Vorschein kommende Kraft des Widerstandes oder die Verrücktheiten und Zügellosigkeiten, mit der die BewohnerInnen Anstandsregeln und gesellschaftliche Normen über Bord werfen. Die Faszination birgt jedoch die Gefahr in sich, dass eigene unerfüllte oder verbotene Wünsche auf den anderen, in unserem Fall auf den alten Menschen, in einer Weise projiziert werden, dass für eine differenzierte Wahrnehmung seiner Lebenssituation kein Raum mehr bleibt.

7.4 MigrantInnen im Pflegeheim

Der Übergang ins Pflegeheim bedeutet also für jeden Menschen einen lebensweltlichen Übergang besonderer Art, so auch für MigrantInnen. Dabei erfahren jedoch MigrantInnen, welche in ein deutsches Pflegeheim übersiedeln, den Grad ihres Fremdheitserlebens noch stärker, noch bedrängender und noch weniger bewältigbar.

Der Wunsch der MigrantInnen, in ein Alten-(Pflege-)Heim überzusiedeln, ist gering. Nur 7,7 % der Befragten würden sich so entscheiden, aber unter der Voraussetzung, dass sie sich das Heim selbst aussuchen können. Vierundvierzig Prozent würden ins Heim gehen, «wenn es gar nicht mehr anders geht» [Dietzel-Papakyriakou/Obermann, 1995: 123–125].[40] Die Gründe für die Ablehnung liegen in der Angst, abgeschoben und allein zu sein. Und «sie fürchten das Unverständnis des Personals bis hin zu entwürdigender Behandlung» [Scheib, 1997: 33]. Habermann [1997: 40–41] entdeckt die Ursachen für die Bedenken darin, «dass viele Migranten der ersten Generation problematische Erfahrungen mit dem deutschen Gesundheitswesen machten». Sie wünschen sich im Falle der professionellen Pflege «eine ausländische Fachkraft, die nicht unbedingt der eigenen Ethnie/Nationalität angehören müsste», da es «ihnen vorrangig darum geht, in ihrem ‹Ausländersein› verstanden und mit ihren anderen kulturellen Vorstellungen und Verhaltensweisen als Mensch akzeptiert zu werden» [Scheib, 1997: 30].

Selbst wenn sich alte, traditionsgebundene MigrantInnen Pflege nur als Familienpflege vorstellen können, so finden sie im Laufe der Auseinandersetzung mit der Aufnahmegesellschaft zu der Einsicht – und das ist Ausdruck ihrer transkulturellen Kompetenz –, dass ihre Kinder aufgrund deren gesellschaftlicher Einbindung beim besten Willen zur Familienpflege im ursprünglich vorgestellten Ausmaß nicht in der Lage sind [vgl. Bartel, 1998; Scheib, 1997]. In welchem Maße sich Ansichten und Einstellungen in der Migration wandeln, hängt (wie bereits beschrieben) von verschiedenen Faktoren ab. Diese Faktoren können mühelos auf den Übergang ins Pflegeheim übertragen werden:

- Diskrepanz zwischen den unterschiedlichen Lebenswelten
- Persönlichkeitsmerkmale
- Wissen und kognitive Vorbereitung
- Unterstützung und Begleitung
- Erinnern, Bewahren, Leben wesentlicher Elemente der herkömmlichen soziokulturellen Lebenswelt
- Einfluss auf die neue Lebenswelt nehmen können.

7.5 MigrantInnen im Pflegeheim – eine neue Herausforderung für die Altenpflege?

Im Pflegeheim begegnen wir MigrantInnen aus sehr unterschiedlichen Herkunftsländern: Frauen und Männer aus Italien, der Türkei, Griechenland, Kroatien, Rumänien, Russland, Marokko, usw. Müssen wir nun Sonderprogramme für jede MigrantInnengruppe starten? Müssen

---

40 In einem Vergleich mit einer Studie in Schleswig-Holstein 1991 stellten Dietzel-Papakyriakou und Obermann [1995: 125] fest, dass die deutsche Bevölkerung einem Heim ähnlich distanziert gegenübersteht.

ältere Menschen deutscher Herkunft und ältere MigrantInnen zwangsläufig getrennt werden? Solche Überlegungen, die durchaus angestellt werden, erwachsen aus einer oberflächlichen Betrachtung. Denn wenn wir einerseits den Blick darauf richten, in welchem Ausmaß allen PflegeheimbewohnerInnen ein lebensweltlicher Wechsel zugemutet wird, und andererseits auch die soziokulturellen Unterschiede innerhalb einer ethnischen Gruppe (z. B. der Deutschen) zur Kenntnis nehmen, so wird deutlich, dass die Aufnahme von MigrantInnen im Pflegeheim keine grundsätzliche neue Herausforderung darstellt.[41] Es wird vielmehr deutlich, «dass viele Probleme pflegerischer Betrachtung ausländischer Patienten nur eine Vergrößerung der Probleme darstellen, die auch in der Interaktion zwischen Patienten und Pflegenden des gleichen Kulturkreises auftreten» [Scheibler, 1998: 22][42]. Es ist also nicht zu übersehen, dass das System der Altenpflege insgesamt in den Blick gerückt werden muss, ohne dabei die Besonderheiten der Pflege von MigrantInnen außer Acht zu lassen. Dies bedeutet, dass wir Konzepte entwickeln müssen, die folgenden Anforderungen – nun aus der Perspektive der MigrantInnen bzw. der Pflege von MigrantInnen formuliert – genügen:

- Wir müssen uns der Unterschiedlichkeit bewusst sein: der soziokulturell und biographisch geprägten Unterschiedlichkeit der Lebensläufe, der Bilder von Gesundheit, Krankheit, Älterwerden, von Pflege, von Familie, von Moral und Anstand, von alltäglichen Gewohnheiten usw.

- Wir müssen offen sein gegenüber den individuellen Ausprägungen der Lebensvorstellungen, die sowohl mit der Einmaligkeit eines jeden Menschen als auch mit deren jeweiliger Migrationsgeschichte zusammenhängen (es macht einen Unterschied, ob ein Bewohner aus einem kleinen griechischen Bauerndorf oder aus der Industriestadt Patras stammt, ob er religiös tief in der orthodoxen Kirche verankert ist, ob und in welcher Weise er mit seiner Familie zusammenlebt, in welchem Umfang er sich in die Aufnahmegesellschaft integriert hat usw.).

- Neben der zugewandten Neugier auf und der Freude an Einsichten über individuelle Biographien, gegenwärtige Lebenssituation und Zukunftsperspektiven eines jeden Einzelnen müssen wir – um Phänomene im Denken und Verhalten von BewohnerInnen erklären zu können – uns ein Hintergrundwissen über soziokulturelle Hintergründe, migrationsspezifische Besonderheiten und politische und gesellschaftliche Zusammenhänge in den Herkunftsländern aneignen. Dabei ist die Gefahr zu vermeiden, von diesem Hintergrundwissen auf die Situation eines Einzelnen zu schließen (z. B. TürkInnen sind Muslime, TürkInnen essen kein Schweinefleisch, also isst auch Frau Yilmaz kein Schweinefleisch).

- Da nicht selten Sprachbarrieren die Kommunikation mit MigrantInnen erschweren, gilt unsere besondere Aufmerksamkeit auch der Körpersprache und anderen nonverbalen Signalen. Dolmetscherdienste sollten zur Verfügung stehen, besonders dann, wenn keine PflegemitarbeiterInnen aus dem gleichen Herkunftsland im Heim beschäftigt sind.

- MitarbeiterInnen mit Migrationshintergrund können das Gefühl der BewohnerInnen, im Heim fremd zu sein, minimieren. Ihre Anwesenheit verändert jedoch auch die Atmosphäre des Pflegeteams und des ganzen Hauses hin zu einem Selbstverständnis transkulturellen Zusammenlebens und Zusammenarbeitens.

- Die transkulturelle Vielfalt sollte auch in der Gestaltung des Heims und des Heimalltags zum Ausdruck kommen, z. B. in der Einrichtung, hinsichtlich der Zubereitung von Mahlzeiten, der Aktivitäten, der Rücksichtnahme auf individuelle Gewohnheiten.

- Gehen wir von einer hohen Familien- und Ethniegebundenheit von MigrantInnen aus,

---

41 Könnte es sein, dass die Unterschiede im Denken, Handeln, Fühlen, in der Orientierung an Normen und Werten eines Gymnasiallehrers und eines Arbeiters bei Opel größer sind, als die Unterschiede zwischen einem deutschen und einem ausländischen Mitarbeiter bei Opel?

42 Anstelle von «Vergrößerung» würde ich lieber «Variation» setzen.

so sollten Pflegeheime, die sich transkulturell öffnen, in Stadtteilen mit einem hohen Anteil an MigrantInnen stehen. Sie sollten darüber hinaus die Angehörigen und Freundeskreise der BewohnerInnen in vielfältiger Weise in die Arbeit einbeziehen, sie willkommen heißen und ihnen genügend Raum geben.

Schauen wir uns diese sicher noch zu ergänzenden konzeptionellen Anmerkungen zur Pflege älterer MigrantInnen an, so stellen wir fest, dass sie letztlich nicht von den Anforderungen einer professionellen Pflege abweichen:

● Orientierung an der Biographie und an der Lebenssituation eines jeden Einzelnen
● Alltagsorientierung in der Gestaltung des Tagesablaufs
● Eingebundensein in das räumliche und soziale Umfeld.

Der Pflegeprozess kann den notwendigen Handlungsrahmen bieten, um die Belange der BewohnerInnen zu berücksichtigen und ihr Wohlbefinden zu stärken.

In einer Befragung von MigrantInnen über die Merkmale einer guten Pflege nannten diese – ebenso wie die Deutschen – «Freundlichkeit, Geduld, Vertrauen, Eingehen auf Wünsche und Bedürfnisse der zu Pflegenden». Anders als bei den Deutschen jedoch wurde «Aspekten der Pflege wie Trösten, Mut zusprechen» eine große Bedeutung zugesprochen. «Die Seele ist wichtiger, als der Körper.» Eine Befragte meinte, dass

man sich um einen Pflegebedürftigen wie um ein Kind kümmern müsse, und dass er vor allem Streicheleinheiten und Aufmerksamkeit brauche. Die Einbeziehung der Angehörigen in die Pflege wurde als sehr wichtig erachtet. «Häufig wurde kein Unterschied zwischen pflegerischer und medizinischer Versorgung gemacht, sie wurden als zusammengehörig beschrieben.» [Bartel, 1998: 30]

Gehen nicht schon von diesen wenigen Äußerungen der MigrantInnen zur Pflege in Deutschland und zu ihrem eigenen Pflegeverständnis wichtige Impulse für eine neue Konzeption der Altenpflege insgesamt aus? Werden auch wir aus der Begegnung mit MigrantInnen lernen? Werden auch wir transkulturelle Kompetenz entwickeln – und nicht nur die MigrantInnen? Wird das transkulturelle Pflegeheim Prozesse in Gang setzen, die zur Abschaffung der Pflegeheime in der gegenwärtig gängigen Form führen?

Übung

Stellen Sie sich vor, Sie wären in der Pflegedienstleitung eines Alten- und Pflegeheimes beschäftigt, in dem neben deutschen BewohnerInnen auch MigrantInnen aus unterschiedlichsten Herkunftsländern leben, z. B. ItalienerInnen, TürkInnen, GriechInnen, MarokkanerInnen, KroatInnen, SpanierInnen usw.

● Welche konzeptionellen Ansätze würden Sie für die Gestaltung der Pflege, des Tagesablaufs, des Hauses insgesamt wählen?
● Welche wären Ihre vorrangigen Ziele?

Zusammenfassung

● Die Anwesenheit von MigrantInnen (und MitarbeiterInnen) mit Migrationshintergrund im Heim verstärkt die Notwendigkeit, uns mit dem Unvertrauten und Ungewohnten auseinander zu setzen und uns im Fremdverstehen zu üben.

● Fremd in der Altenpflege sind uns nicht nur die Anwesenheit von MigrantInnen und deren Gewohnheiten, fremd ist uns (meist jüngeren) auch das Alter, die geballte Anwesenheit von schweren Krankheiten und Behinderungen, die Nähe des Todes, die verqueren Verhaltensweisen von (verwirrten) BewohnerInnen, das Milieu der Institution usw. [vgl. Koch-Straube, 1997].

● Die Anwesenheit von MigrantInnen verstärkt die Notwendigkeit, uns in die subjektiven Sinnwelten älterer Menschen einzufinden und unser Handeln danach auszurichten. Dabei werden wir zu weiteren Anstrengungen in Richtung einer Optimierung der Altenpflege provoziert.

● Der Umgang mit einer Gruppe von Menschen unterschiedlicher Herkunft, mit unterschiedlichen Lebensgeschichten und unterschiedlichen individuellen und soziokulturellen Prägungen sowie die Gestaltung eines Tagesablaufs für eine solche Gruppe ist nicht einfach. Konflikte bleiben daher nicht aus, ihre Abwesenheit würde in einem so heterogen geprägten Lebensraum sogar verwundern. Um mit Spannungen, Ungereimtheiten und manchmal bedrohlich erscheinenden Fremdheiten umzugehen, bedarf es einer fortwährenden Reflexion im Pflegeteam, u. U. unterstützt durch Supervision.

● Die Konfrontation mit dem Fremden bedeutet eine Bereicherung für unser Wissen über die Welt, aber auch eine Auseinandersetzung mit den eigenen soziokulturellen Prägungen, ihren Beschränkungen und Relativitäten. Die Frage der Gültigkeit unserer soziokulturell und individuell geformten Vorstellungen von Gesundheit, Krankheit, Alter, Leben, Sterben und Tod wird aufgeworfen. Letztlich sind wir dazu aufgefordert, «die Ursache für Probleme in der Pflegebeziehung mit Migranten nicht in der ‹kulturellen Fremdheit› der Klienten zu vermuten, sondern in der grundsätzlichen Schwierigkeit der Pflege, kulturelle Faktoren in der Pflegebeziehung zu berücksichtigen» [Habermann, 1997: 56].

Das Resümee: «Eine paradoxe Gemeinschaft ist im Entstehen, eine Gemeinschaft von Fremden, die einander in dem Maße akzeptieren, wie sie sich selbst als Fremde erkennen.» [Kristeva, 1990: 213]

Die Perspektive: Das Pflegeheim als eine Gemeinschaft von Fremden, die kontinuierlich ihr Zusammenleben und ihr Zusammenarbeiten aushandeln und verändern.

Literatur

Bartel, D.: Interkulturelle Pflege im internationalen Seniorenzentrum. Unveröffentlichter Praxissemesterbericht EFH Bochum, 1998.

Dietzel-Papakyriakou, M.: Altern in der Migration. Lucius & Lucius, Stuttgart, 1993.

Dietzel-Papakyriakou, M.; Obermann, E.: Entwicklung von Konzepten und Handlungsstrategien für die Versorgung älter werdender und älterer Ausländer. Dortmund, 1995.

Erdheim, M.: Das Eigene und das Fremde – über ethnische Identität. In: Jansen, M.; Prokop, U. (Hrsg.): Fremdenangst und Fremdenfeindlichkeit. Stroemfeld, Frankfurt a. M., 1993.

Göckenjahn, G.; Kondratowitz, H.-J.: Alter und Alltag. Frankfurt a. M., 1988.

Habermann, M.: Kulturspezifische Dimensionen der Pflege in der Altenhilfe – Erfahrungen mit interkulturellen Teams. In: DRK-Dokumentation Alter in der Fremde, fremd im Alter. Fachtagung Bonn, 1997, S. 37–49.

Habermann, M.: Vom Umgang mit dem Fremden. In: Uzarewicz, Ch.; Piechotta, G. (Hrsg.): Transkulturelle Pflege. Curare Sonderband 10, VWB Verlag für Wissenschaft und Bildung, Berlin, 1997.

Hayder, G.; Schmidt, S.: Die erste Generation der Arbeitsmigranten aus der Türkei. Diplomarbeit. Evangelische Fachhochschule Hannover. Zusammenfassende Broschüre. Hannover, 1990.

Kollak, I.; Küpper, H.: Gelebte Multikulturalität. Pflege und Gesellschaft (1997) 1, S. 2–6.

Kristeva, J.: Fremde sind wir uns selbst. Suhrkamp, Frankfurt a. M., 1990.

Lechner, I.; Mielck, A.: Entwicklung der Morbidität von ausländischen und deutschen Befragten im sozio-ökonomischen Panel 1984–1992. Das Gesundheitswesen 60 (1998) 12, S. 715–720.

Rohr, E.: Faszination und Angst. In: Jansen, M.; Prokop, U. (Hrsg.): Fremdenangst und Fremdenfeindlichkeit. Stroemfeld, Frankfurt a. M., 1993.

Scheib, H.: Ältere Migrantinnen und der Handlungsbedarf der kommunalen Altenarbeit/Altenhilfe. In: DRK-Dokumentation Alter in der Fremde, fremd im Alter. Fachtagung Bonn, 1997, S. 26–36.

Scheibler, P.: Interkulturelle Kommunikation und Interaktion in der Krankenpflege als Thema psychologischer Gesundheitsförderung. Pflege und Gesellschaft (1998) 3, S. 22–24.

Schiff, A.; Dallmann, H.-U.: Das war nicht so geplant – Migration, Alter und Gesundheitsversorgung. Mabuse (1998) 113, 5/6.

Uzarewicz, Ch.: Zur Problematik des Kulturbegriffs und das Phänomen des Fremden. Pflege 11/1998, S. 156–160.

Diesem Beitrag liegen folgende Veröffentlichungen der Autorin zugrunde:

Koch-Straube, U.: Zwischen den Stühlen. Zur Situation älterer Migrantinnen und Migranten in der Bundesrepublik Deutschland. Blätter der Wohlfahrtspflege (1991) 4, S. 102–106.

Koch-Straube, U.: Fremde Welt Pflegeheim. Huber, Bern, 1997.

Koch-Straube, U.: Fremde Welt Pflegeheim. Enkulturation in und durch Institutionen. In: Materialien zur Fachtagung: Differenzierung statt Diskriminierung. Arbeitszentrum Fort- und Weiterbildung Elisabethenstift Darmstadt, Oktober 1999.

Koch-Straube, U.: Fremde(s) in der Altenpflege. Pflege 12/1999, S. 289–294.

AutorInnenverzeichnis

Andreas Altorfer (*1952), Dr. phil., Psychologe.
Nach der Promotion 1986–1987 Forschungsaufenthalt an der University of California Los Angeles (UCLA), Arbeitsschwerpunkt verbale und nichtverbale Interaktion in Familien mit an Psychosen erkrankten Angehörigen. Seit 1989 Forschungstätigkeit an der Forschungsabteilung der Universitären Psychiatrischen Dienste in Bern mit Arbeitsschwerpunkten im Bereich des nichtverbalen Verhaltens, der verbalen Kommunikation und der psychophysiologischen Begleiterscheinungen von emotionalen Prozessen. Im Rahmen des Habilitationsprojekts Beschäftigung mit der Analyse von Kopfbewegungen während Gesprächen (Entwicklung eines direkten Mess- und Auswertungsverfahrens).

Baumgartner Biçer, Judith (*1962), Ethnologin und Lehrerin.
Nach fünfjähriger Tätigkeit als Lehrerin, Sprach- und Studienaufenthalt in Marokko. Studium der Ethnologie, Islamwissenschaft und vorderorientalischen Philologie an der Universität Bern. Sprach- und Studienaufenthalte in der Türkei. Lehrerin an den Fremdsprachenklassen Basel. 1998 Lizentiatsarbeit am Institut für Ethnologie der Universität Bern im Rahmen des Forschungsprogramms «Migration und Gesundheit» des Schweizerischen Tropeninstituts Basel: «MigrantInnen aus der Türkei in Auseinandersetzung mit verschiedenen Medizinsystemen». Seit 1998 Lehrerin in einem Integrationsprojekt der Orientierungsschule Basel; Referentin und Kursleiterin in der Erwachsenenbildung.

Béguin Stöckli, Dominique (*1958), lic. phil. Ethnologin, Physiotherapeutin.
Ausbildung zur Physiotherapeutin in Bern, anschließend mehrjährige Tätigkeit im Spital und in Privatpraxen. Studium der Ethnologie an der Universität Bern mit der Abschlussarbeit: «Die Pflege von Asylsuchenden und Flüchtlingen. Eine medizinethnologische Fallstudie in einem Schweizer Spital (Bern, 1995).» Mitbegründerin der Arbeitsgruppe antagem (anthropologists against genital mutilation) am Institut für Ethnologie der Universität Bern. Zur Zeit Familienfrau und Dozentin für interkulturelle Pflege an verschiedenen Berufsschulen für Pflege.

Bühlmann, Renate (*1963), Pflegeexpertin Höhere Fachausbildung Stufe II.
Diplom in Allgemeiner Krankenpflege 1985. Berufsausübung anfänglich in einem Bezirksspital, dann 1987 Wechsel auf die neurochirurgische Klinik am Inselspital Bern. 1988–1989 Höhere Fachausbildung in Pflege Stufe I am Inselspital Bern. Seit 1990 in der Augenklinik des Inselspitals tätig.

1991–1992 Ausbildung zur Stationsleiterin an der Kaderschule für Krankenpflege Aarau (heute WE'G). 1995–1997 Höhere Fachausbildung in Pflege Stufe II. Ab 1997 als Pflegeexpertin in der Augenklinik tätig. Seit 1999 Co-Dozentin der Fortbildungskurse «Transkulturelle Pflege» für das diplomierte Pflegepersonal des Inselspitals mit Dagmar Domenig.

Domenig, Dagmar (*1958), Dr. phil. lic. iur., Juristin, Krankenschwester, Ethnologin.
1978–1983 Jurastudium, anschließend Tätigkeit im juristischen und im Sozialbereich. 1990–1994 Ausbildung zur Krankenschwester. Bis Ende 1998 in der Pflege tätig. 1995–1998 Hauptfachstudium in Ethnologie. Seit 1997 diverse Lehraufträge in der Aus- und Weiterbildung zu transkultureller Kompetenz. 1998–2000 Forschungsprojekt «Migration und Drogen» am Institut für Ethnologie der Universität Bern und Dissertation zum Thema «Transkulturelle Kompetenz im Drogenbereich» (Migration, Drogen, Transkulturelle Kompetenz. Verlag Hans Huber, vorauss. Herbst 2001). Seit Januar 2001 Leiterin der Fachstelle Migration und Gesundheit, Departement Migration, Schweizerisches Rotes Kreuz, Bern; E-Mail: dagmar.domenig@redcross.ch

Dornheim, Jutta, Dr. rer. soc., M.A., Kultur-, Sozial- und Sprachwissenschaftlerin, Volksmedizinforscherin, Pflegewissenschaftlerin.
Studium in Leipzig und Tübingen. 1983 Dissertation «Kranksein im dörflichen Alltag – soziokulturelle Aspekte des Umgangs mit Krebs». Habilitationsschrift Bremen, 2000: «Medikale Kultur – Ein interdisziplinärer Zugang zum Verhältnis von Gesundsein, Kranksein und Pflege». 1984–1996 Akademische Rätin beim Studiengang «Weiterbildung für Lehrpersonen an Schulen des Gesundheitswesens (LGW)», Universität Osnabrück. Seit 1996 Verwaltungsprofessorin Pflegewissenschaft beim Studiengang «Lehramt an berufsbildenden Schulen/Berufliche Fachrichtung: Pflegewissenschaften» der Universität Osnabrück.

Hüper, Christa (*1949), Dr. phil., Studium der Erziehungswissenschaften, Soziologie, Psychologie, Politik.
Ausbildung zur examinierten Krankenschwester in den Universitätskliniken Düsseldorf. Studium an den Universitäten Göttingen und Hannover mit dem Abschluss als Lehrerin (1. Staatsexamen) und Diplom-Pädagogin für Sonderpädagogik mit den Schwerpunkten Körperbehinderung und Psychische Störungen. Mehrjährige therapeutische Tätigkeit in der psychosozialen Abteilung einer Rehabilitationsklinik. Freiberufliche Tätigkeit in der Fort- und Weiterbildung sowie Supervision für Beschäftigte im Gesundheitswesen.
Seit 1994 Professorin für Pflegewissenschaft mit dem Lehrgebiet «Gesundheit/Krankheit» an der Evangelischen Fachhochschule Hannover und Gründungsdekanin des Fachbereichs Gesundheitswesen.

Käsermann, Marie-Louise (*1945), Prof. Dr. phil., Psychologin.
Nach der Promotion Forschungstätigkeit am Max-Planck-Institut für Psycholinguistik mit Schwerpunkt Kinderspracherwerb. Seit 1980 wissenschaftliche Mitarbeiterin an der Forschungsabteilung der Universitären Psychiatrischen Dienste Bern. Untersuchung der psychologischen Grundlagen des kommunikativen Austauschs von Patienten mit ihren Angehörigen und Betreuern, mit Fokus auf verbalen Äußerungen und emotionalen Begleiterscheinungen, besonders während belastender Kommunikationssequenzen. Habilitation in Psychologie und Lehrtätigkeit an den Instituten für Psychologie der Universitäten Bern, Basel, Fribourg und Wien.

Kerkow-Weil, Rosemarie (*1954), Prof. Dr. phil., Kinderkrankenschwester, Diplom-Pädagogin, Fachhochschullehrerin.

Nach der Ausbildung zur Kinderkrankenschwester zehnjährige Tätigkeit in einer kinder- und jugendpsychiatrischen Abteilung, sozialpsychiatrische Zusatzausbildung, Studium der Erziehungswissenschaften an der Universität Hannover, fünf Jahre Pädagogische Mitarbeiterin bei der Bildungsvereinigung Arbeit und Leben in Gesundheits- und Frauenprojekten, anschließend zwei Jahre lang Referatsleiterin für Gesundheitsfachberufe beim Senator für Gesundheit im Land Bremen (Landespflegereferentin), Promotion, seit drei Jahren tätig in der Evangelischen Fachhochschule Hannover, Professorin für Pflegewissenschaft mit dem Schwerpunkt Individuum und Organisation.

Koch-Straube, Ursula (*1944), Dr. phil., Diplompädagogin, Supervisorin, Professorin.
Langjährige Tätigkeit in der Aus-, Fort- und Weiterbildung von MitarbeiterInnen der Altenarbeit/Altenpflege und als Supervisorin. Zahlreiche Veröffentlichungen und Vortragstätigkeit im Bereich der Gerontologie/Altenpflege. Dissertation: Fremde Welt Pflegeheim. Eine ethnologische Studie (1997 im Verlag Hans Huber erschienen). Seit 1995 Professorin für Pflegewissenschaft mit den Schwerpunkten Beratung und Supervision.

Kuntner, Liselotte (*1935), Physiotherapeutin, Ethnologin.
Seit 1976 Beschäftigung mit dem Thema «Gebärhaltung». Forschungsreisen nach Sri Lanka (1979), China (1985), Nicaragua (1990) und Kamerun (1992) im Bereich Geburt und Mutterschaft und Ethnomedizin. 1989–1999 Lehrbeauftragte am Ethnologischen Seminar der Universität Zürich, Vorlesungen zum Thema «Geburt und Mutterschaft im Kulturvergleich». Zahlreiche Publikationen, Vorträge und Workshops zu den Themen Geburt und Mutterschaft im Kulturvergleich, Frauengesundheit und Ethnobotanik an Universitäten und Hebammenschulen im In- und Ausland.

Lanfranchi, Andrea (*1957), Dozent an der Pädagogischen Hochschule Zürich und Psychotherapeut.
Früher Schulpsychologe beim Schulärztlichen-Schulpsychologischen Dienst der Stadt Zürich. Dann Dozent und Supervisor an der Hochschule für Soziale Arbeit in Zürich. Heute Leiter der Fachstelle Interkulturelle Pädagogik in der Lehrerbildung des Kantons Zürich. Forschungstätigkeit beim Nationalen Forschungsprogramm 39 (Migration und interkulturelle Beziehungen). Mitarbeiter des Ausbildungsinstituts für systemische Therapie in Meilen und Lehrbeauftragter an der Universität Zürich. Mitglied der Eidgenössischen Koordinationskommission für Familienfragen. Fachpsychologe für Kinder- und Jugendpsychologie sowie für Psychotherapie FSP. E-Mail: andrea.lanfranchi@plsi.zh.ch

Loncarevic, Maja (*1968), Ethnologin.
Studium der Ethnologie, Kunstgeschichte und Wirtschafts- und Sozialgeschichte in Zürich. Später Betreuung von Asylsuchenden und Projektarbeit mit bosnischen Gewaltflüchtlingen aus Lagergefangenschaft. Engagements für frauenspezifische Migrantinnenangebote. Forschungstätigkeit im Rahmen der Nationalfondsstudie «Gesundheitsstrategien von Asylsuchenden und Flüchtlingen und die allgemeinmedizinische Versorgung in der Schweiz» mit Schwerpunkt bosnische Gewaltflüchtlinge. Seit 1999 Leiterin des Bereichs «Migration und Gesundheit» im Projekt «Netzwerk Interkulturelle Kompetenz» des Schweizerischen Roten Kreuzes.

Ludwig Gysin, Iris (*1954), Krankenschwester, Lehrerin für Pflege, Diplompädagogin, Pflegeberaterin (MA).
Dreijährige Tätigkeit als Pflegende in diversen Bereichen, Ausbildung zur Lehrerin für Pflege, fünf Jahre Lehrtätigkeit an einer Kinderpflegeschule in Zürich, Pädagogikstudium. Ab 1989 Lehrbeauftragte an der ehemaligen Kaderschule für die Krankenpflege SRK, 1992 Studium zur Pflegeberaterin.

Seit 1996 vorwiegend tätig als Studienleiterin des Master In Nursing Science (in Zusammenarbeit mit der Universität Maastricht, NL) sowie in der Berufsschullehrerinnenausbildung und im Bereich Beratung am Weiterbildungszentrum für Gesundheitsberufe SRK.

Moser, Catherine (*1971), Ethnologin.
Studium der Ethnologie an der Universität Bern mit den Schwerpunkten Medizinethnologie, Migration und Naher Osten (Türkei/Kurdistan). 1994–1996 Mitarbeit im Forschungsprogramm «Migration und Gesundheit» des Schweizerischen Tropeninstituts, Basel. 1997 Aufenthalt in Bosnien-Herzegowina im Rahmen eines Evaluationsauftrags. Seit 1998 Lehrtätigkeit als wissenschaftliche Assistentin am Institut für Ethnologie, Universität Bern. Parallel dazu seit 1999 Anstellung im Therapiezentrum SRK für Folteropfer, Bern, im Bereich Forschung und Dokumentation sowie Entwicklung und Leitung eines interdisziplinären Nationalfondsprojekts zur Bewältigung von Kriegstraumatisierung bei bosnischen Flüchtlingen.

Salman, Ramazan (*1960), Dipl.-Sozialwissenschaftler, Medizinsoziologe.
Einwanderer aus der Türkei als Kind von ArbeitsmigrantInnen, Geschäftsführer des Ethno-Medizinischen Zentrums, erster Vorsitzender des Instituts für transkulturelle Betreuung in Hannover, diverse Lehraufträge bei der Kompetenzbildung zur Transkulturellen Psychiatrie, Suchtprophylaxe und in multikulturellen Teams, Mitbegründer zahlreicher Bundes- und internationaler Gesellschaften, so auch des Internationalen Sonnenberger Arbeitskreises für ein interkulturelles Gesundheitswesen, des European Health-Network against Racism, der Türkisch-Deutschen Gesellschaft für Psychiatrie, Psychologie und psychosoziale Gesundheit e. V., Herausgeber der wissenschaftlichen Fachbuchreihe «Forum Migration Gesundheit Integration».

Sieber, Christine (*1959), Beraterin.
Seit 1992 Mitarbeiterin der Familienplanungs- und Beratungsstelle, Frauenklinik des Inselspitals Bern, in Empfang und Erstberatung, praxisbegleitende Weiterbildung in personzentrierter Beratung nach Carl Rogers. Tätig in der Weiterbildung und Sensibilisierung von Hebammenschülerinnen, Mediatorinnen, Betreuungspersonen aus Asylzentren etc. zum Thema Schwangerschaftskonflikt und Schwangerschaftsverhütung bei Migrantinnen.

Stanjek, Karl (*1950), M.A., Soziologe, Sozialpsychologe und Dipl.-Sozialpädagoge.
Studium der Sozialarbeit und Sozialpädagogik (FH Kiel). Tätigkeiten in der Alten- und Krankenpflege sowie in der Behinderten- und Suchthilfe. Magisterstudiengang an der Universität Kiel. Wissenschaftlicher Mitarbeiter in verschiedenen Forschungsprojekten (u. a. Migration, Medizinsoziologie).
Seit 20 Jahren in der Aus-, Fort- und Weiterbildung von Pflegekräften an Pflegeschulen und Weiterbildungseinrichtungen. Stellvertretende Leitung der Pflegeakademie Neumünster. Schwerpunkte: Pflegepädagogik, Arbeit mit pflegenden Angehörigen, Gewalt in der Pflege, Transkulturelle Pflege. Zahlreiche Veröffentlichungen.

Stauffer, Yvonne (*1958), Krankenschwester, Pflegeexpertin.
Nach einigen Jahren Tätigkeit am Universitätsspital Bern, höhere Fachausbildung in Pflege Stufe I und kurz darauf Absolvieren des Stationsleiterinnen-Kurses, Kaderschule für Krankenpflege Aarau. Langjähriges Arbeiten auf einer medizinischen Abteilung am Universitätsspital Bern. Weiterbildung in höherer Fachausbildung in Pflege Stufe II (Pflegeexpertin). Ausüben dieser Tätigkeit auf einer nephrologischen Bettenstation. Zusätzliche Schwerpunkte: Palliative Pflege, Transkulturelle Pflege. Seit September 2000 nebenamtliche Lehrtätigkeit und Mitarbeit an Qualitätserhebungen in der Pflege.

Stuker, Rahel (*1970), lic.phil. Ethnologin.
Studium der Ethnologie an der Universität Bern. Mitautorin des Berichts «Übersetzung und kulturelle Mediation im Gesundheitssystem» (1998), Forschungsbericht des Schweizerischen Forums für Migrationsstudien (SFM) im Auftrag des Bundesamtes für Gesundheit (BAG). Lizentiatsarbeit «ÜbersetzerInnen im Gesundheitsbereich: Das Anamnesegespräch im Migrationskontext» (1998). Seit Mai 1999 angestellt bei Caritas Schweiz, Abteilung Integration, zuständig für Projekte im Bereich «Dolmetschen».

Stucki, Elisabeth, Hebamme, Pflegeberaterin M.A.
Ausbildung und Studien im In- und Ausland in Krankenpflege, als Hebamme und Gesundheitsschwester, Schul- und Spitaloberschwester, Höhere Fachausbildung in Pflege und Beratung, Master of Arts in Human Ressource Development, Studien in Migration und Gesundheit. Mitwirkung in verschiedenen Projekten zum Lernen in der Arbeitswelt, mehrere Jahre Tätigkeit im Bereich Berufsbildung des SRK als Expertin und Beraterin im Pflege- und Hebammenbereich. Zur Zeit Lehrauftrag am Weiterbildungszentrum für Gesundheitsberufe in Aarau in der höheren Fachausbildung Gesundheit, im Programm Master in Nursing Science und in der LehrerInnenausbildung.

Tuna, Soner (*1961), Diplom-Psychologe.
Ausbildung in systemischer Kinder- und Familienpsychotherapie. Wissenschaftlicher Mitarbeiter im Ethno-Medizinischen Zentrum e. V. Hannover (1994–1998) – Arbeitsbereiche: Transkulturelle Psychiatrie, Psychologie und Psychotherapie. Leiter des Projekts «Interkulturelle Suchthilfe – Prävention und Beratung für Migranten» in Hannover.
Seit 1998 tätig in eigener Ethnopsychologischer Praxis in Göttingen. Gründungsmitglied des ITMC (Institute for Transcultural Management Competence), Berater und Trainer. Arbeitsschwerpunkte: ethnopsychologische Begutachtung und Therapie, Transkulturelle Kompetenz, Transkulturelle Organisationsberatung.

Uzarewicz, Charlotte (*1956), Krankenschwester, Ethnologin M.A., Soziologin Dr. disc. pol., Professorin für Pflegewissenschaft.
Nach mehrjähriger Tätigkeit als Krankenschwester Studium der Ethnologie, Soziologie und Medizingeschichte in Göttingen. Forschung zu Berufsverläufen bei MS-Erkrankten. 1995–1997 wissenschaftliche Mitarbeiterin im Studiengang Lehramt Pflegewissenschaft, Universität Bremen. 1998 Gastdozentin an der Universität Halle und Professorin für Pflegewissenschaft im Studiengang Pflegemanagement an der Evangelischen Fachhochschule Berlin. Seit 1999 an der Katholischen Stiftungsfachhochschule München. Publikationen zur Leibphänomenologie und transkulturellen Pflege.

Wicker, Hans-Rudolf (*1947), Ethnologe, Professor an der Universität Bern.
Studium der Ethnologie an der Universität Bern. Langjährig in der Entwicklungszusammenarbeit tätig. In den achtziger Jahren Leiter eines psychosozialen Dienstes für südostasiatische Flüchtlinge. Seit 1988 Inhaber des Lehrstuhls für Ethnologie. Geographische Spezialisierung auf Lateinamerika und Europa. Inhaltliche Spezialisierung unter anderem auf Minoritäten, Migration und Medizinethnologie.

Zielke-Nadkarni, Andrea (*1956), Krankenschwester, Lehrerin für Pflegeberufe, Professorin für Pflegepädagogik, Fachhochschule Münster.
Lektorat an der University of Bristol, Großbritannien; Promotion in Germanistik (1992); Wissenschaftliche Mitarbeiterin an der Universität Gesamthochschule Kassel in der Arbeitsgruppe zur Einrichtung eines Aufbaustudiengangs «Pflegepädagogik»; Lektorat für Lehr- und Lernmittel im Pflege-

bereich im Verlag BVS/RECOM, Baunatal; Wissenschaftliche Mitarbeiterin am Fachbereich Gesundheitswesen der Fachhochschule Braunschweig/Wolfenbüttel, Lehrgebiet: Pflegewissenschaft; seit 1998 Professur für Pflegepädagogik an der Fachhochschule Münster, Lehrgebiete: Pflegepädagogik, Pflegewissenschaft; Forschungsschwerpunkt: Pflege im soziokulturellen Kontext.

Sachwortverzeichnis